Psychiatrie der Gegenwart 2

Dritte, völlig neu gestaltete Auflage

Herausgegeben von
K. P. Kisker H. Lauter J.-E. Meyer
C. Müller E. Strömgren

Krisenintervention Suizid Konsiliarpsychiatrie

Bearbeitet von
M. Bauer, H. Berger, E. Bönisch, P. Götze, Th. Haenel,
H. Helmchen, H. Katschnig, T. Konieczna, N. Kreitman,
H. Merskey, J.-E. Meyer, H. Musaph, W. Pöldinger,
Ch. Reimer, M. Stauber

Mit 10 Abbildungen

Springer-Verlag
Berlin Heidelberg New York Tokyo

Professor Dr. Dr. K. P. KISKER
Medizinische Hochschule Hannover, Psychiatrische Klinik
Konstanty-Gutschow-Str. 8, D-3000 Hannover 61

Professor Dr. H. LAUTER
Psychiatrische Klinik und Poliklinik rechts der Isar der Technischen Universität
Möhlstr. 26, D-8000 München 80

Professor Dr. J.-E. MEYER
Psychiatrische Klinik der Universität
von-Siebold-Str. 5, D-3400 Göttingen

Professor Dr. C. MÜLLER
Hôpital de Cery, Clinique Psychiatrique Universitaire de Lausanne
CH-1008 Prilly

Professor Dr. E. STRÖMGREN
Psychiatrisches Krankenhaus, DK-8240 Risskov

ISBN 3-540-16359-X Springer-Verlag Berlin Heidelberg New York Tokyo
ISBN 0-387-16359-X Springer-Verlag New York Heidelberg Berlin Tokyo

CIP-Kurztitelaufnahme der Deutschen Bibliothek:
Psychiatrie der Gegenwart / hrsg. von K. P. Kisker ... –
3., völlig neugestaltete Aufl. – Berlin; Heidelberg; New York; Tokyo: Springer
NE: Kisker, Karl Peter [Hrsg.]
2. Krisenintervention, Suizid, Konsiliarpsychiatrie. – 1986
Krisenintervention, Suizid, Konsiliarpsychiatrie / bearb. von M. Bauer ... –
Berlin; Heidelberg; New York; Tokyo: Springer, 1986. –
(Psychiatrie der Gegenwart; 2)
ISBN 3-540-16359-X (Berlin ...);
ISBN 0-387-16359-X (New York ...)
NE: Bauer, Manfred [Mitverf.]

Gesamtherstellung: Brühlsche Universitätsdruckerei, Gießen
2122/3130-54321

Mitarbeiterverzeichnis

BAUER, M., Prof. Dr.; Stadtkrankenhaus, Psychiatrische Klinik, Akademisches Lehrkrankenhaus der Universität Frankfurt, Starkenburgring 66, D-6050 Offenbach/Main

BERGER, H., Dr.; Stadtkrankenhaus, Psychiatrische Klinik, Akademisches Lehrkrankenhaus der Universität Frankfurt, Starkenburgring 66, D-6050 Offenbach/Main

BÖNISCH, E., Dr.; Psychiatrische Klinik der Universität, von-Siebold-Straße 5, D-3400 Göttingen

GÖTZE, P., Prof. Dr.; Universitäts-Krankenhaus Eppendorf, Psychiatrische Klinik, Martinistraße 52, D-2000 Hamburg 20

HAENEL, TH., Priv.-Doz. Dr.; Kantonsspital, Psychiatrische Universitätspoliklinik, CH-4031 Basel

HELMCHEN, H., Prof. Dr.; Freie Universität Berlin, Psychiatrische Klinik und Poliklinik (WE 12), Eschenallee 3, D-1000 Berlin 19

KATSCHNIG, H., Prof. Dr.; Allgemeines Krankenhaus der Stadt Wien, Psychiatrische Universitätsklinik, Währinger Gürtel 18–20, A-1090 Wien

KONIECZNA, TERESA, Dr.; Ludwig-Boltzmann-Institut für Sozialpsychiatrie, Spitalgasse 11, A-1090 Wien

KREITMAN, N., M.D., F.R.C.P., F.R.C. Psych.; MRC Unit for Epidemiological Studies in Psychiatry, University Department of Psychiatry, Royal Edinburgh Hospital, Morningside Park, GB-Edinburgh EH 10 5HF, Scotland

MERSKEY, H., D.M., F.R.C.P., Professor of Psychiatry, University of Western Ontario, London Psychiatric Hospital, 850 Highbury Avenue, P.O. Box 2532, Terminal "A" London, Ontario N6A 4Hl, Canada

MEYER, J.-E., Prof. Dr.; Psychiatrische Klinik der Universität, von-Siebold-Straße 5, D-3400 Göttingen

MUSAPH, H., Prof. Dr.; C. van Rennesstraat 30, NL-1077 KX Amsterdam

PÖLDINGER, W., Prof. Dr.; Psychiatrische Universitätsklinik, Wilhelm-Klein-Straße 27, CH-4025 Basel

REIMER, CH., Prof. Dr.; Klinik für Psychiatrie, Medizinische Universität zu Lübeck, Ratzeburger Allee 160, D-2400 Lübeck 1

Stauber, M., Prof. Dr.; Universitätsklinikum Charlottenburg, Frauenklinik und -Poliklinik, Pulsstraße 4–14, D-1000 Berlin 19

Vorwort

Einige Hinweise vorab sollen dem Leser die thematische Vielfalt dieses Bandes erläutern. Er ist vorwiegend solchen Themen gewidmet, die Berührungspunkte zur Tätigkeit anderer ärztlicher und nicht-medizinischer Berufsgruppen aufweisen. Dies gilt bereits für den ersten Beitrag, der sich mit der Krisenintervention und Notfallpsychiatrie auseinandersetzt und dabei auch auf spezielle Dienste und Einrichtungen eingeht, die sich außerhalb der allgemeinpsychiatrischen Versorgung entwickelt haben. Es folgt ein Beitrag, der sich mit den heute besonders aktuellen Fragen nach den rechtlichen Voraussetzungen für die Einweisung akut Kranker auseinandersetzt und auch die Voraussetzungen und Auswirkungen von Pflegschaft und Entmündigung erörtert.

Der zweite Abschnitt ist allein dem Thema „Suizidalität" gewidmet, wobei es nicht nur um die klinischen und therapeutischen Aspekte beim Suizidversuch geht, sondern auch um die wichtigen Fragen nach Epidemiologie von Suizidversuchen und Suizid sowie nach den heute gegebenen Möglichkeiten der Prävention.

Im dritten Abschnitt ist von der „Konsiliarpsychiatrie" die Rede. Dieser Begriff wird hier nicht als Gegensatz zu „Liaisonpsychiatrie" verstanden, bei der der Psychiater ganz in die tägliche Arbeit einer anderen medizinischen Disziplin einbezogen ist. Mit „Konsiliarpsychiatrie" meinen die Herausgeber vielmehr in einem allgemeineren Sinn die Erkennung und Beeinflussung seelischer Störungen, die im Zusammenhang mit körperlichen Krankheiten und modernen Therapieverfahren auftreten. Die Bedeutung dieses Gebietes hat in letzter Zeit sehr zugenommen, und zwar nicht nur deswegen, weil sich die Möglichkeiten des medizinisch Machbaren enorm erweitert haben, sondern auch, weil in der Öffentlichkeit nicht selten die kritische Frage gestellt wird, inwieweit vorwiegend naturwissenschaftlich ausgebildete Ärzte die mit Kranksein verbundene seelische Not in ihr Denken und Handeln einbeziehen können. Konsiliarpsychiatrie ist so ein Bindeglied zwischen der Psychiatrie und vielen anderen Fächern der klinischen Medizin. Der Psychiater ist auf diesem Arbeitsfeld nicht von vornherein kompetent. Er wird sich vielmehr erst mit den besonderen Fragestellungen vertraut machen müssen, die von Ärzten anderer medizinischer Fachrichtungen an ihn herangetragen werden, und im ständigen Dialog mit diesen Kollegen nach geeigneten Ansatzpunkten für eine einfühlsame Beratung des

Patienten, seiner Familie, aber auch der Mitarbeiter suchen. Hierfür wollen die unter dem Leitthema Konsiliarpsychiatrie zusammengefaßten Beiträge Kenntnisse und Erfahrungen vermitteln. Sie sind als Beispiele aus dem weiten Gebiet somatopsychischer Störungen zu verstehen, über die man heute einen zusammenhängenden Überblick geben kann und die in der 2. Auflage zumeist noch nicht besprochen wurden.

Der Band schließt mit einem Beitrag über ethische Fragen in der Psychiatrie. Wie auch für andere Bände der neuen Auflage geplant, handelt es sich um eine grundsätzliche Darstellung, deren Inhalt sich nicht auf diesen Band beschränkt. Es wird vielmehr übergreifend ein wichtiges und besonders aktuelles Thema unseres Fachs dargestellt.

Die Herausgeber

Inhaltsverzeichnis

I. Notfallpsychiatrie und ihre Rechtsfragen

Notfallpsychiatrie und Krisenintervention

H. KATSCHNIG und T. KONIECZNA

INHALTSVERZEICHNIS

A. Einleitung

Die Aufgabe dieses Kapitels ist es, den Leser mit der heute international vorfindbaren Palette institutioneller Antworten auf das Bedürfnis nach dringlicher und unaufschiebbarer Hilfe in seelischen Notzuständen vertraut zu machen und einige Probleme in der Organisation derartiger Dienste und Einrichtungen aufzuzeigen. Theoretische Überlegungen, von denen die Literatur über Krisenintervention ohnehin dominiert wird, finden nur zum Teil Berücksichtigung, und nur insofern, als sie sich auf die Organisation von Diensten auswirken. Auch Handlungsanweisungen für den diagnostischen und therapeutischen Umgang mit seelischen Krisen- und Notsituationen, also diagnostische und therapeutische Techniken, konnten in diesem auf organisatorische Fragen konzentrierten Kapitel keinen Platz finden. (Vgl. dazu die in den Abschnitten B.I und B.IV zitierte Literatur.)

Die Literatur über die Arbeitsweise von Kriseninterventions- und Notfalldiensten ist in Europa – im Gegensatz zu Nordamerika, wo sie sich schon längere Zeit ausführlich mit der "emergency room psychiatry" befaßt (z. B. Coleman u. Errera 1963; Gerson u. Bassuk 1980) – eher spärlich. Unsere wichtigste Quelle für die Darstellung von Diensten und Einrichtungen im europäischen Raum sind deshalb persönliche Besuche von insgesamt 34 Institutionen in 17 europäischen Ländern, die von Cooper (1979) und von uns (Katschnig u. Konieczna, i. Druck) zwischen 1977 und 1985 im Rahmen einer von der Weltgesundheitsorganisation in Auftrag gegebenen Studie durchgeführt wurden.

Im Selbstverständnis vieler auf Hilfe in seelischen Notsituationen spezialisierter Dienste und Einrichtungen besteht ein prinzipieller Unterschied zwischen Institutionen, die sich eher für psychosoziale Krisen als zuständig erachten und vorwiegend Psychologen und Sozialarbeiter beschäftigen, und Einrichtungen, die eine Präferenz für medizinisch-psychiatrische Notfälle haben und überwiegend mit Ärzten und Krankenpflegepersonal ausgestattet sind. Diese Dichotomie ist aber, wie noch zu zeigen sein wird, zu einfach, um die Funktionsweise der vorhandenen Dienste und Einrichtungen zu verstehen. Zwar sind manche Institutionen eindeutig im medizinischen Bereich verankert, etwa die "emergency rooms" der nordamerikanischen Allgemeinkrankenhäuser, und andere eindeutig an einem psychosozialen Krisenmodell orientiert, etwa die in den vergangenen 15 Jahren in Europa vermehrt gegründeten Kriseninterventionsstationen, doch scheinen weder die von einer seelischen Notsituation Betroffenen noch die zuweisenden professionellen Helfer im Vorfeld spezialisierter psychiatrischer Notfalleinrichtungen gewillt oder in der Lage zu sein, sich an derartige Trennungen zu halten. Wo nicht rigoros vorselektiert wird – und dies ist bei Notfällen naturgemäß schwierig – können *alle* Einrichtungen mit *allen* Arten von seelischen Krisen und Notsituationen in Kontakt kommen.

Die Hauptschwierigkeit bei der Darstellung der institutionellen Wirklichkeit heutiger Krisenintervention und Notfallpsychiatrie ist die Verschiedenartigkeit vorhandener Dienste und Einrichtungen in verschiedenen Ländern und auch innerhalb eines Landes. Diese Vielfalt, die mit der relativen Uniformität der stationären Psychiatrie kontrastiert, findet man, wenn auch in geringerem Ausmaß, auch auf dem Gebiet der psychiatrischen Rehabilitation, was vermutlich darauf zurückzuführen ist, daß beide Gebiete im Vergleich zur stationären Psychiatrie noch relativ jung sind. Ein zweiter Grund für die Buntheit des institutionellen Bildes dürfte darin liegen, daß Notfallpsychiatrie und psychiatrische Rehabilitation an der Grenze zwischen der „Gesellschaft" und dem professionellen Versorgungssystem angesiedelt sind und deshalb in ihrer konkreten institutionellen Ausgestaltung von spezifischen kulturellen und sozioökonomischen Faktoren, wie auch von den lokalen rechtlichen Gegebenheiten und Mechanismen der Finanzierung der Gesundheitsdienste in besonderem Maße abhängen. Ähnlich uneinheitlich ist übrigens auch die Organisation des allgemeinen Rettungswesens (Lippert u. Weissauer 1984).

Das vorliegende Kapitel gliedert sich in drei Hauptabschnitte. Zum besseren Verständnis des heute bestehenden bunten Bildes von Kriseninterventions- und

Notfalldiensten erscheint es nützlich, zunächst die historisch wichtigsten und heute noch wirksamen Motive für die Schaffung derartiger Institutionen kennenzulernen. Im Anschluß daran werden die wichtigsten Typen von Kriseninterventions- und Notfalldiensten dargestellt. Im letzten Abschnitt gehen wir auf einzelne spezifische Problembereiche ein.

B. Der historische und theoretische Hintergrund

I. Das medizinische Paradigma der ersten Hilfe: der psychiatrische Notfall im engeren Sinn

Die Entstehung von Diensten und Einrichtungen, die auf Hilfe in psychischen Notsituationen spezialisiert sind, läßt sich in bedeutenderem Ausmaß erst in den letzten 25 Jahren beobachten. Bis dahin wurde – bis auf vereinzelte Ausnahmen, etwa den schon in den dreißiger Jahren in Amsterdam eingerichteten mobilen psychiatrischen Notdienst – solche unaufschiebbare und dringliche Hilfe von den allgemeinen medizinischen Notdiensten in Ansätzen mitgeleistet oder, unter Verwendung von deren Transportsystem, oft auch unter Einschaltung der Feuerwehr und der Polizei, auf der Akutstation eines psychiatrischen Krankenhauses erbracht.

Vielerorts ist dies immer noch die einzige Möglichkeit der psychiatrischen Notfallhilfe. Die Schwelle für die Inanspruchnahme dieser Art von Hilfe ist für den Betroffenen wie auch für seine Umgebung nicht zuletzt wegen der dabei oft ins Spiel gebrachten Zwangsmaßnahmen eher hoch. Demgemäß sind es auch vorwiegend Suizidgefährdete und Personen mit besonders auffälligen und störenden Episoden von organischen oder endogenen Psychosen, die auf diese Art und Weise erfaßt werden. Rasche diagnostische Abklärung, therapeutische Akutmaßnahmen und „Triage" (mit der im Zentrum stehenden Entscheidung, ob eine stationäre psychiatrische Aufnahme erfolgen soll oder nicht) sind im Selbstverständnis dieser am medizinischen Paradigma der Notfallmedizin und der ersten Hilfe orientierten Notfallpsychiatrie die Hauptkennzeichen ihrer Tätigkeit.

Für dieses traditionelle System der psychiatrischen Notfallversorgung besteht ein strukturelles Problem darin, daß die psychiatrischen Fachkrankenhäuser in der Regel vom Ort des Geschehens weit entfernt sind. Versuche, den Schwerpunkt der stationären psychiatrischen Akutversorgung, damit auch die Notfallversorgung, in „die Gemeinde" zu verlagern, hat es bereits im 19. Jahrhundert gegeben, wie die Diskussion um die sogenannten Stadtasyle, also um psychiatrische Abteilungen an Allgemeinkrankenhäusern, zeigt (Dannemann 1901; Bauer 1985). Auch das von der Stadt Barcelona im Jahre 1926 errichtete „Preventorio Municipal de Psiquiatria" verfolgte das gleiche Ziel. Durch die heute an Zahl zunehmenden psychiatrischen Abteilungen an Allgemeinkrankenhäusern wird dieses strukturelle Problem etwas entschärft (Bauer u. Rave-Schwank 1984).

Manche der heute existierenden spezialisierten psychiatrischen Notfalleinrichtungen sind institutionelle Ausdifferenzierungen der ursprünglich von allgemeinen medizinischen und psychiatrischen Diensten und Einrichtungen miterbrachten psychiatrischen Notfallhilfe. Sie wurden oft in der Hoffnung geschaffen, durch die Spezialisierung sowohl die Qualität der Hilfe wie auch deren Akzeptanz zu erhöhen. Diese spezialisierten ambulanten, mobilen und stationären Einrichtungen sind – im Gegensatz etwa zu Institutionen, die im Selbstverständnis Krisenintervention durchführen – ohne besonderen theoretischen Anspruch in einer medizinisch-psychiatrischen Matrix gewachsen.

Im wesentlichen wird in der klassischen Notfallpsychiatrie das gleiche diagnostische und therapeutische Vorgehen wie in der Psychiatrie angewandt, nur unter einem die Entscheidungsfindung erschwerenden Zeitdruck, der zu vereinfachenden Schematisierungen und Verkürzungen zwingt. In einem für den allgemeinen Notarztdienst bestimmten Buch werden beispielsweise zum Zweck der ersten Orientierung nur fünf psychiatrische „Situationen" unterschieden: Erregungszustände, Zustände der Reglosigkeit, Zustände der Verworrenheit, Verzweiflung und Suizidgefahr und schließlich Bewußtseinsveränderungen (Gallenkamp 1981). Heim (1980) nennt neben den einer Krisenintervention zugänglichen psychosozialen Krisen drei Syndromgruppen, bei denen anfangs die medikamentöse Behandlung im Vordergrund steht: psychomotorische Erregungszustände, Verwirrtheit und delirante Syndrome sowie Wahn und Sinnestäuschungen.

Der Notfallpsychiater, der, in welchem Arbeitssetting auch immer, mit akuten psychischen Störungen konfrontiert ist, hat heute wegen der großen Fortschritte der Medizin auf diagnostischem und therapeutischem Gebiet eine besonders große Verantwortung. Viele somatische Grundkrankheiten, die zu psychiatrischen Komplikationen führen können, sind heute prinzipiell diagnostizierbar und auch therapierbar geworden. Slaby (1984) nennt beispielsweise 13 körperliche Krankheiten und somatische Faktoren, die zu aggressivem Verhalten, und 39, die zu Angstzuständen führen können. Darüber hinaus stellt heute die Psychopharmakologie wichtige therapeutische Hilfen für den Akutfall zur Verfügung, über deren Wirkungen und Nebenwirkungen ebenfalls ausreichendes Wissen vorhanden sein muß (vgl. dazu die einschlägigen deutschsprachigen Publikationen von Kienle 1978 und Berzewski 1983 sowie die englischen von Bridges 1971; Glick et al. 1976; Slaby et al. 1981; Gorton u. Partridge 1982; Walker 1983; Dubin et al. 1984).

Neben der historisch gewachsenen Notfallpsychiatrie im engeren Sinn lassen sich drei, von verschiedenen Berufs- und Laiengruppen getragene, betont theorie- und ideologieorientierte Bewegungen identifizieren, die in den vergangenen 25 Jahren in den USA und in Europa bedeutsame Triebkräfte für die Schaffung spezialisierter Dienste und Einrichtungen für Hilfe in seelischen Notsituationen waren: Die Bewegungen der „Gemeindenahen Psychiatrie", der „Suizidprävention" und der „Krisenintervention", auf die in den nächsten drei Abschnitten eingegangen werden soll.

II. Vermeidung der psychiatrischen Hospitalisierung: gemeindenahe Psychiatrie als Ideologie

Einen psychisch Kranken möglichst lang „in der Gemeinde" zu behandeln und seine Hospitalisierung zu verhindern, ist eines der Prinzipien der gemeindenahen

Psychiatrie. Das Ziel der Vermeidung der psychiatrischen Hospitalisierung wird von der gemeindenahen Psychiatrie u. a. mit den möglichen schädlichen Auswirkungen einer Krankenhausbehandlung auf den Krankheitsverlauf begründet (Wing u. Brown 1970) und mit der Stigmatisierung, mit der stationär aufgenommene psychisch Kranke nach der Entlassung zu kämpfen haben. Durch Früherkennung und Frühbehandlung – so die Grundannahme der gemeindenahen Psychiatrie – können Eskalierungen, die Ausbildung von schwereren psychiatrischen Zustandsbildern und damit Krankenhausaufnahmen verhindert werden (Langsley u. Kaplan 1968).

Der historisch erste Versuch, durch einen Notfalldienst psychiatrische Hospitalisierungen im großen Maßstab zu verhindern, wurde in den dreißiger Jahren vom holländischen Sozialmediziner Querido (1968) im Auftrag der Amsterdamer Stadtverwaltung durchgeführt. Es ist bemerkenswert, daß dieses Unternehmen offenbar nicht primär von fachlichen und humanitären Motiven geleitet war, sondern von ökonomischen: Die Stadtverwaltung wollte die enormen Kosten der Spitalsbehandlung bei psychisch Kranken reduzieren. Es ist weniger bekannt, daß der psychiatrische Notdienst Queridos nur eine von mehreren Komponenten (z. B. Nachsorge, Wohnungsprogramm u. a.) eines umfassenden gemeindenahen psychiatrischen Versorgungssysteme war und heute noch ist (Gersons 1983).

Gemeindenah angesiedelte, das heißt geographisch, zeitlich, psychologisch und finanziell leicht zugängliche ambulante Dienste und Einrichtungen, aber auch Tageskliniken, die für diesen Zweck noch zu selten eingesetzt werden, sollen zur Vermeidung einer psychiatrischen Hospitalisierung beitragen. Auch die vereinzelt schon angebotenen informellen Übernachtungsmöglichkeiten in gemeindepsychiatrischen Zentren und stationäre Behandlung außerhalb des psychiatrischen Krankenhauses, etwa in Kriseninterventionsstationen oder psychiatrischen Abteilungen an Allgemeinkrankenhäusern, sind unter dem Aspekt der Vermeidung einer psychiatrischen Vollhospitalisierung zu sehen.

Die Bewegung der „gemeindenahen Psychiatrie“ ist im wesentlichen von den USA ausgegangen, wo sie 1963 in einem Gesetz, dem “Community Mental Health Centers Act” ihre legislatorische Formulierung fand. Dieses Gesetz vertrat das Prinzip der sektorisierten Versorgung in kleinräumigen Einzugsgebieten mit Übernahme der Versorgungsverpflichtung durch die lokalen Institutionen und gewährte Zuschüsse der amerikanischen Bundesregierung zur Errichtung von gemeindenahen psychiatrischen Zentren nur dann, wenn neben ambulanter, teilstationärer und stationärer Behandlung sowie psychiatrischer Beratung für andere Professionen und Institutionen (“consultation”) auch ein rund um die Uhr tätiger psychiatrischer Notdienst etabliert wurde. Die amerikanischen “Community Mental Health Centers” haben sich allerdings nicht wie geplant entwickelt (Klerman 1985a). Gerade die vom Gesetz verlangten Notfalldienste wurden nur zum Teil eingerichtet. In einer 1976 durchgeführten Studie des “National Institute of Mental Health” zeigte sich, daß über ein Drittel der überprüften Community Mental Health Centers außerhalb der normalen Arbeitszeiten für Notfallhilfe praktisch nicht zugänglich waren (Psychiatric News, Volume XII, No. 16, August 19, 1977).

Auch von der Sachverständigenkommission Psychiatrie des Deutschen Bundestages (1975) wurden Krisenintervention und Notfallversorgung als konstitutives Element einer umfassenden gemeindennahen psychiatrischen Versorgung herausgestrichen.

III. Suizidprävention

Die "Suicide Prevention"-Bewegung wird auf den New Yorker Pfarrer Warren zurückgeführt, der zu Beginn dieses Jahrhunderts einen telefonischen Notruf für Selbstmordgefährdete einrichtete ("National Save a Life League"; Allen 1984). Die 1947 in Wien von Ringel geschaffene „Lebensmüdenfürsorgestelle“ – aus der das heutige Wiener Kriseninterventionszentrum hervorgegangen ist – hatte ursprünglich ebenfalls diese rein suizidprophylaktische Motivation. Auch am Beginn des 1953 gegründeten englischen Telefonnotrufes der „Samaritans“ (Varah 1973) stand die Sorge um suizidgefährdete Menschen. 1958 wurde in Los Angeles das erste "Suicide Prevention Center" eröffnet (Farberow u. Shneidman 1961). 1960 schlossen sich die verschiedensten an einer Suizidprophylaxe interessierten Personengruppen zur "International Association for Suicide Prevention" (IASP) zusammen. Es muß unterstrichen werden, daß die Bestrebungen der Suizidprophylaxe nicht von psychiatrischen Fachleuten, sondern von Laien, vorwiegend von kirchlichen Organisationen, ausgegangen sind.

Die „Suizidprophylaxe-Bewegung“ ist angesichts der weltweit steigenden oder zumindest gleichbleibenden Suizidziffern selbst in eine gewisse Krise geraten. Die Einrichtung von Telefonnotrufen und Selbstmordverhütungszentren hat offensichtlich nicht den erwarteten Erfolg gebracht, sieht man nicht das Ausbleiben eines Ansteigens der Suizidrate schon als Erfolg an (vgl. Kap. Reimer in diesem Band). Kiev kritisierte 1970 an den damals bestehenden über 120 amerikanischen Selbstmordverhütungszentren, daß sie in den meisten Fällen lediglich Betreuungen durch andere Einrichtungen telefonisch vermittelten und nicht selbst aktiv tätig würden. Er schlug vor, daß die Mitarbeiter von Selbstmordverhütungszentren aktiv Kontakt mit Risikopopulationen aufnehmen sollten, etwa in Altersheimen, Wohnheimen für chronisch Kranke und Alkoholrehabilitationszentren. Auch den Kontakt mit der Notfallaufnahme in Allgemeinkrankenhäusern hielt er für essentiell. Die Zentren sollten soziale Clubs und Selbsthilfegruppen für Patienten einrichten, die besser geeignet wären, der Isolierung und Hoffnungslosigkeit der Betroffenen entgegenzuwirken, als telefonische Vermittlung von Hilfe. Heute wird zunehmend die Ansicht vertreten, daß ein gut organisiertes gemeindenahes psychiatrisches Versorgungssystem als solches eine suizidprophylaktische Wirkung hat und daß es keiner spezifischen suizidprophylaktischen Institutionen bedürfe (von Cranach 1975).

Bezeichnungen wie „Selbstmordverhütungszentrum“ oder Lebensmüdenfürsorgestelle“ werden nach und nach aufgegeben, und die Bestrebungen zur Suizidprophylaxe sind heute weitgehend in der Kriseninterventionsbewegung aufgegangen. Die Internationale Vereinigung für Selbstmordverhütung nennt ihre Kongresse seit 1977 „Internationaler Kongreß für Selbstmordverhütung *und Krisenintervention*“, was diese Neuorientierung klar zum Ausdruck bringt. Die offizielle Zeitschrift dieser Organisation heißt "Crisis". Historisch gesehen war aber das Motiv der Suizidprophylaxe eine wichtige Wurzel für zahlreiche heute bestehende Dienste und Einrichtungen der Krisenintervention und Notfallpsychiatrie.

IV. Krisentheorie und Krisenintervention

Mehr noch als gemeindenahe Psychiatrie und Suizidprävention leitet sich die Praxis der Krisenintervention von einer historisch zuerst entstandenen Theorie ab. Als wichtigster Beitrag für die Entstehung der Krisentheorie gilt die Untersuchung LINDEMANNS (1944), der an den Hinterbliebenen von Todesopfern einer Brandkatastrophe in Boston zeigen konnte, daß die seelischen Reaktionen auf schwere Verlustereignisse in typischen Stadien ablaufen und daß dieser Prozeß zeitlich begrenzt ist. Auch so unterschiedliche Einflüsse, wie die Erfahrungen von Militärpsychiatern mit der sofortigen Hilfeleistung am Ort des Geschehens (TALBOTT 1969) und ERIKSONS (1970) Konzept der Bedeutung „normaler Lebenskrisen" für das Wachstum der gesunden Persönlichkeit, haben für die Entstehung der Krisentheorie und die Praxis der Krisenintervention eine Rolle gespielt.

CAPLAN (1961) gilt als eigentlicher Begründer der Krisentheorie. Er definiert Krise als eine Situation, die dann entsteht, wenn sich eine Person Hindernissen auf dem Weg zur Erreichung wichtiger Lebensziele gegenübersieht und diese Hindernisse nicht mit den üblichen Problemlösungsmethoden bewältigen kann. CAPLAN verwendet den physiologischen Begriff der „Homöostase", in der sich eine Person üblicherweise befindet und aus der sie durch eine Krise zu geraten droht. Gerade dieser Labilisierungszustand, in dem eine Offenheit für Veränderungen besteht, birgt aber – so die Auffassung der Krisentheorie – auch Entwicklungschancen in sich. Wenn der Betroffene nicht aus dem Gleichgewicht gerät, also nicht scheitert, dann hat er aus der Bewältigung der *einen* Krise gelernt, wie er die *nächste* Krise besser bewältigt. Jede Krise birgt also sowohl die Gefahr des Scheiterns als auch die Chance des Wachstums in sich. Bei einer geglückten Krisenbewältigung kann der Betroffene ein höheres Funktionsniveau als vor der Krise erreichen. In diesem Zusammenhang wird gern auf das chinesische Wortbild für „Krise" hingewiesen, das sich aus den Zeichen für „Gefahr" und „Chance" zusammensetzt.

Es ist üblich, „Lebensänderungskrisen", die durch mehr oder weniger unvermeidbare und erwartete Ereignisse (wie Verlassen des Elternhauses, Heirat, Pensionierung) ausgelöst werden, von „traumatischen" Krisen zu unterscheiden, die nach Todesfällen, plötzlichen Beziehungsbedrohungen durch Untreue und Verlassenwerden, Bekanntwerden von Karzinomdiagnosen und nach anderen plötzlichen Ereignissen auftreten, die die Existenz, die soziale Identität, die Sicherheit oder fundamentale Befriedigungsmöglichkeiten bedrohen. Eine derartige Krise erstreckt sich meist über einen Zeitraum von mehreren Wochen bis Monaten, läuft in typischen Stadien ab und endet entweder mit einer Lösung der Krise und einer Anpassung an die veränderte Situation oder einer Fehlanpassung bzw. einem psychischen Zusammenbruch. Ein professionelles Eingreifen in solchen Krisensituationen wird von den Vertretern der Krisentheorie damit begründet, daß der Ausgang im Einzelfall nicht vorhersehbar ist (JACOBSON 1980).

Über die praktische Vorgangsweise bei einer Krisenintervention gibt es unterschiedliche Auffassungen (MCGEE 1974; AGUILERA u. MESSICK 1982; COHEN et al. 1983). Allen Kriseninterventionstechniken ist aber gemeinsam, daß – in bewußter Abhebung von psychoanalytischen Methoden im engeren Sinn – sofort eingegriffen wird (daß also keine Warteliste geführt wird), daß der Therapeut aktiv handelt, den Patienten gleichzeitig stützt und mit seinem Problem konfrontiert, daß sich die Behandlung auf bestimmte Themen konzentriert, daß ein gewisser Pragmatismus und Eklektizismus vorherrscht und daß das Milieu mit einbezogen wird (REITER 1975). In manchen Phasen, etwa in der akuten „Schockphase“ traumatischer Krisen, wird der Gebrauch von Psychopharmaka als durchaus gerechtfertigt angesehen (BELLAK 1977). Vom Konzept her ist Krisenintervention ein zeitlich begrenzter Prozeß, dessen Ablauf, etwa durch die Fixierung der Anzahl der vorgesehenen Sitzungen, im voraus festgelegt wird. Zu Methoden der Kurzpsychotherapie und der Familientherapie bestehen fließende Übergänge (COLEMAN 1960; MALAN 1963; BELLAK u. SMALL 1965; LANGSLEY u. KAPLAN 1968; SIFNEOS 1972; MANN 1973; DAVANLOO 1980; MARMOR 1980; UMANA et al. 1980; BELLAK u. SIEGEL 1983).

Als Beispiel für eine von vielen möglichen Vorgangsweisen bei der Krisenintervention sei das Vier-Stadienmodell genannt, das CULLBERG (1978) für „traumatische“ Krisen empfiehlt. In der ersten, im allgemeinen rasch vorübergehenden „Schockphase“ besteht die Aufgabe des Helfers in erster Linie darin, präsent zu sein und den Betroffenen zu stützen. In der darauffolgenden, besonders schmerzlichen „Reaktionsphase“, die einige Wochen dauern kann, ist es das therapeutische Hauptanliegen, den Betroffenen mit der Realität und den vorhandenen Gefühlen zu konfrontieren. Oft ist der Übergang zur dritten, zur „Bearbeitungsphase“, die einige Monate dauert, und in der der Blick wieder nach vorn gerichtet werden muß, nicht einfach. In dieser Phase sollen mit dem Betroffenen seine Ungeduld und Enttäuschung bearbeitet werden. In der vierten, der Phase der „Neuorientierung“, die sich nach einigen Monaten einstellen sollte, und die in gewisser Hinsicht kein Ende hat, wird im Idealfall sogar ein höheres Funktionsniveau als vorher erreicht.

Krisenintervention kann im Prinzip in jedem Setting stattfinden. Allerdings arbeiten die Vertreter der Krisentheorie oft in auf diese Methode spezialisierten ambulanten und stationären Kriseninterventionseinrichtungen (vgl. z. B. JACOBSON 1980; SONNECK 1985).

Ähnlich wie die Bewegung der Suizidprävention ist auch die Kriseninterventionsbewegung heute selbst in einer gewissen Krise, da es den in der Theorie idealen „Klienten“ – eine gesunde Person, die durch eine äußere Belastung eine traumatische Krise erleidet, aus der sie gestärkt hervorgeht – seltener als erwartet gibt. Die spezialisierten Kriseninterventionseinrichtungen werden vielmehr häufig von Personen mit chronischen Schwierigkeiten in Anspruch genommen, bei denen es nicht so schnell oder überhaupt nicht zu den erwarteten Lösungen der Probleme kommt (COOPER 1979; KATSCHNIG u. KONIECZNA i. Druck).

V. Enthospitalisierung: Notfallhilfe als Reaktion auf einen neu entstandenen Bedarf

In den letzten 30 Jahren ist es weltweit zu einer Abnahme der in psychiatrischen Großkrankenhäusern stationär behandelten Patientenpopulation gekommen. Besonders eindrucksvoll ist dies für die USA dokumentiert, wo die Bettenzahl zwischen 1955 und 1980 durch Entlassungeen von 559 000 auf 138 000 fiel (GUDEMAN u. SHORE 1984). Dieser Vorgang wird im Englischen “deinstitutionalization” genannt, wird aber mit dem deutschen Begriff „Enthospitalisierung“ genauer getroffen. Die Folge dieser Massenentlassungen ist, daß heute viele, vorwiegend chronisch psychisch Kranke, die früher ihr ganzes Leben in einem Krankenhaus verbrachten, „in der Gemeinde“ leben.

Die wichtigsten Ursachen für diese Entwicklung sind die Einführung der Psychopharmaka Mitte der fünfziger Jahre, eine akzeptierendere Einstellung der Bevölkerung psychisch Kranken gegenüber, und zum Teil auch die Schaffung von alternativen gemeindenahen Einrichtungen, vorwiegend von Dauerwohnheimen, Übergangswohnheimen, Tageskliniken und Tagesstätten. Diese Faktoren haben zusammen zu einer Verkürzung der Aufenthaltsdauer in den psychiatrischen Krankenanstalten geführt.

Die bereits genannten Bemühungen, eine psychiatrische Hospitalisierung zu vermeiden, haben zu dieser Entwicklung praktisch nichts beigetragen. Im Gegenteil: Überall dort wo der Prozeß der Entleerung der Krankenanstalten eingesetzt hat, sind die Aufnahmezahlen in psychiatrische Krankenhäuser im Sinne der „Drehtürpsychiatrie“ sogar gestiegen (Bassuk u. Gerson 1978). Viele chronisch psychisch Kranke in der Gemeinde leben in einem labilen psychopathologischen Gleichgewicht, und die derzeit existierenden, mehr auf institutionelle Aspekte und weniger auf subtile psychosoziale Prozesse und das soziale Netzwerk des Patienten ausgerichteten Einrichtungen können den Bedürfnissen dieser vulnerablen Patientenpopulation nicht entsprechen, bei der es, wie die Life-Event-Forschung gezeigt hat, nach lebensverändernden Ereignissen besonders leicht zu Rückfällen kommt. In nichtselektiv arbeitenden psychiatrischen Notfalleinrichtungen finden sich dementsprechend zunehmend höhere Prozentsätze von Patienten, die bereits in stationärer psychiatrischer Behandlung waren.

In den USA haben offensichtlich die “emergency rooms”, die Tag und Nacht geöffneten Notfallambulanzen der Allgemeinkrankenhäuser, die Funktion übernommen, den wenig oder nicht betreuten chronisch psychisch Kranken in der Gemeinde in Notsituationen Hilfe zu leisten. Je weiter die Entleerung der großen psychiatrischen Krankenhäuser fortschreitet, desto größer wird auch die Zahl chronisch psychisch Kranker, die in Instabilitätsperioden und vermeintlichen oder tatsächlichen Notsituationen in den “emergency rooms” um Hilfe nachsuchen. Kaskey u. Ianzito (1984) geben für diesen Anstieg ein eindrucksvolles Beispiel: Im Einzugsgebiet eines großen Allgemeinkrankenhauses im Westen des amerikanischen Bundesstaates Massachusetts, das eine Bevölkerung von einer halben Million versorgt, fiel die stationäre psychiatrische Patientenpopulation zwischen 1972 und 1982 von 2500 auf 250 Patienten, während im gleichen Zeitraum die Anzahl psychiatrischer Notfälle in der Notfallambulanz des zuständigen Allgemeinenkrankenhauses von unter 100 auf 2600 pro Jahr stieg. Diese Entwicklung hat zum Ausbau der an die “emergency rooms” angegliederten psychiatrischen Notfallprogramme geführt.

In der BRD nehmen sich offensichtlich die sozialpsychiatrischen Dienste der an Zahl zunehmenden chronisch psychisch Kranken in der Gemeinde an (Kruse 1982; Bauer u. Haselbeck 1983; Von Ekesparre 1983). Zum Teil werden, dem wachsenden Bedarf entsprechend, von diesen Diensten oder ihren Äquivalenten bereits Rufbereitschaften und Notdienste rund um die Uhr angeboten (Spengler et al. 1983; Bick u. Nouvertné 1984; Kebbel 1985).

VI. Die Begriffe des Notfalls und der Krise in ihrer Beziehung zu Diensten und Einrichtungen

Ähnlich wie in anderen Bereichen der Psychiatrie, so ist auch die Weiterentwicklung der Notfallpsychiatrie und Krisenintervention durch semantische Probleme behindert. Es ist heute nicht, oder nicht mehr, klar, was jemand meint, wenn er von Krise und Notfall, von Krisenintervention und Notfallpsychiatrie spricht. Manche Autoren, z. B. Tufnell et al. (1985), verzichten deshalb bei der Beschreibung von einschlägigen Diensten und Einrichtungen bewußt auf diese Begriffe.

In der Literatur findet sich zunächst ein spezifischer Gebrauch der Begriffe. Unter „Krise" wird dabei ein durch ein äußeres Ereignis hervorgerufener schmerzhafter seelischer Zustand im Sinne der Krisentheorie verstanden, als psychiatrischer „Notfall" gilt, dem Konzept des medizinischen Notfalls entsprechend, ein seelischer Leidenszustand bei psychotischen Erkrankungen und bei Vorliegen einer medizinischen Komponente, der sofortiger Hilfe bedarf. Daneben werden aber beide Begriffe oft austauschbar und in ihrem allgemeinen semantischen Sinn einer Notlage, die raschen Eingreifens bedarf, verwendet.

Die klare Unterscheidung einer psychosozialen Krise von einem psychiatrischen Notfall kann aus verschiedenen Gründen tatsächlich schwierig sein: weil auch eindeutige medizinische Notfälle psychosoziale Aspekte haben, weil psychotische Erkrankungsepisoden auch durch äußere Ereignisse ausgelöst werden können, weil auch chronisch psychisch Kranke in psychosoziale Krisen geraten können, weil aus einer psychosozialen Krise durch einen Selbstmordversuch plötzlich ein medizinischer Notfall wird, und weil in einer Akutsituation im Querschnitt oft nicht genügend Informationen vorliegen, um eine klare Zuordnung zu treffen. Vermutlich werden aus diesen Gründen in der nordamerikanischen Literatur über psychiatrische Notfälle in den "emergency rooms" der Allgemeinkrankenhäuser die Ausdrücke "emergency" und "crisis" gleichwertig verwendet. Auch in einem deutschen Tagungsbericht finden sich zahlreiche Beispiele einer Gleichsetzung der Begriffe (Haase 1978).

Häfner (1974) stellt fest, daß der Krisenbegriff eine Art „inflationäre" Entwicklung genommen habe. Zum einen tendieren nichtpsychiatrische Professionen dazu, auch schwere psychiatrische Krankheitsbilder als Krise zu bezeichnen, zum anderen werden auch „normale" Krisen zu behandlungswürdigen Störungen umdefiniert. Ob im letzten Fall die Grenze mehr in den „normalen" oder mehr in den „pathologischen" Bereich gelegt wird, hängt durchaus mit ideologischen Grundeinstellungen und nicht nur mit harten empirischen Tatsachen zusammen. Ein Argument für das Zurückziehen der Grenze in den „pathologischen" Bereich besteht darin, daß die Kräfte zur Selbstbewältigung von Krisen abnehmen, wenn professionelle Hilfe von außen allzu sehr aufgedrängt wird.

Aus der Sicht der Gesundheitsplanung erscheint es sinnvoll, in dem breiten Spektrum seelischer Notzustände Differenzierungen vorzunehmen und Zuordnungen von Institutionen und Professionen zu spezifischen seelischen Notsituationen zu definieren. Einen Versuch einer derartigen differenzierten Zuordnung, der sich nicht auf die einfache Dichotomie medizinischer Notfall/psychosoziale Krise beschränkt und auf die Komplexität und Überlappungen dieser Begriffe eingeht, haben Häfner u. Helmchen (1978) unternommen (s. Abb. 1).

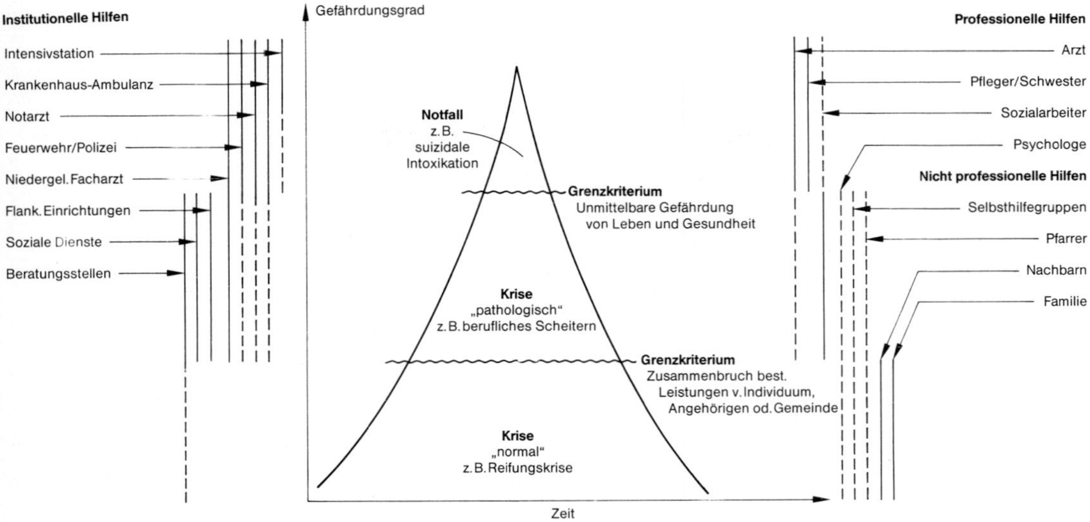

Abb. 1. Adäquate Versorgung von Notfällen und Krisen durch institutionelle, professionelle und nicht-professionelle Hilfen. Notwendige Zuordnung: ——, Mögliche Zuordnung: ---- (Aus HÄFNER u. HELMCHEN 1978)

Die schematische Darstellung spricht weitgehend für sich. Eine eindeutige professionelle Zuständigkeit sehen HÄFNER u. HELMCHEN offensichtlich nur für die beiden Extremformen von seelischen Notsituationen: für die in der Regel nur kurze Zeit dauernden medizinisch betonten Notfälle auf der einen Seite, für die sich oft über einen längeren Lebensabschnitt hinziehenden „normalen" Krisen (den obengenannten „Lebensänderungskrisen") auf der anderen. Es ist unbestritten, daß für psychiatrisch/medizinische Notfälle medizinisches Personal und medizinische Institutionen zuständig sind. Den „normalen" Krisen ist schwerpunktmäßig die natürliche Umgebung des Betroffenen, also im weitesten Sinne die Selbsthilfe, zugeordnet.

Der problematische Bereich sind die zwischen den Extremen gelegenen „pathologischen" Krisen. Die Autoren weisen auf die Gefahr hin, daß sich Laien, die in Kriseninterventionseinrichtungen mitarbeiten, zu weit in den pathologischen Bereich vorwagen und damit eine Verschlechterung der Qualität der Versorgung von „pathologischen" Krisen einhergehen könnte. Andererseits geben sie zu bedenken, daß es ökonomisch nicht sinnvoll ist, daß sich hochqualifizierte Fachleute mit „normalen" Lebensproblemen beschäftigen. Da sich, wie die Life-Event-Forschung (KATSCHNIG 1980, 1986) gezeigt hat, belastende Lebensereignisse, die zunächst zu „normalen" Krisen führen, zu „pathologischen" Krisen steigern und schließlich auch zur Auslösung von schweren psychischen Krankheiten führen können, da sich also ein Prozeß der Entwicklung von einer „normalen" Krise zu einem schweren Notfall ergeben kann, ist die Frage der professionellen Zuständigkeit, damit der personellen Ausstattung von Kriseninterventions- und Notfalldiensten, in hohem Maße praxisrelevant. Der Umschlagspunkt von der Krise zum Notfall wird von professionellen Helfern häufig zu früh, von nichtprofessionellen Helfern zu spät angesetzt (SONNECK 1980).

C. Dienste und Einrichtungen für Krisenintervention und Notfallpsychiatrie

Im Zusammenhang mit den genannten Bewegungen der Suizidprävention, der Krisenintervention und der gemeindenahen Psychiatrie kam es in den USA bereits in den sechziger Jahren zu zahlreichen Neugründungen von Diensten und Einrichtungen, die auf Hilfe in akuten Krisen und seelischen Notsituationen spezialisiert waren. Auch die Notfallambulanzen ("emergency rooms") an Allgemeinkrankenhäusern erhielten bereits damals vermehrte psychiatrische Aufmerksamkeit (Coleman u. Errera 1963; Atkins 1967). In Europa läßt sich hingegen erst seit Beginn der siebziger Jahre ein verstärktes Interesse sowohl an theoretischen wie auch an Versorgungsfragen im Hinblick auf Krisenintervention und Notfallpsychiatrie feststellen (Pörksen 1970; Brandon 1970; Häfner 1974). Vereinzelt sind zwar auf psychiatrische Notfälle spezialisierte Dienste und Einrichtungen schon wesentlich früher entstanden – etwa der mobile psychiatrische Notdienst in den dreißiger Jahren in Amsterdam (Querido 1968), die Lebensmüdenfürsorgestelle der Caritas 1947 in Wien (Ringel 1953) und die Notfallambulanz am Maudsley Hospital 1952 in London (Meng Hooi Lim 1983) – aber erst in den siebziger und achtziger Jahren kommt es auch in Europa zu einer vermehrten Neugründung spezialisierter Einrichtungen im Bereich der Notfallpsychiatrie und Krisenintervention.

In den USA und in Europa hat sich jedoch parallel zu dieser Zunahme von spezialisierten Diensten und Einrichtungen eine Strömung entwickelt, deren Ziel es ist, die psychiatrische Krisen- und Notfallversorgung nicht spezialisierten Institutionen zu überantworten, sondern sie als eine von vielen Funktionen eines gemeindenahen, in Sektoren oder Standardversorgungsgebieten organisierten, psychiatrischen Versorgungssystems zu sehen. Gegenüber den spezialisierten Notdiensten wird vor allem das Argument der Kontinuität der Betreuung in den gemeindenahen Diensten ins Treffen geführt. Es muß allerdings betont werden, daß beide Modelle, das spezialisierte und das nichtspezialisierte, heute noch relativ selten sind und daß die psychiatrische Notfallversorgung vielfach noch in der traditionellen Art und Weise der Akutaufnahme in einem psychiatrischen Krankenhaus erfolgt. Mitte der achtziger Jahre findet sich aber in einigen europäischen Ländern bereits eine, zum Teil nicht spannungsfreie, Koexistenz von zentralisierten und spezialisierten Diensten und Einrichtungen für Krisenintervention und Notfallpsychiatrie auf der einen Seite und gemeindenahen Versorgungsmodellen mit integrierter Krisen- und Notfallversorgung auf der anderen Seite.

Diese neue Entwicklung erscheint uns so wichtig, daß wir die Darstellung von Diensten und Einrichtungen in zwei Hauptkapitel unterteilen: in eines über auf akute Hilfe in seelischen Notzuständen spezialisierte Institutionen und in eines über Notfallpsychiatrie und Krisenintervention, wie sie von den neuen gemeindepsychiatrischen Versorgungssystemen, also von nichtspezialisierten Diensten geleistet wird. Es ist in diesem Zusammenhang bemerkenswert, daß gerade die Einrichtung, die für viele spezialisierte Kriseninterventionsdienste Schrittmacherfunktion hatte, nämlich das 1971 gegründete Amsterdamer Kriseninterventionszentrum (de Smit 1971), in naher Zukunft in einem dezentralisierten sektorisierten Versorgungssystem der Stadt Amsterdam aufgehen soll (Gersons 1985).

In Einrichtungen und Diensten, die für Hilfe in seelischen Notsituationen zuständig und nicht in der Lage sind zu selektieren, können Personen mit allen erdenklichen Problemen auftauchen, vom somatisch bedingten Notfall bis zur mehr oder minder normalen psychosozialen Krise, was für die "emergency rooms" in den USA besonders gut dokumentiert ist (GERSON u. BASSUK 1980). Das bedeutet aber, daß sich die Institution an ihre Benützer anpassen und daß das in solchen Einrichtungen tätige Personal ein entsprechend breites Wissen über die Erscheinungsformen sämtlicher seelischer Notsituationen und den adäquaten Umgang mit diesen Zuständen besitzen muß, aber auch über die für spezifische Probleme tatsächlich zuständigen Institutionen, an die ein Patient unter Umständen weitergeleitet werden muß, informiert sein sollte. Neuere amerikanische Publikationen über Notfallpsychiatrie behandeln auch das gesamte Spektrum von diagnostischen und Interventionstechniken, beginnend mit der Diagnostik somatischer und psychotischer Erkrankungen und deren akuter Behandlung, über psychotherapeutische Kriseninterventionstechniken bis hin zu sozialpsychiatrischen Maßnahmen, wie etwa Familienkrisenintervention oder die Bereitstellung von Notunterkünften (z.B. GORTON u. PARTRIDGE 1982; WALKER 1983; DUBIN et al. 1984).

Aus diesen Gründen wurde der Abschnitt über spezialisierte Dienste und Einrichtungen nicht nach den im Selbstverständnis der Institutionen vorherrschenden Schwerpunkten, also Notfallpsychiatrie einerseits, Krisenintervention andererseits, unterteilt, sondern nach dem situativen Kontext, in dem die Hilfeleistung stattfindet, der aus der *Sicht der Hilfesuchenden* der relevantere ist. Wir beschreiben in diesem Abschnitt deshalb zunächst Telefonnotdienste, dann ambulante und mobile Dienste, schließlich Einrichtungen mit Betten.

In letzter Zeit sind, vorwiegend im großstädtischen Bereich, auch Notdienste und Telefonnotrufe entstanden, die sich für spezifische Krisen und Notsituationen als zuständig deklarieren: Notdienste für Drogenabhängige, für alte Menschen, Frauennotrufe, Frauenhäuser u.ä., auf die wir aber hier nicht näher eingehen können. Die Übergänge zwischen Notdienst und Beratungsstelle sind in diesen Fällen auch fließend. Derartige Einrichtungen werden nicht selten zu einem Fokus für wichtige präventive und Selbsthilfeaktivitäten. Für Ratsuchende mit psychischen Problemen ist durch die Deklaration einer spezifischen Zuständigkeit der Beratungsstelle für ein bestimmtes Problem – im Unterschied zur Zuständigkeit von psychiatrischen Notdiensten für psychiatrische Probleme generell – die Kontaktschwelle vermutlich erniedrigt. Für die Betreuer besteht der Vorteil derartiger spezialisierter Dienste darin, daß sie auf dem jeweiligen Gebiet eine große Erfahrung erwerben.

I. Spezialisierte Dienste und Einrichtungen

Je nach dem situativen Kontext, in dem die Hilfeleistung stattfindet, können drei Typen von auf Hilfe in seelischen Notsituationen spezialisierten Diensten und Einrichtungen unterschieden werden: Telefonnotrufe, bei denen die Distanz zwischen Hilfesuchendem und Helfer am größten ist, ambulante und mobile Dienste, die einen direkten Kontakt zwischen Patient und Helfer implizieren, und schließlich Einrichtungen mit Betten, in denen die Distanz zwischen der Institution und dem Betroffenen am geringsten ist, da er aus seiner normalen Umwelt heraus- und in eine fremde Umgebung eintritt. Diese kontextuellen Aspekte sind in mehrfacher Hinsicht von größter Wichtigkeit, z. B. für die Akzeptanz der angebotenen Hilfe – man denke nur an die Sicherstellung der Anonymität bei Telefonnotrufen – und damit auch für die tatsächliche Inanspruchnahme einer Institution.

Wenngleich es Institutionen gibt, die lediglich einem der drei genannten Typen zuzuordnen sind, so sind doch vielfach zwei oder sogar mehrere Arten von Diensten unter einem Dach zu finden. Ambulante Kriseninterventionszentren haben manchmal auch einen Telefonnotdienst, Einrichtungen mit Betten sind oft gleichzeitig ambulant tätig, mobile Notfalldienste haben zunächst telefonischen Kontakt mit dem Patienten oder seiner Umgebung, und schließlich bieten manche Telefonnotrufe ihren Anrufern auch persönliche Kontakte an.

1. Telefonnotrufe

Telefonnotrufe haben im Vergleich zu allen anderen Diensten und Einrichtungen die weiteste Verbreitung, sowohl als fester Bestandteil des therapeutischen Angebotes von notfallpsychiatrischen Institutionen und Kriseninterventionszentren wie auch als unabhängige Einrichtungen. Telefonnotrufe, wie sie etwa als „Telefonseelsorge" in den deutschsprachigen Ländern verbreitet sind, wurden zum Großteil mit einer suizidprophylaktischen Absicht gegründet. Seit 1960 besteht ein internationaler Zusammenschluß der Telefonnotdienste (International Federation of Telephone Emergency Services = IFOTES).

Telefonnotrufe gibt es buchstäblich rund um die Welt, in allen größeren Städten, im Osten wie im Westen. Ihre weite Verbreitung dürfte unter anderem auf die niedrige Kontaktschwelle zurückzuführen sein, aber auch auf die relativ geringen Kosten und die Attraktivität für potentielle Mitarbeiter. Die leichte Erreichbarkeit, die Gewährleistung der Anonymität, die leichte Steuerbarkeit des Gespräches durch den Klienten – der Kontakt kann jederzeit von ihm abgebrochen werden – und die Befriedigung des Bedürfnisses nach emotionaler Nähe und Intimität bei gleichzeitiger Wahrung der Distanz machen diese Art von Diensten für viele attraktiv (Lester 1977).

Die existierenden Telefonnotrufe können in zwei Typen unterteilt werden: einmal in Telefonnotrufe, die vorwiegend unentgeltlich tätige, nichtprofessionelle Mitarbeiter beschäftigen. Zu diesem Typ gehören alle Dienste, die der Tradition der britischen „Samaritans" entspringen, wie die Telefonseelsorge in Deutschland und Österreich, „Die dargebotene Hand" in der Schweiz, „Telefono amico" in Italien oder „SOS-Amitié" in Frankreich. Von solchen Telefondiensten wird üblicherweise nicht der Anspruch erhoben, einen Psychiater, Psychologen oder Sozialarbeiter zu ersetzen (Varah 1973). In der Regel gibt es in diesen Diensten nur einzelne fix angestellte Mitarbeiter, aber eine verhältnismäßig große Zahl von freiwilligen Mitarbeitern, die stundenweise Dienst versehen. Ein zweiter Typ von Telefonnotdiensten beschäftigt ausschließlich professionelle Mitarbeiter, wobei der Schwerpunkt auf Psychiatern (zum Beispiel „Tele-apel" in Belgrad) oder auf nichtmedizinischen Berufsgruppen, wie Psychologen, Sozialarbeitern oder auch Soziologen liegen kann (Telefonnotrufe in Ungarn und in der Tschechoslowakei).

Dieser Typ scheint auf sozialistische Länder beschränkt zu sein und ist, im Gegensatz zum erstgenannten Typ, in der Regel in psychiatrischen Einrichtungen lokalisiert. Die professionellen Mitarbeiter derartiger Telefonnotrufe gehen meistens einer Hauptbeschäftigung in einer anderen psychiatrischen Einrichtung nach und üben ihre Aktivitäten im Telefondienst nur als Nebentätigkeit aus.

Da die Arbeit in einem Telefonnotdienst hohe Ansprüche an die psychologische und soziale Reife, die Frustrationstoleranz, das Einfühlungsvermögen und das psychologisch-psychiatrische Wissen stellt, werden die Mitarbeiter in der Regel sorgfältig ausgewählt und ausgebildet. In manchen Diensten werden Telefongespräche auf Tonband aufgenommen und supervidiert. Interessanterweise werden in einigen Telefonnotdiensten die Mitarbeiter periodisch ausgewechselt, da die Ansicht vertreten wird, daß diese Art von Betätigung nicht zur Routine werden dürfe.

Telefonnotrufe haben eine wichtige Filterfunktion im Vorfeld spezialisierter Krisenintervention und Notfalldienste (Häfner 1977), indem sie die „psychologische erste Hilfe“ leisten. Die Mehrheit dieser Dienste arbeitet nach Prinzipien der klientenzentrierten Gesprächspsychotherapie mit dem Ziel, Aussprachemöglichkeit und eine zumindest ansatzweise Klärung des Problems anzubieten sowie emotionale Hilfe und Unterstützung zu geben (“befriending” der “Samaritans”). Die meisten Telefondienste haben gute Kontakte zu anderen psychosozialen Diensten und Einrichtungen. In den USA betrachten es manche der Suizidpräventions-Telefonnotrufe als ihre Hauptaufgabe, den Anrufer an die „richtige“ Institution weiterzuleiten (Slaikeu 1983; zur Kritik vgl. Kiev 1970). Zu ambulanten und stationären psychiatrischen Einrichtungen bestehen unterschiedliche Beziehungen. Mancherorts sind Telefonnotrufe auch durch direkte Rücksprachemöglichkeit mit psychiatrischen Institutionen und Fachleuten abgesichert.

Die meisten Hilfesuchenden, die sich an Telefonnotdienste wenden, befinden sich in akuten oder dekompensierten chronischen Lebenskrisen, die mit ihrer sozialen Umgebung zusammenhängen. Als häufigste Gründe für einen Anruf – im Wiener Telefonnotruf über 50 Prozent – werden Partnerkonflikte und Einsamkeit angegeben. Psychiatrische Erkrankungen im engeren Sinn dürften eher selten vorliegen, doch gibt es darüber naturgemäß keine guten Daten. Der Anteil an offenkundig akut selbstmordgefährdeten Anrufern ist überraschend gering und beträgt meistens nur einige wenige Prozente. Die Rolle von Telefonnotrufen für die Suizidprophylaxe ist umstritten (vgl. Kap. Reimer in diesem Band).

2. Ambulante und mobile Dienste

Wenn es, wie in ambulanten und mobilen Diensten, zu einem persönlichen Kontakt zwischen Hilfebedürftigem und Helfer kommt, dann ist die relative Unverbindlichkeit, die telefonischen Kontakten eigen ist, nicht mehr gegeben. Auf der einen Seite ist es für den Betroffenen nicht mehr so einfach, seine Anonymität zu wahren, auf der anderen Seite hat der Helfer durch die physische Anwesenheit des Patienten eine wesentlich größere Verantwortung für dessen weiteres Schicksal. Gleichzeitig bietet aber der persönliche Kontakt verbesserte Möglichkeiten für die diagnostische Abklärung und das therapeutische Eingreifen.

Ambulante und mobile Dienste, die nicht auch über informell zugängliche Betten im Hintergrund verfügen, sehen sich häufig vor der schwierigen Entscheidung, einen schwer gestörten, gefährdeten oder potentiell gefährlichen Patienten entweder in seiner Umgebung zu belassen oder ihn zu einer Aufnahme in ein psychiatrisches Krankenhaus zu motivieren bzw. eine Aufnahme zwangsweise zu veranlassen. Der Zeitdruck ist im Setting von ambulanten und mobilen Diensten besonders relevant. In ambulanten Diensten wird mit dem Zeitmangel und Zeitdruck so umgegangen, daß jeweils einer der Mitarbeiter rotierend die Funktionen eines „Akutdienstes" ("receptionist") übernimmt. In mobilen Diensten kann eine gewisse Regelung über das Telefon erfolgen.

Neben diesen gemeinsamen Aspekten von ambulanten und mobilen Diensten gibt es aber auch wichtige Unterschiede. Ambulante Dienste können in der Regel nur vom Betroffenen selbst und nur freiwillig aufgesucht werden, allenfalls unter einem gewissen Druck von Angehörigen oder professionellen Helfern im Vorfeld. Mobile Notdienste können und werden auch in einem hohen Prozentsatz von anderen Personen zu Hilfe gerufen. So ersuchen im mobilen Notdienst der Zürcher Bezirksärztekammer nur in 15 Prozent aller Anrufe Patienten selbst um Hilfe. Der Vorteil eines mobilen Dienstes besteht darin, daß sich die Mitarbeiter an Ort und Stelle ein Bild über das tatsächlich Vorgefallene und die natürlichen Hilferessourcen in der Umgebung des Patienten machen und diese Hilfen unter Umständen auch mobilisieren können. Vermutlich wird dieser Vorteil durch eine geringere Akzeptanz und Kooperation von seiten des Patienten wieder gemindert. Umgekehrt erscheinen in ambulanten Diensten häufiger Patienten, die sich selbst dazu entschlossen haben, um Hilfe zu ersuchen, und deshalb kooperativ sind; den Betreuern fehlt aber ein aus eigener Anschauung gewonnenes Bild über den unmittelbaren Lebenskontext des Betroffenen.

a) Ambulante Dienste

Ambulante Notfall- und Kriseninterventionseinrichtungen sind im Idealfall verkehrsmäßig günstig gelegen, rund um die Uhr geöffnet und führen oft Bezeichnungen, die einen direkten Bezug zur Psychiatrie, auch dann, wenn er tatsächlich gegeben ist, verschleiern („Kriseninterventionszentrum", "Walk-in-Clinic"), wodurch die psychologische Akzeptanz erhöht werden soll. Derartige ambulante Dienste sind entweder geographisch und administrativ von anderen Einrichtungen des Sozial- und Gesundheitswesens getrennt, oder sie sind an Allgemeinkrankenhäuser, psychiatrische oder andere Einrichtungen angegliedert.

Das typische Beispiel einer nach den Konzepten der Krisentheorie arbeitenden rein ambulanten, organisatorisch und geographisch von der Psychiatrie getrennten Einrichtung ist das Wiener Kriseninterventionszentrum (Sonneck 1985; vgl. auch Kap. Reimer in diesem Band). Um die Größenordnung der Arbeitsleistung einer derartigen spezialisierten Institution beurteilen zu können, seien einige Zahlen genannt: 1983 wurden am Wiener Kriseninterventionszentrum 1 265 Personen in insgesamt 11 423 individuellen Kontakten und 1 324 Gruppenkontakten von fünf Sozialarbeitern (zwei vollbeschäftigt, drei teilzeitbeschäftigt), drei Psychologen (zwei vollbeschäftigt, einer teilzeitbeschäftigt) und drei Ärzten (ein vollzeitbeschäftigter und ein teilzeitbeschäftigter Psychiater sowie ein teilzeitbeschäftigter

Allgemeinpraktiker) betreut. Viele Patienten des Wiener Kriseninterventionszentrums bleiben – trotz Bestrebungen, sie nach der akuten Intervention an andere Institutionen weiterzuverweisen – in einer länger dauernden Psychotherapie. Zwar arbeiten Kriseninterventionszentren von der Theorie her nicht selektiv, der relativ geringe Anteil psychotischer Patienten (4 Prozent am Wiener Kriseninterventionszentrum) zeugt aber doch von einer gewissen Selbstselektion der hilfesuchenden Personen. Der Anteil selbstmordgefährdeter Personen ist in Kriseninterventionszentren generell eher hoch (am Wiener Zentrum 42 Prozent).

Der Prototyp einer nicht selektiv arbeitenden, rein ambulanten notfallpsychiatrischen Institution ist das „Centre Psychiatrique d'Orientation et d'Accueil" (CPOA)" in Paris, das 1967 aus der Aufnahmestation des Hopital Sainte-Anne, des einzigen psychiatrischen Krankenhauses innerhalb der Stadtgrenzen von Paris, hervorgegangen und heute noch auf dem Anstaltsgelände in einem separierten Gebäude untergebracht ist (Caroli 1980). Das CPOA ist eine ausschließlich von Krankenpflegepersonen (insgesamt vierzig) und Psychiatern betriebene Ambulanz mit einer klaren hierarchischen Struktur, die nach dem Modell einer psychiatrischen Poliklinik funktioniert. 1982 wurden täglich rund 40 Patienten aus dem ganzen Stadtgebiet von Paris und seiner näheren Umgebung gesehen, wobei das gesamte psychiatrische diagnostische Spektrum, von akuten psychotischen Episoden und organischen Erkrankungen bis hin zu psychosozialen Krisen, vertreten war. Jeder vierte Patient erhielt die Diagnose einer Paranoia oder Schizophrenie, jeder neunte war chronischer Alkoholiker. Fast ein Viertel der Patienten des CPOA hatte keine Unterkunft, 60 Prozent waren arbeitslos. Am CPOA wird also eine sozial stark benachteiligte Personengruppe gesehen. Nur 25 Prozent der Patienten kamen von sich aus, während fast jeder zweite von der Ambulanz eines Allgemeinkrankenhauses zugewiesen wurde, worin sich dokumentiert, daß in den Pariser Allgemeinkrankenhäusern offenbar keine adäquate psychiatrische Hilfe geboten werden kann. Neben der akuten „ersten Hilfe" hat das ohne Betten arbeitende CPOA vorwiegend Verteilerfunktion. Fast zwei Drittel aller Patienten werden direkt zur Aufnahme in psychiatrische Krankenhäuser weitergeleitet, was die Vermutung nahelegt, daß eine zentrale, nicht selektiv und ausschließlich ambulant arbeitende Notfallinstitution, zumindest in einer Metropole wie Paris, wenig zur Verhinderung einer psychiatrischen Hospitalisierung beitragen kann. Von dem einen Drittel nichthospitalisierter Patienten kann fast die Hälfte nach Hause geschickt werden, ein Fünftel wird an die zuständigen Sektoreinrichtungen verwiesen.

In den USA, wo die "Community Mental Health Centers" ihren Auftrag, einen Notfalldienst rund um die Uhr einzurichten, in vielen Fällen nicht erfüllt haben, sind die "emergency rooms" an den Allgemeinkrankenhäusern die Hauptanlaufstelle für Personen geworden, die sich in seelischen Notzuständen befinden (Gerson u. Bassuk 1980). Die "emergency rooms" werden demgemäß auch zunehmend mit psychiatrischem Personal ausgestattet. Daß die Atmosphäre in diesen vorwiegend auf die Behandlung akuter somatischer Notfälle ausgerichteten Notfallambulanzen mit ihrer Hektik, den lebensbedrohlich Verletzten und schwer Kranken einer notfallpsychiatrischen Intervention oder Krisenintervention nicht gerade förderlich ist, ist nicht ganz von der Hand zu weisen.

Bei nicht selektiv arbeitenden ambulanten psychiatrischen Notfalleinrichtungen läuft die Entwicklung in Richtung der Bereitstellung von „Übernachtungsmöglichkeiten". Dies läßt sich am Beispiel der von der Klientel her mit dem CPOA vergleichbaren "emergency rooms" zeigen, die zum Teil dazu übergehen, für die steigende Zahl psychiatrischer Fälle ihre "Holding Units" (ein Patient kann zur Abklärung bis zu maximal 24 Stunden im Bereich des "emergency rooms" bleiben) auszubauen, zum Teil auch eigene kleine psychiatrische Notfallstationen für mehrtägige Aufenthalte schaffen, um eine psychiatrische Vollhospitalisierung zu vermeiden (KASKEY u. IANZITO 1984).

Die "Walk-in-Clinic" des Maudsley Hospital in London, die, ähnlich wie das CPOA in Paris, das gesamte Spektrum psychiatrischer Notfälle und Krisen betreut (darunter ein Viertel psychotische Patienten und 10 Prozent Alkoholiker) hat Zugang zu informellen Übernachtungsmöglichkeiten („Gästebetten" auf den Stationen des Krankenhauses), von denen relativ ausgiebig Gebrauch gemacht wird, womit vermutlich zusammenhängt, daß nur jeder achte Patient in vollstationäre psychiatrische Behandlung eingewiesen werden muß (MENG HOOI LIM 1983). HÄFNER-RANABAUER u. GÜNZLER (1984) haben den in das psychiatrische Versorgungssystem integrierten ambulanten Notfalldienst in Mannheim beschrieben, der am Allgemeinkrankenhaus und an dem im Stadtzentrum gelegenen Zentralinstitut für Seelische Gesundheit mit seinen vielfältigen stationären und teilstationären Behandlungsmöglichkeiten lokalisiert ist. Auch dieser Notdienst arbeitet nichtselektiv und hat das gesamte diagnostische Spektrum zu betreuen: Ein Fünftel aller im Notdienst gesehenen Patienten hatte Alkohol- bzw. Drogenprobleme, ein Fünftel erhielt die Diagnose Schizophrenie und bei einem weiteren Fünftel wurde eine vorübergehende situationsbedingte Störung festgestellt. Fast 40 Prozent der Notfallpatienten wurden mindestens kurzfristig an der Bettenstation des Zentralinstituts für Seelische Gesundheit aufgenommen. Immerhin die Hälfte aller Patienten konnte nach Hause entlassen werden.

Während die nichtselektiv arbeitenden ambulanten psychiatrischen Notdienste ohne Zugang zu einfach belegbaren Betten offensichtlich nicht zufriedenstellend arbeiten können, neigen die mehr auf die akute Intervention bei psychosozialen Krisen ausgerichteten ambulanten Dienste dazu, bewußt auf Betten zu verzichten, zum Teil weil Betten zu viel Personal binden würden, das ambulant mehr leisten kann, zum Teil auch, um nicht der Versuchung zu erliegen, den Regressionswünschen des Patienten in nicht streng indizierten Fällen nachzugeben. Das Kriseninterventionszentrum in Oxford verzichtete beispielsweise bereits nach einigen Monaten seines Bestehens auf seine Betten (die in erster Linie für Personen nach einem Selbstmordversuch gedacht waren) und ist heute nur mehr rein ambulant tätig. Es hat allerdings im äußersten Notfall die Möglichkeit, im Allgemeinkrankenhaus, in dem es lokalisiert ist, Betten zu belegen.

b) Mobile Dienste

Spezialisierte mobile psychiatrische Notfalldienste – wie der von QUERIDO (1968) in den dreißiger Jahren in Amsterdam gegründete – sind eher selten. Am Beispiel des vom Zürcher Bezirksärzteverband unter Teilnahme der niedergelassenen

Fachärzte für Psychiatrie organisierten Notdienstes lassen sich einige typische Aspekte derartiger mobiler Dienste aufzeigen.

Der psychiatrische Notfalldienst in Zürich ist organisatorisch in den allgemeinen medizinischen Notdienst eingebunden; beide sind über die gleiche Telefonnummer zu erreichen. Zunächst wird von geschulten Krankenschwestern eine Vorselektion der Anrufe vorgenommen, bevor der diensthabende Psychiater – er arbeitet grundsätzlich allein und ist mit seinem privaten Pkw unterwegs – per Funk verständigt wird. Der Psychiater sucht nach Möglichkeit mit dem Betroffenen oder seinen Bezugspersonen zunächst telefonisch Kontakt aufzunehmen. Erst dann entscheidet er, ob er den Patienten aufsucht.

In einer Dissertation von HUG (1981) finden sich aufschlußreiche Angaben über die Klientel des Zürcher mobilen psychiatrischen Notdienstes. So litten von 245 untersuchten Patienten je 20 Prozent an einer akuten Psychose, an einer Exazerbation einer chronischen Krankheit oder an einer Depression. Bei je einem Sechstel lag ein Suchtproblem vor, war eine akute Intoxikation der Anlaß des Notrufes oder wurde Selbstmordgefahr konstatiert. Sieben Prozent aller Patienten wurden als „aggressiv" eingestuft. Obwohl es sich also um eine im engeren Sinn psychisch kranke Population handelte, waren in über der Hälfte der Fälle Krisen im sozialen Netzwerk Auslöser der Notsituation. Bemerkenswert ist auch, daß drei Viertel aller Patienten in der Zeit vor der Involvierung des Notdienstes bereits mit anderen psychiatrischen, sozialen oder medizinischen Einrichtungen Kontakt gehabt hatten, daß also diese Institutionen möglicherweise nicht in der Lage gewesen waren, mit dem Problem fertig zu werden. Immerhin über die Hälfte aller Patienten war psychiatrisch vorhospitalisiert und über 50 Prozent aller Patienten war bereits einmal im psychiatrischen Notdienst selbst gesehen worden. Die Einweisungsrate in stationäre psychiatrische Behandlung war mit 38 Prozent relativ hoch, was vermutlich nicht nur mit der hohen Vorhospitalisierungsrate zusammenhängt, sondern zum Teil auch damit, daß der Notfallpsychiater völlig allein arbeitet und nicht die Möglichkeit hat, in einem unklaren Fall zunächst einen Helfer zurückzulassen und sich später über die weitere Entwicklung noch einmal zu informieren.

Ein derartiger mobiler und dementsprechend relativ leicht verfügbarer Notdienst wird nicht selten von der Umgebung des Patienten dazu verwendet, ein Problem an „Fachleute" zu delegieren. Über ein Drittel aller Anrufer sind in Zürich Familienangehörige, in einem Viertel wird der Kontakt von der Polizei oder anderen Behörden aufgenommen, jeder zehnte Anruf kommt von einer anderen therapeutischen Institution (u. a. auch von den Notfallambulanzen der Zürcher Allgemeinkrankenhäuser, die der mobile psychiatrische Notdienst mitversorgt). Von den Betroffenen selbst kommt nur jeder siebente Hilferuf. ROTHSCHILD (1982) hat in einem Bericht über seine Mitarbeit im Zürcher Notdienst eindrucksvolle Beispiele für Delegationsversuche angeführt und seine Strategien, diesen Delegationsversuchen zu entgehen, beschrieben.

Von den Psychiatern des Zürcher Notdienstes wird das Fehlen einer Möglichkeit, unklare und grenzwertige Fälle vorübergehend aus ihrer Umgebung herauszunehmen, ohne sie deshalb aber voll psychiatrisch hospitalisieren zu müssen, als besonders belastend erlebt. In Zürich ist deshalb nach verschiedenen Streikaktionen von seiten der Notdienstpsychiater für 1986 die Eröffnung einer mit einigen

Betten ausgestatteten Kriseninterventionsstation geplant. Es ist damit zu einer ähnlichen Entwicklung wie in Amsterdam gekommen, wo 1971 zur Entlastung des mobilen Notdienstes eine Kriseninterventionsstation mit 12 Betten geschaffen wurde (DE SMIT 1971). Diese Entwicklung entspricht im übrigen dem schon für ambulante Dienste beschriebenen Trend.

Weitere Beispiele für mobile psychiatrische Notdienste können nur kurz erwähnt werden. In Hamburg besteht seit 1978 ein „Psychiatrischer Notdienst" nach dem „Hamburgischen Gesetz über Hilfen und Schutzmaßnahmen bei Psychischen Krankheiten", der nachts und an Wochenenden mit nebenamtlich tätigen psychiatrisch erfahrenen Ärzten arbeitet und vor Ort die Notwendigkeit einer beantragten sofortigen Unterbringung prüft, nach Behandlungsalternativen sucht und bei Einverständnis des Patienten auch sofort mit einer Behandlung beginnt (SPENGLER et al. 1983). In Paris hat sich 1984 eine Gruppe niedergelassener Psychiater (SOS Psychiatres) gebildet, die einen privaten mobilen Notfalldienst anbietet. Ausführlich dokumentiert ist die Arbeit des "Crisis Intervention Team (CIT)" am "Mental Health Advice Centre" in Lewisham in Südost-London (TUFNELL et al. 1985). Am Barnet Hospital in Nord-London existiert ebenfalls ein mobiler Kriseninterventionsdienst. Ein Team aus Psychiater und Nichtpsychiater (Sozialarbeiter oder Krankenpfleger) kann innerhalb von zwei Stunden jede Person aufsuchen, die in dem 160000 Einwohner umfassenden Einzugsgebiet um einen Hausbesuch ersucht. RATNA (1982) konnte zeigen, daß durch den Einsatz dieses mobilen Notdienstes bei gerontopsychiatrischen Patienten (von denen immerhin 50 Prozent an einer Demenz litten) sowohl der Druck in Richtung einer Krankenhausaufnahme wie auch die damit verbundene Mortalität gesenkt werden konnten.

3. Bettenführende Einrichtungen

Der Schwerpunkt in der Entwicklung spezialisierter Kriseninterventions- und psychiatrischer Notfalleinrichtungen lag in den vergangenen 15 Jahren in Europa zweifellos auf dem Gebiet der stationären Einrichtungen. Diese auf Hilfe in Krisen und Notfällen spezialisierten Stationen verstehen sich in der Regel als Alternative zur Aufnahme in ein psychiatrisches Krankenhaus.

Auch bei den bettenführenden Einrichtungen können, ähnlich wie bei den ambulanten Diensten, solche, die sich vorwiegend mit psychiatrischen Notfällen befassen, und solche, die man als Kriseninterventionsstationen bezeichnen kann, unterschieden werden, wobei hier, wegen der größeren Selektionsmöglichkeit, die Übergänge weniger fließend sind als bei ambulanten und mobilen Diensten.

Die erste Kriseninterventionsstation in Europa wurde 1971 in Amsterdam gegründet (DE SMIT 1971), wobei für diese Neugründung, wie auch für andere, der Druck von bereits vorhandenen ambulanten bzw. mobilen Notfalldiensten mit ausschlaggebend war. Weitere Beispiele für derartige neu gegründete Kriseninterventions- bzw. psychiatrische Notfallstationen, die von COOPER (1979) und von uns selbst (KATSCHNIG u. KONIECZNA i. Druck) besucht oder in der Literatur beschrieben wurden, sind: Groningen 1971, Laibach 1974, Reims 1974 (PASCALIS et al. 1981), Oxford 1976 (arbeitet seit 1977 allerdings wieder ohne Betten), Bern 1977 (Hülsmeier u. Ciompi 1984), West-Berlin 1977 (Götte 1979), Belgrad 1979, Triest 1980 (Debernardi u. Gerbaldo 1981), München 1981 (Feuerlein et al. 1983) und schließlich Budapest, wo 1983 eine Kriseninterventionsstation an einem Allgemeinkrankenhaus errichtet wurde.

Kriseninterventionsstationen verstehen sich als Alternative zur psychiatrischen Hospitalisierung für alle jene Fälle, in denen es ratsam ist, den Patienten aus seinem häuslichen oder beruflichen Spannungsfeld temporär herauszulösen, um eine adäquate Krisenintervention einleiten zu können. Sie verfügen meistens über eine geringe Anzahl von Betten. Solche Stationen, die der Krisentheorie verpflichtet sind, wollen nicht nur „erste Hilfe" mit anschließender „Triage" leisten, sondern haben sich ein therapeutisches Ziel gesetzt, das in kurzer Zeit, meistens in einigen Tagen erreicht werden muß. Sie müssen deshalb eine Aufnahmeselektion vornehmen. Da die meisten Kriseninterventionsstationen in der einen oder anderen Form auch ambulante Krisenintervention durchführen, kann auf diesem Wege auch die Selektion der Aufnahmen durchgeführt werden. Die Selektion kann aber auch „auf Distanz" von der Institution stattfinden, etwa durch telefonische oder konsiliarärztliche Tätigkeit.

Die Aufenthaltsdauer ist in Kriseninterventionsstationen in der Regel mit einigen Tagen bis maximal ein oder zwei Wochen begrenzt. Der Schwerpunkt liegt auf psychotherapeutischen Maßnahmen, wobei häufig mit gruppentherapeutischen Techniken gearbeitet wird. Dem Aufbau einer tragfähigen Beziehung zum Patienten wird eine besonders große Bedeutung beigemessen und die Patienten werden auch meistens im Hinblick darauf ausgewählt, ob sie von einer intensiven, psychotherapeutischen Intervention profitieren können. Personen mit psychogenen Krisen und nach Suizidhandlungen werden bevorzugt aufgenommen. Der Anteil suizidaler Patienten beträgt oft über 60 Prozent. Dies gilt z. B. für die Stationen am Max-Planck-Institut in München, im Krankenhaus am Urban in West-Berlin und in Ljubljana, ebenso für das Budapester Kriseninterventionszentrum, das mit einer Entgiftungsstation organisatorisch gekoppelt ist und deshalb mit 90 Prozent einen besonders hohen Anteil von Patienten, die sich in einer suizidalen Krise befinden, aufweist. Patienten mit Alkoholproblemen machen in den genannten Stationen bis zu 25 Prozent aller Aufnahmen aus.

Feuerlein et al. (1983) stellten charakteristische organisatorische Daten zusammen, in denen sich die Ähnlichkeit der Funktionsweise von vier verschiedenen Kriseninterventionsstationen manifestiert (Tabelle 1).

Manche Kriseninterventionsstationen zeigen eine Tendenz, die sich selbst gesetzte Grenze der Aufenthaltsdauer zu überschreiten. Dieses Phänomen wurde von Cooper (1979) für das Amsterdamer Kriseninterventionszentrum beschrieben, wo nur 55 Prozent aller Patienten in den im Konzept vorgesehenen drei Tagen so behandelt werden konnten, daß es möglich war sie zu entlassen. Auch Schwierigkeiten bei den Versuchen, den Patienten kurzfristig in eine adäquate Nachbetreuung zu vermitteln, führen zu einer Verlängerung der Aufenthaltsdauer. Einzelne Kriseninterventionsstationen versuchen deshalb, die Nachbetreuung selbst zu organisieren – Ansätze in dieser Richtung finden sich etwa an den Stationen in West-Berlin, Budapest und in Ljubljana –, was aber aus Mangel an Personalkapazitäten überall auf organisatorische Schwierigkeiten stößt.

Tabelle 1. Übersicht über deutsche und ausländische Stationen für Krisenintervention (Aus Feuerlein et al. 1983)

	Berlin Kh. am Urban	Haar Bez. Kh.	Groningen Psych.-Univ. Kl. Holland	München MPI für Psychiatrie
Bettenzahl	6	13 (−18)	11	12 (−16)
jährl. Aufn.-Zahl	450	580	400–500	≈450
davon SMV %	≈ 60%	60%	≈ 50%	≈ 50%
Verweildauer Tage	4,3	6	4	≈ 7
Personal insgesamt	12	12	15	11½
Ärzte	3	2	3	3½
Sozialarbeiter	3	1	1	1
Psycholog. u. sonst.	–	1	1 Ps. Ther.	–
Pflegekräfte	6	8	4 ganzt./4 halbt.	7
Einzelgespräche	+	+	+	+
Gruppentherapie	2 × täglich	+	–	+
sonst. Therapie	–	–	–	–
offen/geschlossen	offen	geschlossen	offen	offen
Nachsorge	(+)	–	(+)	im Einzelfall
Mitarb. Konf.	1 × täglich	2 × täglich	2 × täglich	2 × täglich

Der selbst definierte Arbeitsschwerpunkt bestimmt auch die Personalzusammensetzung: In allen „Kriseninterventionsstationen“ arbeiten multidisziplinäre Teams aus Ärzten, Psychologen und Sozialarbeitern, denen gelegentlich auch Rechtsberater, Priester und andere Berufsgruppen angehören. Eine Tendenz zur Rollendiffusion und zu ausgedehnten Teambesprechungen, die nicht nur dem Informationsaustausch, sondern auch der emotionalen Entlastung der Mitarbeiter dienen, scheint ubiquitär zu sein. Die Führungsstruktur ist meist viel weniger hierarchisch als auf den medizinisch ausgerichteten Notfallstationen. Der an Kriseninterventionsstationen oft sehr intensive Kontakt zwischen Patient und Betreuer muß bei der Entlassung meistens abgebrochen werden, ohne daß eine Rückmeldung von der nachbetreuenden Institution erfolgt. Sowohl der Zeitdruck als auch diese fehlende Rückmeldung können bei manchen Betreuern zur Entwicklung eines “burn-out”-Syndroms beitragen (s. u.).

Die Existenz von Kriseninterventionsstationen hat auch manche negativen Aspekte. So können sie z. B. die Neigung der einweisenden Personen verstärken, den Patienten „abzuschieben“, statt sich der Mühe zu unterziehen, die psychologischen und sozialen Ressourcen des Patienten zur Klärung der Krise oder des Notfalles am Ort zu mobilisieren. Es muß auch betont werden, daß durch den Kurzaufenthalt auf einer Kriseninterventionsstation die Stigmatisierung und der Kontakt mit der Psychiatrie, also die „Psychiatrisierung des Problems“ vielfach nicht vermieden werden kann, nicht zuletzt weil viele Stationen direkte organisatorische und geographische Verbindungen zur Psychiatrie haben. Auch ist der Anteil an Patienten, die in stationäre psychiatrische Einrichtungen verlegt werden müssen, mit bis zu einem Drittel bemerkenswert hoch (Götte 1979).

An psychiatrischen Notfallstationen im engeren Sinn stehen Diagnose und Differentialdiagnose sowie die akute Durchführung von medizinisch-psychiatrischen Maßnahmen im Vordergrund. Meistens handelt es sich um geschlossene Stationen. Sie sind vielfach durch sehr kurze Aufenthaltsdauern – oft nur wenige Stunden – gekennzeichnet und haben neben der ersten Hilfeleistung vorwiegend eine Verteilerfunktion. Die Bettenzahl ist unterschiedlich (z. B. in Belgrad 30, in Reims 5, im Polizeikrankenhaus in Paris 18, in Barcelona 80). Da die medizinischen Aktivitäten im Vordergrund stehen, hat das behandelnde Team die traditionelle, in einem Krankenhaus übliche Zusammensetzung und besteht meistens ausschließlich aus Ärzten und Pflegern, nur vereinzelt aus Psychologen und Sozialarbeitern. Die Führungsstruktur ist angesichts der großen Verantwortung und des Zeitdrucks, unter dem wichtige Entscheidungen getroffen werden müssen, in der Regel hierarchisch autoritär.

In ihrer Entscheidung über die Aufnahme eines Patienten lassen sich notfallpsychiatrische Stationen in erster Linie vom Akuitätsgrad und der vitalen Gefährdung des Patienten leiten. Alkoholismus und endogene Psychosen sind die häufigsten Diagnosen. Entsprechend ihrem Aufgabenbereich sind diese Stationen an Krankenhäusern lokalisiert, in Reims etwa im Bereich der allgemeinen Notfallambulanz der dortigen Universitätsklinik, in Belgrad auf dem Areal eines großen psychiatrischen Krankenhauses mitten in der Stadt. Das „Instituto Municipal de Psiquiatria de Urgencia“ in Barcelona ist insofern ein Kuriosum, als es ein isoliert stehendes psychiatrisches Krankenhaus mit 80 Betten ausschließlich für Akut- und Notaufnahmen ist. Eine ähnlich isolierte Institution ist die von der Pariser Polizei betriebene, „Infirmerie Psychiatrique près de la Préfecture de Police (IPPP)“, die über 18 Betten für gewalttätige psychisch Kranke verfügt.

II. Allgemeinpsychiatrische Krisen- und Notfallversorgung

Gleichzeitig mit der Zunahme der beschriebenen, auf akute Hilfe in seelischen Notsituationen spezialisierten Einrichtungen und Dienste hat sich in den letzten Jahren eine Entwicklung ergeben, die Krisenintervention und psychiatrische Notfallversorgung im allgemeinen psychiatrischen Versorgungssystem belassen oder sie dorthin zurückgliedern möchte, allerdings in eine neue, gemeindenah organisierte Psychiatrie. Isolierte, auf Notfallhilfe spezialisierte Institutionen werden von den Vertretern dieser Richtung eher abgelehnt. Diese neuen psychiatrischen Versorgungsstrukturen mit ihren Prinzipien der Gemeindenähe, der Vermeidung der Hospitalisierung, der Übernahme der Versorgungsverpflichtung für ein relativ kleines umschriebenes geographisches Gebiet (Sektoren oder Standardversorgungsgebiete) und der Kontinuität der Betreuung existieren in einigen europäischen Ländern schon ansatzweise.

Die Leistungen gemeindenaher sektorisierter psychiatrischer Versorgungssysteme in der Rehabilitation psychisch Kranker sind heute besser dokumentiert und unbestrittener als ihre Aktivitäten im Bereich der Notfallpsychiatrie und Krisenintervention. Außer in Modellprojekten kann die für jeden Sektor angestrebte Verfügbarkeit von ambulanter, mobiler und stationärer Notfallhilfe rund um die Uhr aus finanziellen und personellen Gründen praktisch noch nirgendwo sichergestellt werden, wobei dies sicher auch eine Frage der Sektorgröße ist (in Italien und Frankreich sind beispielsweise die Sektoren eher klein, mit Einwohnerzahlen bis hinunter zu 30 000). Notfallversorgung und Krisenintervention außerhalb der üblichen Dienststunden sind ohne überregional arbeitende zentrale Dienste und Einrichtungen im allgemeinen noch nicht möglich. Es bleibt auch abzuwarten, inwieweit die verschiedentlich schon angebotenen informellen Übernachtungsmöglichkeiten auf „Gäste- oder Krisenbetten" in rund um die Uhr besetzten gemeindepsychiatrischen Zentren oder in betreuten Wohnheimen (Triest, Paris SM-5, Solingen) dazu beitragen können, psychiatrische Hospitalisierungen zu verhindern. Ein potentieller Nachteil einer Krisen- und Notfallversorgung auf Sektorbasis ist darin zu sehen, daß bei zu kleinen Einzugsgebieten Krisen und Notfälle relativ selten sind, so daß sich bei den Mitarbeitern solcher Dienste kein so großer Erfahrungsschatz im Umgang mit Notfallsituationen wie in zentralen Notfall- und Kriseninterventionseinrichtungen entwickeln kann. Freilich steht diesem möglichen Nachteil der Vorteil gegenüber, daß viele Patienten schon bekannt sind.

In der BRD ist die Rolle, die sozialpsychiatrische Dienste und Beratungsstellen an Gesundheitsämtern (und gelegentlich in freier Trägerschaft) in der Krisen- und Notfallversorgung spielen können, noch unklar. Die Klientel dieser für ein definiertes Versorgungsgebiet zuständigen Dienste ist durch das Überwiegen von chronischen psychotischen Patienten, Alkohol- und Drogenabhängigen und zum Teil auch gerontopsychiatrischen Patienten gekennzeichnet, durch Patientengruppen also, die bei niedergelassenen Nervenärzten unterrepräsentiert sind (KATSCHNIG 1981). Bei dieser eher schwierigen, oft behandlungsunwilligen Patientengruppe – Anfragen um Hilfe in Notfällen kommen relativ selten von den Betroffenen selbst, meistens von Angehörigen und Behörden – können sozialpsychiatrische Dienste, gerade auch wegen ihrer Verpflichtung Hausbesuche durchzuführen in Krisensituationen und Notfällen wichtige Hilfe leisten (BEHRENDS 1981; KRUSE 1982).

Daß den meisten sozialpsychiatrischen Diensten das Behandlungsrecht fehlt, ist ein schwerwiegender Nachteil für einen adäquaten Notfalleinsatz. Ein strukturelles Problem besteht auch darin, daß diese Dienste aus Gründen personeller und tarifrechtlicher Natur nur tagsüber und unter der Woche arbeiten. Es gibt in der BRD aber mehrere Versuche, die Tätigkeit sozialpsychiatrischer Dienste oder ihrer Äquivalente auch auf die Zeit außerhalb der üblichen Dienststunden zu erstrecken, wobei verschiedene Wege beschritten werden. In einem Modellversuch in Solingen durch den Verzicht auf den primären Einsatz von Ärzten und die Zusammenarbeit mit komplementären Einrichtungen (BICK u. NOUVERTNÉ 1984); in Hamburg durch Zusammenarbeit mit nebenamtlich tätigen Ärzten (SPENGLER et al. 1983); in Bremen – ähnlich wie in Wien – durch einen zentralen Notfalldienst, an dem sich die Mitarbeiter des sozialpsychiatrischen Dienstes beteiligen (KEBBEL 1985).

Über die Tätigkeit der sozialpsychiatrischen Dienste im Hinblick auf Notfall- und Krisenversorgung liegen noch zu wenig Erfahrungen vor, um ein Urteil über ihre Nützlichkeit in diesem Bereich fällen zu können. Eine vermehrte Begleitforschung erscheint dringend angezeigt. Untersuchenswert wäre in diesem Zusammenhang die Frage, wieviele Patienten an diesen Diensten vorbeilaufen und den traditionellen Weg der psychiatrischen Akutversorgung in die psychiatrischen Krankenhäuser nehmen.

Als Beispiel für die Probleme einer in eine sektorisierte psychiatrische Versorgung integrierten Notfallversorgung soll hier die Entwicklung in Triest dargestellt werden, wo sieben gemeindepsychiatrische Zentren („Centri della Salute Mentale“) die gesamte Stadt mit 280 000 Einwohnern versorgen und zusammen über 42 Sektorbetten verfügen, allerdings durch eine kleine Akutstation am Allgemeinkrankenhaus mit 8 Betten unterstützt werden. Außerdem werden wir auf die anders gelagerten Probleme eines der 38 Pariser psychiatrischen Sektoren (SM-5) näher eingehen, der das Quartier Latin versorgt und über 3 Krisenbetten bei 30 000 Einwohnern verfügt. Auch hier stehen im nahegelegenen Hôpital Sainte-Anne noch zusätzliche Betten (40) für diesen Sektor zur Verfügung.

Während in Triest ursprünglich sämtliche sieben Zentren rund um die Uhr geöffnet waren, wurde 1980 eine Art Mischsystem zwischen einem dezentral-regionalen und einem zentralisierten Notfallsystem eingerichtet. Ab dem Zeitpunkt, ab dem das italienische Gesetz Nr. 180 die Aufnahme psychisch Kranker in ein psychiatrisches Krankenhaus verbot, wurde im Allgemeinkrankenhaus von Triest eine kleine psychiatrische Abteilung mit 8 Betten eröffnet, die die Funktion einer Notfall- und Krisenstation hat, die Tag und Nacht geöffnet ist und auch die Konsiliarfunktion für die allgemeine Notfallambulanz ausübt. Seit damals halten die sieben Zentren von 8 Uhr abends bis 8 Uhr früh geschlossen. Die ärztliche Betreuung der in der psychiatrischen Notfallstation aufgenommenen Patienten erfolgt durch die Psychiater der sieben gemeindepsychiatrischen Zentren, die an dieser Station abwechselnd Dienst versehen. Dadurch erwerben sie wichtige Erfahrungen sowohl mit der Arbeit im zentralisierten Notfalldienst als auch in der dezentralisierten gemeindepsychiatrischen Einrichtung mit ihrer Betonung der Kontinuität der Betreuung. Patienten, die sich in der Nacht an die Notfallstation am Allgemeinkrankenhaus wenden und nicht ambulant betreut werden können, werden an dieser Station nur für wenige Stunden aufgenommen, am nächsten Morgen von einem Team des zuständigen Sektors abgeholt und in das entsprechende Zentrum übernommen. Als Hauptrolle der Abteilung am Allgemeinkrankenhaus wird von den Mitarbeitern ihre Verteilerfunktion zurück in die regionalen Einrichtungen gesehen, die tagsüber die Notfallversorgung ohnehin schwerpunktmäßig selbst leisten. Jährlich werden etwa 2 500 Patienten von dieser Abteilung am Allgemeinkrankenhaus gesehen, davon wird etwa ein Viertel tatsächlich stationär aufgenommen. Diese nahtlose Zusammenarbeit – einschließlich der Rotation des Personals – zwischen zentraler Krankenhausabteilung und dezentralen gemeindenahen Institutionen ist in Italien wegen der organisatorischen Vereinheitlichung des Gesundheits- und Sozialwesens auf lokaler Ebene (U.S.L. = Unità sanitaria locale) möglich.

Während also in Triest eine organisatorische Verknüpfung zwischen zentraler und dezentraler Notfallversorgung gegeben ist, besteht in Paris eine gewisse latente Spannung zwischen dem genannten Sektor (SM-5) einerseits, der eine Vollversorgung – einschließlich Krisenintervention und Notfallpsychiatrie rund um die Uhr – anbietet (übrigens der einzige der Pariser Sektoren, der dies 1983 tat), und der für ganz Paris zentralen ambulanten psychiatrischen Notfalleinrichtung, dem „Centre Psychiatrique d’Orientation et d’Accueil (CPOA)“ andererseits, das eine ständig steigende Inanspruchnahmefrequenz hat. Offensichtlich besteht bei Personen in Krisen und psychiatrischen Notfallsituationen, aber auch bei den zuweisenden Instanzen – den praktischen Ärzten und den Ärzten in den Allgemeinkrankenhäusern von Paris, bei der Polizei und bei den Sozialdiensten – nach wie vor eine Hauptorientierung auf das Krankenhaus, da auch ein Großteil der Notfallpatienten des genannten Sektors immer noch in das auf dem Gelände des Krankenhauses Sainte-Anne gelegene CPOA gelangt und erst nach der Akutversorgung von dort wieder an den Sektor zurückverwiesen wird. Es bleibt abzuwarten, wie sich diese institutionelle Spannung weiterentwickeln wird, wie leistungsfähig ein kleiner Sektor tatsächlich bei der Übernahme der Versorgung auch sämtlicher Notfälle und Krisen sein kann, und ob die Bevölkerung und die Berufsgruppen im Vorfeld der Psychiatrie umlernen werden und sich in Zukunft statt an ein Krankenhaus an ein in einem gewöhnlichen Haus untergebrachtes psychosoziales Zentrum wenden werden.

Auch eine andere Entwicklung der Rückgliederung der Notfallversorgung in die Allgemeinpsychiatrie ist zu beobachten. Die heute in der Bundesrepublik schon in einer größeren Zahl existierenden psychiatrischen Abteilungen an Allgemeinkrankenhäusern – 1983 wurden in einer Umfrage von Bauer (1984) in der BRD 68 derartige Abteilungen gezählt – haben zweifelsohne die wichtige „gemeindenahe" Notfallversorgung mitübernommen, die sich auch auf die Konsiliartätigkeit an der allgemeinen Notfallambulanz des Krankenhauses erstreckt. Ähnliches gilt ansatzweise für die Institutionsambulanzen der „gemeindenah" liegenden psychiatrischen Krankenhäuser.

In diesem Zusammenhang ist noch von einer auch für das reformfreudige Italien besonderen Entwicklung zu berichten. Die in verschiedenen Teilen Italiens unterschiedlich durchgeführte Psychiatriereform – gemeinsam ist allen Aktivitäten nur, daß Aufnahmen in die großen psychiatrischen Krankenhäuser verboten sind – ist an manchen Orten in ihrer antiinstitutionellen Tendenz so weit gegangen, daß nicht einmal die vom Gesetz gestatteten kleinen psychiatrischen Abteilungen an Allgemeinkrankenhäusern mit maximal 15 Betten errichtet worden sind. So wird beispielsweise in der Provinz Arezzo mit 300000 Einwohnern völlig ohne psychiatrische Akutbetten gearbeitet. Im äußersten Notfall wird allerdings von internistischen Stationen an Allgemeinkrankenhäusern ein Bett „ausgeliehen" und in dem ad hoc eingerichteten „Notfallzimmer" kurzerhand ein Pflegerschichtdienst mit Personal aus dem gemeindepsychiatrischen Dienst etabliert. Bei Entlassung des Patienten wird dieses Bett wieder in ein internistisches Bett umgewandelt. Eine Eigenheit des psychiatrischen Versorgungssystems in dem vorwiegend ländlichen Gebiet von Arezzo ist die Schwerpunktsetzung auf mobile Dienste. Nachts und an den Wochenenden stehen für die gesamte Provinz Arezzo je zwei mobile Teams zur Verfügung, von denen jedes aus einem Psychiater und zwei Krankenpflegepersonen besteht. Diese Teams sind nur zum Besuch von lokalen Krankenhäusern verpflichtet, an die sich die Bevölkerung in der Regel auch in einem psychiatrischen Notfall wendet. Von dieser Möglichkeit wird allerdings nur selten Gebrauch gemacht, was von den Mitarbeitern damit begründet wird, daß die schon seit vielen Jahren laufende gemeindenahe psychiatrische Arbeit einen hohen präventiven Stellenwert habe und es deshalb kaum mehr Krisen und Notfälle gäbe.

D. Spezielle Probleme

I. Inanspruchnahme und Bedarf

Die Inanspruchnahme institutionalisierter und professioneller Hilfe ist nur eine von vielen Handlungsmöglichkeiten einer Person, die sich in einer seelisch belastenden Situation befindet. Neben den aktiven, „gesunden“ Versuchen, die Situation unter Einbeziehung früherer Erfahrungen und hilfreicher Personen des unmittelbaren sozialen Netzwerkes selbst zu meistern, neben der direkten Reduktion der subjektiven Unlustgefühle durch Selbstmedikation, Drogen oder Alkohol, neben der Möglichkeit, durch einen Suizidversuch indirekt an die Umgebung zu „appellieren“, neben agierendem und nach außen aggressivem Verhalten, kann im schlimmsten Fall als letzter „Ausweg“ auch der Selbstmord gewählt werden. KREITMAN (1977) spricht in diesem Zusammenhang von verschiedenen Formen des “distress behaviour”.

Welche Art des “distress behaviour” im Einzelfall tatsächlich gewählt und ob institutionelle und professionelle Hilfe gesucht wird, hängt nicht nur von der vorhandenen Psychopathologie, sondern auch von Persönlichkeits- und Umgebungsfaktoren ab. So weist KREITMAN (1977) darauf hin, daß unter den Personen, die sich in Großbritannien an den Telefonnotruf der „Samaritans“ wenden, junge Männer und einsame Menschen besonders häufig vertreten sind. Bei Selbstmordversuchen überwiegen hingegen junge Frauen, die meistens in ein – allerdings nicht optimal funktionierendes – soziales Netz eingebunden sind, an das sie offenbar um Hilfe appellieren. Personen, die einen Selbstmord begehen, sind wiederum überwiegend ältere Männer und Personen ohne soziales Netz. Es ist offensichtlich, daß der Telefonnotruf der „Samaritans“ nicht von der Risikopopulation für suizidales Verhalten in Anspruch genommen wird. BASSUK et al. (1983) zeigten auf, daß bei psychiatrischen Notfallpatienten nicht der Schweregrad der psychischen Erkrankung für die Inanspruchnahme von Notdiensten ausschlaggebend ist, sondern mangelnde soziale Unterstützung und lange bestehende Schwierigkeiten mit der sozialen Umgebung.

Was im einzelnen als seelische Krise oder psychiatrischer Notfall, die eines *sofortigen professionellen* Eingreifens bedürfen, angesehen wird, ist das Resultat eines komplizierten Definitionsprozesses, bei dem die Tatsache, daß fachliche Hilfe überhaupt angeboten wird, und ihre Zugänglichkeit nicht die geringste Rolle spielen. An diesem Definitionsprozeß sind im Einzelfall die betroffenen Personen selbst, ihr engeres und weiteres soziales Netz, professionelle Helfer im Vorfeld der Psychiatrie und Psychiater in unterschiedlichem Ausmaß beteiligt (GLASSCOTE et al. 1966). Im Gegensatz zum üblichen medizinischen Notfall gehen diese Einschätzungen oft nicht konform, was sich in der Existenz umfangreicher gesetzlicher Regelungen für diejenigen Fälle dokumentiert, in denen die Umgebung des Patienten und die Fachleute – im Gegensatz zur Auffassung des Betroffenen – das Vorliegen eines behandlungsbedürftigen Notfalls konstatieren (vgl. Kap. BAUER u. BERGER in diesem Band). Diskrepante Einschätzungen des Vorliegens eines Notfalls gibt es aber auch im umgekehrten Sinn, wie FRIEDMANN et al. (1982) für die Patienten einer amerikanischen “Walk-in-Clinic” zeigen konnten, bei denen die Psychiater die Dringlichkeit in weniger als 50 Prozent als tatsächlich gegeben erachteten.

An welcher Stelle des sozialen, medizinischen oder psychiatrischen Versorgungssystems zuerst um Hilfe und Intervention ersucht wird, ist unterschiedlich. Von den Betroffenen selbst werden, auch bei eher schweren Störungen, als erste Anlaufstelle bevorzugt Professionen im Vorfeld der Gesundheitsdienste, wie etwa Seelsorger oder Lehrer (Gurin et al. 1960; Engelmaier 1978), benutzt, aber auch die allgemeinen Gesundheitsdienste, wie praktische Ärzte oder Allgemeinkrankenhäuser (Satin 1971; Regier et al. 1978; Zintl-Wiegand u. Cooper 1978) sowie Institutionen, die den Ausdruck „Psychiatrie" vermeiden und allgemeinere Bezeichnungen, wie beispielsweise „Institut für Lebenshilfe" (Behrends 1981) oder „Der Lotse" (Klockmann 1982) verwenden. Je deklarierter psychiatrisch eine Einrichtung ist, desto eher sind es andere Personen, die den Kontakt veranlassen, meistens Angehörige (Perlmutter 1983) oder Behörden (Spengler et al. 1983), aber auch Einrichtungen, Dienste und Personengruppen im Vorfeld, die, wenn sie überfordert sind, Patienten den spezialisierten psychiatrischen Notfalleinrichtungen zuweisen. In welchem Ausmaß Patienten an Notdienste „abgeschoben" werden – unter Umständen indirekt, nach Abnahme des ursprünglich vorhandenen Engagements des Vorbetreuers –, läßt sich nicht sagen. In der amerikanischen Literatur wird für diesen offensichtlich nicht seltenen Vorgang der Ausdruck "dumping" verwendet (Pisarcik 1982). Hug (1981) konnte beispielsweise für den Zürcher Notdienst zeigen, daß immerhin drei Viertel aller Patienten schon mit anderen Diensten und Einrichtungen – offenbar erfolglos – Kontakt gehabt hatten.

Welche Personen tatsächlich in Institutionen gelangen, die auf Hilfe in seelischen Notfällen spezialisiert sind, hängt also von vielen Selektionsfaktoren ab, nicht zuletzt auch vom sonstigen lokalen Angebot an Diensten des Gesundheits- und Sozialwesens. Es muß deshalb im Auge behalten werden, daß isolierte Statistiken über die Klientel derartiger Einrichtungen nicht gut miteinander verglichen werden können.

Relativ gut untersucht ist die Patientenpopulation der für jedermann Tag und Nacht geöffneten "emergency rooms" in den USA. Anders als in Kriseninterventionsdiensten, die häufig in der Lage sind, ihre Klienten mehr oder weniger selbst auszuwählen und in der Regel mehr weibliche und jüngere Patienten betreuen, die vorwiegend wegen psychologischer und psychosozialer Probleme um Hilfe ersuchen, überwiegen in der psychiatrischen Klientel der "emergency rooms" männliche Patienten, was u. a. mit deren häufigerem Alkoholismus und der häufigeren Gefährdung der Umgebung durch Gewalttätigkeit zusammenhängen dürfte. Altersmäßig stehen in den "emergency rooms" Patienten in mittlerem Alter (20 bis 50 Jahre) im Vordergrund. Ältere Personen wenden sich verhältnismäßig selten an diese Einrichtungen und dann hauptsächlich mit körperlichen Beschwerden und meistens in einem schon sehr schlechten körperlichen Zustand (Herst 1983; Bassuk et al. 1983). Der Prozentsatz von Arbeitslosen und Obdachlosen, und überhaupt von Angehörigen niederer Gesellschaftsschichten, ist höher als in der gesunden Population, was damit zusammenhängen könnte, daß für diese Bevölkerungsgruppe die "emergency rooms" der einzige verfügbare kostenlose Zugang zu psychiatrischer Behandlung sind. Bristol et al. (1981) analysierten die Population, die sich in den Jahren 1960 bis 1977 an einen "emergency room" wandte, und stellten Veränderungen in Richtung eines niedrigeren sozialen Status, niedrigeren Alters und häufigerer sozialer Isolierung fest. Daß sich auch zunehmend chronisch psychisch Kranke an die "emergency rooms" wenden, wurde bereits erwähnt (Kaskey u. Ianzito 1984).

In ambulanten und mobilen Kriseninterventions- und Notfalldiensten findet sich eine nicht unbeträchtliche Subpopulation von Personen, die die Institutionen immer wieder in Anspruch nehmen und mit der Zeit auf zunehmende Ablehnung durch die Betreuer stoßen. Groves (1978) unterscheidet in dieser Patientenpopulation vier Untergruppen: "manipulative help rejecters" (Patienten, die ständig um Hilfe ersuchen aber dann nicht mitarbeiten), "entitled demanders" (über ihr Recht auf Behandlung gut informierte Patienten, die alles besser wissen), "dependent clingers" (die den Arzt mit immer den gleichen Problemen zu mehr und mehr Zuwendung verführen) und "self destructive deniers" (Patienten, die sich nicht an die empfohlene Behandlung halten und immer wieder im gleichen kritischen Zustand eingeliefert werden). Walker (1983) spricht von "emergency room repeaters". Bassuk u. Gerson (1980) stellen fest, daß derartige "chronic crisis patients" psychiatrisch nicht schwerer gestört sind als andere Patienten, aber viel häufiger hospitalisiert werden, möglicherweise im Zusammenhang mit Schwierigkeiten, zu Therapeuten eine tragfähige Beziehung aufzubauen. Aus Frankreich kommt ein ähnlicher Bericht über eine relativ große Subpopulation von Patienten mit Persönlichkeitsstörungen, die die Notfalldienste ständig beanspruchen (Caroli u. Olié 1979). Auch Häfner-Ranabauer u. Günzler (1984) berichten von einer ähnlichen Gruppe von Notfallpatienten, die nur deshalb mit dem Notdienst in Berührung kommen, weil sie sonst – wegen mangelnder Einsicht, weil die Schwellenängste zu groß sind und weil sie keine „normalen" therapeutischen Beziehungen eingehen können – trotz massiver Probleme nicht in der Lage sind, sich außerhalb von Notsituationen an Institutionen um Hilfe zu wenden.

Wenn man trotz der deutlich gewordenen komplizierten Sachlage versucht, aufgrund der heute vorliegenden Erfahrungen mit Krisenintervention und Notfallpsychiatrie ein vereinfachtes Bild des Bedarfes an dringlicher und unaufschiebbarer professioneller Hilfe in seelischen Notsituationen zu zeichnen, dann liegt es nahe, drei wichtige Gruppen von Personen zu unterscheiden, die eine derartige Hilfe benötigen: zunächst Patienten mit einer akuten psychiatrischen Erkrankung im engeren Sinn, bei der differentialdiagnostische Erwägungen im Sinn des Ausschließens einer organischen Ursache und somatische Behandlungsmethoden im Vordergrund stehen; dann Personen in akuten Krisensituationen nach traumatischen lebensverändernden Ereignissen; schließlich die ständig wachsende Gruppe der in der Gemeinde lebenden chronisch psychisch Kranken. Diese Einteilung in Gruppen schließt nicht aus, daß medizinische, psychiatrische, psychologische und soziale Aspekte, in einem im Einzelfall unterschiedlichen Ausmaß, bei allen drei Gruppen eine Rolle spielen können.

Zwar gibt es keine direkten Zahlen über die Größe dieser Gruppen, aber Schätzungen – die auf neueren epidemiologischen Studien beruhen (z. B. Regier et al. 1978) – über das Ausmaß psychischer Krankheiten überhaupt, über die Größe der Gruppe der schwer behinderten chronisch psychisch Kranken und über die Anzahl der Personen, die im Laufe eines Jahres mit schwereren belastenden Ereignissen umgehen müssen und dabei Symptome entwickeln, die störend sind, aber keiner psychischen Krankheit im engeren Sinn zugeordnet werden können (KLERMANN 1985b). Die Gruppe von Personen, die an definierbaren psychischen Krankheiten leidet, wird auf etwa 15 Prozent der amerikanischen Bevölkerung geschätzt (30–35 Millionen). Wie groß innerhalb dieser Gruppe die Inzidenz von psychiatrisch-medizinischen Notfällen ist, kann nur schwer angegeben werden. Genauere Angaben liegen über die Subgruppe der mit schweren psychosozialen Behinderungen lebenden psychisch Kranken vor, die etwa 1 bis 2 Millionen, also zwischen einem halben und einem Prozent der Bevölkerung ausmacht. An verschiedenen emotionalen Störungen in der Folge belastender lebensverändernder Ereignisse leiden in den USA pro Jahr etwa 50 Millionen Personen. Dieser Population gehören die potentiellen Benützer von Kriseninterventionseinrichtungen an, wobei KLERMAN (1985b) jedoch festhält, daß es noch nicht erwiesen ist, daß diesen Personen durch die heute vorhandenen Interventionsmethoden tatsächlich geholfen werden kann (vgl. auch AUERBACH 1983).

KLERMAN unterscheidet noch eine weitere Gruppe – sie ist im Prinzip unbegrenzt groß –, die alle jene Personen umfaßt, die ihre persönliche Zufriedenheit und ihr persönliches Glück mit Hilfe von psychologischen Techniken vergrößern wollen. Er stellt fest, daß der ubiquitäre Trend heute in Richtung einer wachsenden Inanspruchnahme aller Gesundheitsdienste, damit auch der psychiatrischen Dienste, gehe und eines steigenden Bedarfes an kompetenter und qualifizierter Hilfe. Dies gehe mit dem wachsenden Allgemeinwissen, Körperbewußtsein und Selbstbewußtsein und mit der Vergrößerung der persönlichen Autonomie bei gleichzeitigem Zusammenbruch und zunehmendem Bedeutungsverlust der traditionellen helfenden und stützenden Institutionen, wie Familie und Kirche, einher. HÄFNER u. HELMCHEN (1978) äußern die Befürchtung, daß durch das Angebot von Hilfe der Bedarf geweckt werde und daß die psychiatrische Versorgung nicht nur nicht mehr finanzierbar würde, sondern daß dadurch auch die wichtigen Selbsthilfekräfte im Individuum und in seinem sozialen Netzwerk verkümmern könnten.

Diese dynamische Beziehung zwischen Angebot und Bedarf, die auch durch die in den psychiatrischen Bereich drängenden Berufsgruppen, wie Psychologen und Sozialarbeiter, entscheidend mit beeinflußt wird, wird in der zukünftigen Entwicklung des Angebotes von Krisenintervention und Notfallpsychiatrie im Auge behalten werden müssen. Zwischen Unterversorgung tatsächlich bedürftiger Bevölkerungsgruppen und Überversorgung in Fällen, in denen die „Selbsthilfe“ zielführender wäre, den richtigen Mittelweg zu finden, ist die schwierige noch nicht gelöste Aufgabe.

Als letzter, für die praktische Organisation von Notdiensten wichtiger Aspekt verdient hier noch das zeitliche Muster der Inanspruchnahme Erwähnung. Die bisherigen Erfahrungen zeigen, daß der Schwerpunkt außerhalb der normalen Dienstzeiten nicht auf den Nachtstunden, sondern in den Abendstunden und an Wochenenden und Feiertagen liegt. Dieser Befund könnte überall dort Berücksichtigung finden und zu Kompromißlösungen beitragen, wo die Einrichtung eines Rund-um-die-Uhr-Dienstes auf finanzielle Schwierigkeiten stößt.

II. Hospitalisierung und Zwangsmaßnahmen

Nicht nur wegen der nachteiligen rechtlichen Folgen, nicht nur wegen der Stigmatisierung und wegen des „bahnenden" Effektes für weitere Zwangsaufnahmen, sondern auch wegen der Gefahr, daß die Behandlungsmotivation des Patienten und seine Kooperationsbereitschaft unterminiert werden, ist es wichtig, in der Psychiatrie Zwangsmaßnahmen auf ein Minimum zu reduzieren. Die Bemühungen der gemeindenahen Psychiatrie und der Krisenintervention, Hilfe in seelischen Notzuständen akzeptabler zu machen, als sie für den Patienten in psychiatrischen Einrichtungen im engeren Sinn ist, so daß sie möglichst früh in Anspruch genommen wird und Aufschaukelungen zu schweren Folgezuständen vermieden werden, sind deshalb im Sinne einer Reduzierung von Zwangsmaßnahmen zu begrüßen. Moderne Unterbringungsgesetze sprechen deshalb auch explizit davon, daß erst nach Ausschöpfung sämtlicher anderer Möglichkeiten Zwangsmaßnahmen angewendet werden dürften (vgl. Kap. Bauer u. Berger in diesem Band). Angesichts des in der modernen Psychiatrie zunehmenden Trends zu einem kooperativen Betreuungsstil (Uchtenhagen 1985), in dem auf Einsicht und Mitarbeit des Patienten Wert gelegt wird, neigen allerdings manche der neueren Institutionen dazu, das Ausüben von Zwang, das im Interesse des Patienten oder seiner Umgebung gelegentlich notwendig ist, an spezielle notfallpsychiatrische Einrichtungen zu delegieren.

Über die Faktoren, die im Notfall für eine Hospitalisierung ausschlaggebend sind, gibt es eine Reihe von Untersuchungen, die allerdings zu uneinheitlichen Ergebnissen geführt haben, was zum Teil mit den verschiedenen Settings, auf die sich die Studien beziehen, zusammenhängt (Gerson u. Bassuk 1980; Waller 1982; Spengler et al. 1983). Relativ gut untersucht sind die Faktoren, die die Entscheidung des "emergency room" Psychiaters über eine psychiatrische Hospitalisierung beeinflussen. Gerson u. Bassuk (1980) stellten fest, daß ältere Patienten häufiger hospitalisiert werden als jüngere und seltener in eine psychotherapeutische Behandlung überwiesen werden. Wenn männliche und weibliche Patienten eine vergleichbare Symptomatik aufweisen, dann werden Männer häufiger in ein psychiatrisches Krankenhaus eingewiesen als Frauen, was auch für Patienten aus niedrigeren sozialen Schichten im Vergleich zu solchen mit höherem sozialen Status gilt. Auch das Bekanntwerden von früheren stationären Krankenhausbehandlungen beeinflußt die Entscheidung in Richtung neuerlicher Einweisung.

Persönlichkeitsmerkmale des Notfallpsychiaters, wie Frustrationstoleranz, Geduld, Risikobereitschaft oder die Fähigkeit mit aggressivem Verhalten adäquat umzugehen, bestimmen entscheidend mit, wie „richtig" die verantwortungsvolle Aufgabe gelöst wird, Zwangsmaßnahmen nicht zu früh, aber auch nicht zu spät zu setzen (Uchtenhagen 1985). Gerson u. Bassuk (1980) fanden, daß Psychiater häufiger als Nichtpsychiater, und unerfahrene junge Ärzte rascher als erfahrene ältere Psychiater eine stationäre Behandlung in die Wege leiten. Auch Patientenvariablen sind wichtig. Die „interessanten" Patienten, denen es gelingt, bei der entscheidungsbefugten Person eine positive Gegenübertragung hervorzurufen, erhalten viel eher ein ambulantes Therapieangebot als Patienten mit Persönlichkeitsstörungen, die häufig Aggressionen oder Gefühle der Hilflosigkeit erzeugen. Auch die Verfügbarkeit eines sozialen Netzwerkes spielt eine entscheidende Rolle für die Entscheidung über eine Hospitalisierung (Tufnell et al. 1985). Die Wahrscheinlichkeit einer Hospitalisierung hängt schließlich auch vom Schweregrad der Symptomatik, der wahrgenommenen Selbst- und Fremdgefährlichkeit und dem Grad der Störung der Umgebung ab. Immer wieder berichtete Zusammenhänge zwischen Diagnose und Hospitalisierung stellen möglicherweise ein Artefakt des Entscheidungsprozesses dar und nicht einen Kausalzusammenhang (Baxter et al. 1968).

Gesetze und Reglementierungen allein können Zwangsmaßnahmen nicht reduzieren. Die organisatorischen Rahmenbedingungen von Notdiensten sind zumindest ebenso wichtig. So kommt dem Zeitdruck in Notdiensten eine Schlüsselrolle zu, da er verhindert, daß alle notwendigen Informationen eingeholt werden können, so daß es wegen der Unsicherheit über die weitere Prognose einmal mehr als weniger zu einer Hospitalisierung kommt (Chafetz 1965). Auch sind Zeit und Geduld für ein langes, ausführliches Gespräch mit dem Patienten, seinen Angehörigen und den Nachbarn die beste Prävention gegen Zwangsmaßnahmen (Uchtenhagen 1985). Es ist deshalb wichtig, den Zeitdruck organisatorisch abzufangen. Ist ein mobiler Dienst mit genügend Personal ausgestattet, so daß ein Teammitglied beim Patienten bleiben oder zurückkehren kann, um die weitere Entwicklung zu beobachten, wird es weniger Krankenhausaufnahmen geben (Tufnell et al. 1985). Verfügt ein Notdienst über informell belegbare Betten, dann wird er seltener vor der Entscheidung stehen, jemanden entweder sich selbst zu überlassen oder sofort voll psychiatrisch hospitalisieren zu müssen (Meng Hooi Lim 1983).

In welchem Ausmaß psychiatrische Hospitalisierungen tatsächlich vermieden werden können, ist noch nicht klar. Das immer wieder ins Treffen geführte Argument, durch entsprechend funktionierende Notdienste und Kriseninterventionsstationen würden die Kosten der stationären psychiatrischen Behandlung gesenkt werden, stößt überall dort auf taube Ohren, wo die Kostenträgerschaft nicht in einer Hand ist, so daß es nicht durch einfache Umschichtungen zu direkt sichtbaren Einsparungen kommen könnte. Die wenigen bisher vorliegenden empirischen Befunde sind widersprüchlich. Es erscheint zweifelhaft, daß eine generelle Vermeidung einer stationären psychiatrischen Behandlung ohne Qualitätseinbußen der Hilfe für bestimmte Patientengruppen möglich ist. Erste Erfahrungen mit psychiatrischen Notdiensten in Hamburg (Spengler et al. 1983) und Bremen (Kebbel 1985) sprechen nicht für eine Reduktion stationärer Aufnahmen, während in zeitlich begrenzten Forschungsprojekten – in denen die Einsatzfreudigkeit der Therapeuten natürlich wesentlich größer ist als in der Routineversorgung – gezielte ambulante Interventionen unter Einschluß der Familie auch bei psychotischen Patienten gleich gute Behandlungserfolge erbrachten wie die Hospitalisierung (Langsley 1980). Der Anspruch von Kriseninterventionsstationen, daß sie zur Verhütung psychiatrischer Vollhospitalisierungen beitragen, erscheint wegen der üblichen selektiven Aufnahmepolitik dieser Einrichtungen nicht gerechtfertigt.

Zwei Fehler müssen allerdings in der zukünftigen Planung vermieden werden: zu glauben, daß jeglicher Notfall in alternativen Einrichtungen versorgt werden könnte und für akute stationäre Behandlung zu wenig Betten bereitzuhalten (wie es etwa in Rom der Fall ist, wo 1983 für 4 Millionen Einwohner nur 45 psychiatrische Akutbetten in öffentlichen Krankenhäusern zur Verfügung standen). Zum anderen sollte der Fehler vermieden werden, im Hinblick auf die Möglichkeit, auch schwerer psychisch gestörte Personen in alternativen Einrichtungen zu behandeln, zu ängstlich zu sein. Wie GUDEMANN et al. (1983) in Massachusetts zeigten, kann man für 200000 Einwohner mit 30 Akutbetten auskommen, wenn gleichzeitig etwa 90 Tagesklinik- und 30 Nachtklinikplätze vorhanden sind.

III. Personal

Der richtige Umgang mit seelischen Krisen- und Notzuständen kann nicht aus Büchern, sondern nur durch lange Erfahrung gelernt werden, und eine spezifische berufliche Vorbildung allein legitimiert noch nicht dazu. Es ist deshalb von Nachteil, daß in manchen Kriseninterventions- und Notfalleinrichtungen eine relativ große Personalfluktuation besteht. Zum Teil ist dies auf den Ausbildungscharakter mancher Institutionen zurückzuführen, wie der "emergency rooms" der amerikanischen Allgemeinkrankenhäuser, in denen in Ausbildung stehende Psychiater für einige Monate tätig sein müssen und gerade dann, wenn sie ihre anfängliche Unsicherheit etwas verloren haben, wieder abgelöst werden. Ein generelles strukturelles Problem psychiatrischer Notdienste besteht darin, daß ältere und erfahrene Mitarbeiter die doch eher mühsame und belastende Tätigkeit gerne jüngeren Kollegen überlassen.

Zu einem nicht unbeträchtlichen Teil ist die Personalfluktuation aber auch auf die spezifischen Belastungen der Arbeitssituation zurückzuführen. Als häufigste Belastungsquellen werden der ständige Zeitdruck und die Notwendigkeit angegeben, wichtige Entscheidungen mit unvollständigem Informationshintergrund fällen zu müssen. Darüber hinaus wird vielfach darüber geklagt, daß die oft sehr intensive Beziehung zum Patienten nach kurzer Zeit wieder unterbrochen werden muß und daß über das weitere Schicksal des Patienten selten etwas in Erfahrung zu bringen ist. Mögliche Fremd- oder Selbstgefährlichkeit des Patienten, offene Aggressionen, die Notwendigkeit, Zwangsmaßnahmen in Erwägung zu ziehen, sind weitere belastende Momente für das Personal. Auch Unsicherheit, die auf zu geringer Erfahrung beruht, ist ein häufig vorgebrachter Belastungsfaktor. Kritik von anderen Institutionen, denen der Patient zugewiesen wurde („falsche Diagnose", „falsche Therapie", „Aufnahme war nicht notwendig" etc.) und auch die physische Belastung, etwa durch den Schlafmangel im Nachtdienst, sind weitere Momente, die hohe Anforderungen an die Frustrationstoleranz des Personals stellen (SLABY et al. 1981). Es finden sich allerdings immer wieder Personen, die gerade diese Aspekte der Tätigkeit als Herausforderung empfinden, die begrenzte Dauer des therapeutischen Kontaktes einer langen therapeutischen Beziehung vorziehen und trotz aller sonstigen Belastungen mit ihrer Tätigkeit zufrieden sind.

Wenn die Belastung nicht abnimmt und die Unzufriedenheit steigt, kann sich ein sogenanntes „burn-out"-Syndrom entwickeln (FREUDENBERGER 1974), das durch Desinteresse, Irritierbarkeit und auch Zynismus gekennzeichnet sein kann. AGUILERA u. MESSICK (1982) unterscheiden fünf Stadien in der Entwicklung eines „burn-out"-Syndroms, die von der Phase des Enthusiasmus, über Stagnation, Frustration und Apathie zu Hoffnungslosigkeit führen. SLABY et al. (1981) empfehlen zur Prophylaxe eine sorgfältige Selektion der Mitarbeiter, eine möglichst heterogene Zusammensetzung der betreuten Patientenpopulation, intensive Supervision und Weiterbildungsveranstaltungen, vor allem auch in Form von Falldiskussionen. Kaskey u. Ianzito (1984) schlagen darüber hinaus vor, bei Stellenplänen und Gehalt großzügig zu sein und jedem Mitarbeiter die Möglichkeit zu geben, sich professionell auch mit einem anderen Gebiet zu beschäftigen. Jacobson (1980) bemerkt, daß eine klare „Theorie" – er meint die „Krisentheorie" – ein probates Mittel gegen ein „burn-out"-Syndrom sei und zitiert das Beispiel des Benjamin Rush Center in Los Angeles, das gerade wegen der Betonung der theoretischen Basis seiner Arbeit auch 20 Jahre nach seiner Gründung noch existiere, während ähnliche Einrichtungen – gerade wegen der Personalprobleme – sonst sehr kurzlebig seien. In der Tat werden spezialisierte Einrichtungen, die im Bereich der Krisenintervention und Notfallpsychiatrie tätig sind, relativ oft wieder geschlossen, was nur selten in der Literatur dokumentiert ist. So berichten Kaskey u. Ianzito (1984) von drei zu Beginn der siebziger Jahre in den USA entstandenen und in der Literatur ausführlich beschriebenen Modellen einer stationären Krisenintervention bzw. Notfallpsychiatrie, die 1984 nicht mehr existierten. Ein mobiler psychiatrischer Notdienst in Rom arbeitete nur zwischen 1977 und 1979 (Bernardi et al. 1981). Diese Beispiele ließen sich beliebig vermehren.

In Einrichtungen, die der Krisentheorie verpflichtet sind, und in gemeindepsychiatrischen Diensten arbeiten in der Regel multiprofessionelle Teams. Die Arbeitsweise dieser Teams ist typischerweise egalitär und nicht hierarchisch organisiert, womit Vor- und Nachteile verbunden sind (Häfner u. Helmchen 1978; Cooper 1985). Als positiv wird an einer Teamarbeit immer wieder die Möglichkeit der gegenseitigen emotionalen Stützung hervorgehoben, die gegen die Entwicklung eines „burn-out"-Syndroms prophylaktisch wirksam sein kann (Hanke 1984). Umgekehrt kommt es in einem Team aber auch zu Meinungsunterschieden und Konflikten, die einen großen Teil der Zeit der Teamsitzungen beanspruchen können, so daß solchen Teams der Vorwurf gemacht wird, sie würden sich mehr mit sich selbst als mit den Patienten beschäftigen. Unter den positiven Aspekten einer Teamarbeit wird oft die Möglichkeit genannt, Entscheidungen in einem gemeinsamen Prozeß fällen zu können. Dadurch wird aber auch die Verantwortung geteilt, und es kann in wichtigen Fragen zu Verzögerungen kommen. Es besteht auch die Gefahr, daß sich niemand für Fehlentscheidungen persönlich verantwortlich fühlen muß, außer es wurde festgelegt, daß und wie die Verantwortung rotiert. Die Rollendiffusion – jeder ist für alles zuständig –, zu der diese multiprofessionellen Teams neigen, kann auch zur Entwicklung eines „burn-out"-Syndroms beitragen. Die Mitarbeit von Laien in multiprofessionellen Teams bedarf sorgfältiger Überlegungen darüber, auf welcher Ebene diese Mitarbeit erfolgt (Stelmachers 1982).

Im Hinblick auf die Mitarbeit von Ärzten in multiprofessionellen Teams ergibt sich ein typisches Dilemma. Wenn Ärzte in ein solches Team eingebunden sind, dann entsteht die Schwierigkeit, daß sie nicht freiwillig auf die üblichen Macht- und Prestigeverhältnisse verzichten. Andererseits gibt Klerman (1985a) in einer kritischen Einschätzung der Entwicklung der amerikanischen Community Mental Health Centers zu bedenken, daß der Rückzug der Ärzte aus gemeindepsychiatrischen Einrichtungen zu einem Prestige- und damit Kompetenzverlust und letztlich zu einem Niedergang dieser Einrichtungen geführt habe.

E. Ausblick

Die institutionelle Szene der Praxis der Notfallpsychiatrie und Krisenintervention ist heute noch so in Bewegung, daß sich nur vage Linien einer zukünftigen Entwicklung abzeichnen. Das bunte Bild von Diensten und Einrichtungen, das wir an Hand zahlreicher Beispiele gezeichnet haben, zeugt davon. Bei einer Tagung der Weltgesundheitsorganisation im Februar 1985 in Wien wurde diese Vielfalt zur Kenntnis genommen und die Vermutung geäußert, daß Notfallpsychiatrie und Krisenintervention wahrscheinlich nicht nach *einem* Rezept organisiert werden können (WHO 1985).

Die Frage, ob Notfallpsychiatrie und Krisenintervention in Zukunft in dafür spezialisierten überregionalen oder in allgemeinpsychiatrischen dezentralisierten Diensten und Einrichtungen angeboten werden sollen, wird die Diskussion in nächster Zeit vermutlich mitbestimmen. Bei aller Anerkennung der Tatsache, daß in vielen seelischen Notsituationen psychiatrisch-medizinische, psychotherapeutische und soziale Aspekte gleichzeitig eine Rolle spielen und die Grenzen der traditionellen beruflichen Zuständigkeit überschritten werden, wird man in dieser Diskussion ohne eine Differenzierung der Population, die derartige dringliche und unaufschiebbare Hilfe in seelischen Notsituationen benötigt, nicht auskommen.

Für die adäquate Versorgung der mehr oder weniger aus heiterem Himmel auftretenden und oft schwer vorhersehbaren psychiatrischen Notfälle im engeren Sinn, wird es auch in Zukunft notwendig sein, zumindest in der zweiten Linie, spezialisierte und damit notwendigerweise auch zentralisierter arbeitende medizinisch orientierte Einrichtungen zur Verfügung zu haben. Dies gilt nicht nur, weil nur dort eine entsprechende apparative und personelle Ausstattung realisierbar ist, sondern auch deshalb, weil nur in zentralisierten Einrichtungen ausreichende Erfahrungen im diagnostischen und therapeutischen Umgang mit den komplizierten Problemen von psychiatrischen Notfällen im engeren Sinn gesammelt werden können. Analoges, wenn auch in geringerem Ausmaß, gilt für die Betreuung von Personen, die an einer, in der Regel auch unerwartet eintretenden traumatischen Krise leiden. Für die adäquate Bearbeitung dieser traumatischen Krisen sind, besonders für die postakuten Phasen, spezialisierte Einrichtungen mit psychotherapeutisch ausgebildeten Mitarbeitern vermutlich besser geeignet als allgemeine gemeindenahe psychiatrische Dienste. Nicht zuletzt ist es auch hier die Möglichkeit, in einer spezialisierten Einrichtung rasch zu einer großen Erfahrung zu gelangen, die für derartige spezialisierte Institutionen spricht. Für die Krisen- und Notfallversorgung der in der Gemeinde lebenden chronisch psychisch Kranken erscheinen hingegen schwerpunktmäßig dezentralisierte gemeindenahe psychiatrische Einrichtungen wesentlich besser geeignet. Eine genaue Kenntnis der Patienten, ihrer Bezugspersonen und ihres Lebensraumes und eine kontinuierliche Betreuung können nicht nur zu einer besseren Versorgung von Krisen- und Notsituationen beitragen, sondern auch zu ihrer Prävention. Derartige Dienste und Einrichtungen würden dann nicht nur im Sinne einer sekundären, sondern auch einer tertiären Prävention tätig sein (LANGSLEY 1985). Daß dies möglich ist, wurde bereits gezeigt (LEFF et al. 1982). Beispiele für eine derartige präventive Strategie sind unter anderem die Sicherstellung der Medikation oder einer intermittierenden Medikation mit Vorkehrungen für eine frühzeitige Erkennung von beginnenden Rückfällen (HERZ 1984), die Arbeit mit Angehörigen (KATSCHNIG u. KONIECZNA 1984, 1985) und die Förderung von Selbsthilfegruppen (KATSCHNIG u. SINT 1984). Nicht Notfallpsychiatrie und Krisenintervention als präventive Psychiatrie, sondern Prävention auch von Notfällen und Krisen, würde die neue Leitlinie lauten.

Es ist utopisch anzunehmen, daß ein und dieselbe Institution den Bedürfnissen aller drei Patientengruppen gleich gut entsprechen kann. Eine zumindest denkbare Lösung wäre ein gestaffeltes System von spezialisiert-zentralisierten und allgemeinpsychiatrisch-dezentralisierten Diensten und Einrichtungen – telefonischen, ambulanten, mobilen und bettenführenden –, für die eine Verpflichtung zur Kooperation besteht. Auch die Information der in allgemeinen Gesundheitsdiensten und im psychosozialen Vorfeld tätigen Berufsgruppen über die Kompetenz der einzelnen Institutionen wäre in einem solchen System essentiell, damit Fehlzuweisungen vermieden und zweckmäßige Überweisungen zur Nachbetreuung dort vorgenommen werden können, wo diese nicht von den im Notfall in Anspruch genommenen Diensten selbst durchgeführt werden können. Weil in der Regel für ein derartiges Spektrum von Einrichtungen keine gemeinsame Trägerschaft gegeben wäre, würden allerdings schon auf der administrativ-finanziellen Ebene für die Kooperation große Schwierigkeiten entstehen. TALBOTT u. MONROE (1976) heben hervor, daß es für ein zumindest ansatzweises Funktionieren einer derartigen psychiatrischen Notfallversorgung besonders wichtig wäre, daß sich jede Institution selbst nur als *einen* von vielen Bausteinen in einem Gesamtnetz von Diensten und Einrichtungen betrachtet.

Eines der vielen ungelösten Probleme ist die Klärung der Frage, an welcher Stelle des Versorgungssystems idealerweise der Erstkontakt bei psychiatrischen Notfällen und Krisen stattfinden sollte. Bei der zunehmenden Zahl psychiatrischer Abteilungen an Allgemeinkrankenhäusern und angesichts der Neigung der Bevölkerung, sich bei Problemen rund um die Uhr, so wie an die Polizei, auch an die Gesundheitsdienste zu wenden, wäre es nicht verwunderlich, wenn in Zukunft die „Notfallambulanzen" der Allgemeinkrankenhäuser, ähnlich wie die "emergency rooms" in den USA, eine zentrale Stellung in der psychiatrischen Notfallversorgung einnehmen würden. Voraussetzung wäre allerdings, daß die Leistungen dieser „Notfallambulanzen" von den Krankenkassen finanziert werden, damit eine adäquate Personalausstattung möglich ist, die im Idealfall auch nichtmedizinische Berufsgruppen umfassen sollte.

Dienste und Einrichtungen für Krisen- und Notfallpsychiatrie sollten in Zukunft nicht ohne eine evaluative Begleitforschung etabliert werden. Ein „multiaxiales" Dokumentationssystem, das neben Informationen über die Psychopathologie und eine allfällige psychiatrische Diagnose auch Merkmale, wie sozialen Streß, prämorbide Behinderung und soziale Unterstützung, enthält, würde bei dieser Erfahrungssammlung besonders nützlich sein (BERNER u. KATSCHNIG 1983). Auch die im Vorfeld der professionellen Hilfe stattfindenden Bewältigungsprozesse, wie sie vom Individuum und seinem sozialen Netzwerk geleistet werden können, müßten vermehrt untersucht werden. Die Methoden der Life-Event-Forschung (KATSCHNIG 1980, 1986), das Studium der Problembewältigungsprozesse ("coping"; LAZARUS 1980), die Erforschung von Vulnerabilitätsfaktoren (Brown u. Harris 1978) sind nur einige der Aspekte, die in eine solche Forschung integriert werden müßten.

Es ist zu hoffen, daß durch diese Forschungsaktivitäten eine präzisere Definition des Bedarfes an Notfallpsychiatrie und Krisenintervention entsteht, die dann als Grundlage für die gesundheitspolitische Entscheidung dienen kann, wie weit einem zu Betreuenden entgegen- und einem Betreuten nachgegangen werden soll, wo also die Grenze zwischen individueller Verantwortung und Selbsthilfe einerseits, institutioneller Hilfe andererseits, gezogen werden soll.

Nach Drucklegung des Manuskriptes wurde von der „Aktion Psychisch Kranke e. V." am 15. und 16. Mai 1986 in Bonn eine Tagung zum Thema „Notfallpsychiatrie und Krisenintervention" veranstaltet. Die Vorträge, in denen zahlreiche Initiativen im deutschen Sprachraum – zum Großteil mit empirischen Daten untermauert – dargestellt wurden, erscheinen in: Katschnig H (Hrsg) Notfallpsychiatrie und Krisenintervention. Aktion Psychisch Kranke e. V., Graurheindorferstr. 15, 5300 Bonn 1.

Literatur

Aguilera DC, Messick JM (1982) Crisis intervention. Theory and methodology, 4th edn. CV Mosby, St Louis Toronto London

Allen N (1984) Suicide prevention. In: Loing Hatton C, McBride Valente S (eds) Suicide. Assessment and intervention, 2nd edn. Appleton-Century-crofts, Norwalk, Connecticut

Atkins EW (1967) Psychiatric emergency service. Arch Gen Psychiat 17:176–182

Auerbach SM (1983) Crisis intervention research: Methodological considerations and some recent findings. In: Cohen LH, Claiborn WL, Specter GA (eds) Crisis intervention, 2nd edn. Human Sciences Press, New York, pp 191–211

Bassuk EL, Gerson S (1978) Deinstitutionalization and mental health services. Sci Am 238:46–53

Bassuk E, Gerson S (1980) Chronic crisis patients: A discrete Clinical Group. Am J Psychiatry 137:1513–1517

Bassuk E, Winter R, Apsler R (1983) Cross cultural comparison of British and American psychiatric emergencies. Am J Psychiatry 140:180–184

Bauer M (1984) Psychiatrische Abteilungen an Allgemeinkrankenhäusern. Ergebnisse einer Umfrage. In: Bauer M, Rave-Schwank M (Hrsg) Psychiatrische Abteilungen in Allgemeinkrankenhäusern. Rheinland-Verlag, Köln, S 20–31

Bauer M (1985) Klassische Texte – neu gelesen. Dannemann A: „Bau, Einrichtung und Organisation psychiatrischer Stadtasyle. Psychiatr Prax 12

Bauer M, Haselbeck H (1983) Sozialpsychiatrische Dienste in einer Großstadt. Projekt Hannover, Bd 163. Schriftenreihe des BMJFG. Kohlhammer, Stuttgart

Bauer M, Rave-Schwank M (Hrsg) (1984) Psychiatrische Abteilungen an Allgemeinkrankenhäusern. Rheinland-Verlag, Köln

Baxter S, Chodorkoff B, Underhill R (1968) Psychiatric emergencies: dispositional determinants and the decision to admit. Am J Psychiatry 124:1542–1546

Behrends K (1981) Die Rolle des psychiatrischen Dienstes des Gesundheitsamtes im Rahmen ambulanter Dienste. In: Bauer M, Rose HK (Hrsg) Ambulante Dienste für psychisch Kranke. Rheinland-Verlag, Köln, S 129–136

Bellak L (1977) Kombinierte Psycho- und Pharmakotherapie unter besonderer Berücksichtigung von Kurz- und Notfalltherapie. Psychiatr Clin (Basel) 10:102–113

Bellak L, Siegel (1983) Handbook of brief and emergency psychotherapy. CPS, Larchmont

Bellak L, Small L (1965) Emergency psychotherapy and brief psychotherapy. Grune and Stratton, New York

Bernardi C, Ciucci M, Criconia M, Silva G de, Ferro N, Narracci A, Scamperle S (1981) Intervento sulla crisi. Una esperienza diversa a Roma. Il pronto intervento sul luogo della crisi. Il Pensiero Scientifico Editore, Roma, pp 1–81

Berner P, Katschnig H (1983) Principles of "multiaxial" classification in psychiatry as a basis of modern methodology. In: Helgason T (ed) Methodology in evaluation of psychiatric treatment. Cambridge University Press, Cambridge
Berzewski H (1983) Der psychiatrische Notfall. Perimed Fachbuch, Erlangen
Bick O, Nouvertné K (1984) Ambulante Notfallhilfe. Sozialpsychiatr Informationen 14 (H 4):41–51
Brandon S (1970) Crisis theory and possibilities of therapeutic intervention. Brit J Psychiatry 117:627–633
Bridges PK (1971) Psychiatric emergencies. Diagnosis and management. CC Thomas, Springfield Illinois
Bristol J, Giller E, Docherty J (1981) Trends in emergency psychiatry in the last two decades. Am J Psychiat 138:623–628
Brown GW, Harris T (1978) Social origins of depression. Tavistock Publications, London
Caplan G (1961) An approach to community mental health. Grune & Stratton, New York
Caplan G (1964) Principles of preventive psychiatry. Basic Books, New York
Caroli F (1980) Le CPOA. L'information Psychiatrique 56:611–618
Caroli F, Olié JP (1979) Nouvelles formes de deséquilibre mental. Congrès de psychiatrie et de neurologie de langue francaise, Angers 1979. Masson, Paris
Chafetz M (1965) The effect of a psychiatric emergency service on motivation for psychotic treatment. J Nerv Ment Dis 140:442–448
Cohen LH, Claiborn WL, Specter GA (1983) (eds) Crisis Intervention, 2nd edn. Human Sciences Press, New York
Coleman D (1960) Emergency psychotherapy. In: Massermen J, Moreno J (eds) Progress in psychotherapy, vol 5. Grune & Stratton, New York
Coleman JV, Errera P (1963) The general hospital emergency room and its psychiatric problems. Am J Public Health 53:1294–1301
Cooper JE (1979) Crisis admission units and emergency psychiatric services. Public Health in Europe 11, Regional Office for Europe, World Health Organization, Copenhagen
Cooper JE (1985) Professional roles in crisis intervention and psychiatric emergency services. Arbeitspapier "WHO Working Group on Crisis Intervention and Psychiatric Emergency Services in Europe", Wien, 25.–28. 2. 1985. Unveröffentliches Manuskript
Cranach M von (1975) Extramurale psychiatrische Versorgungssysteme. In: Kisker KP, Meyer JE, Müller C, Strömgren E (Hrsg) Soziale und angewandte Psychiatrie. Springer, Berlin Heidelberg New York (Psychiatrie der Gegenwart, 2. Aufl Bd III)
Cullberg J (1978) Krisen und Krisentherapie. Psychiatr Prax 5:25–34
Dannemann A (1901) Bau, Einrichtung und Organisation psychiatrischer Stadtasyle. C. Marhold, Halle a. S.
Davanloo H (ed) (1980) Short-term dynamic psychotherapy. Aronson, New York
Debernardi A, Gerbaldo C (1981) Intervento sulla crisi. Il servizio di reperibilita' presso l'ospedale civile di Trieste. Il Pensiero Scientifico Editore, Roma
Deutscher Bundestag (1975) Bericht über die Lage der Psychiatrie in der Bundesrepublik Deutschland – zur psychiatrischen und psychotherapeutisch-psychosomatischen Versorgung der Bevölkerung. Drucksache 7/4200
Dubin WR, Hanke N, Nickens HW (1984) (eds) Psychiatric emergencies. Churchill Livingstone, New York
Ekesparre D von (1983) Psychiatrie im Stadtteil – Ergebnisse einer empirischen Untersuchung und Erfahrungen in der Beratungsstelle für soziale und psychische Probleme Linden (Hannover). Psychiatr Prax 10:8–14
Engelmaier M-P (1978) Krisenbehandlung in einem industriellen Großstadtraum. In: Haase H-J (Hrsg) Krisenintervention in der Psychiatrie. Schattauer, Stuttgart New York, S 25–39
Erikson E (1970) Jugend und Krise. Klett, Stuttgart
Farberow NL, Shneidman ES (eds) (1961) The cry for help. McGraw-Hill, New York London Sydney Toronto
Feuerlein W, Bronisch Th, Fürmaier A (1983) Eine Station für Notfallpsychiatrie und Krisenintervention – Konzepte, Struktur und erste Erfahrungen. Psychiatr Praxis 10:41–48
Freudenberger HJ (1974) Staff burnout. J Soc Issues 30:159–165
Friedmann CTH, Lesser IM, Auerbach E (1982) Psychiatric urgency as assessed by patients and their therapists at an adult outpatient clinic. Hosp Community Psychiatry 33:663–664

Gallenkamp U (1981) Psychiatrische Notfälle. In: Sefrin P (Hrsg) Notfalltherapie im Rettungsdienst. Urban & Schwarzenberg, München Wien Baltimore
Gerson S, Bassuk E (1980) Psychiatric emergencies: An overview. Am J Psychiatry 137:1–11
Gersons BPR (1983) Zwischen Querido und Caplan. Praxis der Sozialpsychiatrie in Amsterdam. In: Cramer M (Hrsg) Gemeindepsychologische Perspektiven. D.G.V.T., Tübingen
Gersons BPR (1985) Crisis intervention in the context of social and preventive psychiatry. Vortrag gehalten am XIII Internationalen Kongreß für Selbstmordverhütung und Krisenintervention, Wien 1.–4. Juli 1985. Unveröffentlichtes Manuskript
Glasscote RM, Cumming E, Hammersley DW et al (1966) The psychiatric emergency: A study of patterns of service. Joint Information Service, Washington
Glick RA, Meyerson AP, Robbins E, Talbott JA (1976) (eds) Psychiatric emergencies. Grune & Stratton, New York
Gorton JG, Partridge R (1982) Practice and management of psychiatric emergency care. CV Mosby, St Louis
Götte JHA (1979) Psychiatrische Notfall- und Krisenintervention im Allgemeinkrankenhaus – Bilanz des ersten Jahres eines Kriseninterventionszentrums. Psychiatr Prax 6:41–49
Groves (J) (1978) Taking care of the hateful patient. N Engl J Med 298:883–887
Gudeman JE, Shore MF (1984) Beyond the institutionalization. A new class of facilities for mentally ill. N Engl J Med 311:832–836
Gudeman JE, Shore MF, Dickey B (1983) Day hospitalization and an inn instead of inpatient care for psychiatric patients. N Engl J Med 398:749–753
Gurin G, Veroff J, Feld S (1960) Americans view their mental health. Basic Books, New York London Sydney Toronto
Haase H-J (1978) (Hrsg) Krisenintervention in der Psychiatrie. Schattauer, Stuttgart New York
Häfner H (1974) Krisenintervention. Psychiatr Prax 1:139–150
Häfner H (1977) Psychiatrische Krisenintervention – Umsetzung in psychiatrischen Einrichtungen. Psychiatr Clin (Basel) 10:27–63
Häfner H, Helmchen H (1978) Psychiatrischer Notfall und psychiatrische Krise – Konzeptuelle Fragen. Nervenarzt 49:82–87
Häfner-Ranabauer W, Günzler G (1984) Entwicklung und Funktion des psychiatrischen Krisen- und Notfalldienstes in Mannheim. Fortschr Neurol Psychiatr 52:83–90
Hanke N (1984) The problem patient. In: Dubin WR, Hanke N, Nickens HW (eds) Psychiatric emergencies. Churchill Livingstone, New York, p 153
Heim E (1980) Notfallpsychiatrie. Schweiz Rundsch Med (Praxis) 69:1296–1301
Herst LD (1983) Emergency psychiatry for the elderly. Psychiatr Clin North Am 6:271–280
Herz ME (1984) Recognizing and preventing relapse in patients with schizophrenia. Hosp Community Psychiatry 35:344–349
Hug HH (1981) Psychiatrische Notfälle und deren Versorgung in der Stadt Zürich. Inaugural-Dissertation. Sozialpsychiatrischer Dienst der Psychiatrischen Universitätsklinik Zürich
Hülsmeier H, Ciompi L (1984) Stationäre sozialpsychiatrische Krisenintervention am Beispiel der Kriseninterventionstation der sozial-psychiatrischen Universitätsklinik Bern. Psychiatr Prax 11:67–73
Jacobson GF (ed) (1980) Crisis intervention in the 1980s. New directions for mental health services 6. Jossey Bass, San Francisco Washington London
Kaskey GB, Ianzito BM (1984) Development of an emergency psychiatric treatment unit. Hosp Community Psychiatry 35:1220–1222
Katschnig H (Hrsg) (1980) Sozialer Streß und psychische Erkrankung. Urban & Schwarzenberg, München Wien Baltimore
Katschnig H (1981) Typen ambulanter Hilfen bei psychischen Krankheiten. In: Bauer M, Rose HK (Hrsg) Ambulante Dienste für psychisch Kranke. Rheinland-Verlag, Köln, S 25–29
Katschnig H (ed) (1986) Life events and psychiatric disorders – Controversial issues. Cambridge University Press, Cambridge
Katschnig H, Konieczna T (1984) Neue Formen der Angehörigenarbeit in der Psychiatrie. In: Katschnig H (Hrsg) Die andere Seite der Schizophrenie – Patienten zu Hause. Urban & Schwarzenberg, München Wien Baltimore
Katschnig H, Konieczna T (1985) Social network and long-term course of mental disorder – research needs. In: Helgason T (ed) The long-term treatment of functional psychoses: Needed areas of research. Cambridge University Press, Cambridge, pp 163–174

Katschnig H, Konieczna T (in press) Report on a study of crisis intervention units and psychiatric emergency services in Europe, part 2: City reports. In: Katschnig H, Konieczna T, Cooper J (eds) Crisis intervention and emergency psychiatric services in Europe. World Health Organization, Copenhagen

Katschnig H, Sint PP (1984) Zwischen Selbsthilfe und Expertenhilfe: Die Angehörigenvereinigung „Hilfe für psychisch Erkrankte (HPE)“ in Wien. In: Angermeyer MC, Finzen A (Hrsg) Die Angehörigengruppe – Familie mit psychisch Kranken auf dem Weg zur Selbsthilfe. Enke, Stuttgart

Kebbel J (1985) Bericht über die Arbeit des Notdienstes des Sozialpsychiatrischen Dienstes in Bremen vom 1. 1. 1985–30. 6. 1985. Anlage zum Jahresbericht des Sozialpsychiatrischen Dienstes Bremen

Kienle G (1978) Notfalltherapie neurologischer und psychiatrischer Erkrankungen. Thieme, Stuttgart

Kiev A (1970) New directions for suicide prevention centers. Am J Psychiatry 127:87–88

Klerman GL (1985 a) Community mental health developments in the USA. In: Rapport RN (ed) Research and action, a collaborative interactive approach. Cambridge University Press, Cambridge

Klerman GL (1985 b) Trends in utilization of mental health services: Perspectives for health services research. Med Care 23:584–597

Klockmann M (1982) Der „LOTSE“ in Wilhelmsburg. Evaluation und Überprüfung von Krisenintervention in einer Psychosozialen Kontaktstelle. Psychiatrie-Verlag, Rehburg-Loccum

Kreitman N (1977) (ed) Parasuicide. John Wiley & Sons, London

Kruse G (1982) Sozialpsychiatrische Beratungsstellen. Wichtige Ergänzung zur Versorgung durch Nervenärzte. Nervenarzt 53:154–158

Langsley DG (1980) Crisis intervention and the avoidance of hospitalization. In: Jacobson GF (ed) Crisis intervention in the 1980s. New directions for mental health services 6. Jossey Bass, San Francisco Washington London, pp 81–90

Langsley DG (1985) Prevention in psychiatry: primary, secondary and tertiary. In: Kaplan HI, Sadock BJ (eds) Comprehensive textbook of Psychiatry/IV vol 2. Williams & Wilkins, Baltimore, pp 1885–1888

Langsley DG, Kaplan DM (1968) The treatment of families in crisis. Grune & Stratton, New York

Lazarus R (1980) The stress and coping paradigm. In: Bond LA, Rosen JC (eds) Competence and coping during adulthood. University Press of New England, Hanover, N.H.

Leff J, Kuipers L, Berkowitz R, Eberlein-Vries R, Sturgeon D (1982) A controlled trial of social interventions in the families of schizophrenic patients. Br J Psychiatry 141:121–134

Lindemann E (1944) Symptomatology and management of acute grief. Am J Psychiatry 101:141–148

Lester D (1977) The use of the telephone in counseling and crisis intervention. In: Pool ID (ed) The social impact of the telephone. MIT Press, Boston

Lippert HD, Weissauer W (1984) Das Rettungswesen. Springer, Berlin Heidelberg New York Tokyo

Malan DH (1963) A study of brief psychotherapy. Tavistock Publications, London

Mann J (1973) Time-limited psychotherapy. Harvard University Press, Cambridge, Massachusetts

Marmor J (1980) Crisis intervention and short-term dynamic psychotherapy. In: Davanloo H (ed) Short-term dynamic psychotherapy. Aronson, New York

McGee RK (1974) Crisis intervention in the community. University Park Press, Baltimore London Tokyo

Meng Hooi Lim (1983) A psychiatric emergency clinic: A study of attendances over six months. Br J Psychiatry 143:460–466

Pascalis G, Chauvot B, Delpech J (1981) Urgence en psychiatrie et psychiatrie en urgence. Masson, Paris

Perlmutter RA (1983) Family involvement in psychiatric emergencies. Hosp Community Psychiatry 34:255–257

Pisarcik G (1982) Interagency and intraagency collaboration. In: Gorton JG, Partridge R (eds) Practice and management of psychiatric emergency care. CV Mosby, St Louis, pp 392–405

Pörksen N (1970) Über Krisenintervention. Z Psychother Med Psychol 20:85–95
Querido A (1968) "The shaping of community mental health care". Br J Psychiatry 114:293–302
Ratna L (1982) Crisis intervention in psychogeriatrics: A two-year follow-up study. Br J Psychiat 141:296–301
Regier DA, Goldberg ID, Taube CA (1978) The de facto US mental health services system. Arch Gen Psychiatry 35:685–693
Reiter L (1975) Krisenintervention. In: Strotzka H (Hrsg) Psychiotherapie: Grundlagen, Verfahren, Indikationen. Urban & Schwarzenberg, München Wien Baltimore, S 412–525
Ringel E (1953) Der Selbstmord. Maudrich, Wien Düsseldorf
Rothschild B (1982) Achtung: Psychiater. Beltz, Weinheim Basel
Satin DG (1971) Help! Prevalence and disposition of psychosocial problems in the hospital emergency unit. Soc Psychiatry 6:105–113
Sifneos PE (1972) Short-term psychotherapy and emotional crisis. Harvard University Press, Cambridge Massachusetts
Slaby AE (1984) Quality assurance and diagnostic psychiatry. In: Dubin WR, Hanke N, Nickens HW (eds) Psychiatric emergencies. Churchill Livingstone, New York Edinburgh London Melbourne, pp 1–20
Slaby AE, Lieb J, Tancredi LR (1981) Handbook of psychiatric emergencies, 2nd edn. Hans Huber, Bern Stuttgart Vienna
Slaikeu KA (1983) Crisis intervention by telephone. In: Cohen L, Claiborn W, Specter GA (eds) Crisis Intervention, 2nd edn. Human Sciences Press, New York
Smit NW de (1971) The crisis center in community psychiatry: An Amsterdam experiment. In: Masserman JH (ed) Current psychiatric therapies, vol 11. Grune & Stratton, New York
Sonneck G (1980) Beziehungen der Krisenintervention zur Notfallpsychiatrie. In: Kryspin-Exner K, Hinterhuber H, Schubert H (Hrsg) Therapie akuter psychiatrischer Symptome. Schattauer, Stuttgart New York, S 9–12
Sonneck G (Hrsg) (1985) Krisenintervention und Suizidprophylaxe. Facultas, Wien
Spengler A, Hagenah R, Friedrich G (1983) Behandlungsindikationen bei psychiatrischen Notfällen. Psychiatr Prax 10:200–208
Stelmachers ZT (1982) Unit management. In: Gorton JG, Partridge R (eds) Practice and management of psychiatric emergency care. The CV Mosby, St. Louis, pp 285–305
Talbott JA (1969) Community psychiatry in the army: History, practice and application to civilian psychiatry. JAMA 210:1233–1237
Talbott JA, Monroe RA (1976) The organization of psychiatric emergency services. In: Glick RA, Meyerson AP, Robbins E, Talbott JA (eds) Psychiatric emergencies. Grune & Stratton, New York
Tufnell G, Bouras N, Watson JP, Brough BI (1985) Home assessment and treatment in a community psychiatric service. Acta Psychiatr Scand 72:20–28
Uchtenhagen A (1985) Compulsory measures in psychiatric emergencies. Arbeitspapier "WHO Working Group on Crisis Intervention and Psychiatric Emergency Services in Europe". Wien, 25.–28. 2. 1985. Unveröff. Manuskript
Umana RF, Gross SJ, McConville MT (1980) Crisis in the family. Gardner Press, New York
Varah C (1973) The Samaritans in the '70s. To befriend the suicidal and despairing. Constable, London
Walker JI (1983) Psychiatric emergencies. Intervention and resolution. JP Lippincott, Philadelphia London Mexico City New York St Louis Sao Paulo Sydney
Waller H (Hrsg) (1982) Zwangseinweisung in der Psychiatrie. Huber, Bern Stuttgart Wien
WHO (1985) Summary Report on the "Working Group on Crisis Intervention and Psychiatric Emergency Services in Europe", Vienna, 25–28 February 1985. World Health Organization, Copenhagen
Wing JK, Brown GW (1970) Institutionalism and schizophrenia. Cambridge University Press, London
Zintl-Wiegand A, Cooper B (1978) Psychosoziale Krisenintervention in der Allgemeinpraxis. Therapiewoche 28:2780–2788

Rechtsprobleme bei der Einweisung und Behandlung von akut Kranken mit einem Anhang zu Pflegschaft und Entmündigung

M. BAUER und H. BERGER

INHALTSVERZEICHNIS

A. Allgemeine Vorbemerkungen

Jeder Psychiater, ob in Klinik, Praxis oder Gesundheitsamt tätig, sieht sich nicht gerade selten „psychiatrischen Notfällen" gegenüber, die schnelles Handeln erforderlich machen. Sofern die Patienten in die ihnen ärztlicherseits vorgeschlagenen Behandlungsmaßnahmen einwilligen, ist die Situation unter rechtlichen Gesichtspunkten relativ unproblematisch. Wenig Probleme machen auch jene Fälle, bei denen sich eine *Pflicht* zur ärztlichen Behandlung aus

§ 323c StGB
Wer bei Unglücksfällen ... nicht Hilfe leistet, obwohl dies erforderlich und ihm den Umständen nach zuzumuten ... ist, wird ... bestraft.

dann ergibt, wenn dies zur Verhütung gesundheitlicher Schäden des Patienten unaufschiebbar ist (Erste Hilfe). Selbstverständlich muß die Hilfeleistung objektiv erforderlich und für den Betreffenden zumutbar sein. Die Hilfeleistungspflicht entfällt, wenn der Patient rechtswirksam auf sie verzichtet. Nach der ständigen Rechtsprechung ist davon auszugehen, daß ein akut psychisch Kranker, aber auch ein Patient nach einem Suizidversuch, nicht rechtswirksam auf ärztliche Hilfe verzichten kann, weil in dieser Situation eine Verständigung mit ihm nicht möglich ist. Dies erlaubt (und verpflichtet) den behandelnden Arzt, sich gegebenenfalls über den Willen des Patienten hinwegzusetzen und zu tun, was aus Gründen der Ersten Hilfe geboten ist.

Wenig Probleme macht auch der Fall, daß der Betroffene zustimmt, sich in die geschlossene Abteilung eines Psychiatrischen Krankenhauses aufnehmen und dort behandeln zu lassen, vorausgesetzt, daß er „die natürliche Einsichtsfähigkeit und Urteilskraft zur Erkenntnis der Tragweite des Eingriffs besitzt" (BGH 1963). Solange also die Freiheit des einzelnen nicht beeinträchtigt wird, geht die Rechtsordnung davon aus, daß ein besonderes Schutzbedürfnis des Betreffenden nicht vorliegt. Andererseits erlaubt ein solches Vorgehen dem Patienten, die Klinik jederzeit wieder zu verlassen. Soll dies aus noch zu erörternden Gründen verhindert werden, so ist zu prüfen, ob die rechtlichen Voraussetzungen zur Anwendung der Unterbringungsgesetze gegeben sind. Gleiches gilt für den sehr viel häufigeren Fall, daß ein Patient primär gegen seinen Willen einer psychiatrischen Behandlung zugeführt werden soll. Die mit einer solchen „Zwangseinweisung" (und gegebenenfalls auch Zwangsbehandlung) des Betreffenden einhergehenden Rechtsprobleme sind Thema des vorliegenden Beitrags. Dabei ist vorausgesetzt, daß die zwangsweise Einweisung und Behandlung eines psychisch Kranken nur die *ultima ratio* sein kann und daher alles versucht werden muß, die Anwendung dieses letzten Mittels zu vermeiden. Muß jedoch dazu gegriffen werden, dann ist es um so wichtiger, die gesetzlichen Vorschriften zu kennen und zu beachten.

B. Die verfassungsrechtlichen Grundlagen

Die zwangsweise Unterbringung eines psychisch Kranken in einer geschlossenen Abteilung eines Psychiatrischen Krankenhauses ist Freiheitsentziehung. Gemäß

Art. 2 Abs. 2 GG
Jeder hat das Recht auf Leben und körperliche Unversehrtheit. Die Freiheit der Person ist unverletzlich. In diese Rechte darf nur auf Grund eines Gesetzes eingegriffen werden.

darf in das Recht der Freiheit einer Person nur aufgrund eines Gesetzes eingegriffen werden. Diese Regelung ergänzt und präzisiert Art. 104 GG dahingehend, daß die Freiheit der Person nur aufgrund eines förmlichen Gesetzes beschränkt werden darf. Weiterhin sieht Art. 104 GG vor, daß über die Zulässigkeit und Fortdauer der Freiheitsentziehung nur der Richter zu entscheiden hat. Bei jeder nicht auf richterlicher Anordnung beruhenden Freiheitsentziehung ist diese Entscheidung unverzüglich nachzuholen.

Nach einem Urteil des Bundesverfassungsgerichtes aus dem Jahre 1960 beschränkt sich der Freiheitsschutz des Art. 104 GG nicht auf strafrechtliche Fälle und Festnahmen im Interesse der öffentlichen Sicherheit und Ordnung, sondern umfaßt auch Freiheitsentziehungen, die fürsorgerischen Charakter haben. Mit diesem höchstrichterlichen Urteilsspruch war ein für allemal die in den 50er Jahren zwischen Psychiater und Juristen noch umstrittene Frage entschieden, ob die mit der Unterbringung von psychisch Kranken verbundene Freiheitsentziehung als „ein spezifisch ärztlich-psychiatrischer Eingriff" (Ehrhardt 1966) zu verstehen sei, der sich mit Freiheitsentziehungen in anderen Bereichen nicht vergleichen läßt. Der psychiatrischen Argumentation, nur demjenigen könne die (äußere) Freiheit entzogen werden, der die (z. B. durch eine Psychose aufgehoben gedachte) innere Freiheit besitze, wurde die juristische Definitionsmacht entgegengesetzt, das Gesetz meine schlicht die individuelle Freiheit der körperlichen Bewegung (Baumann 1966). Werde diese, wodurch auch immer, eingeschränkt, sei dies Freiheitsentziehung. Folgerichtig ist nach herrschender juristischer Lehre ohne Bedeutung, mit welchen Mitteln die Freiheitsentziehung erfolgt, welchen Zwekken sie dient, über welchen Zeitraum sie sich erstreckt oder ob der davon Betroffene überhaupt Kenntnis von ihr hat. Erfolgt die Freiheitsentziehung dagegen aus einem *besonderen Grund*, so spricht man von Unterbringung.

C. Die Unterbringung psychisch Kranker nach Landesrecht – Unterbringungs- und Freiheitsentzugsgesetze der 1. Generation

Obwohl nach dem Zweiten Weltkrieg sowohl von juristischer als auch von psychiatrischer Seite vielfache Anstrengungen unternommen wurden, die Unterbringung psychisch Kranker bundeseinheitlich zu regeln, kam ein derartiges Gesetz bis heute nicht zustande. Das lag vor allem an den unterschiedlichen und nicht zur Deckung zu bringenden Vorstellungen der damaligen Wortführer in beiden Berufsgruppen. Etwas vereinfacht ausgedrückt, bestanden die Psychiater auf einem bundeseinheitlichen *Fürsorge*gesetz und waren dementsprechend geneigt, auf die grundgesetzlich garantierte Mitwirkung des Richters im Unterbringungsverfahren weitgehend zu verzichten, während die Juristen gerade in der Tatsache, daß letztlich ein unabhängiger Richter und nicht zum Beispiel ein Arzt über den Freiheitsentzug eines Betroffenen entscheidet, die jedem Bürger zustehenden Grundrechte aus Art. 2 und 104 GG gewährleistet sahen.

Unter dem Zwang des *Gesetzesvorbehaltes* (Art. 2 Abs. 2 S. 3 GG) wurden in den fünfziger Jahren schließlich landesrechtliche Regelungen verabschiedet. Die Unterbringungsvoraussetzungen wurden zum Teil Bestandteil des Polizeirechtes (Niedersachsen; ab 1966 Hamburg), in der Regel aber wurden sie in eigenständigen Unterbringungsgesetzen normiert. In Hamburg und im Saarland galt bis 1966 bzw. 1970 noch vorkonstitutionelles Recht.

Doch auch in jenen Bundesländern, die spezielle Unterbringungsgesetze erließen, standen diese ganz in der Tradition des preußischen Polizeirechts, das letztlich auf das 1794 verabschiedete Allgemeine Landrecht in Preußen (ALR) zurückverweist, das die Aufgaben der Polizei wie folgt umschrieb:

> „Die nötigen Anstalten zur Erhaltung der öffentlichen Ruhe, Sicherheit und Ordnung und zur Abwehr der dem Publico oder einzelnen Mitglieder desselben bevorstehenden Gefahren zu treffen, ist das Amt der Polizei."

Eine gewisse Sonderstellung nahm seit jeher das Baden-Württembergische Unterbringungsgesetz ein, das in dringenden Fällen eine *sofortige fürsorgliche Aufnahme* eines Kranken vorsah, *bevor* die Unterbringung des Betreffenden beantragt bzw. das Gericht sie für zulässig erklärt hatte. Auf die damit verbundene Problematik wird noch einzugehen sein.

Generell jedoch ist festzustellen, daß es bei der überwiegend in den 50er Jahren verabschiedeten 1. Generation der Unterbringungsgesetze der Länder primär und entscheidend um die auf psychisch Kranke zielende Ausgestaltung des Polizei- und Ordnungsrechtes ging und fürsorgerische Aspekte im Gesetz selbst keine oder nur eine ganz untergeordnete Rolle spielten. In der „zweiten Generation" dieser Gesetze, die 1969 mit der Verabschiedung des „Gesetzes über Hilfen und Schutzmaßnahmen bei psychischen Krankheiten (PsychKG)" von Nordrhein-Westfalen beginnt, treten die Hilfen stärker in den Vordergrund, ohne daß das NRW-Gesetz und die in der Folgezeit auf ihm aufbauenden Gesetze der anderen Bundesländer ihren polizeirechtlichen Ursprung verleugnen können. Dies wird vor allem an den Unterbringungs*voraussetzungen* deutlich, die – bei aller Unterschiedlichkeit im einzelnen – stets auf *Krankheit und Gefahr* als Hauptvoraussetzungen einer Unterbringung (durch den Richter) abstellen. Gefahr meint dabei Gefahr entweder für die Allgemeinheit, für bestimmte Dritte oder auch für den Kranken selbst (Fremd- bzw. Selbstgefährdung). Wichtig ist, daß zwischen den beiden Unterbringungsvoraussetzungen der Krankheit und der Gefahr ein ursächlicher Zusammenhang bestehen muß, d.h. der Kranke muß *wegen* seiner Krankheit für andere gefährlich oder selbstgefährdet sein, sonst kann eine Unterbringung nicht erfolgen.

Der juristisch-psychiatrische Streit darüber, ob der *Fürsorgegedanke* in den Unterbringungsgesetzen Platz haben sollte oder nicht, führte beinahe notwendigerweise zu sehr unterschiedlichen Länderregelungen, zu einer bedenklichen Rechtszersplitterung sowohl in bezug auf das materielle Recht wie auch im Hinblick auf das Verfahrensrecht. Je nachdem, ob eher das polizeirechtliche *Sicherungsprinzip*, das im Kern auf die Erhaltung der öffentlichen Ordnung und die Abwehr entsprechender Gefahren ausgerichtet ist oder aber mehr das *Fürsorgeprinzip*, das die Hilfen für die Kranken in den Vordergrund rückte, zum Tragen kam, unterschieden sich die einzelnen Gesetze. Die dabei am weitesten auseinanderliegenden Regelungen fanden sich in Bremen und Hessen (Gefahrenabwehr) sowie in Baden-Württemberg (Fürsorge). Die Unterbringungsgesetze der übrigen Bundesländer nahmen mit durchaus unterschiedlicher Akzentuierung eine Mittelstellung ein.

Zu einer „Ausuferung des Fürsorgegedankens“, der nach juristischer Auffassung „die Gefahr der Pervertierung zu einem allgemeinen Zwangsbehandlungsrecht“ (Baumann 1972) beinhaltet, ist es in keinem Gesetz gekommen. Dies gilt auch für die Gesetze der 2. Generation, die zwar für die Betroffenen einen Rechtsanspruch auf bestimmte Hilfen festschreiben, den vom Bundesverfassungsgericht in seinem Urteil aus dem Jahre 1967 zu § 73 BSHG gezogenen Rahmen jedoch nicht sprengen können. Bekanntlich hatte das Bundesverfassungsgericht in dem erwähnten Urteil festgestellt, daß es nicht Aufgabe des Staates sein könne, seine Bürger zu bessern und ihnen zum Zwecke der Besserung die Freiheit zu entziehen (z. B. durch eine Heimunterbringung für sozial Gefährdete). Auch psychisch Kranke können demnach allein zum Zwecke der Behandlung rechtens nicht untergebracht werden.

Gleichwohl ist aus der psychiatrischen Alltagspraxis der „Fürsorgegedanke“ nicht wegzudenken. Dies anerkennt mit ausdrücklichem Bezug auf Art. 20 Abs. 1 GG

> Die Bundesrepublik Deutschland ist ein demokratischer und sozialer Bundesstaat

mittlerweile auch das Bundesverfassungsgericht in einem neueren Beschluß aus dem Jahre 1981 zum baden-württembergischen Unterbringungsgesetz, in dem es heißt:

> „Es ist verfassungsgemäß, daß § 3 Abs. 1 UG die Unterbringung eines Geisteskranken zuläßt, wenn er für sich gefährlich oder der Gefahr ernster Gesundheitsschäden ausgesetzt ist ... Eine derartige Maßnahme ist nicht nur dann zulässig, wenn sie der Schutz der Allgemeinheit verlangt, sondern sie kann sich auch durch den Schutz des Betroffenen rechtfertigen ... Die Fürsorge der staatlichen Gemeinschaft schließt auch die Befugnis ein, den psychisch Kranken, der infolge seines Krankheitszustandes und der damit verbundenen fehlenden Einsichtsfähigkeit die Schwere seiner Erkrankung und die Notwendigkeit von Behandlungsmaßnahmen nicht zu beurteilen vermag oder trotz einer solchen Erkenntnis sich infolge der Krankheit nicht zu einer Behandlung entschließen kann, zwangsweise in einer geschlossenen Anstalt unterzubringen, wenn sich dies als unumgänglich erweist, um eine drohende gewichtige gesundheitliche Schädigung von dem Kranken abzuwenden ... Bei psychischer Erkrankung wird die Fähigkeit zur Selbstbestimmung häufig erheblich beeinträchtigt sein. In solchen Fällen ist dem Staat fürsorgerisches Eingreifen auch dort erlaubt, wo beim Gesunden Halt geboten ist.“

Für die Praxis und die Güte der psychiatrischen Versorgung ist es jedoch zum wenigsten entscheidend, ob man es – rechtlich gesehen – mit eher eng oder eher weit gefaßten Unterbringungsvoraussetzungen zu tun hat. Bei hinreichender Sachkenntnis und gutem Willen aller Beteiligten kann und konnte man als Psychiater mit allen bisherigen Gesetzen leben. Im konkreten Fall ließ sich beinahe immer ein die unterschiedlichen Interessenlagen und Wertorientierungen berücksichtigender Ausgleich im direkten Gespräch zwischen behandelndem Arzt und Unterbringungsrichter finden. Viel entscheidender war stets – und deshalb ist die Kritik an den Unterbringungsgesetzen der 1. Generation psychiatrischerseits nie verstummt –, ob die im „Fürsorgegedanken“ anklingenden Versprechungen auf wirksame Hilfen im Einzelfall auch wirklich zur Verfügung gestellt und in Anspruch genommen werden können. Eben dafür Sorge zu tragen, die entsprechenden Dienste und Einrichtungen zu schaffen sowie das notwendige Personal zu qualifizieren, ist die eigentliche Intention der ab 1969 verabschiedeten Psychisch Kranken-Gesetze der Länder.

D. Die Psychisch Kranken-Gesetze (PsychKG's) und Landesunterbringungsgesetze (LUG's) der 2. Generation

Die Verabschiedung der Psychisch Kranken-Gesetze und der Landesunterbringungsgesetze der 2. Generation steht in einem unmittelbaren zeitlichen und inhaltlichen Zusammenhang mit der schwerpunktmäßig in den 70er Jahren geführten Diskussion über die Reform der psychiatrischen Versorgung der Bundesrepublik. Dabei wurde neben einer Vielzahl hier nicht zu wiederholenden Mängel im stationären Bereich vor allem erkannt, daß die vor- und nachsorgenden Hilfen für eine Kerngruppe schwergestörter psychiatrischer Patienten nur sehr unzureichend entwickelt waren. Auch wurde nachgewiesen (DILLING u. WEYERER 1975; BAUER 1977), daß diese Klientel in den Praxen niedergelassener Nervenärzte kaum vertreten ist, während sie sich gehäuft in da und dort schon damals vorhandenen Sozialpsychiatrischen Diensten an Gesundheitsämtern fand. Folgerichtig empfahl die Psychiatrie-Enquête-Kommission den Auf- und Ausbau derartiger Dienste mit dem Ziel, daß die von dort zu organisierende aktive Betreuung vornehmlich den besonders gefährdeten Patienten zugute zu kommen habe. Gerade diese – neben ihrer Erkrankung durch mannigfache soziale Benachteiligungen charakterisierte – Klientel ist es aber, die zu all dem auch noch ein hohes Risiko hat, gegebenenfalls zwangseingewiesen zu werden. Wie z. B. BOSCH (1971) in einer groß angelegten Untersuchung an Patienten der Frankfurter Universitäts-Nervenklinik nachgewiesen hat, sind Zwangseinweisungen keineswegs ausschließlich Folge besonders ausgeprägter psychopathologischer Zustände, die deswegen mit einer hohen Selbst- oder Fremdgefährdung einhergehen, sondern ganz überwiegend durch soziale Faktoren mitbedingt und durch solche auch reduzierbar. Zu den wichtigsten „sozialen Faktoren" zu rechnen sind neben dem Binnenmilieu und der Arbeitsweise einer Klinik nicht zuletzt aber auch die vorbeugenden und nachgehenden Hilfen, die selbstverständlich dann um so wirksamer werden können, je enger in einer Region die einzelnen Dienste und Einrichtungen miteinander kooperieren und je besser ihre personelle Ausstattung ist.

Vor diesem Hintergrund ist die 2. Generation der Unterbringungsgesetze zu bewerten. Während sich, wie gezeigt, die in den 50er Jahren erlassenen gesetzlichen Regelungen vor allem darin voneinander unterschieden, ob die Unterbringungsvoraussetzungen eher von polizeirechtlichen Gesichtspunkten geprägt waren oder ob auch fürsorgliche Aspekte bei der Unterbringung eine Rolle spielten, läuft die Trennungslinie heute anders. Der weitgehend akademische und letztlich unfruchtbare Streit zwischen Psychiatern und Juristen, wie krank oder wie gefährlich jemand sein mußte, um in eine geschlossene psychiatrische Abteilung zwangseingewiesen werden zu können, ist ganz der praktischen Frage gewichen, ob die einzelnen Länderparlamente gewillt waren, sich die Verbesserung der psychiatrischen Versorgung in diesem Bereich etwas kosten zu lassen. Jene Bundesländer, die sich hierzu verstanden, haben ihre früheren Unterbringungs-, Verwahr- oder Freiheitsentzugsgesetze zu Psychisch Kranken-Gesetzen umgestaltet (Berlin, Bremen, Hamburg, Niedersachsen, Nordrhein-Westfalen, Schleswig-Holstein; im Entwurf: Saarland), die anderen haben zwar – den Trend der Zeit erkennend – „fürsorgerische Gesichtspunkte" in das Gesetz selbst mit hineingeschrieben, den Betroffenen einen Rechtsanspruch auf entsprechende Hilfen jedoch nicht garantiert (Baden-Württemberg, Bayern, Rheinland-Pfalz). Wie ein Relikt aus vergangenen Zeiten nimmt sich in dieser Landschaft das Hessische Freiheitsentzugsgesetz aus dem Jahre 1952 aus, das als einziges seiner Art die psychiatrische Entwicklung der letzten 20 Jahre rechtlich nicht mit vollzogen hat. Allerdings ist auch hier in allerjüngster Zeit durch eine Initiative des Hessischen Städtetages eine gewisse Bewegung mit dem Ziel einer Novellierung dieses Gesetzes in Gang gekommen, von der sich jedoch noch nicht absehen läßt, wohin sie führt.

Das im Vergleich zu anderen Bundesländern zeitlich erste PsychKG ist dasjenige von Nordrhein-Westfalen. Es trat im Jahre 1969 in Kraft und hatte – ähnlich wie der Psychiatrieplan des Landes NRW für die einige Jahre später fertiggestellte Psychiatrie-Enquête – Schrittmacherfunktion für die im folgenden Jahrzehnt verabschiedeten Ländergesetze. Dies gilt insbesondere für jene Bundesländer, die PsychKG's erließen. Da es aus Platzgründen nicht möglich und aus sachlichen Gründen auch nicht erforderlich ist, die einzelnen Ländergesetze mit ihren wichtigsten Bestimmungen darzustellen, beschränken wir uns im folgenden am Beispiel des PsychKG NRW auf die Erläuterung derjenigen Paragraphen, die im Zusammenhang mit unserem Thema „Einweisung und Behandlung von akut Kranken" von besonderer Bedeutung sind. Wichtige Unterschiede in den einander entsprechenden Bestimmungen der einzelnen Bundesländer können der nebenstehenden Synopse entnommen werden; ein genauerer Vergleich ist nur durch die einzelnen Gesetzestexte selbst, die dazu erlassenen Verwaltungsvorschriften sowie die einschlägigen Kommentare möglich, auf die verwiesen werden muß (hier insbesondere Parensen 1972; Saage u. Göppinger 1975).

I. Das nordrhein-westfälische Gesetz über Hilfen und Schutzmaßnahmen bei psychischen Krankheiten (PsychKG) vom 2. 12. 1969 als Prototyp der PsychKG's aller Bundesländer

Das NRW-PsychKG trat am 1. 1. 1970 in Kraft und löste damit nach genau 13 Jahren das am 1. Januar 1957 in Kraft getretene „Gesetz über die Unterbringung Geisteskranker, Geistesschwacher und suchtkranker Personen (LUG)" ab. Das frühere Unterbringungsgesetz war ein „Verwahrgesetz" ohne Bestimmungen über ärztliche Heilbehandlung und sonstige Fürsorgemaßnahmen. Historisch gesehen war aber bereits das Unterbringungsgesetz von 1956 – wie fast alle damals erlassenen Unterbringungsgesetze der Länder – ein Fortschritt gegenüber dem davor geltenden Recht, weil es zum ersten Mal für psychisch Kranke und geistig behinderte Personen eine gesonderte Regelung außerhalb des allgemeinen Polizei- und Ordnungsrecht brachte und damit diesen Personenkreis aus der juristischen Nachbarschaft von Straftätern befreite.

Das Gesetz selbst ist in insgesamt acht Abschnitte unterteilt.

1. Abschnitt:
In § 1 werden die drei großen Bereiche genannt, die das Gesetz regelt, nämlich die *Hilfen* für psychisch Kranke, die durch die Gesundheitsämter zu ergreifenden *Maßnahmen* für Personen, bei denen aufgrund einer psychischen Störung Anhaltspunkte für eine Selbst- oder Fremdgefährdung bestehen, sowie schließlich die *Unterbringung* derjenigen psychisch Kranken, Süchtigen oder geistig Behinderten, die infolge ihrer Störung sich selbst oder andere *erheblich* gefährden sowie das in Ausführung des Art. 104 GG zu beachtende gerichtliche Verfahren.

2. und 3. Abschnitt:
In den §§ 2–9 ist im wesentlichen geregelt, wer die Hilfen in Anspruch nehmen kann, welcher Art die Hilfen sind (vorsorgend, begleitend, nachgehend), vor allem aber, daß den Gesundheitsämtern der Kreise und kreisfreien Städte diese Hilfen als *Pflichtaufgaben* obliegen. Die Gesundheitsämter haben deshalb „unter der Leitung eines in der Psychiatrie erfahrenen Arztes" regelmäßige Sprechstunden abzuhalten und erforderlichenfalls Hausbesuche durchzuführen. Schon als *Maßnahme* ist die Möglichkeit des Gesundheitsamtes zu sehen, Personen, bei denen zu befürchten steht, daß sie aufgrund ihrer Erkrankung sich selbst oder andere gefährden, zur Untersuchung aufzufordern und gegebenenfalls einen Hausbesuch durchzuführen. Darüber hinaus hat das Gesundheitsamt das Recht, sich den Betreffenden durch die örtliche Ordnungsbehörde zur Untersuchung vorführen zu lassen, wenn er von sich aus der Aufforderung dazu nicht Folge leistet.

5. Abschnitt:
In den §§ 10–30 ist die eigentliche Unterbringung geregelt, die dazu notwendigen Voraussetzungen sowie die einzuhaltenden Verfahrensvorschriften. Darauf wird noch näher einzugehen sein. Besonders festgelegt wird auch, daß während der Unterbringung „eine nach den Regeln der ärztlichen Kunst gebotene und rechtlich zulässige Heilbehandlung vorgenommen" werden darf. Eingriffe, „die mit erheblicher Gefahr für Leben oder Gesundheit verbunden sind oder die Persönlichkeit wesentlich verändern", bedürfen freilich der Zustimmung des Betreffenden.

6. Abschnitt:
Die §§ 34–36 regeln in besonderer Weise die nachgehenden Hilfen für psychisch Kranke, für deren Organisation letztlich das Gesundheitsamt verantwortlich ist, das sich seinerseits als Mittler zwischen freipraktizierenden Ärzten, den entlassenden Kliniken sowie dem Gericht (bei denjenigen Patienten, die mit einer Behandlungsauflage entlassen worden sind) zu verstehen hat. Ein eigenständiges Behandlungs*recht* hat das Gesundheitsamt demgegenüber nicht. Auf die schon durch den Gesetzestext selbst angelegten diesbezüglichen Probleme wird noch einzugehen sein.

7. und 8. Abschnitt:
In diesen beiden Abschnitten finden sich die Kostenregelungen sowie die Schlußbestimmungen des Gesetzes. Für unsere Thematik mittelbar von Bedeutung ist, daß die Kosten der Hilfen für psychisch Kranke die Kreise und kreisfreien Städte zu tragen haben.

E. Die (Zwangs-)Einweisung von akut Kranken – rechtliche Gegebenheiten

Selbst bei vollständiger Ausschöpfung aller vorhandenen, ja sogar aller denkbaren Hilfs- und Fürsorgemöglichkeiten kommt es in einer bestimmten Anzahl von Fällen dazu, daß die Betreffenden *gegen* oder *ohne* ihren Willen in einer Psychiatrischen Klinik untergebracht werden müssen. Unterbringung in diesem Sinne bedeutet, daß die freiheitsentziehende Maßnahme nicht mit dem Einverständnis des Betroffenen erfolgt. Dabei kommt es zunächst einmal auf den tatsächlichen *natürlichen Willen* des Betreffenden an. Darunter versteht man die allgemeine Fähigkeit eines Menschen, die Bedeutung des Eingriffs in seine Freiheit zu erkennen und dies auch zum Ausdruck zu bringen; mag die Fähigkeit zur Äußerung auch noch so beschränkt sein. Ohne den Willen des Betroffenen erfolgt die Unterbringung dann, wenn dieser zur Bildung eines natürlichen Willens nicht fähig ist, zum Beispiel wegen schwerster geistiger Behinderung oder auch wegen eines dementiven Abbauprozesses. Die materiellen und verfahrensrechtlichen Modalitäten sind in den einzelnen Bundesländern zum Teil sehr unterschiedlich geregelt, wobei gleichwohl nach allen Gesetzen zwei Hauptvoraussetzungen erfüllt sein müssen, damit eine Unterbringung durch den Richter angeordnet werden kann: 1. Krankheit, 2. Gefahr (Selbst- bzw. Fremdgefährdung). Ganz entscheidend dabei und in die meisten Gesetzestexte auch expressis verbis so hineingeschrieben ist, daß die fehlende Bereitschaft sich (ärztlich) behandeln zu lassen für sich allein eine Unterbringung nicht rechtfertigt. Diese – sehr sinnvolle – Vorschrift soll einer Ausuferung fürsorglich-therapeutischer Intentionen der Behandelnden und damit der „Gefahr einer Vernunfthoheit des Arztes über den Patienten" (BAUMANN 1972) und einer umfassenden staatlichen Gesundheitsvormundschaft vorbeugen. Auf das im Tenor gleichlautende Urteil des Bundesverfassungsgerichtes zu § 73 BSHG sei an dieser Stelle noch einmal verwiesen.

Andererseits ist unverkennbar, daß ausnahmslos alle PsychKG's und Unterbringungsgesetze der 2. Generation starke fürsorgerische Akzente gesetzt haben und selbst das bisher als einziges – neben dem Saarland – noch nicht novellierte Hessische Freiheitsentzugsgesetz (HFEG) durch die dazu erlassenen Verwaltungsvorschriften einen vergleichbaren Charakter erhält. Die Spruchpraxis der Gerichte, insbesondere der 2. und 3. Instanz, ist dem freilich nicht überall gefolgt. Nach der ständigen Rechtsprechung des Oberlandesgerichtes Frankfurt dient das HFEG seinem Wesen und seiner Zielrichtung nach der Erhaltung der öffentlichen Ordnung und Abwehr von Gefahren für die öffentliche Sicherheit: „Das Ziel dieser Bestimmungen ist es nicht, psychisch Kranken oder Süchtigen zu helfen. Sie sind vielmehr allein darauf abgestellt, die Voraussetzungen festzulegen, unter denen die Staatsgewalt aus Gründen der öffentlichen Sicherheit und Ordnung in die persönliche Freiheit des einzelnen eingreifen kann." (OLG Frankfurt 1983). Nach dem schon zitierten Urteil des Bundesverfassungsgerichtes vom 7. Oktober 1981 kann jedoch nicht länger zweifelhaft sein, daß die Gefahr einer *ernsten* Gesundheitsschädigung, der sich gegebenenfalls ein psychisch Kranker, geistig Behinderter oder auch Suchtkranker durch sein Verhalten aussetzt, ausreichender Grund sein kann (nicht muß), ihn zu seinem eigenen Wohl in einer geschlossenen Abteilung unterzubringen, wenn anders dieser Gefahr nicht begegnet werden kann. Im konkret vom Bundesverfassungsgericht entschiedenen Fall ging es um einen seinerzeit 42jährigen Lehrer aus Freiburg, der am 4. August 1979 von der Polizei wegen dringenden Verdachts, geisteskrank und anstaltsbedürftig zu sein, in eine Psychiatrische Klinik verbracht und dort „fürsorglich zurückgehalten" wurde. Am 6. August erstellte die Klinik auf einem Formblatt ein „ärztliches Zeugnis", in dem es heißt:

> „Herr ... war erstmals vom 1. 4. bis 11. 5. 1979 in unserer stationären Behandlung wegen einer manischen Phase. Danach war Unterbringung erforderlich. – Seit einer Woche wieder zunehmend gereizt manisches Zustandsbild mit Schlaflosigkeit, Umtriebigkeit, Größenideen (hält sich für Detektiv mit Sonderauftrag und Oberstaatsanwalt). Rededrang und häufiges Vorsprechen bei der Polizei mit Prozeßdrohungen. Am 4. 8. 1979 Einlieferung durch die Polizei, nachdem er gegen 1.00 Uhr lautstark auf dem Revier Anzeige gegen den Leiter eines Jugenddorfs erstatten wollte. Keine Krankheitseinsicht."

Das BVerfG folgte der Auffassung der Klinik, daß ohne Anstaltspflege die Gefahr ernster Gesundheitsschädigung sowie eine Gefährdung der beruflichen und sozialen Situation des Patienten bestehe. Auch sei eine medikamentöse Behandlung erforderlich. In seiner Begründung führt das Gericht aus, daß der Begriff „ernste Gesundheitsschädigung" sowohl physische wie auch psychische Störungen umfasse. Eine *ernste Gesundheitsschädigung* sei im übrigen schon dann zu bejahen,

> „wenn eine ins Gewicht fallende Besserung einer nicht unerheblichen seelischen Erkrankung an der Weigerung des Kranken scheitert, sich der erforderlichen und zumutbaren Behandlung zu unterziehen. Frei von sachfremden Erwägungen hat das Amtsgericht auch die Voraussetzungen der Anstaltsbedürftigkeit angesichts des Umstandes bejaht, daß der Beschwerdeführer die ihm bei einer früheren ambulanten Behandlung verordneten Medikamente eigenmächtig abgesetzt hatte."

Die Weigerung, sich einer notwendigen Behandlung zu unterziehen, reicht allein also nicht aus, einen psychisch Kranken gegen seinen Willen unterzubringen. Ist diese Weigerung jedoch mit der Gefahr verbunden, daß der Betreffende sich dadurch eine ernsthafte Gesundheitsschädigung zuzieht, ist dies ein hinreichender Grund für seine Zwangseinweisung.

Vor diesem Hintergrund wird man den – meist schon in § 1 des jeweiligen Ländergesetzes genannten – unterschiedlichen diagnostischen Differenzierungen keine besondere Bedeutung mehr beilegen dürfen. Kommt es doch nicht mehr entscheidend auf die Art der Störung an, sondern auf die hieraus resultierenden Folgen im Hinblick auf Selbst- bzw. Fremdgefährdung. Von juristischer Seite war in diesem Zusammenhang schon immer betont worden, daß der Rechtsbegriff der Krankheit nicht mit dem medizinischen Krankheitsbegriff identisch ist, wie dies ähnlich ja auch für die in den §§ 20/21 StGB genannten schuldausschließenden bzw. schuldmindernden psychischen Störungen der Fall ist. Auch hier ist bekanntlich nicht irgendeine psychiatrische Diagnose für die Frage der Schuldfähigkeit das entscheidende Merkmal, sondern ob und in welchem Ausmaß die innerseelische Verfassung des Betreffenden einen Einfluß auf Einsichts- und Steuerungsfähigkeit hat (BAUER u. THOSS 1983).

Die noch immer die psychiatrisch-juristische Diskussion mitbestimmenden Auffassungen von BAUMANN (1966) und KULLMANN (1971), die Unterbringungsgesetze seien allesamt polizeirechtlich auszulegen, wird man als diensthabender Psychiater mit Blick auf das Urteil des BVerfG als historisch überholt ansehen dürfen. Im konkret zu entscheidenden Fall ist weder die psychiatrische Diagnose noch die Beantwortung der Frage, ob der Betreffende für Dritte eine Gefahr darstellt, eine sonderliche Entscheidungshilfe. Sehr viel häufiger wird man zu beurteilen haben, ob ein psychiatrischer Patient sich durch sein Verhalten selbst schädigt und ob diese Schädigung eine ernste ist. Ist dies der Fall, wird man es dem Unterbringungsrichter auch so sagen müssen. Dieser ist nach dem Gesetz zur materiellen Prüfung des ärztlichen Gutachtens berechtigt und verpflichtet. In letzter Konsequenz kann (und soll) ihm niemand die Entscheidung abnehmen, ob ein Patient gegen seinen Willen untergebracht wird oder nicht. Er hat das Grundrecht der Freiheit der Person gegenüber jener Gefahr abzuwägen, daß ein psychisch gestörter Mensch sich selbst ernsthaften Schaden zufügt. Dies entbindet freilich den gutachtenden Psychiater nicht, seinerseits sorgfältig die jeweilige Situation zu prüfen und vor allem auch Alternativen zu einer möglichen Unterbringung in einer geschlossenen Abteilung in Erwägung zu ziehen. Auch ist daran zu denken, daß Unterbringung keineswegs Behandlung auf einer *geschlossenen* Abteilung bedeuten muß.

Kann die Gefahr bzw. Selbstgefährdung z. B. durch eine Aufnahme in eine offene Station abgewendet werden, so ist dies vielfach vorzuziehen. DEGKWITZ et al. (1982) stellen in diesem Zusammenhang ebenso richtig wie lapidar fest:

„Die Notwendigkeit, psychisch Kranke ... in geschlossenen Abteilungen unterzubringen, wird mitbestimmt von der Zahl des für die Betreuung der Kranken zur Verfügung stehenden Personals. Ist es möglich, jedem gefährdeten Kranken Tag und Nacht eine Pflegeperson zuzuordnen, erübrigen sich geschlossene Abteilungen.“

I. Verfahrensvorschriften

Verständlicherweise ist in den Unterbringungsgesetzen der Länder kein Bereich so detailliert, ja beinahe perfektionistisch geregelt, wie eben die Unterbringung selbst. Dies bedeutet in der Praxis keineswegs, daß alle diese Gesetzesvorschriften von den Beteiligten auch stets eingehalten werden, noch ist zu erkennen, daß der vom Gesetzgeber gewollte „Regelfall“ der Unterbringung auch tatsächlich der am häufigsten eingeschlagene Verfahrensweg ist (s. HÜLSMEIER 1980; KÖRMENDY 1980; MÜLLER 1983). So läuft z. B. die gesetzlich festgelegte Frist vom Beginn der von der unteren Verwaltungsbehörde bzw. der Polizei durchzuführenden sofortigen Unterbringung bis zur richterlichen Entscheidung über deren Zulässigkeit in allen Bundesländern – mit Ausnahme von Baden-Württemberg – mit dem Ende des auf die Unterbringung folgenden Tages ab. Der Patient wäre also in jedem Fall dann zu entlassen, wenn eine richterliche Anhörung innerhalb 24 Stunden nicht stattgefunden hat. Vielfach unterbleibt eine so schnelle richterliche Anhörung jedoch, weil es in manchen Amtsgerichtsbezirken üblich ist, nur ein- oder zweimal die Woche zu Anhörungsterminen in das entsprechende Krankenhaus zu kommen. MÜLLER (1983) berichtet von München, daß dort prinzipiell erst in der Beschwerdeinstanz ein Anhörungstermin zustande kommt.

Ein anderes Beispiel: In § 12 des NRW-PsychKG ist festgelegt, daß die Unterbringung eines psychisch Kranken „auf Antrag der örtlichen Ordnungsbehörde vom Amtsgericht angeordnet“ wird. Dies soll nach dem Willen des Gesetzgebers der Regelfall sein. In besonders dringlichen Fällen kann die örtliche Ordnungsbehörde eine *sofortige* Unterbringung ohne vorherige gerichtliche Entscheidung vornehmen. Bei dieser Vorschrift war erkennbar an den Ausnahmefall gedacht. Sie steht dementsprechend im Gesetz selbst bei den „besonderen Verfahrensvorschriften“.

In der Praxis ist landesweit der Ausnahme- zum Regelfall und der Regel- zum Ausnahmefall geworden. Es geht nicht darum, dies zu beklagen. Auf der anderen Seite macht es gerade in diesem Bereich wenig Sinn, gesetzliche Regelungen zu treffen, die dann – aus welchen Gründen auch immer – doch nicht eingehalten werden (können).

II. Die einzelnen Unterbringungsarten

1. Die sofortige Unterbringung (Notaufnahme)

Unter der sofortigen Unterbringung versteht man die rechtliche Möglichkeit, einen akut psychisch Kranken ohne vorherige Anordnung des Amtsgerichts unterzubringen. Die sofortige Unterbringung obliegt in der Regel dem Ordnungsamt oder der Polizei, in Schleswig-Holstein der Kreisgesundheitsbehörde. Es gibt jedoch auch davon abweichende regionale Regelungen, insbesondere was die praktische Durchführung betrifft. Die Polizei ist verpflichtet, der mit der Unterbringung betrauten Behörde Amtshilfe zu leisten. Alle Ländergesetze sehen vor, daß diese nicht durch einen Richter legitimierte behördliche Anordnung längstens bis zum Ende (24.00 Uhr) des auf ihren Beginn folgenden Tages dauern darf. Liegt bis zu diesem Zeitpunkt keine sofort wirksame richterliche Anordnung der einstweiligen oder befristeten Unterbringung vor, so ist der Betroffene zu entlassen, mag er auch noch so gefährlich sein.

Daß gegen diese Vorschrift gelegentlich oder auch regelhaft verstoßen wird, wurde bereits gesagt. Das Hessische Freiheitsentzugsgesetz, das ebenfalls die 24-Stunden-Regelung kennt, versucht dem so abzuhelfen, daß es die eindeutige und klare gesetzliche Regelung durch eine kommentierende *Verwaltungsvorschrift* relativiert, in der es heißt:

> „Ergeht bis zum Ablauf des auf die polizeiliche Anordnung folgenden Tages kein richterlicher Einweisungsbeschluß, so ist der Betroffene auf freien Fuß zu setzen ... Der Betroffene muß grundsätzlich aus dem Krankenhaus entlassen werden, wenn er dort nicht freiwillig noch länger bleiben will. Ausnahmen von diesem Grundsatz kommen nur dann in Betracht, wenn die Freilassung des Betroffenen für diesen eine Gefahr für Leib oder Leben oder für andere eine erhebliche Gefahr darstellen würde ... Unter diesen Umständen kann der ärztliche Leiter berechtigt sein, den Betroffenen weiterhin festzuhalten."

Eine für die psychiatrische Alltagspraxis sicher sinnvolle Regelung, die jedoch vermutlich einer verfassungsrechtlichen Überprüfung nicht standhalten dürfte.

Eine von allen übrigen Landesunterbringungs- bzw. Psychisch Kranken-Gesetzen abweichende Regelung findet sich in Baden-Württemberg. In § 13 des Gesetzes über die Unterbringung psychisch Kranker vom 11. April 1983 ist festgelegt, daß eine sogenannte anerkannte Einrichtung, also alle öffentlichen psychiatrischen Krankenhäuser, eine Person „fürsorglich aufnehmen und zurückhalten" können, sofern eine sofortige Unterbringung erforderlich scheint. Die Einrichtung hat dann den Antrag auf Anordnung der (einstweiligen bzw. befristeten) Unterbringung spätestens bis zum Ablauf des dritten (!) Tages nach der Aufnahme eines Kranken abzusenden, falls eine weitere Unterbringung gegen den Willen des Betroffenen erforderlich erscheint. Das Gericht hat spätestens am Tag nach Eingang des Antrags über die Unterbringung zu entscheiden. – Den Postweg und das Wochenende mitgerechnet, kann dies dann schon mal eine Woche dauern.

Das baden-württembergische Landesparlament hat mit dieser 3-Tage-Fristenregelung der „fürsorglichen Aufnahme und Zurückhaltung" sicherlich den von Artikel 2 und 104 GG festgelegten verfassungsrechtlichen Rahmen ausgeschöpft. Aus psychiatrischer Sicht ist dies u. E. durchaus zu begrüßen, vor allem wenn man die Unterbringungsgesetze im Gesamtrahmen der psychiatrischen Versorgung sieht. Insbesondere aber dürfen die unmittelbaren Folgen (z. B. vielfach noch immer automatischer Führerscheinentzug durch die Ordnungsbehörde) der jeweiligen Regelungen für den einzelnen Patienten nicht außer Betracht bleiben, sofern dieser tatsächlich zwangseingewiesen wird. Nur 3,9% der in baden-württembergischen Landeskrankenhäusern eingewiesenen Patienten waren 1978 dort gegen ihren Willen untergebracht. Dagegen liegen Bundesländer mit den „modernsten" (z. B. NRW) oder mit den unter rechtsstaatlichen Gesichtspunkten „saubersten" (z. B. Hessen) Unterbringungsgesetzen mit im Durchschnitt über 30% zwangseingewiesener Patienten an der Spitze. Es wird in einem späteren Abschnitt noch darauf eingegangen, wie diese gravierenden Unterschiede zustande kommen.

Der synoptischen Übersicht mag entnommen werden, welche sonstigen verfahrensrechtlichen Voraussetzungen der sofortigen Unterbringung zu beachten sind. Das NRW-PsychKG sieht z. B. vor, daß der Ordnungsbehörde ein ärztliches Zeugnis über einen Befund vorliegen muß, der nicht älter als vom Vortage ist. Identische Regelungen finden sich in Bremen, Hamburg, Niedersachsen. In Hessen ist im Rahmen des § 10 HFEG die Zuziehung eines Arztes gesetzlich nicht vorgeschrieben, aber üblich. Auf länderspezifische oder gar regional unterschiedliche Einzelheiten kann an dieser Stelle nicht eingegangen werden, sie sind nur in der „Tätigkeit vor Ort" erfahrbar. Diese örtliche Praxis ist im selben Bundesland unter dem gleichen Gesetz jedoch mindestens so unterschiedlich wie die Gesetze der einzelnen Bundesländer untereinander. Dies spiegelt sich nicht zuletzt in der verwirrenden Terminologie wider, die gerade bei der rechtlichen Regelung der „sofortigen Unterbringung" Urständ feiert. „Sofortige Unterbringung" heißt die 24-Stunden-Regelung nämlich nur in Bremen, Hamburg und Nordrhein-Westfalen. Das Berliner und das niedersächsische Gesetz sprechen von einer „vorläufigen Einweisung", dasjenige von Schleswig-Holstein von „vorläufiger Unterbringung". Im bayerischen Unterbringungsgesetz und im Entwurf des saarländischen PsychKG ist die Rede von „sofortiger vorläufiger Unterbringung", in Baden-Württemberg von der „sofortigen fürsorglichen Aufnahme und Zurückhaltung". Die Hessen haben dafür gar keinen Begriff.

2. Die einstweilige Unterbringung

Die „einstweilige" oder – wie es im bayrischen und hamburgischen Gesetz verwirrenderweise heißt – „vorläufige" Unterbringung hat in der Praxis eine große Bedeutung und findet sich in allen Unterbringungsgesetzen. Sie erlaubt einen zunächst als Notfall aufgenommenen psychisch Kranken gegen dessen Willen über die 24-Stunden-Regelung hinaus in der Klinik zu behalten und entsprechend zu behandeln. Die in den einzelnen Ländergesetzen bestimmten Fristen reichen von 6 Wochen (z. B. in Niedersachsen und Schleswig-Holstein) bis zu 3 Monaten (in Bayern), liegen im allgemeinen jedoch bei zwei Monaten. Eine Fristverlängerung ist ebenso möglich wie eine vom Gericht festzulegende kürzere Unterbringungsdauer, „wenn das Gericht glaubt, die erforderlichen Ermittlungen schneller abschließen zu können" (Parensen 1972). Aus diesem, dem juristischen Kommentar von Parensen entnommenen Zitat zum nordrhein-westfälischen PsychKG wird der rechtssystematische Ort dieser Bestimmung deutlich: Sie dient aus juristischer Sicht der „Beobachtung" des Kranken und soll gegebenenfalls „Beweismaterial" für dessen endgültige (=befristete) Unterbringung beibringen, wenn denn nach Ablauf der Frist noch immer Selbst- oder Fremdgefährdung vorliegt. Der aus psychiatrischer Sicht sehr viel zentralere Aspekt der *Behandlung* spielt für Juristen eine eher nebensächliche Rolle, er steht allerdings „der Anordnung nicht entgegen" (SAAGE u. GÖPPINGER 1975). Das ursprüngliche Polizeirecht und die strafprozessualen Normen des § 81 StPO mit seiner 6-Wochen-Frist zur Vorbereitung eines psychiatrischen Gutachtens kommen in dieser Bestimmung noch voll zur Geltung.

Für die psychiatrische Alltagspraxis wichtig ist, daß eine „einstweilige" Unterbringung auch ohne vorherige „sofortige" Unterbringung möglich ist. Dieser Fall tritt vor allem dann ein, wenn ein bis dahin freiwillig in der Klinik befindlicher Patient diese Freiwilligkeit widerruft und auf Entlassung drängt. Sofern im übrigen die Voraussetzungen einer Unterbringung zutreffen, empfiehlt es sich fast immer, die einstweilige Unterbringung durch ein entsprechendes Gutachten anzustreben, damit nicht am nächsten Tag bei dem Betroffenen ein zweites Verfahren in Gang gesetzt werden muß.

Nach Artikel 103 Abs. 1 GG hat jedermann vor Gericht Anspruch auf rechtliches Gehör. Gemäß Artikel 104 Abs. 2 Satz 1 GG darf über die Zulässigkeit und Fortdauer einer freiheitsentziehenden Maßnahme nur der Richter entscheiden. (Beide Verfassungsgrundsätze sind im übrigen auf dem Hintergrund der historischen Erfahrungen des NS-Staates zu sehen.) Im Rahmen der Landesunterbringungs- bzw. Psychisch Kranken-Gesetze ist als erstinstanzliche richterliche Entscheidungsbehörde sachlich *immer* das Amtsgericht zuständig. Die Beschlüsse des Amtsgerichts sind beim zuständigen Landgericht beschwerdefähig.

In jedem Fall hat der Richter den Unterzubringenden vor Erlaß einer einstweiligen Anordnung mündlich anzuhören. Diese Anhörung kann nur ausnahmsweise dann unterbleiben, „wenn Gefahr im Verzuge ist, nach ärztlichem Gutachten eine Verständigung mit dem Anzuhörenden wegen seines Gesundheitszustandes nicht möglich ist oder gesundheitliche Nachteile für ihn zu besorgen sind" (Bundesverfassungsgericht 1981). Kein Grund ist eine momentane Überlastung des Gerichts oder andere organisatorische Mißhelligkeiten, denn „im Hinblick auf die Eilbedürftigkeit der freiheitsentziehenden Maßnahme (*müssen*) andere weniger vordringliche Dienstgeschäfte notfalls zurückgestellt werden".

Als diensthabender Arzt im Krankenhaus tut man gut daran, sich dieses Urteils gelegentlich zu erinnern und dem Gericht gegenüber darauf zu bestehen, daß die Anhörung in der vorgeschriebenen Frist auch tatsächlich erfolgt.

Auf die Darstellung der übrigen Verfahrensvorschriften kann verzichtet werden. Die wichtigsten finden sich in der Synopse.

3. Die befristete (endgültige) Unterbringung

Hinsichtlich unseres Themas von Bedeutung sind die „sofortige" und die „einstweilige" Unterbringung, während die „befristete" (früher „endgültige") Unterbringung nur am Rande eine Rolle spielt. Sie ist in der Regel auf 1 bis 3 Jahre begrenzt. Nach Ablauf dieser Zeit muß erneut zu der weiteren Notwendigkeit der befristeten Unterbringung gutachtlich Stellung genommen werden.

Die PsychKG's und UG's der Bundesländer (Stand 1986) – Synopsis wichtiger Bestimmungen

Bundesland Erlaßjahr	Unterbringung	Verfahrensregelungen		Ambulante Hilfen (SpD)	
	Voraussetzungen	Gutachter	Rechtsbeistand	Träger und Durchführung	Rechtsanspruch
Bremen 1979 PsychKG	Behandlungsbedürftige psychische Störungen, Psychosen, Suchtkrankheit, Schwachsinn od. Anzeichen dieser psych. Erkrankungen	Facharzt für Psychiatrie	Fakulativ	Stadtgemeinde. SpD mit Psychiater	Ja
Hamburg 1977 PsychKG	Behandlungsbedürftige psychische Störungen, Psychosen, psych. Störungen, die einer Psychose gleichkommen, Suchtkrankheit, Schwachsinn od. Anzeichen dieser psych. Erkrankungen	Sachverständiger	Obligat	Zuständige Behörde. Sprechstunde mit in Psychiatrie erfahrenem Arzt	Ja
Schleswig-Holstein 1979 PsychKG	Personen, bei denen geistige od. seelische Krankh., Behinderung od. Störung v. erhebl. Ausmaß einschließl. Abhängigkeit v. Rauschmitteln od. Medikamenten vorliegt	Ärztl. Sachverst.	Obligat	Kreise und kreisfreie Städte. Sprechstunden der Kreisgesundheitsbehörden	Ja
Niedersachsen 1978 PsychKG	Psychose, Suchtkrankheit, andere krankhafte seel. od. geistige Störung od. geistige Behinderung od. Anzeichen dieser Krankheit	Arzt mit längerer Erfahrung in der Psychiatrie	Obligat	Landkreise u. kreisfreie Städte. SpD unter Leitung eines in der Psychiatrie erfahrenen Arztes	Nein
Nordrhein-Westfalen 1969 PsychKG	Psych. Störung, Psychose, psych. Störungen, die Psych. gleichkommt, Suchtkrankheit, Schwachsinn od. Anzeichen dieser Krankheiten	In Psychiatrie erfahrener Arzt	Obligat	Kreise u. kreisfreie Städte. Sprechstunden bei Gesundheitsämtern mit in der Psychiatrie erfahrenem Arzt	Ja
Berlin 1985 PsychKG	Psychose, psych. Störung, die einer Psychose gleichkommt od. eine mit Verlust der Selbstkontrolle einhergehende Abhängigkeit von Suchtstoffen	In Psychiatrie erfahrener Arzt	Obligat	Bezirksämter, die über psychosoziale Arbeitsgemeinschaft die Dienste aller geeigneten Organisationen koordinieren	Ja
Bayern 1982 UG	Psych. Kranke od. infolge Geistesschwäche od. Sucht psych. Gestörte	Amtsarzt	Fakultativ	Gesundheitsämter in Zusammenarbeit mit den die Hilfe leistenden Organisationen	Nein
Hessen 1952 FEG	Geisteskranke, geistesschwache, rauschgift- od. alkoholsüchtige Personen	Facharzt	Fakultativ	Keine	Nein
Rheinland-Pfalz 1959 UG	Geisteskranke, geistesschwache, rauschgift- od. alkoholsüchtige Personen	Facharzt	Fakultativ	Keine	Nein

Die PsychKG's und UG's der Bundesländer (Stand 1986) (Fortsetzung)

Bundesland Erlaßjahr	Unterbringung	Verfahrensregelungen		Ambulante Hilfen (SpD)	
	Voraussetzungen	Gutachter	Rechtsbeistand	Träger und Durchführung	Rechtsanspruch
Baden-Württemberg 1983 UG	Geistige od. seel. Krankheit, Behind. od. Störung von erhebl. Ausmaß einschl. psychischer Abhängigkeit von Rauschmitteln od. Medikamenten	Arzt mit psychiatrischer Gebietsbezeichnung	Nicht vorgesehen	Keine	Nein
Saarland 1969 UG	Geisteskranke, geistesschwache, rauschgift- od. alkoholsüchtige Personen	Facharzt für Psychiatrie	Fakultativ	Keine	Nein

F. Die Behandlung Untergebrachter

Der in einem Psychiatrischen Krankenhaus tätige Arzt geht mit einer gewissen Selbstverständlichkeit davon aus, daß er nicht nur die Pflicht, sondern auch das Recht habe, die ihm anvertrauten Patienten nach den „Regeln der ärztlichen Wissenschaft" zu behandeln. Daß er „zwangseingewiesene" Patienten anders zu behandeln habe oder sie eventuell gar nicht behandeln dürfe, kommt ihm nicht in den Sinn. Juristischerseits wird demgegenüber vorgebracht, daß die gerichtliche Unterbringung nur den Freiheitsentzug, nicht aber die einen Eingriff in das Recht auf körperliche Unversehrtheit darstellende Zwangsbehandlung rechtfertige, es sei denn, das Unterbringungsgesetz enthalte eine entsprechende Bestimmung darüber. Sei dies nicht der Fall und führe ein Arzt eine derartige Behandlung gleichwohl durch, mache er sich gegebenenfalls der vorsätzlichen Körperverletzung schuldig.

Die entgegengesetzte Auffassung konnte sich zwar auf gute psychiatrische aber auf weniger gute juristische Argumente stützen. Es ist für jeden Arzt (und wohl nicht nur für Ärzte) evident, daß es keinen Sinn macht, einen psychisch kranken Menschen in eine psychiatrische Klinik zu bringen, um ihn dann ohne Behandlung zu lassen. Ein Gefängnis würde in diesem Fall den Zweck ebensogut erfüllen. Eine bloße Einsperrung entspreche aber nicht der ratio legis.

Nach der hier – verkürzt – referierten juristischen Kontroverse mußte es zumindest in jenen 6 Bundesländern (Baden-Württemberg, Berlin, Hamburg, Niedersachsen, Nordrhein-Westfalen, Schleswig-Holstein), die in der ersten Generation ihrer Unterbringungsgesetze keine Behandlungsregelung getroffen hatten, als strittig gelten, ob sich die einen zwangseingewiesenen Patienten behandelnden Ärzte nicht der vorsätzlichen und fortgesetzten Körperverletzung schuldig gemacht hätten. Vor allem aber war dies nach dem Bundesverfassungsgerichtsurteil von 1972 zu fragen, aufgrund dessen sich aus dem besonderen „Anstaltsverhältnis“ oder „Gewaltverhältnis“ Eingriffe gegen den Willen des Patienten nicht mehr rechtfertigen ließen.

Mit diesem Urteil gab das Bundesverfassungsgericht dem Gesetzgeber auf, in einer Übergangsfrist jeweils besondere Rechtsgrundlagen zu schaffen, was mittlerweile durch die Novellierung der Landesunterbringungsgesetze in den genannten Bundesländern geschehen ist. Die derzeit (1986) geltenden PsychKGs bzw. Unterbringungsgesetze der Länder enthalten ausnahmslos alle Bestimmungen über die Untersuchung und Behandlung zwangseingewiesener Patienten. Der Einfachheit halber sei auf die in den §§ 25, 26 des nordrhein-westfälischen PsychKG niedergelegten Bestimmungen verwiesen, von denen die der übrigen Bundesländer dem Inhalt nach nur unwesentlich abweichen.

Der juristisch-psychiatrische Konsens, der sich – mühsam genug – in den letzten Jahren herausgebildet hat, läßt sich derzeit vielleicht wie folgt zusammenfassen und für die Praxis fruchtbar machen: Die rechtlich gewährleistete Freiheit des Patienten hat grundsätzlich oberste Maxime zu sein, von der Abweichungen nur in Sonderfällen zulässig sind und der Rechtfertigung bedürfen. Dies gilt selbst für einen entmündigten Patienten, der nach seiner Einwilligung gefragt werden muß und der nicht ohne weiteres „Objekt“ einer wie auch immer gearteten ärztlichen Behandlungsmaßnahme sein kann.

Dies vorausgesetzt, erlauben alle einschlägigen Landesgesetze die ärztliche Behandlung eines aufgrund dieser Gesetze untergebrachten psychisch Kranken, geistig Behinderten bzw. Suchtkranken gegen dessen Willen. Auf jeden Fall rechtlich abgedeckt sind relativ risikoarme Eingriffe wie die Verabfolgung von Psychopharmaka in üblicher Dosierung und in jeder Form. Zu der Gruppe der risikoarmen Maßnahmen zählt auch die vorübergehende mechanische Fixierung eines Patienten, wenn durch geeignete Maßnahmen (z. B. Sitzwache) gewährleistet ist, daß er dadurch nicht zu Schaden kommen kann.

Etwas riskantere, aber doch relativ ungefährliche und die Persönlichkeit des Kranken nicht auf Dauer verändernde Eingriffe, wie z. B. eine Elektrokrampftherapie, sind immer dann gerechtfertigt, wenn der Patient einwilligt. Tut er das nicht, dann hat der Arzt zunächst eine Güterabwägung vorzunehmen zwischen dem „salus aegroti“ (Wohl des Kranken) und der „voluntas aegroti“ (Willen des Kranken). Dabei hat er auch zu prüfen, ob der Patient in eine derartige Maßnahme aus mit der Krankheit selbst zusammenhängenden, also krankhaften Motiven nicht einwilligt bzw. ob er gar nicht aufklärungsfähig ist. Trifft dies zu, so ist in jedem Fall gemäß § 1910, 1915 BGB ein Behandlungspfleger dann zu bestellen, wenn der behandelnde Arzt sich nach verständiger Würdigung aller Aspekte dazu entscheidet, eine Elektrokrampftherapie durchzuführen. Schon um sich rechtlich abzusichern, sollte er bei einem aufklärungsfähigen und aufgeklärten Patienten in gleicher Weise verfahren, wenn dieser bei seiner ablehnenden Einstellung bleibt, der Arzt gleichwohl jedoch der Überzeugung ist, daß die entsprechende Therapie durchgeführt werden sollte. Er wird diese Entscheidung jedoch auch vor dem Hintergrund des Grundsatzes der Anwendung des mildesten Mittels zu treffen haben und sich ferner die Frage stellen müssen, ob der damit verfolgte Zweck auf keine andere Weise erreicht werden kann. In den glücklicherweise seltenen Fällen, in denen nur ein erheblich risikobelasteter Eingriff noch Aussicht auf eine gewisse Besserung bietet (z. B. sehr ungünstig verlaufende schizophrene Erkrankungen, bei denen eine hochdosierte *und* langfristige Behandlung mit hochpotenten Neuroleptika indiziert sein mag), dürfte wohl nur die Bestellung eines Vormundes in Frage kommen, der nach entsprechender Aufklärung die Mitverantwortung für die Therapie zu übernehmen hätte. Sogenannte „mitgebrachte" Krankheiten sollten prinzipiell nur dann gegen den Willen des Betreffenden behandelt werden, wenn eine vitale Indikation dazu vorliegt.

Schlußendlich verdient die im Klinikalltag gerade bei Akutkranken recht häufige Situation Beachtung, daß, rechtlich abgesichert durch einen Unterbringungsbeschluß, dem betreffenden Patienten ein ihn sedierendes Medikament gegeben wird. Der BGH hat in seinem Urteil aus dem Jahre 1969 den Arzt für diesen Fall darauf verpflichtet, die Notwendigkeit der medikamentösen Anwendung selbst genau zu überprüfen. Es genügt also nicht, eine allgemeine Anweisung an das diensthabende Pflegepersonal zu geben, einem eventuell „unruhig" werdenden Patienten ein bestimmtes Medikament in einer bestimmten Dosierung zu verabreichen. In diesem Urteil heißt es vielmehr:

> Ein Mittel zur Beruhigung darf ... einem Kranken zwangsweise nur dann gegeben werden, wenn ein Arzt die Verabfolgung des Mittels aufgrund eigener Prüfung ihrer Notwendigkeit im Einzelfall zur Abwendung der Gefahr angeordnet hat. Die allgemein gehaltene Anweisung eines Arztes an das Personal, bei „Unruhe" eine Spritze mit einem bestimmten Medikament zu geben, erfüllt diese Voraussetzung in der Regel nicht.

Ob der diensthabende Arzt, sofern er den Patienten gut kennt und auch die Wirkung des Medikamentes richtig einschätzen kann, sich auf eine telefonische Schilderung des Zustandes durch das Pflegepersonal verlassen darf, um darauf gestützt eine entsprechende Anordnung zu treffen, ist danach mehr als zweifelhaft. Vor allem gilt dies für eine parenteral zu verabreichende Medikation.

G. Unterbringungs- und Behandlungsregelungen außerhalb der Landesunterbringungsgesetze

Neben der „unterbringungsrechtlichen" bzw. „psychisch krankenrechtlichen" Unterbringung stehen als weitere Unterbringungsarten
- die strafrechtliche Unterbringung und
- die bürgerlich-rechtliche Unterbringung.

Der Entmündigung, Vormundschaft und Pflegschaft wird im vorliegenden Zusammenhang ein eigenes Kapitel gewidmet, weil sie in der Praxis vielfach eine durchaus gängige Alternative zu den PsychKG's bzw. Unterbringungsgesetzen der Länder darstellt.

Die strafrechtliche Unterbringung nach den §§ 63 und 64 StGB sowie den §§ 81 und 126a StPO soll nur der Vollständigkeit halber erwähnt werden, sie spielt bei der Einweisung und Behandlung akut Kranker kaum eine Rolle.

H. Empirische Untersuchungen und praktische Erfahrungen zur Problematik der Zwangseinweisungen

Empirische Untersuchungen zu den mit der Einweisung und Behandlung akut psychisch Kranker einhergehenden Rechtsproblemen gibt es praktisch nicht, weder von psychiatrischer noch von juristischer Seite. Es ist schwer zu sagen, woran das liegt. Unverkennbar ist jedoch, daß sich die ganze Problematik trefflich eignet, Grundsatzdebatten miteinander auszutragen, und wie so oft bei Grundsatzerklärungen bleibt die Wirklichkeit dann auf der Strecke.

Nicht wenige psychiatrische Wortführer der 50er Jahre, die sich so vehement und eloquent gegen die Einschaltung eines Richters in das Unterbringungsverfahren (Richtervorbehalt) ausgesprochen hatten, mußten den Ausgang dieser „Konkurrenz zweier Eliten mit Definitionsmacht“ (Thoss 1985) als herbe Niederlage erleben. Sie übersahen dabei, daß Art. 104 Abs. 2 GG gar keine andere Entscheidung zuließ, es sei denn um den Preis der Ausgrenzung einer großen Gruppe psychisch kranker Bürger aus den Freiheitsgarantien des Grundgesetzes. Nur durch die – auch der psychiatrischen Realität nicht entsprechende – Kunstfigur des Verlustes von „innerer“ Freiheit ließ sich dies (wenig überzeugend) begründen. Die nicht zuletzt aufgrund der schlimmen Erfahrungen des Dritten Reichs von juristischer Seite mit Recht betonte „Freiheit der körperlichen Bewegung“ verkannte andererseits, daß der in einer schweren psychischen Erkrankung zum Ausdruck kommenden menschlichen Not sich mit verfahrensrechtlicher Logistik nicht beikommen ließ. Die Interessen der Betroffenen zu schützen reklamierte jede Partei mit unterschiedlichen Argumenten jeweils für sich. Den Stein der Weisen hingegen hat bis heute noch niemand gefunden.

Dies gilt freilich auch für die gemeinsamen juristisch-psychiatrischen Bemühungen der letzten Jahre auf diesem Feld. Zwar soll nicht verkannt werden, daß die neueren PsychKG’s durchaus Fortschritte gegenüber den früheren Unterbringungsgesetzen gebracht haben, insbesondere in den Ländern, die vor- und nachsorgende Hilfen in ihnen fest verankerten. Aber auch hier ist man auf halbem Wege stehengeblieben. Bei Lichte besehen hat man die ohnehin zur Novellierung anstehenden Landesunterbringungsgesetze von psychiatrischer Seite dazu benutzt, einen Teil jener Reform der psychiatrischen Versorgung voranzutreiben, der auf andere Weise so schnell nicht hätte vorangebracht werden können. Sozialpsychiatrische Dienste z. B. sind eben, da sie in die durch eine kostentechnische Dichotomisierung von ambulantem und stationärem Bereich gekennzeichnete Gesundheitslandschaft nicht passen, bis auf den heutigen Tag umstrittene Gebilde geblieben, gerade was die Finanzierung anbetrifft. Verquickt man aber die vorbeugenden und nachsorgenden Hilfen (die im Grunde niemand so recht bezahlen will) mit den in jedem Fall zu regelnden hoheitlichen Aufgaben und schreibt diese – was nahe liegt – den öffentlichen Gesundheitsämtern zu, so hat man damit ein Stück praktischer Psychiatriereform verwirklicht, wenn auch sozusagen durch die Hintertür. Aber eben nur ein Stück. Natürlich wäre es von der Sache her sinnvoller gewesen, ein z. B. dem englischen Mental Health Act vergleichbares Psychiatriegesetz zu schaffen, in dem die allen Beteiligten seit Jahren bestens vertraute Materie umfassend hätte geregelt werden können. So etwa die Finanzierung und

Trägerschaft all der von der Psychiatrie-Enquête-Kommission für notwendig erachteten gemeindenahen Einrichtungen, der rechtliche Status von Wohn- und Übergangseinrichtungen, Ambulanzen, beschützte Werkstätten, aber auch die therapeutischen Standards in den Einrichtungen selbst, ihre personelle und sächliche Ausstattung, die Qualifizierung des Personals und vieles andere mehr. In einem so breit konzipierten Psychiatriegesetz hätten auch die Unterbringungs- und Vormundschaftsregelungen ihren sinnvollen Platz gehabt als eine unter vielen Möglichkeiten der Gesellschaft, sich den mit psychischen Erkrankungen einhergehenden Problemen zu stellen. Die isolierte Regelung der „Zwangsaspekte" dagegen muß notwendigerweise den Eindruck verstärken, die Psychiatrie als Institution diene vor allem der Kontrolle störenden und gegebenenfalls auch gefährlichen Verhaltens von krankhaft verrückten Personen.

Gleichwohl ist einzuräumen, daß allen PsychKG's und Landesunterbringungsgesetzen die Intention zugrunde liegt, Zwangseinweisungen und Zwangsbehandlungen wenn irgend möglich zu vermeiden und sie nur als ultima ratio zuzulassen. Um so erstaunlicher ist es auf den ersten Blick, daß der prozentuale Anteil der in den einzelnen Bundesländern gegen ihren Willen untergebrachten Patienten sehr unterschiedlich ist. Nach einer Umfrage von REIMER und LORENZEN aus dem Jahre 1979 (LORENZEN 1981) unterschieden sich jedoch nicht nur die einzelnen Bundesländer untereinander (was man leicht auf die doch im einzelnen voneinander abweichende Gesetzeslage hätte beziehen können), gerade innerhalb der jeweiligen Länder und somit unter dem gleichen Gesetz kommt es zu erheblichen Schwankungen (s. Tabelle 1).

Dieser für jeden Juristen, der Rechtssicherheit und Rechtsgleichheit aller Bürger vor dem Gesetz zu fordern gelernt hat, irritierende Befund findet eine einfache psychiatrische Erklärung. Nicht etwa Fremd- oder Selbstgefährdung des Patienten ist, wie es das Gesetz bestimmt, der wichtigste Parameter für die Entscheidung der Frage, ob eine psychiatrische Krankenhausbehandlung auf freiwilliger Grundlage oder über ein Einweisungsgesetz bzw. vormundschaftliche Maßnah-

Tabelle 1. Anteil der nach den LUG in den Bundesländern aufgenommenen Patienten (1978) in Prozent; Psychiatrische Landeskrankenhäuser und psychiatrische Krankenhäuser mit Aufnahmeverpflichtung. (Nach LORENZEN 1981)

	%	Spannweite %
Baden-Württemberg	3,9	1,4–10,6
Bayern	23,5	4,2–48,0
Berlin	44,8	33,4–56,1
Bremen	2,8	–
Hamburg	40,0	–
Hessen	39,5	31,2–51,0
Niedersachsen	30,1	15,0–60,4
Nordrhein-Westfalen	32,3	3,7–61,1
Rheinland-Pfalz	16,9	12,1–21,8
Saarland	5,2	–
Schleswig-Holstein	19,3	8,0–28,0

men zustande kommt, sondern vor allem die Binnenstruktur und das therapeutische Klima eines Krankenhauses. Diese schon frühzeitig von Bosch (1971) vertretene und in einer groß angelegten empirischen Untersuchung an 1100 Patienten der Frankfurter Universitäts-Nervenklinik bestätigte Auffassung wurde vor wenigen Jahren von Venzlaff (1978) noch einmal eindrücklich verdeutlicht. In dem von ihm geleiteten Niedersächsischen Landeskrankenhaus Göttingen untersuchte er an einem Stichtag den Unterbringungsmodus aller zu diesem Zeitpunkt auf geschlossenen Aufnahmestationen behandelter Patienten. Zwei dieser Stationen befanden sich in einem Neubau, zwei andere in einem im Jahre 1866 errichteten Altbau, der „seitdem außer einigen Schönheitsreparaturen kaum Veränderungen" erfahren hatte. Die Patienten selbst waren nach Maßgabe freier Betten rein zufällig auf den jeweiligen Stationen aufgenommen worden. Es stellte sich heraus, daß sich unter den fünfzig Patienten auf den beiden geschlossenen Neubau-Stationen 80% auf freiwiliger Grundlage im Krankenhaus befanden, nur 3,3% nach dem Einweisungsgesetz, weitere 3,3% aufgrund elterlicher Einverständniserklärung und 13% auf vormundschaftlicher Anordnung. In den geschlossenen Abteilungen im Altbau fanden sich demgegenüber nur 15% der Patienten auf freiwilliger Grundlage, jedoch 50% nach dem Einweisungsgesetz und 30% auf vormundschaftlicher Anordnung, die restlichen waren Gutachtenfälle. Venzlaff erwähnt weiterhin, daß von den „Neubau-Patienten" viele zunächst als Notfälle mit einem 24-Stunden-Beschluß des Ordnungsamtes aufgenommen worden waren, die meisten von ihnen am folgenden Tag jedoch eine Freiwilligkeitserklärung unterschrieben. Demgegenüber sei es „auf den trostlosen Altbau-Stationen kaum jemals zu erreichen" gewesen, die Patienten zu einer freiwilligen Fortsetzung der Behandlung zu bewegen. Die Frage, die den BGH (1961) in diesem Zusammenhang bewegte, ob nämlich „die Belehrung und das Zureden durch die Ärzte nicht bereits wie ein Zwang wirkten", zeugt zwar von juristischer Feinsinnigkeit, am Leben und Treiben auf einer psychiatrischen Station geht sie jedoch weit vorbei.

Der zweite Angriffspunkt, die Rate der unfreiwillig behandelten Patienten zu senken, liegt im Vorfeld der Aufnahme. Diesen Weg sind diejenigen Länder gegangen, die in ihren PsychKG's die Verpflichtung zu vorbeugenden und nachsorgenden (d.h. einer Wiederaufnahme vorbeugenden) Hilfen verankert haben. Wenn die den jeweiligen Regelungen mit zugrunde liegende Annahme stimmt, müßten sich nach Einführung der PsychKG's die Zwangseinweisungsraten vermindert haben.

Die hierzu vorliegenden Untersuchungsergebnisse sind spärlich und zudem widersprüchlich. Sie sind allesamt nur mit größter Zurückhaltung zu interpretieren. Während Kaupisch (1973) im Jahr der Einführung des NRW-PsychKG's (1970) für den Einzugsbereich des westfälischen Krankenhauses Warstein zu der Feststellung gelangte, „daß sich bezüglich der praktischen Auswirkungen kaum Unterschiede (der Zwangseinweisungsrate zwischen 1965 und 1970 d. Verf.) die auf das neue Gesetz zurückzuführen sind ergeben" haben, kommen Spengler et al. (1981) für Hamburg nach Einführung des dortigen PsychKG's im Jahre 1978 zu einer etwas anderen Bewertung. Sie konnten zeigen, daß im Jahr des Inkrafttretens des Gesetzes die Gesamtzahl der zwangseingewiesenen Patienten im Vergleich zum Vorjahr sogar leicht anstieg, im Jahr darauf (1979) jedoch ein deutlicher Abfall um etwa 25% erfolgte, nachdem ein provisorischer Psychiatrischer

Tabelle 2. Zwangseinweisungen im Bereich der Stadt Hannover. (Nach SOG und seit Juni nach PsychKG)

1971	1973	1974	1975	1976	1977	1978
260	207	235	136	117	92	127

Notdienst für das Stadtgebiet eingerichtet worden war und zu arbeiten begonnen hatte.

Die in dieser Hinsicht differenziertesten Ergebnisse stammen von BAUER u. HASELBECK (1983). Sie hatten die Möglichkeit, in den Jahren 1971 bis 1978 die Auswirkungen der Einrichtung eines flächendeckenden Netzes von fünf Sozialpsychiatrischen Diensten in der Stadt Hannover genauer zu untersuchen. Diese Dienste wurden freilich im Vorgriff auf das erst 1978 verabschiedete niedersächsische PsychKG dezentral für je etwa 120–150000 Einwohner entwickelt und waren personell relativ gut besetzt. Hier interessiert lediglich die Zwangseinweisungsrate. Sie sank von 260 Zwangseinweisungen im Jahr 1971 auf 92 im Jahr 1977 kontinuierlich ab (s. Tabelle 2), stieg dann jedoch im Jahre 1978, als das neue Gesetz in Kraft trat, auf 127/Jahr an, ein Befund, wie ihn auch schon SPENGLER et al. für Hamburg konstatierten und der wohl am ehesten mit einer vorübergehenden Erleichterung der „fürsorglichen Aufnahmemöglichkeiten" zu tun hat, die das Gesetz mit sich brachte. Wie auch in Hamburg kam es in den folgenden Jahren ebenfalls wieder zu einem leichten Rückgang der Zwangseinweisungsrate.

Wenn auch mit ziemlicher Sicherheit – zumindest für die Hannoveraner Situation läßt sich dies sagen – eine Reihe von anderen Faktoren bei der kontinuierlichen Abnahme der Zwangseinweisungsrate eine Rolle spielten, so darf doch der Beitrag der Sozialpsychiatrischen Dienste für diese Entwicklung nicht gering veranschlagt werden. Diese Befunde zeigen aber auch, daß nicht in erster Linie ein verändertes Gesetz für den Rückgang der Zwangseinweisungen verantwortlich zu machen ist, sondern der Rückgang ganz eindeutig Folge einer insgesamt verbesserten Versorgungssituation ist. Dies läßt sich auch an einem letzten Beispiel zeigen, was den Autoren aus eigener Anschauung und Arbeit besonders vertraut ist (BAUER u. BERGER 1984).

Die Stadt Offenbach mit ihren 115000 Einwohnern wurde bis zum Jahre 1980 von den 50 bzw. 100 km entfernt liegenden Krankenhäusern Riedstadt und Hadamar psychiatrisch versorgt. 1981 wurde am Stadtkrankenhaus in Offenbach eine zur Regionalversorgung verpflichtete psychiatrische Abteilung mit 100 Betten/Plätzen eröffnet, gleichzeitig damit ein Sozialpsychiatrischer Dienst am Gesundheitsamt sowie eine kleine Ambulanz installiert. Rund um die Uhr ist der diensthabende Klinikpsychiater für vielfältige Krisensituationen erster Ansprechpartner. Parallel dazu wurden Wohn- und Übergangseinrichtungen geschaffen, eine Werkstatt für Behinderte, Angehörigen- und Laienaktivitäten kamen dazu, so daß die Stadt Offenbach mittlerweile über eine recht gute psychiatrische Infrastruktur verfügt.

Die Unterbringungen nach dem Hessischen Freiheitsentzugsgesetz entwickelten sich wie folgt:

Tabelle 3. Aufnahmen und Unterbringungen aller Offenbacher Patienten nach dem HFEG in den Jahren 1979 bis 1984 in den Psychiatrischen Krankenhäusern Offenbach, Riedstadt und Hadamar

	§ 10	§ 9	§ 1	Summe HFEG-Patienten	Aufnahmen insgesamt
1979	28	111	14	153	267
1980	31	106	5	142	252
1981	29	70	7	106	302
1982	50	65	1	116	407
1983	58	59	5	122	542
1984	72	32	1	105	597

Es kam also – bei gleichzeitiger Verdoppelung der Aufnahmen – zu einem dramatischen Abfall der sog. einstweiligen Unterbringungen (§ 9 = bis zu 2 Monaten) und einem gleichzeitigen deutlichen Anstieg der „Notaufnahmen" nach § 10 HFEG. Die juristischerseits stets in den Vordergrund gerückten längerfristigen (bis zwei Jahre) Unterbringungen spielten praktisch keine Rolle.

Zwangsmaßnahmen gegenüber psychiatrischen Patienten gab es also noch zu Genüge, nur kamen sie ganz überwiegend in notfallmäßigen Krisensituationen zum Tragen und beschränkten sich auf maximal 24 Stunden. Am Ort geändert hatte sich die Versorgungssituation. Das Gesetz ist noch immer das gleiche wie im Jahre 1952.

Der dritte Angriffspunkt, die Rate der zwangseingewiesenen Patienten zu vermindern, ist in der Tat das Gesetz selbst. Das beste Beispiel hierfür ist aber nicht eines der „moderneren" PsychKG's, sondern das baden-württembergische Unterbringungsgesetz. Einzig und allein durch seinen § 13, der die „fürsorgliche Aufnahme und Zurückhaltung" eines Patienten regelt, kommt es landesweit zu weniger als 5% zwangseingewiesener Patienten, eine Quote, die in anderen Bundesländern nur jene Regionen näherungsweise erreichen, die über besonders gut ausgebaute Dienste und ausgesprochen qualifiziertes Personal verfügen. Der § 13 des baden-württembergischen Unterbringungsgesetzes war im Gesetzgebungsverfahren selbst bis zuletzt umstritten, wie sich in den Debattenprotokollen des baden-württembergischen Landtags (Drucksache 8/3721) sowie den Protokollen über die Beratungen des ständigen Ausschusses (Drucksache 8/3585) vom Januar und März 1983 nachlesen läßt. Das Bemerkenswerte daran ist aber nicht die Tatsache der Strittigkeit zwischen Regierungs- und Oppositionsparteien, sondern daß die Trennungslinie zwischen den Sozialpolitikern und den Rechtspolitikern der einzelnen Fraktionen verlief. Ein SPD-Abgeordneter unterstrich die Bedeutung dieses Ereignisses mit einer „Erklärung zur Abstimmung" und den Worten: „Das war das erste Mal in meinem Leben, daß ich gegen meine Partei gestimmt habe."

So sehr die baden-württembergische Bestimmung der „fürsorglichen Aufnahme und Zurückhaltung" eines Patienten psychiatrischen Wunschvorstellungen entspricht (die den Gesetzgeber beratenden psychiatrischen Sachverständigen des Landes haben sich ausnahmslos und dezidiert für die Beibehaltung des § 13 auch im neuen Gesetz ausgesprochen, das im übrigen lediglich wegen der fehlenden Behandlungsregelungen novelliert wurde), darf doch dabei folgendes nicht übersehen werden. Die baden-württembergische Regelung führt zu einer sicher wünschenswert niedrigen Rate zwangseingewiesener Patienten. Nähme man diesen Sachverhalt – was gelegentlich geschieht – als einzigen Indikator für das in einer Region erreichte Versorgungsniveau, so wäre daraus zu folgern, in Baden-Württemberg stünde in dieser Beziehung alles zum Besten, eine hohe Zwangseinweisungsrate anderer Bundesländer dagegen dokumentiere deren Rückständigkeit. Ganz offensichtlich liegen die Verhältnisse so einfach nicht. Allerdings ist nicht von der Hand zu weisen, daß ein qualitativ hoher Versorgungsstandard in einer Region i.d.R. mit einer niedrigen Zwangseinweisungsrate einhergeht. Außerhalb von Baden-Württemberg ist dieser Parameter also durchaus brauchbar, für Baden-Württemberg selbst dagegen nicht. Vor diesem Hintergrund stellt sich die Frage, welcher Gesetzestyp unter den gegebenen Umständen psychiatrischerseits favorisiert werden sollte, noch einmal anders. Könnte es nicht eine hilfreiche und heilsame Herausforderung für uns alle sein, die Zwangseinweisungsrate durch eine gute psychiatrische Versorgung niedrig zu halten? Daß dies – bis hin zur 5%-Marke – möglich ist, kann nach den belegbaren Erfahrungen einiger Regionen nicht mehr bezweifelt werden.

Pflegschaft und Entmündigung
I. Zur Geschichte und Intention des Vormundschaftsrechtes

Das Vormundschaftsrecht entstammt der Gesetzgebung des ausgehenden 19. Jahrhunderts und ist seinem Wesen nach bis heute unverändert geblieben. Es ist als Teil des Familienrechtes im Bürgerlichen Gesetzbuch (BGB) verankert und orientiert sich am Modell der elterlichen Personensorge. Hiernach regelt der Gesetzgeber zunächst die Vormundschaft für Minderjährige und daraus abgeleitet Vormundschaft und Pflegschaft für Erwachsene. Das Gesetz intendiert vor allem den Schutz der Rechtsgeschäfte von Menschen, die infolge von Geisteskrankheit und Geistesschwäche, Verschwendung und Trunk- oder Rauschgiftsucht und im weiteren wegen geistiger und körperlicher Gebrechen daran gehindert sind, ihre Angelegenheiten selbst zu besorgen und nennt hierfür in § 1910 BGB beispielhaft Vermögensangelegenheiten. Folgerichtig bedingt die Entmündigung u. a. vor allem die Aufhebung bzw. Einschränkung der Geschäftsfähigkeit. Der materiellrechtliche Charakter des Vormundschaftsrechtes beinhaltet also im Kern die Wahrung der Rechtsangelegenheiten seelisch Kranker und zunächst nicht deren Behandlung und Unterbringung in psychiatrischer Obhut. Gleichwohl kann aus dem BGB eine mit Freiheitsentziehung verbundene Unterbringung, das Recht zu einem ärztlichen Eingriff bzw. einer Behandlung auch ohne die Zustimmung des Betroffenen und im Notfall die unverzügliche Einleitung ärztlicher Maßnahmen zur Gefahrenabwehr abgeleitet werden. Das Vormundschaftsrecht erteilt somit dem behandelnden Arzt auch in der Akutsituation den Landesunterbringungsgesetzen vergleichbare, zum Teil auch weitergehende Befugnisse. Hieraus folgen in praxi nicht allzu selten Überschneidungsprobleme, insbesondere mit den fürsorgliche Gesichtspunkte einschließenden PsychKG's neuerer Fassung.

J. Die einzelnen Rechtsinstitute

I. Die Entmündigung

Die Voraussetzungen einer Entmündigung werden im § 6 BGB beschrieben:

Entmündigt kann werden:

1. Wer infolge von Geisteskrankheit oder Geistesschwäche seine Angelegenheiten nicht zu besorgen vermag;
2. Wer infolge von Trunk- oder Rauschgiftsucht seine Angelegenheiten nicht zu besorgen vermag oder sich oder seine Familie der Gefahr des Notstands aussetzt oder die Sicherheit anderer gefährdet.

(2) Die Entmündigung ist wieder aufzuheben, wenn der Grund der Entmündigung wegfällt.

Die Begriffe „Geisteskrankheit" und „Geistesschwäche" sind rein rechtlicher Natur und umfassen unabhängig von der Ursache und der Art der Erkrankung die Gesamtheit geistig-seelischer Normabweichungen. Die Termini unterscheiden sich ausschließlich nach dem Ausmaß, nicht jedoch nach der Art der Störung. Eine schizophrene Erkrankung leichterer Art gilt dem Juristen beispielsweise als „Geistesschwäche", bei schwererer Ausprägung ist sie eine „Geisteskrankheit". Unter „Angelegenheiten" versteht die Rechtsprechung die Gesamtheit der Lebensbeziehungen eines Menschen, neben der Sorge für die eigene Person auch berufliche und soziale Angelegenheiten. Nur wenn der Betroffene unfähig ist, die Gesamtheit seiner Angelegenheiten zu regeln, kann er entmündigt werden. Die Entmündigung muß aber nicht in jedem Fall erfolgen, wie der Gesetzestext durch die (weise) Kann-Bestimmung hervorhebt. Betrifft hingegen das krankheitsbedingte Unvermögen nur Teilbereiche, beispielsweise die Behandlung der Grunderkrankung, dann reicht die Einrichtung einer Gebrechlichkeitspflegschaft nach § 1910 BGB aus.

Eine Entmündigung wegen Geisteskrankheit hat die Geschäftsunfähigkeit zur Folge, der Mündel ist demgemäß in seinen Rechten einem Menschen gleichgestellt, der das 7. Lebensjahr noch nicht vollendet hat. Eine Entmündigung wegen Geistesschwäche, Verschwendung, Trunk- oder Rauschgiftsucht führt zur beschränkten Geschäftsfähigkeit, der Entmündigte verfügt dann über die Rechte eines Minderjährigen, der älter als 7 Jahre ist. Die Entmündigung führt zur Einsetzung eines Vormundes. Diesem obliegt das Sorgerecht für die Person und deren Vermögen sowie das Aufenthaltsbestimmungsrecht. Allerdings darf der Vormund von diesen Rechten nur Gebrauch machen, soweit der Zweck der Vormundschaft dies erfordert. Falls Zweifel an der Kompetenz eines Vormundes bestehen, muß dieser nicht gleich abgelöst, es kann auch ein Gegenvormund bestellt werden, der dem Vormund beizustehen oder ihn zu beaufsichtigen hat.

Das Entmündigungsverfahren ist wegen der erheblichen Rechtsfolgen mit besonderen Schutzgarantien für den Betroffenen versehen. Antragsberechtigt sind der Ehegatte, die Verwandten und bei einem Antrag wegen Geisteskrankheit oder Geistesschwäche auch die Staatsanwaltschaft sowie (bei einer Entmündigung wegen Trunk- oder Rauschgiftsucht) andere Behörden. Der behandelnde Arzt kann selbst keinen Antrag auf Entmündigung eines Patienten stellen. Vor Einleitung des Verfahrens besteht aber für das Gericht die Möglichkeit, ein ärztliches Zeugnis anzufordern. Im Entmündigungsverfahren ist der Betroffene persönlich anzuhören, es sei denn die Anhörung ist mit besonderen Schwierigkeiten verbunden oder nicht ohne Nachteil für den Gesundheitszustand des zu Entmündigenden durchführbar. Eine Entmündigung darf nur ausgesprochen werden, wenn das Gericht zuvor mindestens einen Sachverständigen zum Geisteszustand des Betroffenen gehört hat. Hierzu kann erforderlichenfalls eine Unterbringung zur Beobachtung bis zur Dauer von sechs Wochen oder eine Vorführung des Betroffenen zur Untersuchung angeordnet werden.

Liegt dem Gericht ein Entmündigungsantrag vor, so kann es den zu Entmündigenden unter *vorläufige Vormundschaft* stellen, wenn dies zur Abwendung einer erheblichen Gefährdung der Person notwendig ist. Der Betroffene ist dann in seiner Geschäftsfähigkeit beschränkt.

II. Die Pflegschaft

Die Pflegschaft steht gleich der Vormundschaft unter dem Leitgedanken der Fürsorge, unterscheidet sich von dieser jedoch wesentlich durch deren Gegenstand. Dieser ist bei der Pflegschaft auf einzelne vom Gericht zu bestimmende Angelegenheiten beschränkt. Sie folgt weiterhin dem *Prinzip der Freiwilligkeit*, d. h. die Pflegschaft wird in der Regel nur mit Zustimmung des Pfleglings eingerichtet. Hiervon sind jedoch Ausnahmen möglich. Für psychiatrische Belange ist ausschließlich die Gebrechlichkeitspflegschaft nach § 1910, Nr. 2 und 3 BGB von Bedeutung. Der Gesetzestext lautet:

(2) Vermag ein Volljähriger, der nicht unter Vormundschaft steht, infolge geistiger oder körperlicher Gebrechen einzelne seiner Angelegenheiten oder einen bestimmten Kreis seiner Angelegenheiten, insbesondere seine Vermögensangelegenheiten, nicht zu besorgen, so kann er für diese Angelegenheiten einen Pfleger erhalten.

(3) Die Pflegschaft darf nur mit Einwilligung des Gebrechlichen angeordnet werden, es sei denn, daß eine Verständigung mit ihm nicht möglich ist.

Nach Nr. 2 gilt „geistiges Gebrechen“ als eine der Voraussetzungen zur Einrichtung einer Gebrechlichkeitspflegschaft. Dieser (juristische) Begriff umfaßt jede Art psychischer Erkrankung oder Behinderung, in deren Folge der Betroffene außerstande ist, beispielsweise seine Vermögensangelegenheiten oder seinen Aufenthalt ohne Schaden für sich selbst zu regeln. Nach geltender Rechtsprechung kann eine Gebrechlichkeitspflegschaft aber auch dann angeordnet werden, wenn der Betroffene die Gesamtheit seiner Angelegenheiten nicht zu besorgen vermag (also u. U. die Voraussetzungen einer Vormundschaft bestehen), eine Fürsorge jedoch nur für einzelne seiner Angelegenheiten erforderlich ist. Anders als bei der Vormundschaft ist bei der Gebrechlichkeitspflegschaft die Geschäftsfähigkeit in der Regel nicht tangiert, d. h. der Betroffene kann seine Einwilligung zur Pflegschaft jederzeit widerrufen. Zuständig ist das Vormundschaftsgericht, das den Pfleger bestellt und den Wirkungskreis mit der Bestallungsurkunde festlegt. Der Pfleger ist innerhalb dieses Wirkungskreises dem Vormundschaftsgericht gegenüber in dem gleichen Umfang zur Rechenschaft verpflichtet wie der Vormund. Die Zustimmung des Pflegebefohlenen zur Pflegschaft vorausgesetzt, ist eine ärztliche Begutachtung entbehrlich, eine persönliche Anhörung durch das Gericht aber erforderlich. Die Pflegschaft endet mit der Erledigung der einzelnen Angelegenheit, bzw. wenn der Pflegebefohlene dies beantragt.

Abweichend von dem bisher Beschriebenen läßt § 1910 Nr. 3 BGB eine sehr bedeutsame und in der Auslegung nicht unumstrittene Ausnahme zu. Eine Gebrechlichkeitspflegschaft kann auch dann eingerichtet werden, *wenn eine Verständigung mit dem Gebrechlichen nicht möglich ist*. In der ursprünglichen Intention des Gesetzgebers war diese Ausnahme für Menschen gedacht, mit denen aus Krankheitsgründen eine Verständigung im strengen Wortsinn nicht möglich ist (z. B. sensorische Aphasie, hirnorganisch bedingte Verwirrtheit, Bewußtlosigkeit), für die aber u. U. lebenswichtige Entscheidungen, z. B. die Zustimmung zu einem operativen Eingriff, unverzüglich getroffen werden müssen.

In den aufgeführten Beispielen ist die Notwendigkeit der Ausnahmeregelung unmittelbar evident. Hierbei ist die Rechtslage auch unstreitig. Sehr viel schwieriger ist die diesbezügliche Bewertung psychotischer oder gar psychopathischer Störungen. Ist beispielsweise mit einem Schizophrenen, der aus paranoid begründeten Vergiftungsängsten die notwendige Behandlung ablehnt, eine Verständigung möglich? Oder mit einem expansiven Querulanten, der sich durch beharrliches Prozessieren um Hab und Gut bringt?

Hierauf gibt es durchaus unterschiedliche Antworten. Die Rechtsprechung folgt einem BGH-Urteil (1961) dahingehend, daß die Verständigungsmöglichkeit mit der Geschäftsfähigkeit identisch ist. Liegt Geschäftsunfähigkeit vor, so ist eine Verständigung mit dem Betroffenen nicht möglich, und es kann eine Gebrechlichkeitspflegschaft auch ohne die Einwilligung des Gebrechlichen eingerichtet werden (Göppinger 1968; Mrozynski 1984). Die gegenteilige Auffassung besagt, daß ausschließlich auf den selbständigen *natürlichen Willen* des Betroffenen abzustellen ist, also auf seine Fähigkeit, Sinn und Zweck der ihm angetragenen Pflegschaft zu verstehen und hierzu einen Willen zu bilden, unabhängig davon ob er geschäftsfähig ist oder nicht (Diederichsen 1983).

Da nach der herrschenden Meinung (h. M.) die Geschäftsunfähigkeit des Pfleglings die entscheidende Voraussetzung zur Anordnung einer Gebrechlichkeitspflegschaft gegen dessen Willen ist, soll hier kurz auf die entsprechenden gesetzlichen Bestimmungen hingewiesen werden. Nach § 104 Nr. 2 BGB ist geschäftsunfähig:

Wer sich in einem die freie Willensbestimmung ausschließenden Zustand krankhafter Störung der Geistestätigkeit befindet, sofern nicht der Zustand seiner Natur nach ein vorübergehender ist.

Die Annahme von Geschäftsunfähigkeit setzt also zunächst eine krankhafte Störung der Geistestätigkeit voraus. Diese muß die freie Willensbestimmung ausschließen, wobei es nach einem BGH-Urteil (1970) „nicht so sehr auf die Fähigkeit des Verstandes, sondern auf die Freiheit des Willensentschlusses" ankommt. Ferner muß der Zustand seiner Natur nach dauerhaft sein. Hierzu zählen aber auch periodisch wiederkehrende Krankheitszustände, wenn diese auf die nämliche Grunderkrankung zurückgehen.

Wenn Geschäftsunfähigkeit vermutet wird, ist das Gericht gehalten, einen Sachverständigen hinzuzuziehen. Kommt das Gericht zu dem Schluß, daß eine Verständigung mit dem Pflegebefohlenen nicht möglich ist bzw. Geschäftsunfähigkeit vorliegt, dann kann es, soweit es das Fürsorgebedürfnis erfordert, eine Gebrechlichkeitspflegschaft ohne Zustimmung des Pflegebefohlenen anordnen, um z. B. eine Unterbringung in einer geschlossenen psychiatrischen Abteilung, eine ärztliche Behandlung oder einen besonderen diagnostischen oder therapeutischen Eingriff zu ermöglichen. Ist der Pflegebefohlene hingegen geschäftsfähig bzw. eine Verständigung mit ihm möglich, so berechtigt eine Gebrechlichkeitspflegschaft zur Aufenthaltsbestimmung nach einem BGH-Urteil vom Jahre 1967 weder den Pfleger noch das Gericht, ihn gegen seinen Willen in einer psychiatrischen Klinik unterzubringen (LENCKNER und SCHUMANN 1972).

III. Die einstweilige Maßregel

Für psychiatrische Akutsituationen ist ein weiteres Gesetz von Bedeutung. Nach § 1846 BGB kann das Vormundschaftsgericht die Einweisung in eine Klinik oder sonstige psychiatrische Behandlungsmaßnahmen in Form einer *einstweiligen Maßregel* bereits dann anordnen, wenn noch kein Vormund oder Pfleger bestellt ist, der für den Betroffenen handeln kann und die zur Abwehr eines gesundheitlichen Schadens erforderlichen Maßnahmen unverzüglich eingeleitet werden müssen. Die einstweilige Maßregel stellt also gewissermaßen einen Vorgriff des Gerichtes auf die Kompetenz des zu bestellenden (oder zum Entscheidungszeitpunkt nicht verfügbaren) Vormundes/Pflegers dar und kann im Eilfall einer Entmündigung oder Gebrechlichkeitspflegschaft vorgeschaltet werden. Sie ist insofern der sofortigen Unterbringung nach den Landesunterbringungsgesetzen vergleichbar.

K. Die Unterbringung im Rahmen von Vormundschaft und Pflegschaft

Falls das Wohl des Mündels bzw. Pfleglings eine mit Freiheitsentziehung verbundene Unterbringung in einer psychiatrischen Klinik verlangt, so kann diese Unterbringung vom Vormundschaftsgericht genehmigt werden. Im Rahmen des Vormundschaftsrechtes geben hierzu die §§ 1631 b, 1800 BGB die Grundlage:

§ 1631 b (Unterbringung des Kindes)
Eine Unterbringung des Kindes, die mit Freiheitsentziehung verbunden ist, ist nur mit Genehmigung des Vormundschaftsgerichts zulässig. Ohne die Genehmigung ist die Unterbringung nur zulässig, wenn mit dem Aufschub Gefahr verbunden ist. Die Genehmigung ist unverzüglich nachzuholen. Das Gericht hat die Genehmigung zurückzunehmen, wenn das Wohl des Kindes die Unterbringung nicht mehr erfordert.

§ 1800 (Personensorge)
Das Recht und die Pflicht des Vormundes für die Person des Mündels zu sorgen, bestimmen sich nach §§ 1631–1633.

Nach § 1915, Nr. 1 BGB gilt dies auch für die Pflegschaft:
§ 1915 (Anwendung des Vormundschaftsrechtes)
(1) Auf die Pflegschaft finden die für die Vormundschaft geltenden Vorschriften entsprechende Anwendung, soweit sich nicht aus dem Gesetz ein anderes ergibt.

Die Unterbringung durch Vormund oder Pfleger ist nach § 1631 b BGB nur mit Genehmigung des Vormundschaftsgerichtes möglich. Diese Maßnahme dient als ultima ratio der Vermeidung wesentlicher Nachteile für den Betroffenen aber auch der Heilung bzw. Besserung seines Krankheitsbildes. Belästigungen Dritter,

Ordnungswidrigkeiten und leichte Verwahrlosung sind ebenso wie die allfällige Rückfallgefahr bei Suchtkranken kein Unterbringungsgrund. Jedoch können Suchtkranke zum Zwecke der Heilbehandlung auch ohne ihre Zustimmung untergebracht werden. Die Unterbringung hat einen Antrag der dazu Berechtigten zur Voraussetzung. Der Betroffene selbst muß persönlich gehört, ebenso muß ein Sachverständiger hinzugezogen werden. Die Anhörung kann unterbleiben, wenn der Gesundheitszustand des Betroffenen dies erforderlich macht. Die Vorführung zum Verfahren, zur Untersuchung beim Sachverständigen sowie die Unterbringung zur Beobachtung für die Dauer von längstens drei Monaten kann vom Gericht angeordnet werden. Die erste Genehmigung zur Unterbringung ist auf ein, höchstens zwei Jahre befristet, kann aber verlängert werden. Wenn der Mündel/Pflegling sich selbst oder andere gefährdet und bereits ein Antrag auf Unterbringung sowie ein ärztliches Zeugnis vorliegen, kann das Gericht eine *sofortige Anordnung* zur Unterbringung für die Dauer von längstens drei Monaten erlassen. Bei Eilbedürftigkeit und Gefahr im Verzuge darf hierbei die vorherige Anhörung des Mündels/Pfleglings unterbleiben. Das Gericht muß nach Ablauf der Unterbringungsfrist ein Verfahren zur Überprüfung einleiten (SAAGE u. GÖPPINGER 1975).

L. Die Behandlung im Rahmen von Vormundschaft und Pflegschaft

Der Vormund hat nach § 1800 BGB das Recht, einer ärztlicherseits für notwendig erachteten Behandlungsmaßnahme als gesetzlicher Vertreter des Mündels zuzustimmen, und zwar unabhängig von dessen Willen. Gleiches gilt für einen nach § 1791 BGB bestellten Pfleger, sofern eine Gebrechlichkeitspflegschaft zur Behandlung angeordnet und eine Verständigung mit dem Betroffenen nicht möglich ist. Hat das Gericht hingegen eine Unterbringung nach §§ 1631 b 1800 BGB verfügt, so schließt diese nach geltender Rechtsprechung eine Heilbehandlung auch ohne ausdrückliche Zustimmung des Pflegers/Vormundes ein. Die Praxis kennt auch hier risikoabgestufte Verfahrensweisen wie bei den Landesunterbringungsgesetzen, d. h. die Unterbringung gestattet die Gabe erprobter Psychopharmaka in üblicher Dosierung, wohingegen risikoreichere Eingriffe der Zustimmung des Pflegers bzw. Vormundes bedürfen.

Dieses Verfahren darf aber nicht darüber hinwegtäuschen, daß das Bürgerliche Recht ganz anders als die Landesunterbringungsgesetze und die Ländergesetze zum Maßregelvollzug keinerlei Vorschriften zu Art und Umfang der ärztlichen Behandlung kennen (vgl. hierzu MROZYNSKI 1984; MARSCHNER 1985). So bleiben Arzt und Vormund letztlich im unklaren, inwieweit ihre Handlungen noch durch die Bestimmungen der Personensorge gedeckt sind oder bereits einen Mißbrauch dieses Rechts darstellen (BAUMANN 1980).

M. Das Vormundschaftsrecht in psychiatrischen Akutsituationen

Das BGB hält, wie beschrieben, für die Krisenintervention zwei Rechtsmittel vor: Die *sofortige Anordnung* einer Unterbringung und die *einstweilige Maßregel*. Die sofortige Anordnung einer Unterbringung hat eine bereits bestehende Entmündigung oder Gebrechlichkeitspflegschaft zur Aufenthaltsbestimmung (bei Geschäftsunfähigkeit des Betroffenen) sowie einen Unterbringungsantrag zur Voraussetzung. Treten also bei chronischen Erkrankungen wie Oligophrenien aber auch körperlich begründbaren Psychosen, bei denen eine Entmündigung oder eine Gebrechlichkeitspflegschaft eingerichtet ist, akute Krisen auf, kann die Unterbringung in einer Psychiatrischen Klinik auf dem Wege der sofortigen Anordnung unverzüglich eingeleitet werden. Anders ist die Situation, wenn akute Erkrankungen auftreten und eine Entmündigung nicht besteht. Hier kann das Gericht über die Einrichtung einer vorläufigen Vormundschaft oder Gebrechlichkeitspflegschaft zur Aufenthaltsbestimmung und Behandlung die notwendigen Maßnahmen in Form der einstweiligen Maßregel sofort (m. a. W. am gleichen Tage) veranlassen. Dieser Weg wird dann gangbar sein, wenn ein Patient in Folge einer psychiatrischen Erkrankung die Einsicht in eine lebensnotwendige Behandlungsmaßnahme nicht aufzubringen vermag, z. B. die Unterbringung in einer Klinik oder die chirurgische Versorgung von Verletzungen aus paranoiden Realitätsverkennungen heraus abgelehnt wird und eine sachgerechte Verständigung über die erforderlichen Maßnahmen nicht möglich ist.

Das gleiche gilt für somatische Erkrankungen, wenn diese ihrerseits zu psychiatrischen Komplikationen führen, beispielsweise wenn ein Patient infolge einer urämisch bedingten Enzephalopathie die Fortsetzung der lebensrettenden Dialyse ablehnt oder wenn infolge von Durchgangssyndromen nach Schädel-Hirn-Traumen und bei Verwirrtheitszuständen im Senium die notwendige Zustimmung zur Behandlung nicht erteilt werden kann.

Sehr viel störrischer zeigt sich das Vormundschaftsrecht allerdings an dem im psychiatrischen Alltag häufigen Beispiel eines an einer akuten Psychose erkrankten Menschen, mit dem trotz der Erkrankung eine Verständigung über die notwendigen Behandlungsmaßnahmen möglich ist, der aber diese Maßnahmen ablehnt. Wenn nun abzusehen ist, daß sich die Erkrankung ohne entsprechende Behandlung weiter verschlechtert, gleichwohl die Voraussetzungen zur Unterbringung nach den einzelnen Landesunterbringungsgesetzen nicht gegeben sind, so bleibt nur, dies entweder hinzunehmen oder den Betreffenden wegen einer Geisteskrankheit oder Geistesschwäche zu entmündigen, obgleich eine Behandlungspflegschaft zur Abwendung weiteren Schadens genügen würde. Die Rechtsfolgen einer Entmündigung aber stehen in keinem Verhältnis zu der zumeist vorübergehenden Natur solcher Störungen, so daß hier größte Zurückhaltung geboten ist.

Weiterhin wird in der Regel der Weg zum Vormundschaftsgericht dann versperrt bleiben, wenn bei noch nicht bestehender Entmündigung/Pflegschaft mit einer psychischen Krise erhebliche Gefahren verbunden sind, da über die meist notwendige Hinzuziehung der Vollzugsbehörden die Unterbringung nach den Psychisch-Kranken-Gesetzen leichter erreichbar ist.

Faßt man zusammen, so bietet das Vormundschaftsrecht in psychiatrischen Akutsituationen unter zwei Voraussetzungen eine angemessene Alternative zu den Landesunterbringungsgesetzen:

1. Wenn eine Entmündigung besteht oder eingeleitet wurde.
2. Wenn eine Pflegschaft zur Aufenthaltsbestimmung und Behandlung besteht oder eingeleitet wurde *und* eine Verständigung mit dem Betroffenen nicht möglich ist.

In allen anderen Fällen kann das Vormundschaftsrecht die Landesunterbringungsgesetze nicht ersetzen.

N. Erfahrungen mit Vormundschaft und Pflegschaft

I. Empirische Untersuchungen

Empirische Untersuchungen zu Vormundschaft und Pflegschaft sind ebenso selten wie entsprechende Studien zum Unterbringungsrecht der Länder. Erhardt (1979) schätzt aus den Jahren 1966 bis 1975 die Zahl der Entmündigungs*verfahren* pro Jahr auf 8 700 bis 11 000. Ein Entmündigungs*beschluß* ergeht in etwa 45% der Verfahren, d. h. etwa 4 000 bis 5 000 Menschen werden jährlich in der Bundesrepublik entmündigt. Wie bei den Zwangseinweisungen fallen auch hier beachtliche regionale Differenzen auf. Die Bundesländer Bayern und Nordrhein-Westfalen haben die höchsten Entmündigungsraten.

Neu (1980) zählte im Jahr 1980 in der Bundesrepublik insgesamt 75 000 Personen unter Vormundschaft und 130 000 Personen unter Pflegschaft. Daraus errechnet sich ein Anteil der unter Vormundschaft/Pflegschaft stehenden Menschen von 0,33% der Gesamtbevölkerung.

Köster (1979) berichtet, daß bis zu 36% der in psychiatrischen Landeskrankenhäusern des Rheinlandes untergebrachten Personen entmündigt sind, wovon wiederum 30% ihren Vormund nicht persönlich kennen. Nicht selten hat dort ein Vormund 100 Mündel zu betreuen, was auch eigenen Erfahrungen entspricht. Demgegenüber ergab eine am 21. März 1985 im PKH Riedstadt durchgeführte Stichtagserhebung, daß zu diesem Zeitpunkt 14% aller stationär behandelten Patienten unter Vormundschaft bzw. Pflegschaft standen, davon waren mehr als $^3/_4$ geistig behindert. Nur 19 entmündigte Patienten litten an einer anderen Störung (Rave-Schwank 1985).

In einer Untersuchung über 148 von einem Sozialpsychiatrischen Dienst in Berlin ambulant betreuten Menschen fand Lenz (1984) eine Pflegschaftsrate von 26%. Hiervon wurde in etwa 60% der Fälle die Pflegschaft gegen den Willen der Betroffenen eingerichtet. 55% der Pfleglinge waren älter als 51 Jahre.

In einer Verlaufsstudie an 56 Mündeln/Pfleglingen aus dem psychiatrischen Krankenhaus Mönchengladbach über einen Beobachtungszeitraum von neun Jahren (1972–1981) konnte Magis (1982) ebenfalls zeigen, daß bei einem sehr hohen Prozentsatz der Pflegebefohlenen (86%) die Pflegschaft ohne deren Zustimmung eingerichtet wurde, wobei der Wirkungskreis bei 54,5% aller Pflegschaften so weit gefaßt war (Aufenthaltsbestimmung, Vermögenssorge und Personensorge), daß dies praktisch einer Entmündigung gleichkam. Bei den Vormundschaften überwogen in dieser Studie die Diagnosen Oligophrenie (42%), Schizophrenie (31%) und Alkoholismus (23%), bei den Gebrechlichkeitspflegschaften hingegen Schizophrenie (47%) und gerontopsychiatrische Krankheitsbilder (30%). Besondere Beachtung verdient der Zeitpunkt der gerichtlichen Beschlußfassung: 81% der Entmündigungen wurden während des Klinikaufenthaltes eingerichtet, hiervon kamen zuvor 35% der Patienten nach dem Nordrhein-Westfälischen PsychKG zur Klinikaufnahme. Anders hingegen war die Situation bei den Aufenthaltsbestimmungspflegschaften. Diese wurden in 77% der Fälle vor der Klinikaufnahme eingerichtet, dienten also dem Ersatz der Unterbringung nach dem PsychKG. Von den Amtsvormündern wurden je 80 Personen betreut.

Eine weitere von Forster (1984) konzipierte Studie begleitete in Österreich die Umwandlung der seit 1916 gültigen Entmündigungsordnung in das Sachwaltergesetz von 1984. Bei insgesamt 2500 Entmündigungen pro Jahr unter dem alten Gesetz bewegte sich der Anteil der Entmündigten an der Gesamtbevölkerung mit 0,28% in etwa der gleichen Größenordnung wie in der Bundesrepublik. Ungefähr die Hälfte der Entmündigten lebten in psychiatrischen Kliniken und genauso viele waren älter als 60 Jahre. In der Regel währte die Entmündigung lebenslang. Im Jahre 1983 beispielsweise wurde nur in 1% aller Verfahren eine Aufhebung betrieben. An einer Stichprobe von 80 Entmündigten konnte weiter gezeigt werden, daß $^{2}/_{3}$ der Mündel nicht oder nicht bedarfsgerecht durch die Vormünder betreut wurden, bei weiteren 20% bestand gar kein Betreuungsbedarf. Weiterhin erschien den Untersuchern bei 30% der Population die Entmündigung überflüssig, da in jedem einzelnen Fall die notwendige Betreuung anderweitig zu organisieren gewesen wäre. Die Einrichtung der Sachwalterschaft verbesserte die Lage der Entmündigten beträchtlich. Da die in Vereinen organisierten, hauptamtlichen Sachwalter zu einer intensiveren Auseinandersetzung mit den Mündeln in der Lage waren, verlängerte sich die Laufzeit der Entmündigungsverfahren, die Zahl der Entmündigungen sank, die Quote der Aufhebungsanträge stieg auf 10%, tendenziell nahm die Deinstitutionalisierung aus psychiatrischen Krankenhäusern zu.

Soweit die vorgelegten Daten verallgemeinerungsfähige Schlüsse zulassen, kann zunächst festgestellt werden, daß Vormundschaft und Pflegschaft eine keineswegs zu vernachlässigende Rolle in der psychiatrischen Wirklichkeit spielen. Beachtlich sind ferner die regionalen Unterschiede der Entmündigungsraten, die auf außergesetzliche Einflußfaktoren hinweisen. Die hohe Quote der Gebrechlichkeitspflegschaften ohne Zustimmung der Betroffenen und deren großzügig bestimmter Wirkungskreis zeigen an, daß in der Praxis offensichtlich die verfahrenstechnisch einfacher und kostengünstiger zu erlangende Zwangspflegschaft zum Entmündigungssurrogat sowie teilweise zum Ersatz der Unterbringung nach Landesrecht avanciert ist und somit die vom Gesetzgeber vorgesehene Ausnahme zur Regel gemacht wurde. Die hohe Rate der Entmündigungen während des Kliniksaufenthaltes, die große Zahl der Mündel pro Amtsvormund und der Sachverhalt der fehlenden oder nicht bedarfsgerechten Betreuung der Mündel lassen vermuten, daß Entmündigungen nicht allzu selten lediglich als administratives Instrument zur Fortschreibung der PsychKG-Unterbringungen dienen. Sieht man von der Gruppe der geistig Behinderten und der alten Menschen einmal ab (denen das Vormundschaftsrecht sicher noch am ehesten gerecht wird), so sind vor allem chronisch psychisch Kranke betroffen. Gerade bei ihnen jedoch ist zu fragen, ob Vormundschaft und Pflegschaft unter den derzeitigen Bedingungen sinnvolle und wirksame Hilfen sein können oder ob sie eine angemessene Behandlung und Förderung der Betroffenen nicht eher erschweren.

II. Der gegenwärtige Stand der Diskussion

Die Anwendung des Vormundschaftsrechtes stellt in praxi Betroffene, Ärzte und Juristen vor manche Probleme. Zunächst einmal bietet die Terminologie der „juristischen Krankheitsbegriffe“ Anlaß zur Kritik. Sie ist veraltet, eine unnötige Diskriminierung der Betroffenen und leistet nicht zuletzt Verständigungsschwierigkeiten zwischen Juristen und Sachverständigen Vorschub. Weiterhin erweisen sich die einzelnen Rechtsinstitute als wenig flexibel. Während einerseits die Entmündigung mit ihren einschneidenden Rechtsfolgen insbesondere im Hinblick auf die Geschäftsunfähigkeit oftmals zu weit greift, greift andererseits die Gebrechlichkeitspflegschaft da zu kurz, wo die Verständigungsfähigkeit eines Kranken bejaht werden muß. Dies verführt die Verfahrensbeteiligten nicht allzu selten dazu, den Begriff der (fehlenden) Verständigungsmöglichkeit weit auszulegen, womit die Gebrechlichkeitspflegschaft ohne Zustimmung der Betroffenen unversehens zum Entmündigungsersatz gerät. Weiterhin ist nicht zu übersehen, daß das zum Zwecke eines hinreichenden Rechtsschutzes eingerichtete Verfahren die Betroffenen in der Praxis eher verwirrt und gerade deshalb an der Wahrung ihrer Rechtsinteressen hindert. Hierzu bemerkt Waldner (1982) treffend: „Von dem zu Entmündigenden wird Übermenschliches verlangt. Einerseits heißt es, er sei geisteskrank und könne seine Angelegenheiten nicht selbst besorgen, andererseits soll er in der Lage sein, Beweismittel zu bezeichnen, die gegen seine Geisteskrankheit sprechen.“

Die skizzierten Unzulänglichkeiten der Rechtslage führten zu einer Reihe von Änderungsvorschlägen. So plädierten die Autoren der *Psychiatrie-Enquête* (1975) für eine Gesamtreform des Vormundschaftsrechtes, deren Ziel der Ersatz der Entmündigung durch die Feststellung der Betreuungsbedürftigkeit sein sollte. Hiernach wäre dann ein Betreuer zu bestellen, dessen Aufgabenkreis (von der Erledigung einzelner Angelegenheiten bis hin zur Personensorge im Sinne der derzeitigen Vormundschaft) vom Gericht festzulegen ist. Ferner wird die Verknüpfung der Geschäftsfähigkeit mit der Betreuungsbedürftigkeit in Frage gestellt.

Der *Verband evangelischer Einrichtungen für geistig und seelisch Behinderte* (1983) empfiehlt statt Vormundschaft und Pflegschaft die Schaffung einer Beistandschaft auf dem Wege der Anordnung durch die jeweils zuständigen Ämter mit Zustimmung der Betroffenen in zwei unterschiedlichen Betreuungsstufen. Daneben eine Beistandschaft mit umfassendem Wirkungsbereich, die der bisherigen Entmündigung praktisch gleichkommt und auch wie diese nur durch Gerichtsbeschluß herbeigeführt werden soll.

Dem gegenüber rät Wiebe (1981) zu einer vermehrten Ausschöpfung des geltenden Vormundschaftsrechtes, da Unterbringungen nach dem Vormundschaftsrecht „verfassungsgerechter erscheinen als nach den PsychKG's“, wobei er vorschlägt, die fehlende Einwilligung der Kranken dann durch Gerichtsbeschluß zu ersetzen, wenn die zu regelnden Angelegenheiten nicht ohne schwerwiegende Nachteile für die Betroffenen aufgeschoben werden können.

Abweichend von den bisher erwähnten Beiträgen legte eine vom Bundesjustizministerium eingesetzte Kommission zur Reform des Gesetzes zur freiwilligen Gerichtsbarkeit 1972 einen Entwurf vor, dem der Gedanke zugrunde liegt, Entmündigung, Pflegschaft und Freiheitsentziehung aus Gründen der Behandlung oder Fürsorge in einem einheitlichen Verfahren der freiwilligen Gerichtsbarkeit zusammenzufassen. Dem Gericht wäre damit die Möglichkeit gegeben, den jeweiligen Besonderheiten des Einzelfalles durch eine gestufte Skala von Betreuungsmöglichkeiten angemessen Rechnung zu tragen. Von der Betreuung in einer einzelnen Angelegenheit bis zu einer umfassenden Betreuung im Sinne der heutigen Vormundschaft könnte dann in einem Verfahrenszug ein differenziertes Spektrum von Hilfen angeordnet werden. Ferner soll nach dem Entwurf die häufig unnötige Verkoppelung von Betreuungsbedürftigkeit und Geschäftsunfähigkeit entfallen (Ehrhardt 1979; Schulte 1983; vgl. hierzu auch Mende 1981).

Wie wir schon in der Darstellung und Diskussion der PsychKG's und LUG's der 2. Generation betont haben, darf auch bei der sicher notwendigen Novellierung des Vormundschaftsrechtes nicht übersehen werden, daß eine angemessene gesetzliche Regelung allein die drängenden Probleme des psychiatrischen Alltags wohl lindern aber nicht aus der Welt schaffen kann. Dies hängt letztlich von der Qualität der psychiatrischen Versorgung ab. Je dichter das Netz vertrauensvoller Beziehungen zwischen psychisch Kranken und ihren Betreuern geknüpft ist, um so eher werden sich rechtliche Maßnahmen vermeiden lassen. Sind diese aber notwendig, müssen sie auch im wohlverstandenen Interesse des Betroffenen liegen. Dies ist bei der gegenwärtigen Rechtslage keineswegs immer der Fall.

O. Die Rechtssituation in der Schweiz

Die gesetzlichen Regelungen des Vormundschaftsrechtes sind in den Artikeln 360 bis 456 des *Schweizerischen Zivilgesetzbuches* (1979) niedergelegt. Hiernach gelten als Voraussetzung einer Bevormundung Geisteskrankheit oder Geistesschwäche, wenn die Betroffenen hierdurch ihre Angelegenheiten nicht zu besorgen vermögen, ferner Verschwendung, Trunksucht und lasterhafter Lebenswandel, sofern die Betroffenen dadurch sich selbst oder ihre Familie der Gefahr eines Notstandes aussetzen oder die Sicherheit anderer gefährden. Anders als in der Bundesrepublik Deutschland gelten die genannten Voraussetzungen für alle Arten vormundschaftlicher Maßnahmen, diese bemessen sich nach dem Grad der Schutzbedürftigkeit. Das Zivilgesetz kennt als mildeste Betreuungsform die *Beistandschaft*, wenn einzelne persönliche Angelegenheiten zu regeln sind. Die Beistandschaft wird von der Vormundschaftskommission beschlossen und berührt die Handlungsfähigkeit des Betroffenen nicht. Sie kann auf dessen Ersuchen oder von Amts wegen eingerichtet werden. In einer nächsten Stufe sieht das Gesetz die *Beiratschaft* vor, wenn nach Artikel 395 „für die Entmündigung einer Person kein genügender Grund vorliegt, gleichwohl aber zu ihrem Schutz eine Beschränkung der Handlungsfähigkeit als notwendig erscheint". Der Schutz der Beiratschaft erstreckt sich vor allem auf Rechtsgeschäfte und Vermögensangelegenheiten. Nach Einrichtung der Beiratschaft durch die Vormundschaftsbehörde gilt der Betroffene in den genannten Bereichen als beschränkt handlungsfähig. Den schwerwiegendsten Eingriff stellt die Einrichtung einer *Vormundschaft* dar. Hierzu muß ein Sachverständigengutachten eingeholt werden. Stimmt der Betroffene der Entmündigung zu, wird diese von der Behörde angeordnet, lehnt er sie ab, muß ein Gericht hierüber befinden. Nach Artikel 448 kann die Behörde indes bei Gefahr im Verzuge vorläufige Maßregeln veranlassen. Die Entmündigung hat den Verlust der Geschäftsfähigkeit zur Folge. Gemäß Artikel 405–407 erstreckt sich die Vormundschaft auf alle persönlichen und rechtlichen Angelegenheiten. Die Unterbringung in einer psychiatrischen Klinik bedarf der Zustimmung der Behörde.

Während also die Voraussetzungen für eine Entmündigung in der Schweiz denen in der Bundesrepublik gleichen, sieht das schweizerische Zivilgesetzbuch anders als das deutsche BGB differenziertere, dem Betreuungsbedarf angemessenere Formen der Fürsorge vor. Materiell rechtlich steht jedoch hier wie da der Schutz vermögensrechtlicher Angelegenheiten im Vordergrund.

In den Art. 379 a–f des Schweizerischen Zivilgesetzbuches wurden 1981 die bis dahin kantonal zersplitterten *Unterbringungsgesetze* zusammengefaßt. Der Zentralgedanke des neuen Gesetzes ist nicht die Abwendung von Gefahren für andere, sondern die Fürsorge für die Betroffenen. Auf die informative Arbeit von UCHTENHAGEN (1982) sei verwiesen.

P. Rechtssituation in Österreich

Die seit 1916 bestehende und materiell-rechtlich bis in den Wortlaut hinein mit dem deutschen Vormundschaftsgericht identische Entmündigungsordnung wurde 1984 durch das Sachwaltergesetz abgelöst. Während zuvor die Bestellung eines Kurators an die Entmündigung geknüpft war und diese wiederum bei Geisteskrankheit/Geistesschwäche zur Geschäftsunfähigkeit, bei Verschwendung oder Mißbrauch von Alkohol oder Nervengiften zur beschränkten Geschäftsfähigkeit führte, wird nach dem neuen Gesetz ein Sachwalter bestellt, wenn ein Mensch wegen psychischer Krankheit oder einer dieser gleichwertigen psychischen Störung zur Besorgung seiner Angelegenheiten einer Hilfe bedarf. Das erkennende Gericht hat daher „bei der Bestellung des Sachwalters unter Bedachtnahme auf das Ausmaß der Behinderung sowie auf die Art und den Umfang der zu besorgenden Angelegenheiten den Wirkungskreis des Sachwalters in jedem einzelnen Fall individuell zu umschreiben" (Gemeindenahe Psychiatrie 1983). Im Sachwalterverfahren antragsberechtigt ist der Betroffene selbst oder das Gericht, nicht mehr aber Verwandte oder die Staatsanwaltschaft. Dem Betroffenen wird in dem zunächst nicht öffentlichen Verfahren vor dem Bezirksgericht ein Rechtsbeistand beigegeben, er ist persönlich zu hören, ein Sachverständiger hinzuzuziehen. Die Bestellung eines Sachwalters berührt die Geschäftsfähigkeit des Behinderten zunächst nicht, vielmehr soll die Geschäftsfähigkeit im konkreten Einzelfall des Rechtsgeschäftes geprüft werden. Im Rahmen der Personensorge ist der Sachwalter ausdrücklich gehalten, dem Behinderten die erforderliche ärztliche und soziale Betreuung zu gewähren. Der Behinderte hat ferner ein Mitspracherecht in den von der Sachwalterschaft zu besorgenden Angelegenheiten, dennoch gilt er hierbei als beschränkt geschäftsfähig.

Innerhalb der Novellierung der Entmündigungsordnung kommt der Vereinssachwalterschaft eine Schlüsselrolle zu. Nach § 281 ABGB kann zum Sachwalter ein vom Bundesministerium für Justiz anerkannter Verein bestellt werden. Deren Mitarbeiter sollen für ihre Aufgabe als hauptamtliche Sachwalter von der öffentlichen Hand entlohnt werden. Hierin zeigt sich das eigentlich Wegweisende der Gesetzesreform:

Der Gesetzgeber hat nicht nur die materiell-rechtlichen Rahmenbedingungen an die Bedürfnisse psychisch Behinderter angepaßt, sondern auch die Bereitstellung der hierfür erforderlichen personellen Ressourcen gesetzlich festgeschrieben. Ohne die Schaffung eines entsprechenden „Vereins für Sachwalterschaft" mit inzwischen vier über Österreich verteilten Geschäftsstellen wäre das Sachwaltergesetz vermutlich nur reformerisches Stückwerk geblieben. Die parallel zur Vereinsgründung verankerte Begleitforschung konnte folgerichtig aufzeigen, welche Fortschritte durch die professionelle Sachwalterschaft inzwischen erreicht wurden (Forster 1984). Das Sachwaltergesetz hat somit für den deutschsprachigen Raum gewiß beispielhaften Charakter.

Die *Unterbringung* psychisch Kranker ist für Österreich in dem aus dem Jahre 1957 stammenden „Krankenanstaltengesetz" geregelt. Auf die Übersichtsarbeit von Berner u. Katschnig (1982) sowie den die Diskussion über eine geplante Neuregelung zusammenfassenden Beitrag von Pelikan (1982) sei hingewiesen.

Literatur

Bauer M (1977) Sektorisierte Psychiatrie. Enke, Stuttgart

Bauer M (1982) Zwangseinweisungen in die Psychiatrie – Rechtliche und praktische Gegebenheiten in der Bundesrepublik Deutschland. In: Waller H (Hrsg) Zwangseinweisungen in der Psychiatrie. Huber, Bern

Bauer M (1984) Rechtsgrundlagen für die stationäre psychiatrische Behandlung, insbesondere Anmerkungen zur Weiterentwicklung des Hessischen Freiheitsentzugsgesetzes. In: LWV-Hessen (Hrsg) Rechtsfragen in der Psychiatrie. LWV, Kassel

Bauer M, Berger H (1984) Die Rückverlagerung der psychiatrischen Regelversorgung in die Gemeinde – Erste Erfahrungen am Beispiel Offenbach. In: Bauer M, Rave-Schwank M (Hrsg) Psychiatrische Abteilungen an Allgemeinkrankenhäusern, Bd X. Aktion Psychisch Kranke, Köln

Bauer M, Haselbeck H (1983) Sozialpsychiatrische Dienste in einer Großstadt. Projekt Hannover, Bd 163. Schriftenreihe des BMJFG, Kohlhammer, Stuttgart

Bauer M, Thoss P (1983) Die Schuldunfähigkeit des Straftäters als interdisziplinäres Problem. NJW 36:305–311

Baumann J (1966) Unterbringungsrecht. Mohr, Tübingen

Baumann J (1972) Unterbringung und Freiheitsentziehung. In: Göppinger H, Witter H (Hrsg) Handbuch der forensischen Psychiatrie, Bd 1. Springer, Berlin Heidelberg New York, S 358–375

Baumann J (1980) Fehlende Rechtsgrundlage bei ärztlicher Zwangsbehandlung Untergebrachter. NJW 35:1873–1879

Behrends K (1981) Die Rolle des psychiatrischen Dienstes des Gesundheitsamtes im Rahmen ambulanter Dienste. In: Bauer M, Rose HK (Hrsg) Ambulante Dienste für psychisch Kranke, Bd VI. Aktion Psychisch Kranke, Köln

Berner W, Katschnig H (1982) Zwangseinweisungen in der Psychiatrie – Rechtliche und praktische Gegebenheiten (Österreich). In: Waller H (Hrsg) Zwangseinweisungen in der Psychiatrie. Huber, Bern

Bosch G (1971) Zur Frage des Abbaus von Zwangseinweisungen. Nervenarzt 2:65–74

Bosch G (1974) Zwangseinweisungen psychisch Kranker. Ergebnisse einer empirischen Motivanalyse. Soz Psych Inf 4:70–83

Degkwitz R, Hoffmann SK, Kindt H (1982) Psychisch Krank. Einführung in die Psychiatrie für das klinische Studium. Urban u. Schwarzenberg, München Wien Baltimore

Demuth K (1978) Unterbringung und Freiheitsentziehung aus psychiatrischer Sicht. In: Lauter H, Schreiber HL (Hrsg) Rechtsprobleme in der Psychiatrie, Bd II. Aktion Psychisch Kranke, Köln

Deutscher Bundestag (1975) Bericht über die Lage der Psychiatrie in der Bundesrepublik Deutschland – zur psychiatrischen und psychotherapeutisch psychosomatischen Versorgung der Bevölkerung. Drucksache 7/4200

Diederichsen U (1983) Gebrechlichkeitspflegschaft statt Entmündigung. Unveröffentlichtes Manuskript, Göttingen

Dilling H, Weyerer S (1975) Die ambulante Vor- und Nachbehandlung der stationären Patienten in den drei Landkreisen Berchtesgaden, Rosenheim und Traunstein. Anhang zum Bericht über die Lage der Psychiatrie in der Bundesrepublik Deutschland. Deutscher Bundestag, Drucksache 7/4201

Dittrich L (1984) Rechtsgrundlagen für stationäre psychiatrische Behandlung (Aufklärung, Einwilligung in Behandlung und Unterbringung, HFEG, Pflegschaft, Vormundschaft). In: LWV-Hessen (Hrsg) Rechtsfragen in der Psychiatrie. LWV, Kassel

Eberhard G (1970) Handbuch der Hilfen und Schutzmaßnahmen bei psychischen Krankheiten. Deutscher Gemeindeverlag, Köln

Ehrhardt H (1966) Die Unterbringung des psychisch Kranken als ärztlich-rechtliches Grenzproblem – Zur Kritik der Unterbringungsgesetze der Länder. Nervenarzt 37:107–110

Ehrhardt H (1979) Der zivilrechtliche Schutz psychisch Kranker und Behinderter. Archiv für Wissenschaft und Praxis der sozialen Arbeit:171–187

Ehrhardt H, Villinger W (1961) Forensische und administrative Psychiatrie. In: Gruhle HW, Jung R, Mayer-Gross W, Müller M (Hrsg) Psychiatrie der Gegenwart, 1. Aufl, Bd III. Springer, Berlin Göttingen Heidelberg, S 288–299

Elliott WA, Timbury GC, Walker MM (1979) Compulsory Admission to Hospital: An operational review of the Mental Health (Scotland) Act 1960. Br J Psychiatry 135:104–114

Ernst K, Egloff A (1974) Freiwilligkeit und Zwang bei 200 psychiatrischen Aufnahmen. Nervenarzt 45:178–182

Forster R (1984) Entmündigt. Ein Rückblick auf Anwendungen und Auswirkungen eines Rechtsinstitutes anhand von Falldarstellungen. Ludwig Boltzmann-Institut für Medizinsoziologie, Wien

Franke W (1969) In dubio pro libertate in gerichtlichen Freiheitsentziehungsverfahren bei Anstaltsunterbringungen psychisch Kranker und Süchtiger. Med Klin 64:2217–2221

Göppinger H (1968) Probleme des Unterbringungsrechtes mit Betrachtungen über den juristischen Begriff der Geisteskrankheit und Geistesschwäche. Justiz 17:148–162

Haddenbrock S (1972) Unterbringung und Freiheitsentziehung aus psychiatrischer Sicht. In: Göppinger H, Witter H (Hrsg) Handbuch der forensischen Psychiatrie, Bd II. Springer, Berlin Heidelberg New York, S 1385–1426

Helmchen H (1984) Einige aktuelle Rechtsentwicklungen und psychiatrische Praxis. Nervenarzt 55:565–573

Hiday VA, Markell SJ (1980) Legal Standards in Civil Commitment. Int J Law Psychiatry 3:405–419

Hülsmeier H (1980) Justiz und Anstaltsunterbringung. Zwangseinweisung von Geisteskranken und Suchtkranken in Rheinland-Pfalz. MMG 5:100–110

Janz HW (1952) Stellungnahme zu dem Entwurf eines Bundesgesetzes über das gerichtliche Verfahren bei Freiheitsentziehungen und Freiheitsbeschränkungen. Nervenarzt 23:191–193

Janzarik W (1959) Die Beurteilung der Gefährlichkeit psychisch Kranker im Unterbringungsverfahren. NJW 51:2287–2290
Kaupisch M (1973) Vergleichende Untersuchungen zur praktischen Auswirkung des Gesetzes über die Unterbringung geisteskranker, geistesschwacher und suchtkranker Personen (LUG) und des Gesetzes über Hilfen und Schutzmaßnahmen bei psychischen Krankheiten (PsychKG) des Landes Nordrhein-Westfalen. Inaug Diss, Münster
Koch HJ (1974) Die Zusammenarbeit zwischen Richter und ärztlichem Sachverständigen im Unterbringungsverfahren. NJW 14:595–597
Körmendy E (1980) Einige Probleme der Zwangsunterbringung psychisch Kranker aus der Sicht des Gesundheitsamtes. Öff Gesundheitswes 42:223–227
Köster H (1979) Zur Weiterentwicklung des Vormundschafts- und Pflegschaftsrechts. Psychiatr Prax 6:54–58
Kullmann JH (1971) Entziehung der Freiheit von Geisteskranken und Suchtkranken. Goldmann, München
Landtag von Baden-Württemberg (1983) Bericht über die Beratung des Ständigen Ausschusses vom 13. 1. 83. Drucksache 8/3585
Laufs A (1977) Arztrecht. Beck, München
Lauter H (1980) Akute Psychiatrische Notfälle. Internist 21:40–49
Leithoff H (1976) Probleme der medizinischen Zwangsbehandlung. Z Allg Med 52:1037–1042
Lenckner Th, Schumann H (1972) Psychiatrische Probleme des Privatrechts. In: Göppinger H, Witter H (Hrsg) Handbuch der forensischen Psychiatrie. Bd I. Springer, Berlin Heidelberg New York, S 287–357
Lenz A (1984) Rechtliche und psychosoziale Aspekte von Vermögenspflegschaften bei psychisch Kranken. Diplom-Arbeit (unveröffentlicht), Berlin
Lorenzen D (1981) Zur Problematik der Unterbringung psychisch Kranker in psychiatrischen Krankenhäusern. In: Bergener M (Hrsg) Psychiatrie und Rechtsstaat. Luchterhand, Neuwied Darmstadt, S 130–150
Lotz H (1976) Erfahrungen mit dem PsychKG NW im Vergleich mit dem früheren Landesunterbringungsgesetz. Öff Gesundheitswes 38:32–35
Magis G (1982) Entmündigung, Vormundschaft und Gebrechlichkeitspflegschaft. Diplom-Arbeit (unveröffentlicht), Bonn
Marschner R (1985) Rechtsgrundlagen zur Zwangsbehandlung. Recht Psychiatr 1:3–6
Mende W (1981) Psychiatrische Implikationen zur Vorbereitung einer Neuordnung des Rechts der Entmündigung, der Vormundschaft und Pflegschaft für geistig Behinderte sowie der Unterbringung nach Bürgerlichem Recht. Expertise für den Bundesminister der Justiz, Bonn
Möllhoff G (1979) Die „Unterbringung" psychisch Kranker. Psychiatr Prax 6:31–40
Mrozynski P (1984) Vormundschafts- und Psychischkrankenrecht. Recht Psychiatr 2:87–94
Müller I (1983) Eine empirische Untersuchung zur Praxis der Unterbringung psychisch Kranker nach dem Bayerischen Verwahrgesetz aus sozialpsychiatrischer Sicht. Med Diss, München
Neu P (1980) Entmündigung und Vormundschaft in der Sozialwissenschaft. Die marginale Bedeutung einer rigiden Maßnahme sozialer Kontrolle. Diplom-Arbeit (unveröffentlicht), Wuppertal
Österreichische Gesellschaft für gemeindenahe Psychiatrie (1983) Das neue Sachwaltergesetz in Kürze. Gemeindenahe Psychiatrie 3/4:102–105
Parensen G (1972) Die Unterbringung Geistes- und Suchtkranker. Kommentar zum nordrhein-westfälischen Psych KG vom 2. 12. 69. Beck, München
Pelikan JM (1982) Die Reform des Unterbringungsrechtes in Österreich. In: Bergener M (Hrsg) Psychiatrie der 80er Jahre. Thiemig, München, S 235–257
Prahm H (1984) Psychiatrische Schutzmaßnahmen zwischen Realität und therapeutischem Anspruch. Öff Gesundheitswes 46:87–90
Rave-Schwank M (1985) Persönliche Mitteilung
Rheinhard G (1979) Rechtliche Fragen der psychiatrischen Notfalltherapie. Neurol Psychiatr 5:68–70
Rogoll H, Späte HF (1983) Zur gesellschaftlichen Stellung des psychisch Kranken im Spiegel der Geschichte gesetzlicher Regelungen zur Einweisung in stationäre Einrichtungen. Z Gesamte Hyg 29:37–39

Saage E, Göppinger H (1975) Freiheitsentziehung und Unterbringung. Mit Unterbringung psychisch Kranker und Suchtkranker, Unterbringung durch Vormund oder Pfleger, Abschiebungshaft und Absonderung bei übertragbaren Krankheiten und Geschlechtskrankheiten, materielles Recht und Verfahrensrecht, 2. Aufl. Beck, München

Schulte B (1983) Das Recht der psychisch Kranken: Das Unterbringungs- bzw. Psychischkrankenrecht. In: Werkstattschriften zur Sozialpsychiatrie, Bd 35. Psychiatrie Verlag, Rehburg-Loccum

Spengler A, Strege W, Dörner K, Hagenah R, Meyberg U (1981) Erste Erfahrungen in einem psychiatrischen Notdienst. Zur Prävention oder Indikation von Zwangseinweisungen nach dem Hamburgischen Gesetz über Hilfen und Schutzmaßnahmen bei psychischen Krankheiten (HambPsychKG). Psychiatr Prax 8:18–24

Stellungnahme der Bundesregierung zum Bericht der Sachverständigenkommission über die Lage der Psychiatrie in der Bundesrepublik Deutschland vom 13. 2. 79. Deutscher Bundestag Drucksache 8/2565

Thoss P (1979) Grenzen ärztlicher Partnerschaft in der Strafjustiz. NJW 38:1909–1912

Uchtenhagen A (1982) Zwangseinweisungen in der Psychiatrie – Rechtliche und praktische Gegebenheiten (Schweiz). In: Waller H (Hrsg) Zwangseinweisungen in der Psychiatrie. Huber, Bern

Venzlaff U (1978) Der psychisch Kranke im Spannungsfeld zwischen Behandlungsauftrag und Rechtsnorm. In: Lauter H, Schreiber HL (Hrsg) Rechtsprobleme in der Psychiatrie, Bd II. Aktion Psychisch Kranke, Köln

Verband evangelischer Einrichtungen für geistig und seelisch Behinderte e. V. (1983) Persönliche Hilfen und rechtlicher Schutz zur Weiterentwicklung des geltenden Rechtes der Vormundschaft und Pflegschaft. Stuttgart

Waldner W (1982) Der Rechtsschutz im Entmündigungsverfahren. NJW 7:316–319

Waller H (1982) Zwangseinweisungen in der Psychiatrie. Huber, Bern

Wiebe A (1981) Familienrechtliche Unterbringung – eine Alternative zu den Psychisch-Kranken-Hilfsgesetzen. In: Bergener M (Hrsg) Psychiatrie und Rechtsstaat. Luchterhand, Neuwied Darmstadt, S 116–129

Winkler WTh (1970) Zum Gesetz über Hilfen und Schutzmaßnahmen bei psychischen Krankheiten. Nervenarzt 41:548–554

Wuttke M (1982) Der Schutz des Betroffenen bei der Freiheitsentziehung wegen psychischer Krankheit nach den landesrechtlichen Unterbringungs- und Psychiatriegesetzen. Wissenschaftliche Arbeit gem. § 39 des BJAG, Bremen

Zutt J (1970) Freiheitsverlust und Freiheitsentziehung. Springer, Berlin Heidelberg New York

Obergerichtsurteile, auf die im Text Bezug genommen wird:

BVerf G (1960) Urteil vom 10. 2. 1960 zu Art. 104 GG (Richtervorbehalt auch bei Freiheitsentziehung aus fürsorgerischen Gründen) B Verf GE 10, 302

BGH (1961) Urteil vom 24. 4. 1961. BGH 2 M (1961) BGB § 839 (Fc) Nr. 15 (zur Frage der widerrechtlichen Festhaltung von Geisteskranken in einem öffentlichen Psychiatrischen Krankenhaus; Amtspflichtverletzung)

BGH (1961) Beschluß vom 22. 3. 1961 – IV ZB 308/60 (Beschwerderecht eines Geschäftsunfähigen gegen Anordnung der Gebrechlichkeitspflegschaft)

BGH (1963) Urteil vom 2. 12. 1963 (III ZR 222/62) (zur Frage der freiwilligen Behandlung in einer geschlossenen psychiatrischen Abteilung)

BGH (1966) Urteil vom 10. 5. 1966 – VI ZR 251/64 (KG) (zur Notwendigkeit der Einwilligung des Patienten in eine Elektroschockkur; Elektroschock-Urteil)

BVerfG (1967) Urteil vom 18. 7. 1967 (zu § 73 BSHG; „Unterbringung zur Besserung") NJW 1967, 1795, 1800

BGH (1967) Beschluß vom 28. 4. 1967 – IV ZB 448/66 (Unterbringung durch Gebrechlichkeitspfleger)

BGH (1969) Urteil vom 22. 10. 1969 3 St R 118/69 (Zu den Voraussetzungen für die zwangsweise Vergabe von Beruhigungsmittel in Psychiatrischen Kliniken; Unruhe-Fall)

BGH (1970) Urteil vom 19. 6. 1970 – IV ZR 83/69 (Zur Geschäfts- und Prozeßunfähigkeit von schwachsinnigen Personen)

BVerfG (1972) 33, 1–18 Beschluß des Zweiten Senats vom 14. März 1972 (Zur Frage des „besonderen Gewaltverhältnisses“ bei Untergebrachten)

BVerfG (1981) 58, 208–233 Beschluß des Zweiten Senats vom 7. Oktober 1981 (Zur Frage der „fürsorglichen Aufnahme und Zurückhaltung“ nach dem Baden-Württembergischen UG; Maniker-Fall)

OLG (1983) Frankfurt/M Beschluß vom 4. 8. 1983 20 W 521/1983 (Polizeirechtlicher Charakter des HFEG)

Zusammenstellung der Landesunterbringungsgesetze und Psychisch Kranken-Gesetze mit Erlaßdatum

Bremen, 8. 5. 1979
Gesetz über Hilfen und Schutzmaßnahmen bei psychischen Krankheiten (PsychKG)

Hamburg, 22. 9. 1977
Hamburgisches Gesetz über Hilfen und Schutzmaßnahmen bei psychischen Krankheiten (HmbPsychKG)

Schleswig-Holstein, 26. 3. 1979
Gesetz für psychisch Kranke (PsychKG)

Niedersachsen, 2. 6. 1978
Niedersächsisches Gesetz über Hilfen für psychisch Kranke und Schutzmaßnahmen (Nds PsychKG)

Nordrhein-Westfalen, 2. 12. 1969
Gesetz über Hilfen und Schutzmaßnahmen bei psychischen Krankheiten (PsychKG)

Berlin, 20. 3. 1985
Gesetz für psychisch Kranke

Bayern, 20. 4. 1982
Gesetz über die Unterbringung psychisch Kranker und deren Betreuung (Unterbringungsgesetz – Unterbrg)

Hessen, 24. 5. 1952
Gesetz über die Entziehung der Freiheit geisteskranker, geistesschwacher, rausch- oder alkoholsüchtiger Personen (HFEG)

Rheinland-Pfalz, 19. 2. 1959
Landesgesetz über die Unterbringung von Geisteskranken und Suchtkranken (Unterbringungsgesetz-UntGes.)

Baden-Württemberg, 11. 4. 1983
Gesetz über die Unterbringung psychisch Kranker

Saarland, 10. 12. 1969
Gesetz über die Unterbringung von psychisch Kranken und Süchtigen (Unterbringungsgesetz)

DDR, 14. 6. 1968
Gesetz über die Einweisung in stationäre Einrichtungen für psychisch Kranke

II. Suizid

Die Epidemiologie des Suizids und Parasuizids

N. KREITMAN

INHALTSVERZEICHNIS

Es könnte behauptet werden, daß die psychiatrische Epidemiologie als Disziplin mit der Untersuchung des Suizids begonnen habe. Suizidforschung hat in der Tat eine lange Tradition mit einer umfangreichen, sich noch jetzt schnell ausdehnenden Literatur. Die letzten Dekaden brachten noch eine Diversifikation des Feldes durch Studien über suizidales Verhalten ohne tödlichen Ausgang. Letzteres wird in diesem Beitrag aus Gründen, welche weiter unten dargelegt werden, unter dem Terminus „Parasuizid" abgehandelt. Beide Verhaltensweisen werden am besten zunächst getrennt betrachtet, bevor dann ihre Beziehung zueinander diskutiert wird.

Epidemiologische Erforschung suizidalen Verhaltens hat eigenständige Bedeutung, insofern sie ein Phänomen zu verstehen trachtet, das zugleich hohen sozialen und psychiatrischen Rang hat. Solche Forschungen klären zugleich die Beziehung zwischen Suizid und Parasuizid und illustrieren, wie zu zeigen sein wird, beider Differenzen und Überlappungen. Für den Kliniker ist es letztlich unmittelbar wichtig, Antworten auf praktische Fragen zu erhalten, z. B. nach der Suizidprognose unterschiedlicher Patientengruppen.

Der historischen Entfaltung des Themas entsprechend wird hier die Epidemiologie des Suizids derjenigen des parasuizidalen Verhaltens vorangestellt.

A. Suizid

I. Definition und statistische Grundlagen

Die Bedeutung des Suizids wird hartnäckig unterschätzt. Suizid rangiert in den meisten europäischen Ländern und in den USA unter den 10 häufigsten Todesursachen: In einigen Altersgruppen liegt die Suizidrate über 1 von 50 Todesfällen. Die offizielle englische Statistik weist jährlich nahezu 4400 Suizide aus (das 6fache der Tötungen). In der Bundesrepublik Deutschland lagen die entsprechenden Raten (1982) bei nahezu 8400. Bei solchen Daten erheben sich Fragen nach der offiziellen Definition des Suizids. Solche Statistiken beruhen auf Beurteilungen von amtlichen Leichenbeschauern, Ärzten usw.; in sie geht also eine „legale" Entscheidung mit dem Schlüsselelement ein, daß der Verstorbene die Absicht hatte, sich das Leben zu nehmen. Die Rechtsorgane brauchen den eindeutigen Beweis einer solchen Absicht, bevor sie einen Todesfall als Suizid klassifizieren. Solche juristischen Akzentsetzungen variieren von Land zu Land; ähnliches gilt für die relative Gewichtung legaler und medizinischer Gesichtspunkte bei der Entscheidung über die Klassifikation eines Todesfalls durch Suizid. Viele Psychiater haben in einer solchen restriktiven Definition die Gefahr ernster Unterschätzung der Suizidhäufigkeit gesehen, da die klassifikatorische Entscheidung auf dem Abwägen von Wahrscheinlichkeiten und nicht auf einer klinischen Diagnose beruht. Psychiatrische Überprüfungen der definitorischen Entscheidungen durch Rechtsorgane zeigten eine erhebliche, bei 30% (Dublin 1963) bis 100% (McCarthy u. Walsh 1966) liegende Differenz zwischen „legal" und „psychiatrisch" definierten Suizidraten. Kommt hinzu, daß solche Schätzungen sich nur auf Todesfälle beziehen, welche an Behörden bekannt werden. Es ist nicht möglich, die Anzahl derjenigen weiteren Suizide zu erfassen, welche vom Hausarzt nicht angegeben oder auch ihm von den Familien der Patienten verschwiegen werden. Offizielle Schätzungen sind also sehr konservativ. Sie erweitern allerdings die Statistik, indem sie neben den Suizidraten verschiedene Klassen „unbestimmter" Todesfälle ausbringen, von welchen die meisten wahrscheinlich Suizide sind. Das alles ändert das epidemiologische Grundmuster *nicht:* Die offiziellen Ziffern bleiben weiterhin nützlich.

Wie erwähnt, variieren die Methoden der Einschätzung von Todesursachen und die legale Definition der Kategorien „unnatürlichen" Todes beträchtlich von Land zu Land. Offizielle Statistiken sind fragwürdig, wenn die Suizidraten unterschiedlicher Länder verglichen werden sollen; internationale Vergleiche werden allgemein für gewagt gehalten. Für Binnen-Vergleiche, die auf ein Land bezogen bleiben, können diese Daten allerdings wertvolle Aufschlüsse liefern, so etwa hinsichtlich alters- und geschlechtsspezifischer Raten oder bei dem Studium von Wandlungen suizidalen Verhaltens im Zeitverlauf innerhalb ein und desselben Landes.

Das allgemeine Mortalitätsregister für England und Wales weist eine Suizidhäufigkeit für Männer im Alter von mindestens 15 Jahren von 14,6 auf 100000 Einwohner, für Frauen von 7,14 auf 100000 aus (Durchschnittswerte für 1982/83). Die alters- und geschlechtsspezifischen Suizidraten für England und Wales zeigt Abb. 1.

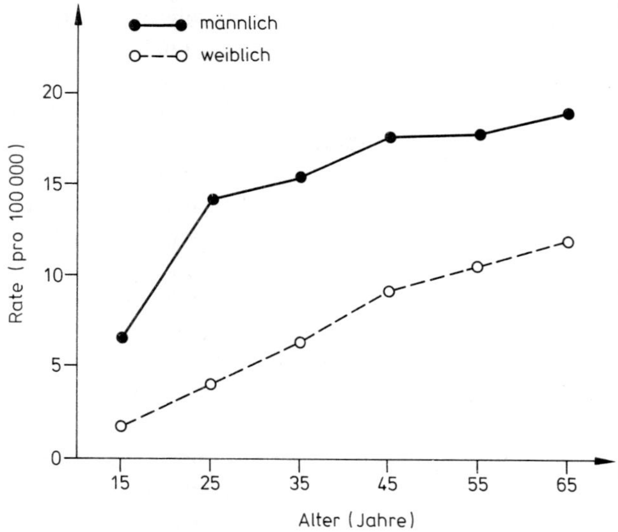

Abb. 1. Alters- und geschlechtsspezifische Suizidraten 1982/83 (Durchschnitt) für England und Wales

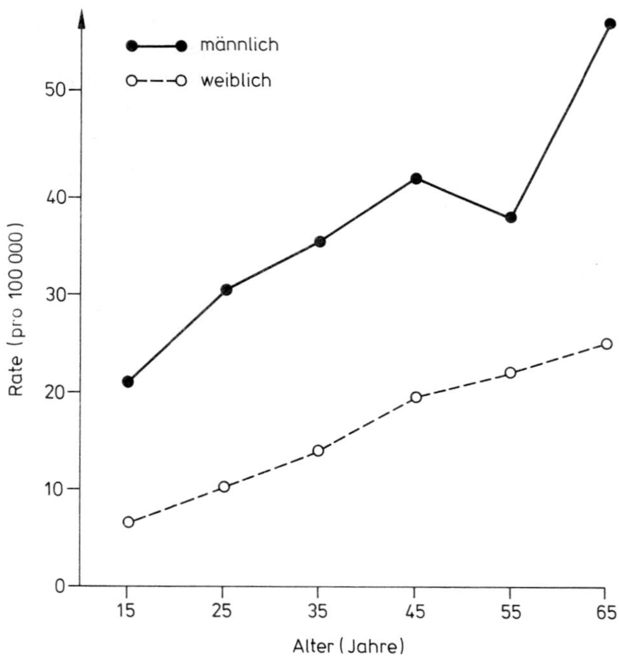

Abb. 2. Alters- und geschlechtsspezifische Suizidraten 1982/83 (Durchschnitt) für die Bundesrepublik Deutschland

Bei Männern steigt die Rate mit zunehmendem Alter. Diese Zunahme ist indessen nach der Lebensmitte weniger dramatisch. Detailliertere Datenanalysen zeigen ein Abfallen der Raten bei der Gruppe hohen Alters. Dies Phänomen ist neu. Bis etwa 1965 war ein stetiger Anstieg der Raten festzustellen, mit steilerem Anstieg bei zunehmendem Alter. Bei Frauen liegen die Raten im ganzen niedriger und laufen jetzt mit denjenigen der Männer parallel. Auch dies ist ein relativ neuer

Zug, da bis vor 20 Jahren eine deutliche Spitze in der Lebensmitte festzustellen war. Diese Wandlungen wurden in vielen westlichen Ländern beobachtet. Sie sind sehr interessant, aber es bleibt dabei – das ist hervorzuheben –, daß Suizid für beide Geschlechter vorwiegend ein Problem des mittleren und höheren Lebensalters ist.

Abbildung 2 zeigt neuere alters- und geschlechtsspezifische Suizidraten der Bundesrepublik Deutschland. Sie scheinen deutlich höher zu liegen als die entsprechenden Raten für England und Wales. Dabei bleiben jedoch die oben getroffenen Vorbehalte für internationale Vergleiche zu bedenken. Die beiden Kurven verlaufen ähnlich wie diejenigen in Abb. 1 und bestätigen trotz kleiner Abweichungen die allgemeine Tendenz der mit dem Alter ansteigenden und bei Männern konstant höher als bei Frauen liegenden Suizidraten.

Der Personenstand hat deutliche Auswirkungen auf die Suizidraten. Das zeigt sich auch bei altersstandardisierten Daten. Üblicherweise wurden die höchsten Suizidraten bei Geschiedenen gefunden, insbesondere bei Männern. Erklärungsansätze betonten die Bedeutung seelischer Krankheiten als gemeinsame Ursache für Scheidung und Suizid, Isolierung und Belastetheit der Geschiedenen sowie einen Selektionseffekt: Unter den Geschiedenen heiratet die aktivere Gruppe wieder, und es verbleibt ein Rest relativ gestörter Individuen. Solche Thesen mögen ihre Berechtigung gehabt haben und sind auch noch heute bis zu einem gewissen Grade nützlich. Indessen bringt die zunehmende Popularität von Scheidungen in der Bevölkerung mit sich, daß letztere kaum mehr psychiatrische Krankheiten oder abnorme Persönlichkeiten markieren. Dem entspricht es, daß die Suizidrate für geschiedene Männer jetzt niedriger liegt als diejenige der Witwer. Tabelle 1 zeigt diese Verhältnisse für England und Wales. Der „protektive" Effekt der Hei-

Tabelle 1. Suizidraten[a] und Personenstand, England und Wales 1970

Männer					
Alter	Alle Männer	Ledig	Verheiratet	Verwitwet	Geschieden
15–24	58	57	54	855	212
25–34	97	225	57	755	308
35–44	120	295	84	597	528
45–54	144	362	105	474	437
55–65	167	333	124	465	452
65–74	205	364	130	512	426
Frauen					
Alter	Alle Frauen	Ledig	Verheiratet	Verwitwet	Geschieden
15–24	27	31	17	–	35
25–34	49	128	36	182	174
35–44	69	140	57	170	227
45–54	105	159	86	243	211
55–64	125	146	90	229	271
65–74	135	131	87	188	350

[a] Rate pro 1 Million der Bevölkerung

rat ist für beide Geschlechter noch deutlich und wahrscheinlich Reflex sowohl einer Selbstselektion als auch zwischenmenschlicher Stabilisierung. Mit dem letztgenannten Einfluß mag zusammenhängen, daß das Kinderhaben, insbesondere bei Frauen, ebenso bedeutend ist wie das Verheiratetsein als solches (Veevers 1973).

In Britannien beeinflußt auch die soziale Schichtzugehörigkeit die Suizidraten. Oberschichtangehörige haben die höchste Suizid-Mortalität, diejenige der ungelernten Arbeiter liegt wiederum höher als diejenige der Mittelschicht. Das ist indessen keine durchgehende Beziehung. Unter den Männern, deren Schichtzugehörigkeit leichter zu bestimmen ist als diejenige der Frauen, ergaben sich höhere Raten bei Oberschichtangehörigen bis zum 65. Lebensjahr. Danach kehren sich die Verhältnisse um. Sainsbury (1961) erklärte dies damit, daß Männer der höheren Sozialschicht im Ruhestand in relativ sichere und erfreuliche Umstände gelangen, während Unterschichtangehörige hier eine Periode ökonomischer Unsicherheit und Belastung durchmachen. Es besteht ein sicherer Zusammenhang zwischen Suizidraten und Arbeitslosigkeit. Swinscow (1951) machte auf die hohe Korrelation zwischen Suizid und Höhe der Arbeitslosigkeit während einer 20-Jahres-Strecke in Britannien aufmerksam. Sainsbury (1955) gibt an, daß bei Männern, welche sich suizidierten, Arbeitslosigkeit zur Zeit des Todes häufiger war als in der Gesamtbevölkerung. Die neuere Literatur wurde von Platt (1984) zusammengefaßt. Im ganzen bestätigten die neueren Untersuchungen die früheren Erfahrungen über eine starke Verknüpfung von Arbeitslosigkeit und Suizid. Die Deutung dieser Korrelation hat mögliche Selektionsfaktoren bei Arbeitslosen in Rechnung zu stellen. In Zeiten ökonomischer Rezession sind psychisch Behinderte häufiger dem Verlust ihrer Arbeit ausgesetzt und haben große Schwierigkeiten, eine neue Tätigkeit zu finden. Gleichwohl gibt es Hinweise darauf, in der Beschäftigungslosigkeit als solcher einen mitursächlichen Faktor für Suizidalität bei Männern zu sehen. Höhere Arbeitslosigkeit bei Männern korreliert zugleich positiv mit einer höheren Suizidrate bei Frauen, vielleicht teilweise durch mittelbare Einflüsse der Arbeitslosigkeit auf das Familienleben bedingt.

Epochale Wandlungen der Suizidraten in England und Wales zwischen 1901 und 1961 gibt Abb. 3 wieder. Dabei zeigen sich 2 interessante Züge. Am auffälligsten ist der markante Abfall der Suizidraten zu Beginn der beiden in dieses Jahrhundert fallenden großen Kriege. Dieser Effekt zeigt sich sowohl bei Männern als auch bei Frauen. Nach Beendigung der Feindseligkeiten bewegen sich die Häufigkeiten wieder auf das Vorkriegsniveau zurück und folgen danach dem generellen Jahrhunderttrend. Von Interesse ist, daß diese Muster auch aus neutralen Ländern wie der Schweiz berichtet worden sind. Diese waren zwar nicht aktuell in Kämpfe verwickelt, lagen aber unter der beträchtlichen Anspannung, daß die Nation in den bewaffneten Konflikt hineingezogen werden könne. Dieser dramatische Effekt, welcher sich aus den Daten vieler Länder herauslesen läßt, kann auch durch das Absinken der Arbeitslosigkeit erklärt werden, das für gewöhnlich den Kriegszustand begleitet. Eine solche Erklärung ist kürzlich durch Marshall (1981) betont worden. Die meisten Autoren bringen indessen das Absinken der Suizidraten mit der ansteigenden nationalen Zusammengehörigkeit zusammen. Diese soll den Menschen, welchen normalerweise eine klare Rollenbestimmung fehlt, einen bestimmten, als wertvoll erlebten Platz in ihrer Gesellschaft zuweisen.

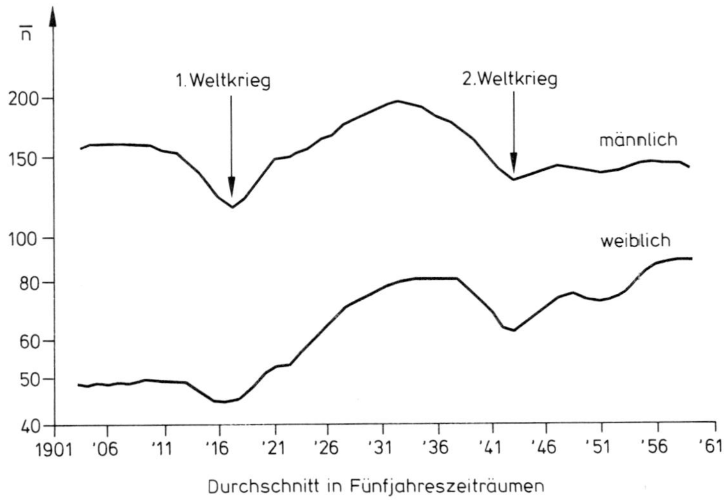

Abb. 3. Suizidraten für England und Wales (allgemeines Register, 1961). Veränderungen im Fünfjahresdurchschnitt

Es gibt Hinweise dafür, daß die sozialen Randgruppen als erste in diesen Vorgang hineingezogen werden, wenn ein Land mobilmacht. Erwähnung verdient auch, daß der wesentliche Abfall der Suizidraten in den Kriegsbeginn fällt, um sich bald danach langsam wieder zu erhöhen.

Über diese Kriegseffekte hinaus ist von Interesse, daß die Suizidraten bei Männern zu Beginn und am Ende der 60jährigen Zeitstrecke einander ähneln. Die Raten für Frauen stiegen indessen an. Werden spezifische Alters- und Geschlechtsgruppen gesondert analysiert, so zeigt sich, daß der Abfall der Suizidraten bei Männern auf einer Senkung der Suizidhäufigkeit in der 2. Lebenshälfte beruht. (Jüngere Männer sind hiervon weniger berührt worden; in der Tat gibt es irritierende Hinweise darauf, daß die Suizidraten jüngerer Männer in den letzten 20 Jahren in den meisten westlichen Ländern angestiegen sind.) Der Anstieg der Suizidraten bei Frauen ist im wesentlichen einer Häufung solchen Verhaltens in der Altersgruppe der über 45jährigen zuzuschreiben. In einigen Teilen des UK aber auch andernorts, wird eine Tendenz zur Parität der Geschlechter sichtbar. Es wurde bereits über eine Angleichung der Suizidraten für beide Geschlechter berichtet. Die sozialen Wandlungen, welche diesem Phänomen zugrunde liegen, bedürfen noch der Klärung. Häufig wird jedoch darauf hingewiesen, daß die Ähnlichkeit der sozialen Rollen von Mann und Frau, zumal im Hinblick auf den anwachsenden Anteil berufstätiger Frauen hierfür wesentlich sei.

Seit 1961 fällt in Großbritannien ein neuer Trend auf. Das zeigt die Abb. 4. Suizid mit Hausgas verschwand nahezu nach einer Dekade, in welcher sein CO-Gehalt stetig gesenkt wurde. Ein kompensatorisches Anwachsen im Gebrauch anderer Suizidtechniken war nicht festzustellen (Ausnahmen s. KREITMAN 1976). Es zeigt sich eine deutliche Abnahme der Suizidraten bei beiden Geschlechtern. Daß der Wegfall eines letalen Agens solch dramatische Auswirkungen haben kann, stimmt nachdenklich. Als nach 1971 der Detoxikationsprozeß abgeschlos-

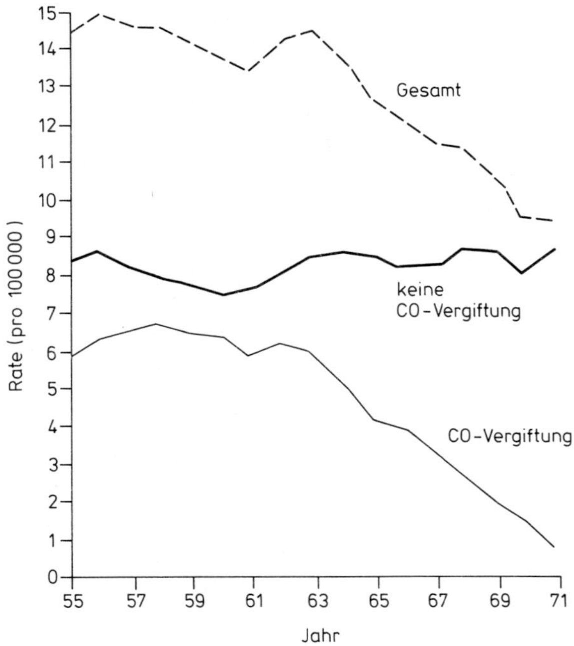

Abb. 4. Suizidraten und Todesursachen bei Männern in England und Wales 1955–1971

sen war, schien kein weiteres Ziel mehr erreichbar, und die Suizidraten folgen erneut dem Aufwärtstrend früherer Dekaden. Untersuchungen über die Auswirkungen der Verfügbarkeit letaler Agenzien sind in den USA im Hinblick auf die Disponibilität von Handfeuerwaffen in den verschiedenen Staaten durchgeführt worden, da Suizid (bei Männern) in den USA meist durch Schußwaffen herbeigeführt wird. Wiewohl die Ergebnisse nicht zwingend für eine Kausalverbindung sprechen, bleibt der Befund, daß Staaten mit vergleichsweiser strengerer gesetzlicher Kontrolle von Handfeuerwaffen eine niedrigere Rate an Suiziden mit einer solchen Technik zeigen, dies trotz eines geringfügigen „kompensatorischen" Anstiegs der Raten für Suizide mittels anderer Techniken (Lester u. Murrell 1980, 1982).

Gesellschaften mit markantem Kulturwandel zeigen oft auch Veränderungen in ihren Suizidraten. Vor 1939 war die japanische Gesellschaft z. B. so strukturiert, daß älteren Menschen besondere Wertschätzung entgegengebracht wurde, während auf den jüngeren Menschen der akute soziale Streß lag. Die altersspezifischen Suizidraten zeigten einen kleinen Gipfel bei Menschen in den Zwanzigern, einen markanten Abfall im mittleren Lebensalter und einen zweiten Gipfel in der höheren Altersgruppe. Nach dem Kriege veränderte die amerikanische Besetzung das Sozialgefüge Japans durchgreifend, und viele tradierten Institutionen verloren ihre Wirksamkeit. Es ist interessant, daß die neueren japanischen Suizidraten sich den amerikanischen annähern (Kato 1969).

Daß Suizidhäufigkeit auf soziale Einflüsse anspricht, hat seit je das Interesse der Soziologen erregt. In der Tat wurde ein gut Teil soziologischer Grundlagenforschung an der Suizidthematik entwickelt. Die Soziologie suchte präziser zu fassen, welche Sozialbezüge die Veränderungen der Suizidraten unterschiedlicher sozialer Gruppen erklären. Die frühesten Theorien wurden von ÉMILE DURKHEIM (1858–1917) entwickelt und seine Betrachtungsweisen beherrschen noch heute dies Feld. DURKHEIM beschrieb eine Reihe von Suizidarten. Die beiden wichtigsten nannte er „anomisch“ und „egoistisch“. Erstere stehen in Beziehung zu Sozialsituationen, in welchen die tradierten Werte einer Gesellschaft an Gewicht verlieren und deren Mitglieder daher nicht mehr über Standards zur Selbststeuerung in Belastungssituationen verfügen. Die zweite Variante bezieht sich auf eine Situation, in welcher die Individuen den Bezug zu ihrer sozialen Gruppe und das Zusammengehörigkeitsgefühl verloren haben. Hier werden soziale Normen bedeutungslos. DURKHEIMS Unterscheidung ist durch spätere Forscher häufig verwischt worden, und dies wurde auch dadurch begünstigt, daß er selbst sich nicht immer klar ausgedrückt hat. Gleichwohl vermittelten seine Konzepte einer Trennung des Individuums von den normativen Standards entscheidende Impulse für spätere Untersuchungen. SAINSBURY (1955) zeigte z. B. für London die enge Korrelation zwischen Suizid und unterschiedlichen Arten sozialer Isolation: Eintritt in das höhere Alter, Ablösung der Kinder, körperliche Behinderungen mit ihren Einschränkungen der Alltagsaktivitäten, Verlust des Familienlebens nach Scheidung. DURKHEIM selbst legte das Gewicht auf die rein soziologischen Prozesse; für viele Suizide ist indessen die subjektive Verarbeitung des Kontakt- und Wertverlustes entscheidend.

Unter den anderen soziologischen Theorien ist diejenige der Statusinkongruenz (GIBBS 1967) kurz zu erwähnen. Unter dieser Perspektive gelten Individuen dann als besonders suizidanfällig, wenn sie, wiewohl Mitglieder einer gut definierten sozialen Gruppe, in einigen wesentlichen Hinsichten von den anderen Mitgliedern der Bezugsgruppe abweichen. In den Südstaaten der USA wird der Status, Weißer zu sein, gewöhnlich mit relativem Wohlstand und relativ guter Ausbildung verknüpft. Ein ungebildeter oder armer Weißer zeigt ein höheres Suizidrisiko als andere Weiße; ähnlich leben Farbige, die in höhere Sozialschichten aufgestiegen sind, unter einem höheren Risiko als diejenigen Farbigen, welche nicht aufgestiegen sind. Dieser interessanten These fehlt allerdings bisher die überzeugende empirische Begründung.

II. Andere Aspekte

Seit langem ist bekannt, daß Suizide sich im allgemeinen im Frühling und Sommer häufen (Abb. 5). Die saisonale Variation gibt es sowohl in den Ländern der nördlichen als auch der südlichen Hemisphäre. Verschiedene Erklärungen sind hierzu versucht worden. Depressionszustände sind häufiger im Frühling und im Sommer, wie die Aufnahmedaten psychiatrischer Krankenhäuser zeigen. Es wurde auch daran gedacht, daß die Entfremdungserlebnisse deprimierter Persönlichkeiten im Frühling mit der Wiedergeburt der Natur eine Verschärfung dadurch erfahren, daß Gefühle der Verdüsterung und Sinnlosigkeit freigesetzt werden. Zu dieser Auffassung paßt, daß der Frühjahrsgipfel in ländlichen Gegenden ausgeprägter ist als in städtischen. Es stimmt aber auch, daß trotz abnehmender Arbeitslosigkeit im Frühling die Migration der Arbeiter zunimmt, und die damit verbundenen Belastungen bieten eine andere, weniger poetische Erklärungsmöglichkeit an.

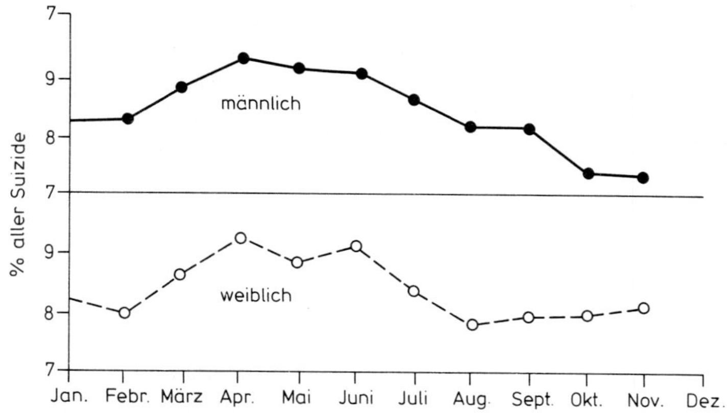

Abb. 5. Jahreszeitliche Variation des Suizids

In vielen, keineswegs aber allen Ländern sind Diskrepanzen zwischen hohen Suizidraten in städtischen und niedrigen in ländlichen Distrikten gefunden worden. Es gibt indessen keinen Hinweis darauf, daß die Suizidhäufigkeit mit der Größe einer Stadt zunimmt (allgemeine Statistik für England und Wales 1961). Mögliche, aber nicht erhärtete Hypothesen dieser Stadt-Land-Unterschiede lauten: 1) in die Städte wandern instabile Individuen; 2) in der angehobenen Suizidrate zeigt sich der mit der Immigration in die Stadt verbundene Streß; 3) sozialer Zusammenhalt ist auf dem Lande größer als unter den anonymen Lebensbedingungen großer Städte.

Häufig wurde auf Korrelationen zwischen Religionszugehörigkeit und Suizid, insbesondere auf die niedrigen Raten bei der katholischen Bevölkerung hingewiesen. Als einfache Beobachtung stimmt das, aber diese Relation hat wenig mit der besonderen Religionszugehörigkeit zu tun. In Europa verläuft der Hauptgradient der Suizidraten vom protestantischen Norden zum stärker katholischen Süden. Auf demselben Gradienten nimmt indessen auch die Verstädterung ab, am deutlichsten bei den Mittelmeerländern. Es verschlechtern sich auch die ökonomischen Verhältnisse zum Süden hin. Eine weitere Komplizierung ergibt sich durch die Möglichkeit, daß die Offenlegung des mit dem Suizid verbundenen Verdikts in katholischen Gegenden wegen der damit verbundenen sozialen Stigmatisierung gebremst wird. Werden Daten analysiert, welche *innerhalb* eines Landes unter angemessener Berücksichtigung des Urbanisationsgrades und der sozialen Schichten gewonnen wurden, so bleiben nurmehr geringfügige Unterschiede zwischen katholischen und protestantischen Gegenden übrig. Diese werden dann im allgemeinen der stärkeren sozialen Kohäsion katholischer Gemeinden zugeschrieben.

Ähnlich viel ist geschrieben worden über die inverse Beziehung zwischen Suizid und Homizid. Die meisten Daten, welche eine negative Korrelation ausweisen, beruhen auf transkulturellen Vergleichen. Sie zeigen reziproke Muster, dies allerdings mit zahlreichen Ausnahmen. Transkulturelle Daten dieser Art geben selten eine hinreichende Basis für schlüssige Folgerungen. Werden die Raten zwischen unterschiedlichen Gruppen innerhalb einer jeweiligen Sozietät verglichen und Fluktuationen von Homizid und Suizid im Zeitverlauf berücksichtigt, so ergeben sich keine Beziehungen (Lester 1971).

Letztlich ist daran zu erinnern, daß die meisten, möglicherweise alle Suizide in der westlichen Welt mit psychiatrischen Krankheiten verknüpft sind. Ausnahmen werden gebildet durch sehr spezielle Lagen, z. B. gewisse Kriegssituationen oder durch besondere soziale Zusammenhänge wie Gefängnisse. Einzelheiten über die Suizidvulnerabilität bei verschiedenen psychiatrischen Krankheitsformen werden in anderen Bänden dieses Werkes gegeben. Hier ist darauf hinzuweisen, daß die unterschiedlichsten demographischen und sozialen Variablen, welche in epidemiologischen Studien zur Genese des Suizids beigebracht worden sind, in dem Sinne interpretiert werden müssen, daß sie sich auf psychiatrisch gestörte Individuen beziehen. Indessen gibt es bislang noch keine Theorie, welche eine befriedigende Zusammenschau der sozialen und psychiatrischen Dimensionen gestattet.

B. Parasuizid

Die Diskussion über autodestruktives Verhalten ohne tödlichen Ausgang stellt uns zunächst vor ein terminologisches Problem. Der Begriff „Suizidversuch", der seit Jahrzehnten gebräuchlich ist, stiftete Verwirrung, insbesondere bei allgemeinmedizinisch tätigen Ärzten. Nur zu häufig werden Patienten unter der Auffassung eines rein hysterischen „Agierens" weggeschickt und irrtümlich als wenig betreuungsbedürftig eingeschätzt, da sie ja keinen „Suizidversuch" mit der Absicht, sich zu töten, gemacht hätten. Kessel (1965) schlug als alternative Begriffe vor: „gewollte Selbstbeschädigung und Selbstvergiftung". Damit verlagert sich das Gewicht auf die Frage, ob der Patient ein selbstbeschädigendes Verhalten gewollt *initiierte;* dabei wird seine oft unerfahrbare letzte Intention offengelassen. Eine solche Sicht hat gewiß ihre Vorzüge, doch kann die vorgeschlagene Terminologie in Schwierigkeiten führen, wenn etwa der Patient sich nicht im toxikologischen Sinne vergiftete. Streng genommen schließt der Begriff ja Individuen aus, die eine größere Menge einer Substanz genommen haben, welche zwar pharmakologisch ungefährlich ist, vom Patienten aber für toxisch gehalten wurde. Der Begriff würde logischerweise auch Fälle akuter Alkoholvergiftung einschließen, die überlicherweise dem Spektrum suizidalen Verhaltens nicht zugerechnet werden. Schließlich läßt die Abkoppelung aller Bezüge zum Suizid die in solchen Aktionen stets mitgegebene reale Gefahr vergessen. Hier wird der Begriff Parasuizid (Kreitman et al. 1970) verwendet, und zwar für jegliche von einem Patienten gewollte Handlung, welche einem suizidalen Verhalten gleicht, aber nicht zu einem fatalen Ausgang führt. Parasuizid ist also selbstinitiiertes, gewolltes Verhalten eines Patienten, der sich verletzt oder eine Substanz in einer Menge nimmt, die die therapeutische Dosierung oder sein gewöhnliches Konsumniveau übersteigt und von welcher er glaubt, sie sei pharmakologisch aktiv (der Begriff kann in diesem Zusammenhang auch ein Individuum kennzeichnen, das eine parasuizidale Handlung durchführt).

Obwohl es schwierig ist, verläßliche Daten über die Häufigkeit des Parasuizids in der Gesamtbevölkerung zu erhalten, besteht wenig Zweifel, daß die Anzahl der

Patienten, die mit einem solchen Verhalten in Krankenhäusern gesehen wurden, in den letzten Jahrzehnten dramatisch angestiegen ist, dies nicht nur in Großbritannien, sondern auch in den meisten anderen westlichen Ländern (WEISSMAN 1974). Es gibt jetzt ein umfangreiches epidemiologisches Wissen hierüber. Einige Befunde sollen knapp referiert werden, und zwar unter besonderer Berücksichtigung EDINBURGHS. Für diese Stadt, deren Parasuizidraten diejenigen anderer Teile Britanniens nicht übersteigen (BANCROFT et al. 1975; MORGAN et al. 1975), stehen günstige Möglichkeiten der Datensammlung zur Verfügung. Eine solche Beschreibung hat nur provisorischen Charakter, da es Hinweise darauf gibt, daß die epidemiologischen Parasuizidmuster sich zur Zeit wandeln (HOLDING et al. 1977).

I. Epidemiologische Aspekte

Zunächst ist festzustellen, daß Parasuizide gehäuft bei jüngeren Menschen zwischen 15 und 24 Jahren angetroffen werden und danach stark abfallen. Zweitens liegen die Raten bei Frauen höher als bei Männern, wobei allerdings diese Differenz jenseits des Alters von 50 Jahren verschwindet (s. Abb. 6).

Die Raten für Gruppen mit unterschiedlichem Personenstand (Tabelle 2) zeigen, daß das Risiko für Parasuizid bei Geschiedenen höher liegt, zumal bei Männern, und dies trotz ihres im Vergleich zu Ledigen höheren Alters. Ledige Männer haben indessen wiederum höhere Raten als verheiratete Männer (aller Altersstufen). Bei Frauen ergeben sich Unterschiede im Detail. Deren Interpretation ist schwierig, da ein wachsender Anteil dieser Population informelle Partnerschaften eingeht.

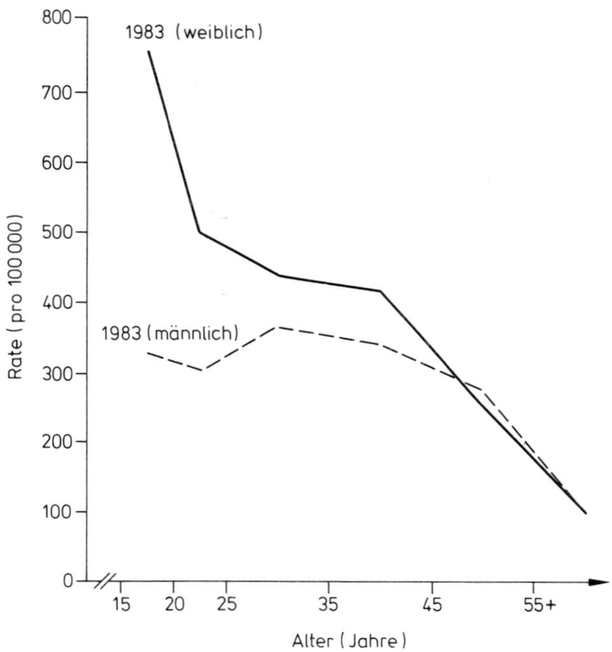

Abb. 6. Parasuizid: altersspezifische Raten (beide Geschlechter), Krankenhausaufnahmen in Edinburgh 1983

Tabelle 2. Jährliche Parasuizid-Raten (Aufnahmen pro 100000) Personenstand (Edinburgh 1983)

	Männer	Frauen
Geschieden[a]	1125	957
Verwitwet[a]	251	148
Verheiratet – unter 35 Jahren	290	375
Verheiratet – 35 Jahre und darüber	135	198
Ledig – unter 35 Jahren	342	657
Ledig – 35 Jahre und darüber	385	176

[a] Durchschnittswerte 1981–1983.

Die Parasuizidraten variieren beträchtlich mit der sozialen Schichtzugehörigkeit. Sie liegen mehr als 7 mal höher in der Schicht V als in I und II. Dies steht wahrscheinlich in Verknüpfung mit höheren Raten in 2 weiteren Variablen, nämlich Übervölkerung und Arbeitslosigkeit. Beide Gegebenheiten bilden für den Untersucher eine Herausforderung. Übervölkerung war in den frühen 70er Jahren einer der besten Prädiktoren für Parasuizid, zumal bei Frauen, deren Rate in Regionen mit erhöhter Wohndichte 3 mal höher lag als bei anderen. Im Verlaufe des vergangenen Jahrzehnts hat sich dieser Unterschied eingeebnet, insofern die Rate in Regionen ohne Übervölkerung sich derjenigen mit Überbevölkerung annäherte. Zur Zeit läßt sich in dieser Hinsicht kein Unterschied mehr zeigen. Die Gründe für das Verschwinden dieser Diskrepanz bleiben dunkel. Anders liegen die Dinge für Arbeitslosigkeit (bei Männern). Es war immer so, daß die Rate bei Arbeitslosen sehr viel höher lag als bei Beschäftigten. Diese Differenz blieb auch sichtbar, wenn eine Standardisierung nach sozialen Schichten vorgenommen wurde – ein wichtiges Erfordernis, da Arbeitslosigkeit in Rezessionszeiten besonders Angehörige der unteren Sozialschichten betrifft. Weiterhin zeigt sich, daß die Rate mit zunehmender Dauer der Arbeitslosigkeit wächst. Tabelle 3 illustriert, daß nach mehr als einjähriger Arbeitslosigkeit die Parasuizidrate (Personen) 19 mal höher liegt als bei Beschäftigten. Es gibt Evidenzen dafür, daß zumindest zwei Faktoren für dies relativ hohe Risiko verantwortlich sind. Sie umfassen die belastenden Effekte der Arbeitslosigkeit, dies insbesondere auf solche Individuen, die zu anderen Zeiten als „marginal“ Beschäftigte klassifiziert worden waren; zwei-

Tabelle 3. Erwerbsstatus und Parasuizid-Raten (Personen) beruflich aktive Männer (Durchschnitt 1982 und 1983) pro 100000 Einwohner der Stadt Edinburgh ab 15. Lebensjahr

In Arbeit	115
Arbeitslos	1316
Dauer der Arbeitslosigkeit	
unter 4 Wochen	760
5–26 Wochen	498
27–52 Wochen	1002
mehr als 52 Wochen	2157

tens die Unfähigkeit der weniger tüchtigen und psychisch weniger robusten Männer, einen Arbeitsplatz unter dem hohen Wettbewerbsdruck des Arbeitsmarktes festzuhalten. Der zweitgenannte Aspekt nimmt jetzt an Bedeutung ab. Die zugrundeliegenden Mechanismen sind recht kompliziert (s. PLATT 1984; PLATT u. KREITMAN 1985).

Weniger direkt aber höchst aufschlußreich sind Verbindungen zum Parasuizid, die sich mit ökologischen Techniken demonstrieren lassen. Dabei werden Wohngebiete nach ihren Parasuizidraten in eine Rangreihe gebracht, zugleich auch nach ihren Raten (oder ähnlichen Indizes) anderer Formen abweichenden Verhaltens, wobei dann die Rangreihen verglichen werden (PHILIP u. MCCULLOCH 1966; BUGLASS et al. 1980). Wohngebiete mit hohen Parasuizidraten zeigten zugleich hohe Raten an Jugendkriminalität, Hausfriedensbrüchen, Zwangsräumungen, Mietrückständen, Straßenverkehrsunfällen, Kindesmißhandlungen, Geschlechtskrankheiten und unehelichen Geburten. Solche Gegenden sind entweder zentral gelegene Desintegrationszonen größerer Städte oder andere durch Sozialpathologie verschiedener Formen hervorstechende Sektoren (MCCULLOCH u. PHILIP 1970).

Solche Unterschiede zwischen Stadtteilen bleiben auch dann bestehen, wenn Unterschiede der Alters- und Geschlechtscharakteristika der Subpopulation, wenn Kriterien des Personenstandes, der Wohndichte, der Arbeitslosigkeit und der sozialen Schicht berücksichtigt werden (BUGLASS et al. 1970). Diese Risikoareale werden durch kulturelle Verhaltensmuster bestimmt, welche die Wahrscheinlichkeit für Parasuizid erhöhen. Es konnte gezeigt werden, daß die Individuen innerhalb solcher Gemeinschaften, welche sich parasuizidal verhalten, überzufällig häufig durch persönliche Bekanntschaften verknüpft sind (KREITMAN et al. 1970). Dabei zeigen sich lockere Netzwerke von Individuen, innerhalb welcher autodestruktives Verhalten als anerkanntes soziales Verhalten mit einer klaren, kulturell ausgearbeiteten Bedeutung angesehen wird.

Die bisher referierten Daten beziehen sich auf Krankenhausaufnahmen. Drei Studien zielen auf diese Problematik im Bereich primär-ärztlicher Versorgung (PARKIN u. STENGEL 1965; HERSHON 1968; KENNEDY u. KREITMAN 1973). Dabei zeigt sich, daß weitere 20–30% der Fälle durch Allgemeinpraktiker ohne Hospitalisierung behandelt werden. Die zuletzt zitierte Studie zeigt indessen, daß die meisten dieser nicht hospitalisierten Patienten früher oder später an einen Psychiater überwiesen werden. Es ließ sich auch zeigen, daß die Charakteristika hospitalisierter Patienten identisch mit denjenigen nichteingewiesener Patienten waren. Eine Ausnahme bildete hier allein die Tatsache, daß Selbstverletzungen bei nicht hospitalisierten Fällen häufiger waren und nahezu 10% aller Fälle bildeten, die dem Hausarzt bekannt waren. Niemand kann indessen sagen, wieviel weitere Fälle mit Selbstvergiftung oder Selbstverletzung vorkommen, ohne in den Umkreis ärztlicher Aufmerksamkeit zu gelangen.

In den meisten europäischen Ländern bildet die Vergiftung mit Pharmaka den geläufigsten Typ parasuizidalen Verhaltens; Selbstverletzungen, Gasvergiftungen und andere Techniken machen nur 10% der hospitalisierten Fälle aus. In der Pharmakagruppe hängt die Auswahl des Medikaments etwas mit dem Alter zusammen: Barbiturate werden von älteren Patienten häufiger benutzt. In der letzten Dekade gab es einen bemerkenswerten Trend mit stetigem Anwachsen des

Gebrauches neuerer psychotroper Präparate auf Kosten der Barbiturate. Darin spiegeln sich zweifellos Wandlungen der Verschreibungspraxis wider. Zugleich verdient Erwähnung, daß der Anstieg der Vergiftungen mit Aspirin und Paracetamol, welche nicht der Rezeptpflicht unterliegen, einem Anstieg der verschreibungspflichtigen Pharmaka parallel läuft. Es gibt daher keinen Hinweis darauf, daß die Verschreibungsgewohnheiten der Allgemeinpraktiker für das Anwachsen der *Zahl* der Selbst-Vergiftungen in den zurückliegenden Jahren verantwortlich sind. Die *Typen* der Verschreibungen spiegeln sich indessen in den verfügbaren und dann genommenen Pharmaka.

II. Verlauf der suizidalen Aktivität

So sehr auch die detaillierte Einschätzung des individuellen Patienten von klinischen Befunden abhängt, geben doch statistische und epidemiologische Untersuchungen wichtige Beiträge zum Thema der Prädiktion sowohl im Hinblick auf eine Wiederholung parasuizidalen Verhaltens als auch im Hinblick auf Tod durch Suizid. Beide mögliche Prognosen sind getrennt zu betrachten, da sie unterschiedliche Prädiktoren haben. Das soll jetzt erörtert werden.

Eine der entscheidenden Erschwernisse der Behandlung und Führung Parasuizidaler liegt in deren hoher Rückfallrate. Unterschiedliche Untersuchungen kamen zu dem Ergebnis, daß 20–30% der Patienten innerhalb von 12 Monaten rückfällig werden (WHO 1968). Männer sind einem solchen Rückfall etwas leichter ausgesetzt als Frauen. Wiewohl die Rückfallprädiktoren im Hinblick auf die beiden Geschlechter differieren, gibt es gewisse Prädiktoren, welche beiden gemeinsam sind. Die bedeutsamsten sind a) psychiatrische Krankheitsvorgeschichte, b) früher parasuizidales Verhalten, c) Soziopathiediagnose, d) Probleme im Umgang mit Alkohol, e) Zugehörigkeit zur niedrigsten Sozialschicht, f) Drogenabhängigkeit, g) Arbeitslosigkeit zur Zeit der Aktion, h) Kriminalität. Buglass u. Horton (1974) entwickelten auf der Basis dieser Charakteristika eine allgemeine Prädiktionsskala, welche validiert wurde und zwischen Gruppen differenziert, deren Rückfallraten zwischen den Extremen 5% und nahe 50% liegen. Andere Autoren sahen in Verwitwetheit, Scheidung und Trennung vom Partner positive Rückfallprädiktoren (Bagley u. Greer 1971). Es ist nicht wahrscheinlich, daß die Prognose noch weiter verfeinert werden kann. Parasuizid soll sich mit widrigen Lebensereignissen verknüpfen (Paykel et al. 1975); zu diesen kommt es indessen schon definitionsgemäß zufällig, und sie können kaum aufgrund der zur Zeit der Einschätzung verfügbaren Daten vorausgesagt werden. Sicher spiegelt sich in Arbeitslosigkeit und niedrigem Sozialstatus zugleich die Anfälligkeit und Verletzlichkeit für künftige widrige Lebensereignisse.

Es ist wichtig zu sehen, daß die offenkundige „medizinische" Ernsthaftigkeit der Aktion, wie sie sich im Ausmaß der vom Patienten erlittenen körperlichen Schäden ausdrückt, kein guter Prädiktor für die Wahrscheinlichkeit weiterer Versuche ist (Greer u. Lee 1967; Bagley u. Greer 1971).

Weniger leicht lassen sich die Variablen fassen, die mit einem *suizidalen* Ausgang verknüpft sind. Untersuchungen zum suizidalen Mortalitätsrisiko bei parasuizidalen Patienten ergeben, daß annähernd 1–2% von ihnen innerhalb einer

Zeitstrecke von 1–2 Jahren durch Suizid enden; danach bleibt das Risiko konstant angehoben, allerdings auf einem abgesenkten Niveau. Die Periode größter Gefährdung liegt wenige Monate nach dem parasuizidalen Akt. Da das Suizidrisiko in absoluten Zahlen gering ist, erweist es sich für den Untersucher als schwierig, hinreichend viele Fälle für leicht definierbare Prädiktionskriterien zu sammeln. Ausnahmen bilden da höchstens ziemlich atypische Situationen. Folgende Verallgemeinerungen können gewagt werden: 1) männliche Parasuizidale stehen in einem höheren Suizidrisiko als Frauen, 2) im Hinblick auf das Alter zeigt das Material aus Edinburgh, daß das Risiko für Männer zwischen dem 35. und 54. Lebensjahr 10mal höher liegt als für jüngere Männer; 3) weitere Kriterien sind Verwitwetheit, Scheidung, Trennung vom Partner; 4) Arbeitslosigkeit oder Berentung; 5) Alleinlebende; 6) beeinträchtigte körperliche Gesundheit; 7) psychiatrische Erkrankung einschließlich Alkoholismus. Es scheint, daß „je dichter der versuchte Suizid nach seinen personalen und sozialen Charakteristika an den vollendeten Suizid heranrückt, um so höher liegt die Wahrscheinlichkeit des Todes bei einem späteren Versuch" (Tuckman u. Youngman 1963). Abgesehen von diesen Charakteristika sollte jeder Patient, der nach dem Herausgelangen aus einem Parasuizid weiterhin die Intention äußert zu sterben, als psychiatrischer Notfall angesehen werden.

Es gibt heute keine sicheren Aussagen über den besten präventiven Weg im Hinblick auf die Wiederholung eines suizidalen Verhaltens oder die Verhütung des Todes durch Suizid in der Gruppe der Parasuizidalen. Einiges spricht dafür, daß allein schon die Hospitalisierung nach einem Parasuizid die Wahrscheinlichkeit einer weiteren parasuizidalen Episode senkt (Kennedy 1972). Bagley u. Greer (1971) berichten, daß Patienten, welche psychiatrische Behandlung akzeptieren und nach ihrem parasuizidalen Verhalten mitarbeiten, eine bessere Prognose zeigen als solche, die dies nicht tun. Es ist aber schwierig, dabei die Möglichkeit auszuschließen, daß Patienten mit einer besseren Prognose zugleich diejenigen sind, welche eine größere Bereitschaft für präventive Angebote zeigen. Kontrollierte Studien über intensive Nachbetreuung (Chowdhury et al. 1973; Gibbons et al. 1978) zeigten in dieser Hinsicht keine signifikanten Unterschiede (wiewohl die sozialen Probleme dadurch verbessert werden). Gleichwohl spielt psychiatrische Therapie sicher innerhalb der Sekundärprävention ihre Rolle. Es ist z. B. bemerkenswert, daß depressive Patienten im Hinblick auf die Rückfallgefahr zur Gruppe mit der besten Prognose gehören, dies wahrscheinlich deswegen, weil Depression häufig zu psychiatrischer Hilfe veranlaßt. Für die übrigen hängt der prophylaktische Erfolg davon ab, daß es gelingt, wirksame Behandlungsverfahren für Alkoholismus und Soziopathie zu entwickeln. Bis dahin bleibt Raum für manche therapeutische Experimente.

III. Primäre Prävention

Suizidale Aktivität geschieht stets im Felde sozialer Pathologie. Ihre Prävalenzraten werden in erster Linie beeinflußt durch Wandlungen der basalen Sozialbedingungen. Dies gilt sowohl für kurzzeitige Wandlungen (etwa Arbeitslosigkeit) als auch für längerwährende Veränderungen (Änderungen der Normen für das Verhalten in der Ehe oder im Alkoholgenuß). Schon aus diesem Grund verdienen alle nur denkbaren Aktivitäten, welche die Konsequenzen ungünstiger Sozialfaktoren mindern, volle Unterstützung.

Im Hinblick auf Parasuizidale besteht Übereinstimmung darüber, daß direkte präventive Aktionen für solche Menschen geeignet sind, die inmitten einer Belastung stehen und die dazu veranlaßt werden können, eher Hilfe bei einer geeigneten Institution zu suchen als in ihre selbstzerstörerische Aktion zu geraten. Es gibt die unterschiedlichsten Notfallberatungsdienste. In England wurden die Telefon-Samariter am bekanntesten; auch die Allgemeinpraktiker und die Sozialarbeiter spielen hier eine wesentliche Rolle. Es konnte gezeigt werden, daß die Klientel der Telefon-Samariter eher der Population der Parasuizidalen als derjenigen der Suizidalen entspricht (Chowdhury u. Kreitman 1971). Jedoch zeigte eine Studie, in welcher Menschen nach Parasuizid eingehender nach der Art des von ihnen gewählten Verhaltens befragt wurden, daß ihr Verhalten nicht auf Unkenntnis von Hilfe offerierender Agenturen beruhte. Diese Patienten äußerten vielmehr ein Bedürfnis nach unmittelbarer Entlastung (häufig mit dem Wunsch verbunden, einen dramatischen Eindruck auf andere Familienmitglieder zu machen). Sie zeigten sich auch unbefriedigt über die Hilfen, welche sie von verschiedenen Agenturen früher erhalten hatten, und lehnten es ab, Fremden zu eröffnen, was sie als wesentliche persönliche Probleme ansahen (Kreitman u. Chowdhury 1972). Werden solche Haltungen auf die voraussehbaren Konsequenzen ihres Verhaltens bezogen, so erscheinen sie nicht besonders logisch; sie zeigen aber die ganze Schwierigkeit primär-präventiv ausgerichteter Kontaktnahmen. Empirische Untersuchungen ergaben, daß eine Häufigkeitszunahme der Klienten der Telefon-Samariter in einer Stadt keinen Einfluß auf die Parasuizidrate hatte (Holding 1974).

Ein beachtlicher Anteil Parasuizidaler – wahrscheinlich die Mehrheit – stand in den Wochen oder Tagen vor seiner Tat in Kontakt mit irgendeiner Agentur. Diese könnten daher als präventiv unwirksam angesehen werden. Dabei ist jedoch zu beachten, daß aus solchen Zahlen wenig über den Erfolg entnommen werden kann, d. h. also über Personen, welche von Hausärzten, Sozialagenturen oder anderen erfolgreich von der parasuizidalen Aktion abgehalten worden sind. Bleibt zu hoffen, daß mit zunehmendem Informationsgrad der hier ins Spiel kommenden Hilfsberufe die Möglichkeiten effektiver Prävention sich bessern. Es ist aber zu wiederholen, daß Wandlungen des sozialen Gesamtfeldes wahrscheinlich von größerer Bedeutung sind.

Vieles davon gilt auch für die primäre Prävention des Suizids. Beratungsdienste der erwähnten Art setzen sich im allgemeinen das Hauptziel, Suiziden vorzubeugen, nicht so sehr nur Parasuiziden. Epidemiologisch gesehen gibt es keinen Beleg für ihren Erfolg. Behandelbare psychische Krankheiten, insbesondere affektive Erkrankungen, sind wesentlicher im Hinblick auf die suizidale als auf die parasuizidale Gefährdung. Die Früherkennung solcher Krankheiten in der Gesamtbevölkerung, der rasche Einsatz von gezielten Behandlungsmaßnahmen und womöglich – wie z. B. mit Lithium für die manisch-depressiven Psychosen – der Beginn einer sekundären Prävention müßten eigentlich zu einer gewissen Senkung der Suizidrate führen. Diese Feststellung ist bis heute indessen mehr Überzeugung als belegt. Verbesserte klinische Praxis spiegelt sich noch nicht in einer Abnahme suizidaler Mortalität.

IV. Beziehung zwischen Suizid und Parasuizid

Wenn Individuen, welche Suizid begehen, mit Parasuizidalen verglichen und kontrastiert werden, so fallen einige Unterschiede und einige Ähnlichkeiten ins Auge. Es ist wichtig, diese Kontraste und Überlappungen so detailliert wie möglich zu fassen. Die Aufgabe ist nicht leicht, da es bislang nur eine Untersuchung gibt, in welcher beide Verhaltensweisen simultan in ein und derselben Population mit konstanter Kriterienformulierung und identischer Case-finding-Technik untersucht wurde (KENNEDY et al. 1974). Es gibt gleichwohl eine breite Übereinstimmung in den wesentlichen Befunden.

V. Prävalenz

Zunächst zur relativen Häufigkeit beider Phänomene: Tabelle 4 zeigt Parasuiziddaten aus Edinburgh, welche auf der Gesamtzahl hospitalisierter Fälle beruhen. Gezeigt werden auch geschätzte Raten aufgrund der Übersicht KENNEDYS über Allgemeinpraxen in der Stadt (KENNEDY u. KREITMAN 1973). Wenn diese Daten für England schlechthin typisch sind, können sie mit den offiziellen Suizidraten des gesamten Landes verglichen werden. Die offiziellen Zahlen stellen gewiß Minimumwerte dar; indessen zeigt sich, daß Parasuizide bei Männern 15 mal, bei Frauen 30 mal häufiger sind. Selbst wenn davon ausgegangen wird, daß die „wahre“ Suizidrate ein zweifaches der offiziellen Zahlen beträgt (was gewiß eine Überkorrektur darstellen würde), bleibt Parasuizid ein bei weitem häufigeres Phänomen. Wenn alle Suizide gerettet und als Parasuizide klassifiziert würden, so würde das die geschätzten Raten der letzteren kaum verändern.

Da Alterseinflüsse starke Auswirkungen auf die Raten beider Formen suizidalen Verhaltens haben, bleibt die Einschätzung ihrer relativen Häufigkeit aufgrund unkorrigierter Raten unbefriedigend. Auf derselben rechnerischen Basis, welche in der Tabelle 4 benutzt wurde, ergibt sich ein relatives Überwiegen des Parasuizids gegenüber dem Suizid bei jungen Frauen in der Größenordnung des 190fachen, während für ältere Männer eine 4fache relative Häufigkeit des Parasuizids besteht.

Tabelle 4. Vergleich jährlicher Parasuizid- und Suizid-Raten (Personen pro 100000, Alter über 15)

Parasuizide (Edinburgh 1970)			Suizide (UK 1969)	Ratio
	Hospitalisierungen	Gesamtzahl		
	(a)	(b)	(c)	(b/c)
Männer	179	199	13,8	14,4
Frauen	243	277	9,1	30,4

Diese etwas zufällig und approximativ gewonnenen Indizes verdeutlichen lediglich die relativen Größenordnungen beider Aspekte suizidalen Verhaltens, soweit diese sich fassen lassen. Eine unmittelbarere Verbindung ergibt sich, wenn der Anteil von Parasuiziden, die sich später töten, ins Auge gefaßt wird, und umgekehrt der Anteil an Suiziden, welche sich zuvor in irgendeiner Form selbst beschädigten. Es wurde bereits darauf hingewiesen, daß Kurzzeitkatamnesen unterschiedlicher Stichproben aus England eine Rate von 1–2% Parasuizidaler mit Selbsttötung innerhalb von 1–2 Jahren zeigten. Dieser Anteil ist das 50- bis 100fache des Suizidrisikos in der Gesamtbevölkerung und läßt sich mit den Häufigkeitswerten von 140 (Tuckmann u. Youngman 1963) und 80–100 (Motto 1965), welche aus den USA berichtet worden sind, vergleichen. Will man den gesamten Beitrag der Parasuizidalität zur suizidalen Mortalität bestimmen, braucht man Werte über die Lebenszeiterwartungen für Tod durch Suizid bei Parasuizidalen. Diese Information ist nicht leicht zu gewinnen; einige Autoren schätzten die lebenszeitliche Eventualmortalität auf 20% (Dorpat u. Ripley 1967).

Umgekehrt zeigten Suiziduntersuchungen, welche gewöhnlich auf Leichenschauer-Beurteilungen basieren, Zahlen für voranliegende parasuizidale Aktivitäten. Werden Untersuchungen an ganz speziellen Gruppen ausgeschlossen, so zeigen Studien, welche allein auf gerichtlichen Feststellungen basieren, daß 10–20% aller Menschen mit Suiziden früher einen „Versuch“ machten. Werden die offiziellen Berichte durch detailliertere Informationen ergänzt, so ergeben sich Werte von 20–30%. Eine Untersuchung an Todesfällen, welche von Psychiatern als Suizide eingestuft wurden (im Unterschied zur engeren legalen Definition) und welche zugleich den Hintergrund des Verstorbenen erforschte, gelangte zu einer Inzidenz von 40% (Ovenstone 1972). Solche Daten zeigen zumindest in der Theorie eine lebenslange suizidale Vorgeschichte. Gleichwohl ist Skepsis hinsichtlich der Genauigkeit der Daten für die dem Tod lange vorausliegenden Lebensjahre geboten. Immerhin zeigt es sich, daß zumindest die Hälfte aller Suizide „erste Versuche“ sind. Unter den Suiziden mit einer positiven parasuizidalen Vorgeschichte liegt letztere zur Hälfte in den 12 Monaten vor dem Tode. Häufig zeigen solche Menschen ein chronisch instabiles Leben mit mehrfachen Episoden der Selbstvergiftung, Alkoholismus oder Soziopathie.

Die klinischen und psychologischen Parallelen und Unterschiede zwischen beiden Verhaltensformen sind höchst interessant. Sie sind hier nicht zu besprechen. Es wurde schon gesagt, daß es eine Simplifikation sein würde, Parasuizidalität als mißlungene Suizidalität anzusehen. Am Rande ist noch zu erwähnen, daß Abschiedsbriefe Suizidierter und die Analyse der körpermedizinischen Umstände ihres Todes (z. B. Andress u. Correy 1978) zeigen, wie weitgehend Suizid von den Opfern manchmal als Etappe im Rahmen einer zwischenmenschlichen Transaktion angesehen wird.

VI. Weitere Unterschiede

Die meisten Unterschiede wurden bereits dargelegt. Eine Zusammenfassung gibt Tabelle 5.

Tabelle 5. Vergleichende Zusammenfassung von Parasuizid und Suizid

	Parasuizid	Suizid
Epochaler Trend	Anstieg während der letzten Dekaden? Jetzt stabil	Wird häufiger
Geschlecht	Häufiger bei Frauen	Häufiger bei Männern
Altersgruppe	Meist unter 45	Meist über 45
Personenstand	Höchste Raten bei Geschiedenen und Ledigen	Höchste Raten bei Geschiedenen, Ledigen und Verwitweten
Sozialschicht	Höher in Unterschichten	Kein erkennbarer Gradient
Urban/rural	Häufiger in Städten	Häufiger in Städten (gewöhnlich)
Erwerbsstatus	Verbunden mit Arbeitslosigkeit	Verbunden mit Arbeitslosigkeit und Berentung
Kriegsauswirkungen	?	Niedriger in Kriegszeiten
Jahreszeitliche Variation	Nicht evident	Frühlingsgipfel
Broken home in der Kindheit	Gewöhnlich	Gewöhnlich
Körperkrankheiten	Keine offenkundige Verknüpfung	Wahrscheinliche Verknüpfung
Psychiatrische Hauptdiagnosen	Situationsreaktion, Depression, Alkoholismus	Affektive Erkrankung, Alkoholismus
Persönlichkeitstyp	Häufig Psychopathie	Kein spezieller Typ

Literatur

Andress V, Corey D (1978) Survivor-victims: who discovers or witnesses suicide. Psychol Rep 42:759–764

Bagley C, Greer S (1971) Clinical and social prediction of repeated attempted suicide: a multivariate analysis. Br J Psychiatry 119:515–521

Bancroft J, Skrimshire A, Reynolds F, Simkin S, Smith J (1975) Self-poisoning and self-injury in the Oxford area: epidemiological aspects 1969–1973. Br J Prev Soc Med 29:170–177

Buglass D, Horton J (1974) The repetition of parasuicide: a comparison of three cohorts. Br J Psychiatry 125:168–174

Buglass D, Dugard P, Kreitman N (1970) Multiple standardisation of parasuicide ("attempted suicide") rates in Edinburgh. Br J Prev Soc Med 24:182–186

Buglass D, Duffy J, Kreitman N (1980) A register of social and medical indices by local Government area in Edinburgh and the Lothians Part I. CSU Scottish Office

Chowdhury N, Kreitman N (1971) A comparison of parasuicides ("attempted suicide") and the clients of the telephone Samaritan service. Appl Soc Studies 3:51–57

Chowdhury N, Hicks R, Kreitman N (1973) Evaluation of an aftercare service for parasuicide ("attempted suicide") patients. Soc Psychiatry 8:67–81

Dorpat TL, Ripley HS (1967) The relationship between attempted suicide and committed suicide. Compr Psychiatry 8:74–79

Dublin L (1963) Suicide: a sociological and statistical study. Ronald Press, New York

Durkheim E (1951) Suicide: a study in sociology. Trans Spaulding J, Simpson G. Free Press, New York

Gibbons J, Butler J, Urwin P, Gibbons J (1978) Evaluation of a social work service for self-poisoning patients. Br J Psychiatry 133:111–118

Gibbs J (ed) (1967) Suicide. The Macmillan Company, New York

Greer S, Lee H (1967) Subsequent progress of potentially lethal attempted suicide. Acta Psychiat Neurol Scand 43:361–371

Hershon H (1968) Attempted suicide in a largely rural area during an eight-year period. Br J Psychiatry 114:279–284

Holding T (1974) The BBC "Befrienders" series and its effects. Br J Psychiatry 124:470–472
Holding TA, Buglass D, Duffy JC, Kreitman N (1977) Parasuicide in Edinburgh – A seven year review 1968–1974. Br J Psychiatry 130:534–543
Kato N (1969) Self-destruction in Japan. Folia Psychiatry Neurol Jpn 23:291–307
Kennedy PF (1972) Efficacy of a Regional Poisoning Treatment Centre in preventing further suicidal behaviour. Br Med J 4:255–257
Kennedy PF, Kreitman N (1973) An epidemiological survey of parasuicide ("attempted suicide") in general practice. Br J Psychiatry 123:23
Kennedy PF, Kreitman N, Ovenstone IMK (1974) The prevalence of suicide and parasuicide ("attempted suicide") in Edinburgh. Br J Psychiatry 124:36–41
Kessel N (1965) Self-poisoning. Br Med J II: 1265:1336–1340
Kreitman N (1976) The coal gas story. Br J Prev Soc Med 30:86–93
Kreitman N, Chowdhury N (1972) Distress behaviour: a study of selected Samaritan clients and parasuicide ("attempted suicide") patients. Br J Psychiatry 123: Part 1, 1–8: Part II, 9–14
Kreitman N, Philip AE, Greer S, Bagley C (1970) Parasuicide. Corres Br J Psychiatry 116:460
Lester D (1971) Suicide and homicide: bias in the examination between suicide and homicide rates. Soc Psychiatry 6:80–82
Lester D, Murrell ME (1980) The influence of gun control laws on suicidal behaviour. Am J Psychiatry 137(1):121–122
Lester D, Murrell ME (1982) The preventive effect of strict gun control laws on suicide and homicide. Suicide Life Threat Behav 2(3):131–140
Marshall JR (1981) Political integration and the effect of war on suicide: United States 1933–76. Soc Forces Vol 59(3):771–785
McCarthy PD, Walsh D (1966) Suicide in Dublin. Br Med J I:1393–1396
McCulloch W, Philip AE (1970) The social prognosis of persons who attempt suicide. Soc Psychiatry 5:177–182
Morgan HG, Pocock H, Pottle S (1975) The urban distribution of non-fatal deliberate self-harm. Br J Psychiatry 126:319–328
Motto J (1965) Suicide attempts: a longitudinal view. Arch Gen Psychiatry 13:516–520
Ovenstone IMK (1972) An epidemiological study of suicidal behaviours in Edinburgh. MD University of Dundee
Parkin D, Stengel E (1965) Incidence of suicidal attempt in an urban community. Br Med J II:133–138
Paykel ES, Prusoff BA, Myćhs JK (1975) Suicide attempts and recent life events: a controlled comparison. Arch Gen Psychiatry 32(3):327–333
Philip AE, McCulloch JW (1966) Use of social indices in psychiatric epidemiology. Br J Prev Soc Med 20:122–126
Platt S (1984) Unemployment and suicidal behaviour: a review of the literature. Soc Sci Med 19:2:93–115
Platt S, Kreitman N (1985) Parasuicide and unemployment among men in Edinburgh 1968–82. Psychol Med 15:113–123
Registrar General for England and Wales (1961) Statistical Review Part III:240–266. HMSO, London
Sainsbury P (1955) Suicide in London. Maudsley Monograph I. Chapman and Hall, London
Sainsbury P (1961) Suicide in old age. Proc R Soc Med 54:4:266–268
Swinscow D (1951) Some suicide statistics. Br Med J I:1417–1423
Tuckman J, Youngman W (1963) Identifying suicide with groups among attempted suicide. Public Health Rep 78:763–766
Veevers JE (1973) Parenthood and suicide: an examination of a neglected variable. Soc Sci Med 7:135–144
Weissman M (1974) The epidemiology of suicide attempts. Arch Gen Psychiatry 30:737–746
World Health Organisation (1968) Prevention of suicide. Pub Health Papers 38. WHO, Geneva

Erkennung und Beurteilung der Suizidalität

TH. HAENEL und W. PÖLDINGER

INHALTSVERZEICHNIS

A. Einleitung

Unter Suizidalität verstehen wir das Potential aller seelischer Kräfte und Funktionen, das auf Selbstvernichtung tendiert. Dazu gehören alle Arten von Selbstzerstörung und auch viele Arten der Selbstbeschädigung; denn es ist eine große Frage, die weltweit diskutiert wird, ob Selbstmorde und Selbstmordversuche die gleiche Wurzel und die gleiche Entwicklung haben oder ob es unterschiedliche Entwicklungen hinsichtlich Selbstmordversuch und Selbstmord gibt. Dabei stört hier bereits das Wort Selbstmord, denn Mord setzt immer eine bösartige Gesinnung voraus, welche aber gerade bei den meisten Selbstmordhandlungen fehlt. Die Autoren sind sich dabei aber vollkommen im klaren, daß man durch derartige Erörterungen das Vokabular der Fachkollegen als auch der Bevölkerung nicht ändern kann, und so wird wohl auch weiterhin von Selbstmord und Selbstmordversuch die Rede sein, wenn es darum geht, den fremdsprachigen Ausdruck Suizidhandlung bzw. Suizidalität zu vermeiden.

Einleitend ist zunächst einmal festzustellen, daß Selbstmordgedanken und Selbstmordimpulse sehr ubiquitär sind und sich auch weit in die Geschichte zurückverfolgen lassen. Eigentlich könnte man fast sagen, daß es wohl kaum Menschen gibt, welche nicht in einer schweren seelischen Krise zumindest daran gedacht haben, sich selbst das Leben zu nehmen. Und es ist auch sehr wichtig, jedem Menschen, der unter Selbstmordgedanken oder -impulsen leidet, dies auch zu sagen, denn vielfach glauben die Betreffenden, daß sie Ausnahmen darstellen, die eine besonders schlechte Gesinnung oder ein besonders abwegiges Denken haben.

Es hilft diesen Menschen, wenn man ihnen sagt, daß derartige Gedanken häufig vorkommen und daß sie in der Regel Ausdruck einer krankhaften Entwicklung sind. Wir wollen an dieser Stelle des Buches nicht auf die Frage eingehen, inwieweit Suizidgedanken und -impulse immer Ausdruck einer krankhaften Entwicklung sind und inwieweit es so etwas wie einen „Bilanzsuizid" ohne psychopathologische Phänomene gibt. In der Praxis können wir aber davon ausgehen, daß es sich um krankhafte Reaktionen handelt.

Das Verhältnis Suizid zu Suizidversuch beträgt mindestens 1:10 (REIMER 1982). Nachuntersuchungen nach Selbstmordversuchen über eine Dauer von 10 bis 20 Jahre hinweg haben gezeigt, daß Menschen, die einmal einen Selbstmordversuch gemacht haben, nach 20 Jahren in der Regel zu achtzig Prozent noch am Leben sind oder auf eine natürliche Weise gestorben sind. Etwa 8–12 Prozent starben während dieses Zeitraumes an Selbstmord und ein ebenso großer korrespondierender Prozentsatz ist bei derartigen Untersuchungen nach so langer Zeit meist nicht mehr auffindbar. Ein Suizidversuch in der Anamnese bedeutet nach KREITMAN (1980), daß für den oder die Betreffende die Wahrscheinlichkeit eines späteren Suizides 50 bis 100mal höher ist als dem Suizidrisiko der Gesamtbevölkerung entspricht. Trotzdem können wir mit Recht die These zurückweisen, daß jeder Mensch, der an Selbstmord denkt, damit einen endgültigen Entschluß gefaßt hat, von dem er durch nichts mehr und zu keiner Zeit mehr abzubringen ist. Daraus ergibt sich aber auch, daß es berechtigt und notwendig ist, Krisenintervention und Selbstmordverhütung zu betreiben und daß es keinen Zweifel geben kann, daß in der Regel derartige Hilfen auch indiziert sind. Dazu kommt ja noch, daß Menschen, die sich suizidieren wollen, in der Regel nicht grundsätzlich gegen das Leben eingestellt sind, sondern lediglich das Leben in der Form, wie sie es im Augenblick ertragen müssen, unerträglich finden. Ein anderes Leben, z. B. ohne die gehabten Schicksalsschläge und Enttäuschungen und ohne schwierige psychosoziale Krise würden sie ja ohne weiteres bejahen.

Die Frage der Berechtigung von Selbstmordverhütung ist aber auch dadurch aktualisiert worden, daß es der modernen Medizin dank technischer Hilfe gelungen ist, Leben zumindest in recht primitiver Form sehr lange künstlich aufrechtzuerhalten, so daß sich natürlich eine neue Frage aufgedrängt hat, nämlich wann darf man bei einem voraussichtlich Sterbenden Maßnahmen unterlassen, durch welche das Leben künstlich verlängert würde. Es ist dies die Frage der passiven Euthanasie, über die ebenfalls an anderer Stelle dieses Werkes nachzulesen ist.

Wenn wir uns, wie ebenfalls an anderer Stelle erörtert, der Frage zuwenden, wodurch Selbstmordhandlungen verursacht werden, so ergibt sich einerseits das Phänomen der sog. endogenen Psychosen, bei welchen mehr oder weniger ohne oder fast ohne äußere Einwirkungen Verstimmungszustände auftreten, welche die Patienten oft sehr plötzlich akut suizidal machen. Andererseits sind es aber vor allem die umweltreaktiven Reaktionen und Entwicklungen, welche sehr häufig mit Selbstmordgedanken einhergehen.

Man geht heute davon aus, daß psychosoziale Krisen häufig Vorläufer von Suizidhandlungen sind und daß daher Suizidhandlungen oft eine vermeintliche Lösungsstrategie darstellen. Als Krisen sind Ereignisse und Erlebnisse aufzufassen, die von den Betroffenen nicht mehr sinnvoll verarbeitet und bewältigt werden können und damit die Gefahr einer pathologischen Entwicklung in sich tragen.

Natürlich gibt es auch andere, aber wegen ihrer Unschärfe nicht wesentlich befriedigendere Definitionen (Haefner 1974; Reiter u. Strotzka 1977). Krisen werden jedoch in der Praxis besser abgrenzbar, wenn man die Begriffe Krisenanlaß, Krisenanfälligkeit und das Verhalten der Umwelt bei einer Krise miteinbezieht.

Krisenanlässe sind Ereignisse, wie sie in der Life-Event-Forschung beschrieben und hinsichtlich der Intensität und Häufigkeit untersucht wurden (Rahe et al. 1972; Dohrenwend u. Dohrenwend 1974; Cochrane u. Robertson 1975). Sie sind nicht als objektive Gegebenheiten zu sehen, sondern haben ihren subjektiven Stellenwert, der wichtige Hinweise für die Prognose einer Krise gibt.

Cullberg (1978) schlägt eine Differenzierung der Krisenanlässe vor, und zwar in solche, die aus Lebensveränderungen entstehen (Verlassen des Elternhauses, Heirat, Geburt eines Kindes, Wohnungswechsel, Arbeitslosigkeit, Klimakterium, Pensionierung), sowie in solche, die dramatische Krisen bedingen können (Tod eines Nahestehenden, Krankheit, Invalidität, Untreue, Trennung, Kündigung, soziale Niederlage und äußere Katastrophen). Die sogenannten Lebensveränderungen gehören also zu dem „normalen Lebenslauf", auf die man sich vor allem besser vorbereiten kann als auf überraschend auftretende dramatische Krisen.

Hinsichtlich des Krisenverlaufes gibt es eine Reihe von Phasenmodellen, und es mag für die Intervention nicht unwesentlich sein, ob sich ein Patient in der Phase des Krisenschocks, der Reaktion, der Bearbeitung oder der Neuorientierung befindet bzw. ob die Krise in eine chronische Krise übergeht, zu einer Neurotisierung oder aber zu einer präsuizidalen Entwicklung führt bzw. eine endogene Psychose auslöst.

Dabei ist es wichtig, darauf hinzuweisen, daß die individuelle Krisenanfälligkeit wesentlich von der Vorgeschichte der betroffenen Personen abhängt. Unbewältigte frühere Krisen und psychische Erkrankungen bewirken eine erhöhte Anfälligkeit für zusätzliche Belastung (Haefner 1974).

Was nun die Risikogruppe anbelangt, so sprechen wir nach Beck et al. (1974) von einem hohen Risiko bei einer Suizidrate von 100–10000 auf 100000 einer bestimmten Gruppe. Aufgrund verschiedener Untersuchungen wissen wir, daß die häufigsten potentiellen Risikopopulationen mit von 1 bis 5 abnehmendem Suizidrisiko anzusetzen sind (Wilkins 1970; Kiev 1970):

1. Depressive aller Arten
2. Alkoholiker, Medikamenten- und Drogenabhängige
3. Alte und Vereinsamte
4. Personen, die durch eine Suizidankündigung und
5. solche, die durch einen Suizidversuch auffällig geworden sind.

Bei der eigentlichen präsuizidalen bzw. suizidalen Entwicklung wird in einem ersten Stadium der Suizid als Möglichkeit erwogen, um belastende Probleme zu lösen. Darauf folgt ein Stadium der Konfrontation selbstzerstörerischer und selbsterhaltender Kräfte. Suizidankündigungen, -andeutungen und -drohungen fallen in dieses Stadium der Ambivalenz. Daraus ergibt sich, daß dieses Stadium einerseits besonders wichtig ist, andererseits aber, daß in diesem Stadium von den Betroffenen Signale gesetzt werden, welche nur richtig verstanden werden müssen. So ist es beispielsweise ein Aberglaube, der schon sehr vielen Menschen das Leben gekostet hat, anzunehmen, daß Menschen, die von Selbstmord sprechen, es nicht tun werden, und Menschen, die es tun wollen, davon nicht sprechen. Gerade das Gegenteil ist der Fall, wie zahlreiche Studien beweisen. In einer dritten Phase, der des Entschlusses, kommt es dann zur Beruhigung, und zwar unabhängig davon, in welche Richtung der Entschluß gegangen ist. Sowohl Menschen, die beschlossen haben weiterzuleben, als auch Menschen, die beschlossen haben, nun definitiv ihrem Leben ein Ende zu setzen, zeigen zu diesem Zeitpunkt eine merkwürdige Beruhigung, die aber nur allzu leicht „Ruhe vor dem Sturm" bedeuten kann.

Wir können daher in einer ersten Zusammenfassung sagen, daß Menschen, welche einer der genannten Risikogruppen angehören, suizidgefährdet sind und dies besonders dann, wenn sie Selbstmordankündigungen direkter oder indirekter Art machen bzw. wenn sie sich nach einer langen Phase suizidaler Labilität mit Ankündigung oder Drohungen plötzlich beruhigen. Im letzteren Fall ist es dann wichtig, wenn sie sagen, daß sie sich entschlossen haben weiterzuleben, sie auch zu fragen warum. Nur derjenige, der dissimuliert, wird hier eine Antwort schuldig bleiben.

Was aber dieser erste Abschnitt vor allem zeigen soll, ist die Tatsache, daß es schon bei einer ersten Sicht der Fakten klar wird, daß es keine einfachen Methoden gibt, Suizidale zu erkennen, und daß es sehr schwierig ist, die jeweilige Gefährdung quantitativ abzuschätzen.

B. Übersicht über die gebräuchlichen psychologischen Verfahren

Zu den psychologischen Verfahren gehören einerseits die testpsychologischen Methoden, andererseits die psychologisch-psychiatrischen Methoden, evtl. unter Einbezug von soziologischen Methoden.

I. Testpsychologische Methoden

Die Beurteilung der Suizidalität mit Hilfe von testpsychologischen Methoden kann zwar als Unterstützung in der klinischen Beurteilung helfen, ist aber als alleiniges Verfahren zur Abschätzung des Suizidrisikos zu wenig geeignet. Sie haben sich dafür zu wenig bewährt und sind auch gar nicht dafür konzipiert worden (PÖLDINGER u. SONNECK 1980). Aus den Tests können hinsichtlich Suizidalität Hypothesen abgeleitet werden, die durch eine klinische Untersuchung erhärtet bzw. abgeklärt werden müssen (RAUCHFLEISCH 1985). Insbesondere sind sie für den praktischen Alltag meistens zu aufwendig, oft auch unnötig, da die Suizidgefahr von einem erfahrenen Arzt meist in relativ kurzer Zeit in einem Gespräch besser beurteilt werden kann.

Ohne Anspruch auf Vollständigkeit zu erheben, erlauben folgende Tests einen gewissen Aussagewert zur Abschätzung der Suizidalität:

1. Der Thematische Apperzeptionstest (TAT) (MURRAY 1943). Die Protokolle sind daraufhin zu untersuchen, ob autoaggressives Verhalten, evtl. sogar manifest suizidale Aktionen zu eruieren sind.

2. Im Scenotest (STAABS 1964) kann grundsätzlich ähnlich wie beim TAT vorgegangen werden, doch ist von den von Probanden dargestellten Szenen auszugehen.

3. Zuweilen kann beim *Rorschachtest* (BOHM 1967, 1975) bei Inhalten autoaggressiver oder direkt suizidaler Art auf Suizidalität geschlossen werden, zum andern auch beim Vorliegen labiler Affektivität, von schweren depressiven Verstimmungen und von mangelnder Verarbeitungsfähigkeit.

4. Im Farbpyramidentest (FPT) (HEISS u. HALDER 1975) ist – ähnlich wie beim Rorschachtest – dem Syndrom labile Affektivität, Depressivität und mangelnde Verarbeitungsfähigkeit besondere Beachtung zu schenken.

5. Im Rosenzweig Picture-Frustration Test (RAUCHFLEISCH 1979a, b) kann bei starker Autoaggressivität und geringer Fähigkeit des Probanden, sich selber konstruktiv mit Konflikten auseinanderzusetzen, auf eine latente Suizidalität geschlossen werden.

Als Beispiel für eine latente Suizidalität bei einer Gruppe von kranken Frauen sei die Nachuntersuchung von Hautartefaktpatientinnen erwähnt, die wir in den Jahren 1980 bis 1982 durchgeführt haben. Die 39 auch testpsychologisch nachuntersuchten Frauen zeigten ein recht einheitliches und auffallend homogenes Bild: Im Farbpyramidentest zeigte sich, daß sie unter großen intrapsychischen Spannungen, meist aggressiver Art, stehen und unter depressiven Verstimmungen leiden. Eine Äußerung dieser Affekte gelingt ihnen in der Regel kaum. Der Rosenzweig Picture-Frustration Test ließ erkennen, daß die Patientinnen in Konfliktsituationen kaum über eine angemessene Durchsetzungsfähigkeit verfügen. Ihre aggressiven Impulse sind weitgehend blockiert und äußern sich lediglich in Form einer zum Teil extreme Ausmaße annehmenden Autoaggressivität. Sie verfügen über eine nur geringe Frustrationstoleranz und möchten ihre unangenehmen Situationen so schnell wie möglich gelöst wissen. Dieses Reaktionsmuster weicht vom Verhalten gesunder Kontrollpersonen und auch von den Reaktionen Neurosekranker deutlich ab. Die Artefaktpatientinnen leiden unter einem erheblichen depressiv-aggressiven Spannungszustand und haben keine Möglichkeit, ihre Affekte und Impulse in einer angemessenen Form abzuführen oder zu verarbeiten. Bezeichnenderweise hatten 10 von 39 Frauen anamnestisch einen Suizidversuch hinter sich, der nicht als Artefakt gedeutet werden konnte (HAENEL et al. 1984).

II. Psychologisch-psychiatrische Methoden

In diese Rubrik gehören Selbsteinschätzungsbogen, die z. B. im Gespräch mit Patienten ausgefüllt werden können. Zu erwähnen sind auch z. B. Fragebogen, mit welchen die Zukunftsperspektive erfaßt werden kann, um daraus eine evtl. Suizidalität abzuleiten (PÖLDINGER u. SONNECK 1980). Auch Risikolisten sind zu nennen, wie sie von einem der Autoren entwickelt wurden (PÖLDINGER 1968). Zu erwähnen ist auch die Suizidabsichtsskala nach PIERCE (1981), die bei Patienten zur

Anwendung gelangt, die bereits einen Suizidversuch unternommen haben. Die Fragen sind auf das Wiederholungsrisiko ausgerichtet. Aus der Literatur ist bekannt, daß 20 bis 30% aller Selbstmordversucher das Tentamen suicidii später wiederholen und daß etwa 10% der Menschen, die einen Suizidversuch hinter sich haben, später durch Suizid enden. Eine Übersicht über die Bedeutung von Risikolisten (Suicide Risk Scales) vermittelt die Arbeit von BÜRK et al. (1985).

In jedem Fall stellen sowohl testpsychologische Methoden als auch psychologisch-psychiatrische Verfahren ein Hilfsmittel dar, die ein ärztliches Gespräch und eine klinische Untersuchung niemals zu ersetzen, wohl aber zu ergänzen vermögen.

C. Spezielle Verfahren zur Beurteilung der Suizidalität

Im folgenden sollen einige Instrumente zur Abschätzung der Suizidalität besonders besprochen werden, einerseits weil sie einen gewissen Bekanntheitsgrad haben, andererseits weil sie nicht zu kompliziert sind, relativ leicht angewendet werden können oder zumindest die Grundlage für eigene Überlegungen darstellen können. Vielfach ist es ja so, daß jemand, der Erfahrungen hat im Umgang mit Suizidalen, meist nicht eine bestimmte Skala anwendet, sondern gewisse Gesichtspunkte berücksichtigt, die in verschiedenen Skalen vorkommen. Ähnliche Versuche haben MICHEL (1983) und METZGER u. WOLFERSDORF (1985) unternommen. Der eine Autor (PÖLDINGER) hat derartige Versuche 1982 und 1985 publiziert.

Zur Beurteilung der Suizidalität ist das sogenannte präsuizidale Syndrom nach RINGEL (1969), welches in Tabelle 1 wiedergegeben wurde, von großer klinischer Bedeutung. Bezüglich der Einengung sehen wir bei suizidalen Menschen meist eine situative Einengung, welche ja auch in vielen Fällen identisch mit dem Ausgang der Entwicklung ist, d.h., der Mensch befindet sich in einer Situation, wo er nicht mehr viele Wahlmöglichkeiten hat. Neben dieser situativen Einengung ist vor allem die dynamische Einengung für die Beurteilung der Suizidalität wichtig, denn bei der dynamischen Einengung handelt es sich nicht um von außen gegebene Grenzen, sondern bereits um eine Eigenentwicklung, welche in der akzentuiertesten Form, in Form der fehlenden affektiven Kontaktfähigkeit ein besonders deutliches Alarmzeichen ist. Daneben spielt vor allem die soziale Einengung in Form von Vereinsamung eine sehr große Rolle, wobei zu berücksichtigen ist,

Tabelle 1. Das präsuizidale Syndrom. (Nach RINGEL 1969)

1. Zunehmende Einengung
   Situative Einengung
   Dynamische Einengung (einseitige Ausrichtung der Apperzeption, der Assoziationen, der Verhaltensmuster, der Affekte und Abwehrmechanismen)
   Einengung der zwischenmenschlichen Beziehungen
   Einengung der Wertwelt
2. Aggressionsanstauung und Wendung der Agression gegen die eigene Person
3. Selbstmordphantasien (anfangs aktiv intendiert, später sich passiv aufdrängend)

daß diese wieder einerseits von der Umwelt ausgehen kann, wenn jemand z. B. verlassen oder verstoßen wird, oder aber auch von der sich in der suizidalen Entwicklung befindlichen Persönlichkeit, welche zunehmend die Kontakte zur Außenwelt von sich aus abbaut bzw. auf Außenreize zu emotionalem Kontakt immer schwächer und schließlich gar nicht mehr reagiert. Schließlich ist es die Einengung der Wertwelt, die man vor allem daran erkennen kann, daß Dinge, die früher wichtig waren, keinerlei Bedeutung mehr haben. So kennen wir die Phänomene, daß beispielsweise suizidale Menschen, die immer Nachrichten gehört haben und die Zeitungen lasen, plötzlich sich überhaupt nicht mehr kümmern, was in der Welt vor sich geht. Ein anderes Beispiel sind Fußballfans, die plötzlich nicht wissen, daß ein wichtiges Match in ihrer eigenen Stadt stattfindet, oder Kunstfreunde, die nicht wissen, daß eine sehr entscheidende Ausstellung eben in ihrer Umgebung eröffnet wurde.

Das zweite Leitsymptom geht auf die Annahme von SIGMUND FREUD (1917) zurück, daß der gegen die eigene Person gerichteten Aggressivität in Form der Suizidalität jeweils eine Aggressivität nach außen vorausgehen muß. Zweifelsohne spielt diese gegen die eigene Person gerichtete Aggression eine sehr große Rolle, aber sie ist oft relativ schwierig zu erkennen, wie auch besonderes Geschick dazu gehört, eine soziale beispielsweise eine Familiensituation so zu explorieren, daß die Hemmung der Aggressionen der betreffenden Persönlichkeit transparent wird.

Symptome des dritten Bausteins des präsuizidalen Syndroms, nämlich die Selbstmordphantasien, sind dagegen leicht zu erkennen. Derartige Todeswünsche oder Selbstmordphantasien oder die Vorstellungen vom eigenen Begräbnis haben dann eine besondere Bedeutung, wenn sie nicht fallweise in Erwägung gezogen werden, sondern wenn sie sich auch gegen den Willen des Betreffenden aufzwingen. Es ist daher sehr wichtig, mit den betroffenen Personen über die Art ihrer Todesphantasien zu sprechen, nämlich gerade darüber, ob sie nur gelegentlich intendiert werden oder ob sie als sich aufdrängend erlebt werden.

Im Zusammenhang mit dem präsuizidalen Syndrom Ringels ist aber auch das suizidale Achsensyndrom nach MITTERAUER (1981) zu erwähnen, welches in Tabelle 2 wiedergegeben wurde. Dieses Syndrom setzt sich aus drei Bausteinen zusammen, wobei der erste Baustein darauf hinweist, daß eben Suiziddrohungen, auch wenn sie indirekt sind, immer ernstgenommen werden müssen und daß vor allem versteckte Suiziddrohungen als solche erkannt werden müssen. Es sind dies oft indirekte Hinweise, wie beispielsweise die Antwort auf den Vorschlag, sich einen neuen Wintermantel zu kaufen, daß man einen solchen ja wohl nicht mehr benötige, oder der häufig ausgesprochene Wunsch, bei seinen Angehörigen zu sein, wenn diese schon verstorben sind.

Tabelle 2. Das suizidale Achsensyndrom. (Nach MITTERAUER 1981)

1. Offene oder versteckte Suizidalität
2. Diagnose eines endomorph-zyklothymen, endomorph-schizophrenen oder/und organischen Achsensyndroms
3. Suizidpositive Familienanamnese

Der zweite Baustein dieses Syndroms ist der Nachweis einer Psychose aus dem manisch-depressiven Formenkreis, dem schizophrenen Formenkreis oder das Vorhandensein von hirnorganischen Veränderungen. Das Suizidrisiko endogen Depressiver wurde bereits bei den Risikogruppen erörtert. Auch forcierte Rehabilitationsbemühungen und -versuche können bei Schizophrenen suizidfördernde Wirkung haben. Schizophrene Patienten sind u. a. auch deswegen selbstmordgefährdet, weil bei ihnen Suizidgedanken und -impulse sehr plötzlich ohne Vorwarnung einschießen können (schizophrener Raptus). Dies ist wahrscheinlich mit ein Grund, warum unter Suiziden Schizophrene wesentlich häufiger vorkommen als bei den Suiziden in der Durchschnittsbevölkerung.

Drittens ist es der Baustein der suizidpositiven Familienanamnese, und in diesem Zusammenhang muß auf die späteren Ausführungen verwiesen werden, in welchen der Befund von MITTERAUER u. PRITZ (1984) wiedergegeben wurde, daß sie eben bei gezielter Untersuchung wesentlich mehr Suizide auch bei nicht depressiven Patienten in der Familie fanden, als man je angenommen hatte. Ob es neben der indirekten Vererbung der Suizidalität durch die Depression auch eine direkte Vererbung der Suizidalität gibt, muß daher zumindest diskutiert und untersucht werden. Wir werden uns im Zusammenhang mit den organischen Prädiktoren mit diesem Phänomen auseinandersetzen (s. Abschn. D. II.). Allerdings darf die Bedeutung der sozialen Schicht nicht außer acht gelassen werden. Nach KREITMAN (1980) sind die Raten für Suizidversuche unter den niedrigsten sozialen Schichten 9 mal höher als die für die übrigen sozialen Gruppen. Beziehungen zwischen Suizidversuch und Wohnraummangel einerseits und Arbeitslosigkeit andererseits liegen auf der Hand, doch vermögen sie die Diskrepanz zwischen den einzelnen sozialen Schichten nicht vollauf zu erklären.

In Tabelle 3 wurde eine Liste zur Abschätzung der Suizidalität nach KIELHOLZ (1971) wiedergegeben, in welcher verschiedene besonders gefährdende Faktoren aufgezählt werden und bei welchen sich KIELHOLZ auf die Arbeiten von IM OBERSTEG (1957), RINGEL (1969) und STENGEL (1969) stützt. Diese Hinweise, die auch dem nicht psychiatrisch tätigen Arzt hilfreich sein können, beziehen sich einerseits auf die eigentliche Suizidthematik, andererseits auf spezielle Symptome und Syndrombilder sowie auf Umweltverhältnisse in Gegenwart und Vergangenheit. Diese Liste ist vor allem wichtig, wenn die Diagnose einer Depression bereits gestellt ist. Besonders wenn es sich um maskierte oder sogenannte larvierte Depressionen handelt, ist aber nicht nur die Suizidalität, sondern auch die Depressivität verborgen, durch welche man überhaupt erst daran zu denken beginnt, daß der betreffende Patient, der vielleicht vorwiegend über körperliche Symptome klagt, auch suizidal sein könnte.

Im Anschluß an diese Instrumente zur Erkennung der Suizidalität sind auch zwei Tabellen (Tabellen 4 u. 5) wichtig, welche METZGER u. WOLFERSDORF (1985) für suizidgefährdete Patienten zusammengestellt haben. Die Tabelle 4 zeigt Faktoren mit Einfluß auf die Suizidalität, wobei soziale Faktoren, biographische Faktoren und krankheitsspezifische Faktoren besonders berücksichtigt werden. Ein Resümee aus diesen Faktoren wurde in Tabelle 5 wiedergegeben, welche gewissermaßen die wichtigsten Punkte zur Erkennung der Suizidalität noch einmal zusammenfaßt. Ebenfalls in diesem Zusammenhang muß eine Kriterienliste als Screeninginstrument zur Erfassung von chronischer Suizidalität (chronisch: über

Tabelle 3. Abschätzung der Suizidalität. Aufzählung von besonders gefährdenden Faktoren. (Nach KIELHOLZ 1971)

A. Eigentliche Suizidthematik und Suizidhinweise

1. Eigene frühere Suizidversuche und Suizidhinweise
2. Vorkommen von Suiziden in Familie oder Umgebung (Suggestivwirkung)
3. Direkte oder indirekte Suiziddrohungen
4. Äußerung konkreter Vorstellungen über die Durchführung, oder Vorbereitungshandlungen
5. „Unheimliche Ruhe“ nach vorheriger Suizidthematik und Unruhe
6. Selbstvernichtungs-, Sturz- und Katastrophenträume

B. Spezielle Symptome und Syndrombilder

1. Ängstlich-agitiertes Gepräge
2. Langdauernde Schlafstörungen
3. Affekt- und Aggressionsstauungen
4. Beginn oder Abklingen depressiver Phasen, Mischzustände
5. Biologische Krisenzeiten (Pubertät, Gravidität, Puerperium, Klimakterium)
6. Schwere Schuld- und Insuffizienzgefühle
7. Unheilbare Krankheiten oder Krankheitswahn
8. Alkoholismus und Toxikomanie

C. Umweltverhältnisse

1. Familiäre Zerrüttung in der Kindheit („broken home“)
2. Fehlen oder Verlust mitmenschlicher Kontakte (Vereinsamung, Entwurzelung, Liebesenttäuschung)
3. Berufliche und finanzielle Schwierigkeiten
4. Fehlen eines Aufgabenbereichs und Lebensziels
5. Fehlen oder Verlust tragfähiger religiöser Bindungen

Tabelle 4. Faktoren mit Einfluß auf Suizidalität. (Nach METZGER u. WOLFERSDORF 1985)

Soziale Faktoren

1. Alter	(Ältere > Jüngere)
2. Geschlecht	(Männer > Frauen)
3. Familienstand	(Geschiedene > Verwitwete > Ledige > Verheiratete)
4. Arbeitslosigkeit	(bei langer Dauer, mehr als 6 Monate)
5. Soziale Isolation	

Biographische Faktoren

1. Frühere Suizidversuche
2. Suizidversuche und Suizide in der Familie/Freunde
3. Zerrüttete Familie in der Kindheit
4. Fehlen einer tragfähigen religiösen/weltanschaulichen Bindung
5. Häufige Enttäuschungen in zwischenmenschlichen Beziehungen
6. Psychische Erkrankung

Krankheitsspezifische Faktoren

1. Ängstlich-agitiertes Verhalten
2. Schuldgefühle, Schuldwahn
3. Lang dauernde Schlafstörungen
4. Überwiegend von Selbstwertproblematik

Tabelle 5. (Nach METZGER u. WOLFERDORF 1985)

Soziale Faktoren
- Suizide häufiger bei Männern
- Suizidversuche häufiger bei Frauen und jungen Menschen
- Höheres Risiko für ältere Menschen, sozial Isolierte, Geschiedene usw.

Biographische Faktoren
- Höheres Risiko nach früheren Suizidversuchen
- Nachahmungseffekt nach Suiziden in der Umgebung („Werther-Effekt")

Psychische Faktoren
- Höheres Risiko für Patienten mit Depressionen, Alkoholismus, Psychosen aus dem schizophrenen Formenkreis

Tabelle 6. Vorläufige Kriterienliste zur Einschätzung chronischer Suizidalität. (Nach HENSELER et al. 1983)

Kategorie	Item	Merkmal		Eintragen	Gewichtung
1. Aktuelle suizidale Krise	1	Hat Anlaß zum Suizidversuch selbst als ernsthaft erlebt		□	3
	2	Vage, diffuse Zukunftspläne		□	3
	3	Hilfsangebot durch Erziehungspersonen oder durch Arzt wird nicht oder nur zwiespältig angenommen		□	3/9
2. Suizidales Verhalten	4	Anzahl bisheriger Suizidhandlungen (jetziger SV mit einbezogen):			
		1 ×	(1)		2
		2–3 ×	(2)		4
		4 × und mehr	(3)	□	6
	5	Anzahl bisheriger suizidaler Krisen, jedoch ohne SV:			
		1 ×	(1)		1
		2–3 ×	(2)		2
		4 × und mehr	(3)	□	3
	6	Zeitdauer der bis jetzt andauernden Suizidgedanken:			
		mehr als 1 Woche	(1)		1
		mehr als 1 Monat	(2)		2
		mehr als 3 Monate	(3)		3
		mehr als 1 Jahr	(4)		4
		mehr als 3 Jahre	(5)	□	5/14
3. Gesundheit	7	Länger als 6 Monate andauernde oder wechselnde vermutlich psychosomatische oder funktionelle Beschwerden		□	1
	8	Bereits in ambulanter oder stationärer bzw. psychotherapeutischen Behandlung gestanden		□	3
	9	Psychotherapie abgebrochen		□	2

Tabelle 6 (Fortsetzung)

Kategorie	Item	Merkmal	Eintragen	Gewichtung
	10	Alkohol- oder Drogenmißbrauch	□	3
	11	6 oder mehr Arztbesuche in den letzten 12 Monaten (wegen mehr als 1 Krankheit)	□	1
	12	3 oder mehr Klinikaufenthalte in den letzten 5 Jahren (wegen mehr als 1 Krankheit)	□	1/11
4. Auffälligkeiten der Herk.-Familie	13	Ärztlich behandelte psychische Störungen	□	1
	14	Suchtprobleme	□	1
	15	Suizidhandlungen	□	1/3
5. Entwicklungsauffälligkeiten	16	In der frühen Kindheit (bis 6. Lebensjahr)		
		a) Mutter vorhanden, aber nicht oder kaum emotional verfügbar	□	1
		b) grobe Spannungen der Elternehe	□	1
		c) Fehlen von einem Elternteil länger als 6 Monate	□	3
		d) Fehlen beider Elternteile länger als 6 Monate (einschl. Heimaufenthalt)	□	5
	17	Mehr als eine psychische Auffälligkeit in der Entwicklung	□	1
	18	Fortlaufen	□	3
	19	Sonstige Schul- und Verhaltensstörungen	□	2/16
6. Beziehungen	20	Kontaktschwierigkeiten	□	4
	21	Verbringt Freizeit überwiegend gelangweilt, kann sie nicht kreativ, konstruktiv nutzen	□	4/8
7. a) Sozialverhalten (Angaben bei Berufstätigen)	22	Mehr als 3 Wechsel der Wohnung in den letzten 5 Jahren	□	2
	23	Mehr als 3 Wechsel der Arbeitsstelle in den letzten 5 Jahren	□	2
	24	Hat Nr. 23 als beruflichen Abstieg erlebt	□	2
	25	Mehrfache oder länger als 6 Monate anhaltende Arbeitslosigkeit in den letzten 5 Jahren	□	1/7
b) Sozialverhalten Angaben bei Schülern	26	Mindestens ein Schulwechsel zwischen Schulen gleichen Typs	□	3
	27	Mindestens zweimaliges Sitzenbleiben oder Schrägversetzung	□	1/4
8. Selbstbild	28	Kann sich nicht angemessen aggressiv äußern (z. B. gehemmt, explosiv)	□	3
	29	Dauernde Beeinträchtigung durch Minderwertigkeitsgefühle bzw. deren Kompen-	□	3
		sation durch bewußte Größenphantasien	□	3
	30	Klagt über Einsamkeitsgefühle	□	3
	31	Neigung zu Rückzug auf sich selbst (Musik, Nichtstun, Phantasien o. ä.) oder favorisiert exklusive oder extensive Freizeitbeschäftigungen	□	3/12
				Σ 84

Code: trifft zu = 1, nicht zu beantworten = X,
trifft nicht zu = 0, bitte Diskussion = ?

längere Zeit, meist während Jahren bestehende Suizidalität) erwähnt werden, welche HENSELER et al. (1983) publiziert haben (Tabelle 6). Diese Kriterienliste dient vor allem zur Erfassung der chronischen Suizidalität und wurde durch eine katamnestische Befragung zehn Jahre nach einem Suizidversuch validiert. Diese Auswertung ergab, daß anhand der Kriterienliste in zirka 70% der Fälle eine richtige Einordnung als chronisch bzw. nicht chronisch suizidal möglich war. Außerdem zeigte diese Untersuchung, daß die chronisch suizidalen Patienten bezogen auf die Kriterienliste keine homogene Gruppe darstellen. Sie unterscheiden sich insbesondere hinsichtlich ihrer psychodynamisch wirksamen Konfliktbereiche. Diese Kriterienliste wurde in Tabelle 6 wiedergegeben, und in dieser Tabelle sind die entsprechend vorliegenden Kriterien einzutragen, die dann nach vorgegebenen Erfahrungszahlen gewichtet werden können.

Zwei Suizidforscher aus Los Angeles, FARBEROW u. MACKINNON (1974), von denen der erste Autor zu den Begründern des ersten Selbstmordverhütungszentrums in Los Angeles gehört, haben sich jahrelang um die Erstellung einer Liste zur Beurteilung der Suizidalität bemüht. In Tabelle 7 wurde eine Liste wiedergegeben, welche sich auf elf Faktoren stützt und welche wiederholt validiert wurde. In der wiedergegebenen Form aus dem Jahr 1974 wurde auch die statistisch errechnete Gewichtung eingetragen, und in einer Skalierung kann man dann zwischen einem sehr hohen, einem hohen, einem mäßigen und einem geringen Suizidrisiko unterscheiden. Eine neuerliche Studie über diese Liste und weitere Überlegungen zu dieser wurden 1975 und 1976 publiziert.

Tabelle 7. Fragebogen zur Abschätzung der Suizidalität (Nach FARBEROW u. MACKINNON 1974)

Suchen Sie die passende Antwort zu jeder Frage und notieren Sie die entsprechende Punktzahl in die rechte Kolonne. Addieren Sie die Punktzahl und ermitteln Sie die entsprechende Einschätzung.

Frage	Auswahl	Antwort	Gewichtung	Zugeordnete Punktezahl
1. War der Patient während des Aufenthalts meistens depressiv?	___0	Nein	11.00	
	___1	Leicht	17.32	
	___2	Mäßig	23.64	
	___3	Sehr	29.96	
2. Der Patient ist lebenslang unfähig, begrenzt fähig oder fähig, echte wechselseitig unabhängige Beziehungen aufrechtzuerhalten.	___1	Unfähig	9.06	
	___2	Begrenzt fähig	7.12	
	___3	Fähig	5.18	
3. Zeigte der Patient während seiner jüngsten Hospitalisierung Hoffnung, daß die Dinge für ihn besser werden?	___0	Ja	11.00	
	___1	Leicht hoffnungslos	15.91	
	___2	Ziemlich hoffnungslos	20.82	
	___3	Sehr hoffnungslos	25.73	
	___4	Keine Hoffnung trotz Möglichkeiten	30.64	

Tabelle 7 (Fortsetzung)

Frage	Auswahl	Antwort	Gewichtung	Zugeordnete Punktezahl
4. Waren somatische Probleme wie Appetitstörungen, Schlafstörungen oder große Ermüdbarkeit von zentraler Bedeutung für die Hospitalisierung des Patienten?	___0	Nein	11.00	
	___1	Gering	9.50	
	___2	Mäßig	8.00	
	___3	Stark	6.50	
	___4	Wahnhaft	5.00	
			Subtotal A	
5. Alter des Patienten	___0	25	11.00	
	___1	26–30	10.00	
	___2	31–35	9.00	
	___3	36–40	8.00	
	___4	41–45	7.00	
	___5	46–50	6.00	
	___6	51–55	5.00	
	___7	56–60	4.00	
	___8	61–65	3.00	
	___9	65+	2.00	
6. Stand der Patient während oder nach der jetzigen Hospitalisierung unter Alkohol- oder Drogeneinfluß?	___0	Nein	11.00	
	___1	Ja	0.87	
7. Kehrte der Patient während oder nach der Hospitalisierung unüblich früh von Urlauben oder Entlassungen zurück?	___0	Nein	11.00	
	___1	Ja	20.72	
8. Ist der Patient während einer früheren oder der laufenden Hospitalisierung einmal ausgerissen?	___0	Nein	11.00	
	___1	Früher	13.33	
	___2	Jetzt	15.66	
	___3	Früher und jetzt	17.99	
9. Erfuhr der Patient während oder nach der Hospitalisierung eine Scheidung?	___0	Nein	11.00	
	___1	Ja	22.43	
10. Gibt es irgendwelche anamnestischen Angaben über Suizidalität?	___0	Nein	11.00	
	___1	Einmal	13.13	
	___2	Zweimal	15.26	
	___3	Dreimal und mehr	17.39	
11. War der Patient vor oder während der jüngsten Hospitalisierung nervöser, ängstlicher oder erregter als gewöhnlich?	___0	Nein	8.15	
	___1	Ja	5.30	

	Risiko				
	Sehr hoch	Hoch	Mäßig	Gering	
					Subtotal B ________
Zugeordnete Punktesumme	189,36 – 130,00	129,99 – 117,45	117,44 – 107,67	107,66 – 84,35	Subtotal A ________
					Gesamttotal ________

Tabelle 8. Suizidversucher: Signifikante Unterschiede in der Symptomatik zwischen ernsthaften (high intent) und nicht ernsthaften (low intent) Fällen (PALLIS u. SAINSBURY 1976)

Symptome	High intent (n=75)	Low intent (n=75)	X^2	P
Schlaflosigkeit	87%	40%	18,29	0,01
Pessimismus	60%	32%	10,73	0,01
Konzentrationsstörung	21%	4%	8,68	0,01
Interessenverlust	32%	13%	6,43	0,02
Sozialer Rückzug	29%	12%	5,85	0,02
Gefühl von Wertlosigkeit	28%	13%	4,07	0,05
Gewichtsverlust	36%	20%	4,00	0,05
Langsame Sprache	19%	4%	6,63	0,02
Niedergeschlagene Körperhaltung	47%	25%	6,22	0,02

Tabelle 9. Keine signifikanten Unterschiede in der Symptomatik. (Nach PALLIS u. SAINSBURY 1976)

Depressive Stimmung	Appetit
Sorgen	Müdigkeit
Aggressionsneigung	Selbstvorwürfe
Weinen	Verlust des Selbstvertrauens
Angst	Depersonalisation
Agitation	

Tabelle 10. Unterschiede zwischen Suizidversuchern (n=146) und Suizidvollendern (n=75): Demographische Faktoren. (Nach PALLIS et al. 1982)

	Suizidversucher in %	Suizidvollender in %
Alter über 45	22	77
Männliches Geschlecht	35	53
Getrennt, geschieden, verwitwet	14	28
Soziale Schicht I und II	22	44
Arbeitet nicht	42	68
Pensioniert	12	19
Alleinlebend	12	36

In Tabelle 8 wird schließlich eine von PALLIS u. SAINSBURY 1976 publizierte Liste zur Unterscheidung zwischen ernsthaften (high intent) und nicht ernsthaften (low intent) Suizidversuchen unterschieden. In der Tabelle wurden die Häufigkeiten jener Symptome angegeben, welche sich bei diesen beiden Gruppen unterscheiden, und es wurden auch die Signifikanzen dieses Unterschiedes angegeben. Hier ist besonders interessant, welche Bedeutung offenbar die Schlaflosigkeit spielt, welche ja tatsächlich zu den quälendsten Symptomen Depressiver gehört und auf deren Berücksichtigung bei den therapeutischen Bemühungen nicht immer ausreichend Bezug genommen wird. In Ergänzung zu dieser Unterschiedstabelle wurden in Tabelle 9 jene Symptome wiedergegeben, bei welchen sich kein Unterschied zwischen diesen Gruppen fand.

In Ergänzung zu dieser Liste haben PALLIS u. SAINSBURY mit weiteren Autoren 1982 eine weitere Liste erstellt, in welcher sie bei 146 Suizidversuchen versuchten, die unterschiedliche Häufigkeit von verschiedenen Faktoren darzustellen. Diese Liste wurde in Tabelle 10 wiedergegeben, und hier fällt vor allem die deutliche Relevanz sozialer Phänomene bei den Suiziden auf. Neben dem Alter sind vor allem die Vereinsamung, die soziale Schicht und die Arbeitswelt von Bedeutung.

PIERCE hat 1981 die in Tabelle 11 wiedergegebene Liste publiziert, welche vor allem bei Patienten nach einem Suizidversuch anzuwenden ist, und versucht, das Wiederholungsrisiko abzuschätzen.

Aufgrund der bisherigen Literatur sind diese Listen verschieden gründlich auf ihre Reliabilität und Validität hin geprüft. Es wäre an dieser Stelle jetzt möglich, über die Reliabilität und Validität der einzelnen Listen zu diskutieren. Dies erscheint aber wenig sinnvoll, weil die Listen eigentlich immer nur einen Anhaltspunkt für eine bestimmte Situation geben, nämlich für die Situation, in der die Listen oder der Test aufgenommen wurden. Wir wissen, daß die Suizidalität sich plötzlich sehr stark ändern kann, meist abhängig von einem äußerlichen Erlebnis oder einem inneren Stimmungsumschwung. Es wäre daher wenig sinnvoll, diese Instrumentarien für den Augenblick noch weiter auszubauen, sondern es scheint angezeigt, sowohl für die Querschnitt- als auch für eine mögliche Längsschnittprognose jene Faktoren zu berücksichtigen, welche häufig in diesen Skalen genannt werden. Außerdem wird man sicher ein derartiges Instrument nicht allein berücksichtigen oder von Drittpersonen ausfüllen lassen. Entscheidend wird immer das ärztliche Gespräch bleiben oder das Gespräch mit einem im Umgang mit Suizidalen Vertrauten, wenn es darum geht, das Risiko einer Suizidhandlung abzuschätzen.

Auch der eine der beiden Autoren (PÖLDINGER) hatte 1967 versucht, eine Risikoliste zur Abschätzung der Suizidalität zu erstellen. In dieser Risikoliste wurde vor allem das gleichzeitige Vorkommen mehrerer Faktoren berücksichtigt, d. h. das Vorkommen relevanter Merkmale wurde in Beziehung gesetzt zu dem gleichzeitigen Vorkommen anderer relevanter Merkmale. Auch diese Liste wurde übersetzt, ergänzt, umgewandelt und mit mehr oder weniger Erfolg auf ihre Reliabilität oder Validität geprüft. Auch dieser Liste blieb das Schicksal nicht erspart, daß es einige Merkmale daraus waren, die als bedeutend erkannt wurden, z. T. von anderen Autoren übernommen wurden, während die Liste selbst an unterschiedlichen Orten z. T. in Übersetzungen und in unterschiedlichem Ausmaße Verwendung findet und fand. Dieser Autor ist heute zur Überzeugung gekommen, daß man sich eigentlich darauf beschränken soll, die wichtigen Merkmale anzuführen, welche immer wieder bedacht werden müssen, wenn es darum geht, die Suizidalität eines als suizidal erkannten Menschen abzuschätzen. In Tabelle 12 wurde daher ein 1982 produzierter Fragenkatalog zur Abschätzung der Suizidalität dieses Autors wiedergegeben. In diesem Fragenkatalog sind die wichtigsten Faktoren in Fragen umgewandelt, welche je nach Bezug eine positive oder negative Beziehung zur Suizidalität haben. Es besteht die Möglichkeit, die zutreffenden Faktoren, die in ihrem Maximum die Zahl 16 ergeben, anzukreuzen und zusammenzuzählen. Damit soll nicht versucht werden, eine Wissenschaftlichkeit

Tabelle 11. Suizid-Absicht-Skala. (Nach PIERCE 1981)

Umstände im Zusammenhang mit dem Suizidversuch		
1. Isolation	0	Jemand anwesend
	1	Jemand in der Nähe oder in Kontakt (Telefon)
	2	Niemand in der Nähe oder in Kontakt
2. Zeitpunkt („Timing“)	0	So bestimmt, daß eine Intervention wahrscheinlich ist
	1	So bestimmt, daß eine Intervention nicht wahrscheinlich ist
	2	So bestimmt, daß eine Intervention höchst unwahrscheinlich ist
3. Vorsorgen gegen eine Entdeckung und/oder Intervention	0	Keine Vorsorgen
	1	Passive Vorsorgen, wie z. B. meiden anderer aber nichts tun, um deren Intervention zu verhindern (alleine in einem Zimmer, unverschlossene Türe)
	2	Aktive Vorsorgen, wie verschlossene Türen
4. Handeln, um Hilfe während oder nach dem Suizidversuch zu erlangen	0	Potentiellen Helfer bezüglich Suizidversuch benachrichtigt
	1	Potentiellen Helfer bezüglich Suizidversuch kontaktiert, aber nicht speziell (genau) benachrichtigt
	2	Potentiellen Helfer weder kontaktiert noch benachrichtigt
5. Letzte Handlungen in Voraussicht des Todes	0	Keine
	1	Teilweise Vorbereitung oder Ideation
	2	Bestimmte Pläne gemacht (z. B. Testamentsänderungen, Versicherung abschließen)
6. Suizidbrief	0	Kein Brief vorhanden
	1	Brief geschrieben aber zerrissen
	2	Brief vorhanden
Eigene Angaben		
1. Erklärungen des Patienten über die Letalität	0	Dachte, daß das, was er getan hat, ihn nicht töten würde
	1	Ist nicht sicher, daß das, was er getan hat, ihn töten würde
	2	Dachte, daß das, was er getan hat, ihn töten würde
2. Erklärter Suizidversuch	0	Wünschte nicht zu sterben
	1	Nicht sicher oder kümmerte sich nicht darum, ob er lebe oder sterbe
	2	Wünschte zu sterben
3. Vorsatz	0	Impulsiv, kein Vorsatz
	1	Erwägte die Handlung vor weniger als einer Stunde
	2	Erwägte die Handlung vor weniger als einem Tag
	3	Erwägte die Handlung vor mehr als einem Tag
4. Reaktion auf den Suizidversuch	0	Patient ist froh, daß er am Leben ist
	1	Patient nicht sicher, ob er froh oder traurig (bereuen) ist
	2	Patient bereut, daß er am Leben ist
Risiko		
1. Voraussagbare Folge vom Standpunkt der Letalität der Handlung des Patienten und der ihm bekannten Umstände	0	Überleben sicher
	1	Tod unwahrscheinlich
	2	Tod wahrscheinlich oder sicher
2. Wäre ohne medizinische Behandlung der Tod eingetreten?	0	Nein
	1	Unsicher
	2	Ja

Tabelle 12. Fragenkatalog zur Abschätzung der Suizidalität. (Nach PÖLDINGER 1982)

Je mehr Fragen im Sinne der angegebenen Antwort beantwortet werden, um so höher muß das Suizidrisiko eingeschätzt werden.

1. Haben Sie in letzter Zeit daran denken müssen, sich das Leben zu nehmen?	ja	
2. Häufig?	ja	
3. Haben Sie auch daran denken müssen, ohne es zu wollen? Haben sich Selbstmordgedanken aufgedrängt?	ja	
4. Haben Sie konkrete Ideen, wie Sie es machen würden?	ja	
5. Haben Sie Vorbereitungen getroffen?	ja	
6. Haben Sie schon zu jemanden über Ihre Selbstmordabsichten gesprochen?	ja	
7. Haben Sie einmal einen Selbstmordversuch unternommen?	ja	
8. Hat sich in Ihrer Familie oder in Ihrem Freundes- und Bekanntenkreis schon jemand das Leben genommen?	ja	
9. Halten Sie Ihre Situation für aussichts- und hoffnungslos?	ja	
10. Fällt es Ihnen schwer, an etwas anderes als an Ihre Probleme zu denken?	ja	
11. Haben Sie in letzter Zeit weniger Kontakte zu Ihren Verwandten, Bekannten und Freunden?	ja	
12. Haben Sie noch Interesse daran, was in Ihrem Beruf und in Ihrer Umgebung vorgeht? Interessieren Sie noch Ihre Hobbies?		nein
13. Haben Sie jemand, mit dem Sie offen und vertraulich über Ihre Probleme sprechen können?		nein
14. Wohnen Sie zusammen mit Familienmitgliedern oder Bekannten?		nein
15. Fühlen Sie sich unter starken familiären oder beruflichen Verpflichtungen stehend?		nein
16. Fühlen Sie sich in einer religiösen bzw. weltanschaulichen Gemeinschaft verwurzelt?		nein
Anzahl entsprechend beantworteter Fragen		
Endzahl = max. 16		

vorzutäuschen, da es sich nur um praktische Hinweise für den Umgang mit Suizidalen handelt. Wichtig dagegen ist es, an relevante Faktoren auch gleichzeitig zu denken. Und so wird auch weiterhin die Feststellung des Wiener Psychiaters HANS HOFF Gültigkeit behalten, der einmal ausgeführt hat, daß die Abschätzung der Suizidalität zu den schwierigsten und verantwortungsvollsten ärztlichen Aufgaben gehört.

D. Biologische Aspekte der Abschätzung der Suizidalität

Biochemische und genetische Erklärungsmöglichkeiten ein und desselben Phänomens brauchen den psychodynamischen Modellen keineswegs zu widersprechen. Die verschiedenen Betrachtungsweisen sind nicht gegensätzlich, sondern ergänzen einander, auch wenn nicht immer eindeutig festgestellt werden kann, welche Erscheinung „primär" ist oder ob dieses oder jenes Phänomen Ursache oder Folge eines bestimmten Sachverhaltes darstellt. Immer aber handelt es sich um verschiedene Seiten der gleichen Münze, d.h., die verschiedenen Aspekte, Betrachtungsweisen und Forschungsergebnisse sind Teile eines noch nicht ganz zusammensetzbaren Mosaiks. Die dualistische Auffassung von Seele und Körper, von Psyche und Soma, muß als längst überholt, als obsolet betrachtet werden. Denn seelisches Leiden hat immer sein somatisches Äquivalent und umgekehrt. Anders ausgedrückt: Der leibliche Prozeß stellt gleichzeitig das Erleben dar, und Erleben bedeutet automatisch auch „Erleiben". Die biochemischen Prozesse selbst, abhängig von physiologischen und anatomischen Substraten, stellen das Erleben dar. Diese Erkenntnis ist keineswegs neu, wußte doch der Volksmund schon lange um diesen Sachverhalt, wenn er zum Beispiel von jemandem sagt: „ein Mensch wie er leibt und lebt" (BATTEGAY 1979).

I. Biochemische Aspekte

Grundsätzlich können im lebenden Organismus chemische Botenstoffe, sog. Transmitter, deren Metaboliten, Enzyme und Rezeptoren untersucht werden. Schon geringe Konzentrationen dieser Substanzen können in Körperflüssigkeiten und -geweben nachgewiesen werden. Der Nachweis erfolgt im wesentlichen mit chromatographischen, spektrometrischen, radiochemischen und radioimmunologischen Verfahren (DEMLING 1984). Im folgenden wird versucht, einige grundlegende biochemische Erkenntnisse im Zusammenhang mit der Suizidforschung darzustellen, ohne zu versäumen, die Komplexität und Problematik dieser Forschungsrichtung zu betonen. Die Forschung ist noch weit davon entfernt, über einen „biochemischen Kurztest" zu verfügen, der es erlauben würde, aufgrund einer einfachen Laboruntersuchung festzustellen, wie hoch das Suizidrisiko eines bestimmten Patienten zu veranschlagen ist. Daß eine solche Untersuchung (noch?) nicht existiert, braucht nicht negativ bewertet zu werden, da ein solcher Test möglicherweise dazu beitrüge, die direkte Auseinandersetzung mit dem Patienten, die menschliche Kommunikation, die heute mehr und mehr verlorenzugehen droht, weiter zu erschweren.

Um 1970 wurde bekannt, daß zwischen dem Serumspiegel der Kortikosteroide und der Depression ein Zusammenhang besteht. Die Urinausscheidung von C-17 Kortikosteroiden zeigt bei Depressiven eine positive Korrelation zur Schwere der depressiven Erkrankung. Eine spätere Untersuchung ergab eine Parallelität zwischen der Höhe des Plasmakortisolspiegels, der um 8.30 Uhr morgens gemessen wurde und dem Grad der Suizidalität. Als Plasmahormonspiegel wurde ein Wert von 20 µg% angegeben: Werte oberhalb dieser Grenze sollen mit einer besonders hohen Suizidgefahr einhergehen (DEMLING 1984).

Nachdem Bunney et al. (1969) einen Zusammenhang zwischen suizidalem Verhalten und der Ausscheidung von 17-Hydroxykortikosteroiden im Urin festgestellt hatten, untersuchten sie 145 Patienten, von denen später 5 durch Suizid zu Tode kamen. Diese 5 Patienten gehörten zu denjenigen mit den höchsten Steroidkonzentrationen. Diese Resultate lassen darauf schließen, daß eine Störung in der Achse Hypothalamus/Hypophyse/Nebennierenrinde wahrscheinlich mit einem Typus von Depression einhergeht, wo suizidales Verhalten häufiger vorkommt als bei anderen Depressionstypen.

Ostroff et al. publizierten 1982 eine Studie, in der 22 Patienten untersucht wurden, die an Schizophrenie, manisch-depressiver Psychose, schizoaffektiver Psychose und unipolarer Depression litten. An neuroendokrinologischen Untersuchungen wurde die Kortisolkonzentration im 24-Stundenurin und das entsprechende Verhältnis Noradrenalin zu Adrenalin gemessen. Von diesen 22 Patienten haben drei einen schweren Suizidversuch unternommen, der in zwei Fällen mit dem Tod endete. Zwei führten die Suizidhandlung während des Klinikaufenthaltes aus, ein Patient suizidierte sich zwei Wochen nach der Klinikentlassung. Diese ungewöhnlich hohe Zahl von Suizidhandlungen innerhalb so kurzer Zeit erklären die Autoren mit einem regen Wechsel des Personals auf der Abteilung. Die drei Patienten mit der teils letal endenden Suizidhandlung wiesen im 24-Stundenurin signifikant höhere Kortisolkonzentrationen auf als die übrigen Patienten. Auch zeigten sie ein signifikant niedrigeres Verhältnis von Noradrenalin zu Adrenalin als die nichtsuizidalen Patienten. Im Gegensatz zu den Kortisolkonzentrationen zeigte sich, daß sich das Verhältnis Noradrenalin zu Adrenalin im Laufe der Zeit bei den suizidalen Patienten sehr wenig verändert.

1976 fanden Asberg et al. in der Zerebrospinalflüssigkeit von endogenen Depressiven eine bimodale Verteilung der 5-Hydroxyindolessigsäure (5-HIES, Hauptabbauprodukt des Serotonins). Etwa ein Drittel der Patienten zeigten Werte unter 15 ng/ml, die übrigen Werte betrugen mehr als 15 ng/ml. In der Gruppe mit dem niedrigeren Konzentrationsbereich wurde eine negative Korrelation zwischen der 5-Hydroxyindolessigsäure-Konzentration und der Schwere der Depression gefunden. Spätere Untersuchungen der gleichen Autorengruppe fanden signifikante Korrelationen zwischen niedriger 5-Hydroxyindolessigsäure-Konzentration im Liquor endogen und reaktiv Depressiver einerseits sowie Suizidalität andererseits. Es erwies sich, daß Suizidale mit niedriger 5-Hydroxyindolessigsäure-Konzentration im Liquor zu „brutaleren", härteren Suizidmethoden neigen und entsprechend häufiger vollzogene Suizide vorkommen (Demling 1984). Auch Van Praag kommt 1982 zum Schluß, daß die zentralen Serotonin-Störungen wahrscheinlich eine Rolle bei der Pathogenese der Depression spielen. Unabhängig von der Nosologie wurde gefunden, daß die zentralen Serotoninstörungen in der Gruppe von Suizidversuchen akkumulieren, besonders jene Patienten, die besonders harte (violent) Suizidversuche unternehmen. Zusammenfassend kommt Van Praag zum Ergebnis, daß zentrale Serotonin-Störungen besonders bei vitalen Depressionen mit einer starken Tendenz zu suizidalem Verhalten vorkommen.

Banki et al. (1984) untersuchten 52 Patientinnen nach einem Suizidversuch, von denen 18 eine harte Methode (violent) unternommen hatten. Die Patientinnen litten an endogener Depression (major depression), Schizophrenie, Alkoholabhängigkeit oder Verhaltensstörungen (adjustment disorder). Untersucht wurde die 5-Hydroxyindolessigsäure, die Homovanillinsäure und die Kortisolkonzentration im Liquor cerebrospinalis. Bei allen Frauen, die eine harte Methode versucht hatten, war die 5-Hydroxyindolessigsäure-Konzentration signifikant niedriger als bei den übrigen Patientinnen. Dies betraf alle vier diagnostischen Gruppen (also nicht nur Depressive).

Zu ähnlichen Ergebnissen gelangten Ninan et al. (1984), welche zwei Patientenkollektive von schizophrenen Patienten, eine suizidale und eine nicht suizidale Gruppe, untersucht haben. Die beiden Gruppen bestanden aus je acht Personen. In der suizidalen Gruppe waren alles Patienten, die schwere Suizidversuche hinter sich hatten. Eine Nachuntersuchung ergab, daß sich von diesen acht Patienten vier in der Folge suizidiert hatten. Die Lumbalpunktionen haben ergeben, daß die Konzentration von 5-Hydroxyindolessigsäure im Liquor in der Suizidalen-Gruppe signifikant niedriger war als in der Gruppe der Nichtsuizidalen. Die Untersuchung ergab dieselben Resultate, nachdem eine Beeinflussung durch das Geschlecht ausgeschlossen worden war.

Åsberg et al. berichteten 1984, daß depressive Patienten mit einer niedrigen 5-Hydroxyindolessigsäure-Konzentration im Liquor öfter Suizidversuche hinter sich haben als andere, ebenso depressive Patienten. Bei den erwähnten Suizidversuchen soll eine „harte" Methode verwendet worden sein, d. h., sie wurden nicht mit Medikamenten durchgeführt. Es sei wahrscheinlich, daß eine erniedrigte 5-Hydroxyindolessigsäure-Konzentration im Liquor und ein Suizidversuch in der Anamnese als Prädikator für einen vollzogenen Suizid aufgefaßt werden können. In einer Nachuntersuchung von 119 Patienten, die früher einmal einen Suizidversuch unternommen hatten und die eine unterdurchschnittliche 5-Hydroxyindolessigsäure-Konzentration im Liquor aufwiesen, betrug die Suizidmortalität innerhalb eines Jahres nach der Untersuchung 22%, war also außerordentlich hoch.

Eine interessante Frage stellt die Veränderbarkeit der 5-Hydroxyindolessigsäure-Konzentration im Liquor dar. Bei Gesunden scheinen die 5-Hydroxyindolessigsäure-Konzentrationen recht stabil zu bleiben. Nachuntersuchungen sind insofern schwer durchführbar, als Patienten, die keine Medikamente erhalten und bereit sind, eine zweite Untersuchung über sich ergehen zu lassen, relativ selten in genügender Zahl erfaßt werden können wegen mangelnder Motivation. Bei zwei Patienten, die sich später suizidierten, wurde der Liquor mehrmals untersucht. Bei beiden konnte bei der 2. Lumbalpunktion eine deutlich niedrigere Konzentration der 5-Hydroxyindolessigsäure als bei der 1. Untersuchung gemessen werden (Åsberg et al. 1984). Die Untersuchungen der 5-Hydroxyindolessigsäure im Liquor als Prädiktor für Suizid sind noch nicht abgeschlossen.

Die mannigfachen Arbeiten, die einen Zusammenhang zwischen suizidalem Verhalten und der Bedeutung des Serotoninstoffwechsels im Zentralnervensystem belegen, sind nicht unwidersprochen geblieben. Einige Autoren – wenn auch wenige – bestreiten einen solchen Zusammenhang, z. B. Vestergard et al. (1978) und Roy-Byrne et al. (1983). Möglicherweise kann dieser Sachverhalt – zumindest teilweise – mit verschiedenen Arten der Messung bzw. anderen Laboratoriumsmethoden im Zusammenhang stehen. Die Zusammenhänge zwischen der 5-Hydroxyindolessigsäure im Liquor und autoaggressivem bzw. suizidalem Verhalten geben zur Frage Anlaß, wie es mit aggressivem Verhalten ganz allgemein steht. LIDBERG et al. (1985) haben über eine interessante Studie berichtet: Sie untersuchten die 5-Hydroxyindolessigsäure-Konzentration, Homovanillinsäure-Konzentration und die 4-Hydroxy-3-Methoxyphenyl-Glykol-Konzentration (HMPG) im Liquor bei wegen Mordes verurteilten Männern, Patienten nach Suizidversuch und gesunden Probanden. Es ist seit längerem bekannt, daß Mörder eine besonders hohe Suizidrate aufweisen. Wie erwartet fanden die Autoren bei den Suizidversuchspatienten signifikant niedrigere Konzentrationen von 5-Hydroxyindolessigsäure im Liquor als bei den Gesunden, die sich aus Spitalangestellten rekrutierten. Die niedrigsten Konzentrationen wurden bei denjenigen Suizidversuchern gefunden, die eine besonders harte Suizidmethode gewählt haben. Die Konzentrationen der Homovanillinsäure und der 4-Hydroxy-3-Methoxyphenyl-Glykol-Konzentration unterschieden sich nicht von den gesunden Probanden. Die Mörder, die alkoholabhängig waren, zeigten eine signifikant höhere 5-Hydroxyindolessigsäure-Konzentration als die nicht alkoholabhängigen Mörder, deren Konzentration denen der suizidalen Patienten ähnlich war. Diejenigen Delinquenten, die einen Sexualpartner getötet hatten, zeigten signifikant niedrigere Konzentrationen von 5-Hydroxyindolessigsäure als die übrigen Delinquenten. Wegen der kleinen Zahl der untersuchten Delinquenten können keine sicheren Schlüsse in bezug auf aggressives Verhalten gezogen werden.

MÜHLBAUER (1985) berichtet, daß eine Konzentration von 5-Hydroxyindolessigsäure unter 92,5 nmol/l ein Alarmzeichen sein sollte, da sie sowohl ein Hinweis für eine mögliche Suizidgefahr als auch für aggressive kriminelle Handlungen sein könne.

LIDBERG et al. beschreiben 1984 drei Fälle eines Vaters oder einer Mutter, die ihr Kind zu töten versuchten. Die im dritten oder vierten Lebensjahrzehnt stehenden Delinquenten wiesen kein aggressives Verhalten in der Anamnese auf (violent behaviour), hatten keine Alkoholanamnese und hatten die letzten drei Wochen vor der Lumbalpunktion keine Medikamente oder Drogen eingenommen, welche die 5-Hydroxyindolessigsäure im Liquor hätten beeinflussen können. Die entsprechende Konzentration war in allen drei Fällen sehr niedrig.

Es erhebt sich die Frage, welche Konsequenzen therapeutischer Art aus den bisherigen Forschungsergebnissen und -erkenntnissen gezogen werden können. Untersuchungen mit der Serotoninsubstitution (z. B. L-Tryptophan, L-5-Hydroxytryptophan) zeigen eine relativ bescheidene und wenig überzeugende therapeutische Wirksamkeit (DEMLING 1984). Allerdings sollen Depressive mit niedriger Hydroxyindolessigsäure-Konzentration im Liquor besser auf eine Therapie mit 5-Hydroxytryptophan (5-HTP) (Vorstufe des Serotonins) ansprechen als Patienten mit einer normalen 5-Hydroxyindolessigsäure-Konzentration im Liquor (BATTEGAY 1985). Serotonin Re-Uptake-Hemmer, wie z. B. das Fluvoxamin, sind erst seit 1983 im Handel und können daher noch keine abschließende Beurteilung erfahren. Immerhin sind die neueren Antidepressiva nicht trizyklischer Struktur schon insofern eine positive Alternative, als sie im allgemeinen wesentlich weniger toxisch als die schon länger bekannten trizyklischen Antidepressiva sind (HAENEL 1985). Zimelidin soll Suizidgedanken im ersten Stadium der Behandlung therapeutisch besser beeinflussen als Amitriptylin. Da Zimelidin ein Serotonin Re-Uptake-Hemmer ist, wird angenommen, daß es die Konzentration von 5-Hydroxyindolessigsäure im Liquor erhöht (MONTGOMERY et al. 1983).

MONTGOMERY et al. (1983, 1984) fanden bei einer Untersuchung von 58 Patienten, die alle mindestens zwei Suizidversuche hinter sich hatten, daß die Verabreichung von Flupentixol (i.m. als Depot) sich gegen eine Wiederholung von Suizidversuchen wesentlich besser auswirkt als eine entsprechende Behandlung mit Mianserin. Obschon kritisiert werden könnte, daß Mianserin per oral, das Flupentixol parenteral verabreicht wurde oder daß die Mianserin-Dosis zu niedrig gewesen sei (30 mg pro Tag), ist möglicherweise nicht der antidepressive Effekt das Wesentliche, sondern das Faktum, daß Flupentixol auf den Dopaminmetabolismus wirkt. Möglicherweise hängt die antisuizidale Wirkung von Flupentixol mit dem Dopaminsystem zusammen. Dieser Befund läßt nach einer zusätzlichen Beteiligung eines gestörten Dopaminstoffwechsels an der Pathogenese von suizidalem Verhalten fragen. Es ist bekannt, daß serotoninerge und dopaminerge Neuronensysteme im Zentralnervensystem vielfach miteinander interagieren (DEMLING 1984). Die neuen biochemischen Erkenntnisse können für das Abschätzen des Suizidrisikos im klinischen Alltag noch nicht verwendet werden. Einerseits sind die dafür notwendigen Untersuchungen zu aufwendig oder zu kostspielig, andererseits ist das Wissen noch lückenhaft und die Forschung verfügt erst über einige Bausteine – wenn auch sehr wesentliche und interessante – eines noch unüberschaubaren riesigen Mosaiks.

II. Genetische Aspekte

Die Frage, ob die Neigung zum Suizid vererbbar sei, ist sehr alt und wurde schon mehrfach in der Vergangenheit gestellt. Die Beantwortung dieser Frage bereitet allerdings erhebliche Schwierigkeiten. Bis vor kurzem wurde von den meisten Fachleuten die Ansicht vertreten, daß z. B. der Heredität bei endogenen Depressionen eine große Bedeutung zukommt, daß aber die Suizidneigung oder Suizidtendenz als solche nicht erblich sei, sondern daß z. B. die Heredität nur im Zusammenhang mit der Grundkrankheit Depression gesehen werden müsse. Es fehlte auch nicht an Untersuchungen, welche diese naheliegende Theorie zu belegen und zu untermauern vermochten. Untersuchungen auf den Gebieten der Biochemie, der Zwillingsforschung und anhand von Adoptionsstudien vermögen jedoch die Aussage in Zweifel zu ziehen, daß die Suizidhandlung als solche (unabhängig von einer vorhandenen Depression) erblich nicht beeinflußt werde. Eine Häufung von Suiziden in verschiedenen Familien, die nicht nur vom depressiven Geschehen abhängig auftraten, fanden in den letzten Jahrzehnten meistens eine psychodynamische Erklärung. Eine solche Betrachtungsweise ist nicht nur naheliegend, sondern auch berechtigt. Trotzdem vermochte sie keine Auskunft über den Einfluß der Heredität zu geben. In seiner Arbeit „Suizid und Familie" erwähnt SPERLING (1980) eine Bauernfamilie, „in der sich seit drei Generationen die Männer jeweils um das 40. Lebensjahr herum an demselben Haken auf dem Boden erhängten". Die Familie zu überzeugen, daß die Entfernung des Hakens im Estrich nun angebracht sei, sei schwierig gewesen. Gerade dieses Beispiel läßt beide Erklärungsmöglichkeiten zu, ohne daß sie sich gegenseitig auszuschließen brauchen; sowohl ein psychodynamisches Erklärungsmodell als auch die Möglichkeit eines wirksamen genetischen Faktors.

Zaw beschreibt eine Familie, in der sich – u. a. eineiige Zwillinge – über zwei bis drei Generationen mehrere Personen mit harten Methoden suizidiert hatten. Er kommt zum Schluß, daß eine genetische Prädisposition – unabhängig von der Depression – wahrscheinlich sei.

Juel-Nielsen u. Videbeck (1970) untersuchten 19 monozygote und 58 dizygote Zwillingspaare im Hinblick auf einen Suizid. Von den 19 monozygoten Paaren waren vier bezüglich Suizid konkordant, bei den dizygoten Zwillingen fand sich bezüglich Suizid keine Konkordanz. Die Autoren ziehen die vorsichtige Schlußfolgerung, daß genetische Faktoren das Vorkommen von Suizid indirekt konditionieren können (... "genetic factors may indirectly condition the occurence of suicide").

Schulsinger et al. konnten 1979 anhand einer Adoptionsstudie nachweisen, daß in der Herkunftsfamilie von adoptierten Kindern, die sich später suizidiert haben, mehr Suizide nachweisbar waren als in den biologisch nicht verwandten Adoptivfamilien. Roy fand 1983 bei einer Untersuchung von 243 Patienten mit einer positiven Suizidanamnese in der Familie, daß von diesen 118 (48,6%) einen Suizidversuch unternommen hatten. Die Mehrheit dieser Patienten (84,4%) hatten schon einmal eine Depression (gemäß DSM-III) durchgemacht. Der Autor kommt zum Schluß, daß eine positive Suizidanamnese in der Familie ein signifikant größeres Risiko für einen Suizidversuch mit Patienten darstellt als bei solchen ohne positive Suizidanamnese in der Familie. Roy fand 1985 bei einer weiteren Untersuchung von 231 manisch-depressiven Patienten, daß nur 18 (7,8%) einen Verwandten ersten oder zweiten Grades hatten, die Suizid begangen hatten.

Wichtige Bedeutung kommt den Arbeiten von Mitterauer et al. (1984, 1985) zu: Sie untersuchten 89 Suizide von Patienten, die nach der Entlassung aus der Psychiatrischen Klinik Suizid begangen hatten. Dabei konnte in 69,7% der Fälle eine suizidpositive Familienanamnese eruiert werden. Bei 56,2% der Suizide war das gleichzeitige Auftreten von endogenen Psychosen und Suiziden eindeutig signifikant. Für die genetische Anamnese wurden nur Verwandte in der Aszendenz (zwei bis fünf Generationen), d. h. nur direkte Vorfahren und deren Geschwister herangezogen. Mitterauer (1985) hat die Ansicht, daß sich die genetische Belastung nur auf die endogenen Psychosen beziehe, bei denen bekanntlich Suizide häufiger vorkommen, aufgrund der Resultate seiner Untersuchung anhand von 110 Stammbäumen zu entkräften versucht bzw. in Frage gestellt. Weitere Untersuchungen zu diesem Thema sind abzuwarten.

Auffallend hoch ist die suizidpositive Familienanamnese (69,7%) in den Untersuchungen. Mit Recht weisen die Autoren darauf hin, daß in dieser Hinsicht mit sehr vielen falschen Angaben zu rechnen ist, sei es aus Unkenntnis oder absichtlich. In jedem Fall braucht es eine sorgfältige Untersuchung und ein eingehendes Recherchieren, um der effektiven Zahl der Suizide in der Aszendenz nahe zu kommen.

Biochemische und genetische Aspekte der Suizidalität gehören zusammen: Von manchen biochemischen Abläufen muß angenommen werden, daß sie genetisch kontrolliert sind. Als Beispiel sei die Monoaminoxydase (MAO)-Aktivität der Thrombozyten erwähnt, die genetisch kontrolliert zu werden scheint (Murphy et al. 1982). Während z. B. bei Alkoholkranken meistens eine verminderte

MAO-Aktivität der Thrombozyten gefunden wird, sollen bei unipolar Depressiven höhere Werte der MAO-Aktivität gemessen werden. Verwandte von Alkoholkranken weisen ebenfalls MAO-Werte auf, die sich von gesunden Probanden unterscheiden. Die Autoren MURPHY et al. kommen zum Schluß, daß eine veränderte MAO-Aktivität einen familiären oder sogar genetischen Vulnerabilitäts- oder Risikofaktor darstellen könnte. Dieser Sachverhalt würde mit der neueren Erkenntnis übereinstimmen, daß Alkoholismus zwar nicht direkt vererbt wird, daß aber genetische Faktoren beim Alkoholismus eine Rolle spielen müssen (FEUERLEIN 1979).

E. Zusammenfassung

Nach einer kurzen Einleitung wird zunächst einmal versucht, wichtige Beurteilungsmethoden zur Abschätzung der Suizidalität, auf psychologisch-psychiatrischer Basis erstellt, wiederzugeben. Dabei ist aber anzumerken, daß die Verfahren oft schwierig zu erstellen sind und es sich andererseits bei einem drohenden Suizidrisiko um ein Geschehen mit rasch wechselnder Intensität handelt. Aus diesem Grunde kommen neben einem entsprechenden Erfahrungswissen vor allem Aufzählungen von Merkmalen eine Bedeutung zu, welche bei der Beurteilung einer so schwierigen Lage zu berücksichtigen sind. Unter den dargestellten Methoden befinden sich allerdings auch solche, welche eher einen Trend auf längere Zeit angeben sollen, doch kann dieser Trend durch plötzlich einschießende Impulse oder wechselndes Geschehen in der Umwelt plötzlich umgekehrt werden.

Da im deutschen Sprachraum sehr wenig Literatur darüber existiert, wurde in zwei weiteren Kapiteln versucht, den heutigen Stand des Wissens darzustellen, inwieweit aus biochemischen Parametern auf eine vorhandene Suizidalität eventuell geschlossen werden kann und welche Bedeutung genetische Faktoren für das Zustandekommen einer Suizidhandlung haben könnten.

Literatur

Åsberg M, Thoren P, Träskman L, Bertilsson L, Ringberger V (1976) "Serotonin Depression" – A biochemical subgroup within the affective disorders? Science 191:478–480

Åsberg M, Martensson B, Nordström P, Rydin E, Träskman-Bendz L, Wägner A (1984) Serotonin and suicidal behaviour. In: Papworth SJ (ed) The role of serotonergic systems in suicide and mood disorders. Raven Press, New York

Banki CM, Arato M, Papp Z, Kurcz M (1984) Biochemical markers in suicidal patients-investigations with cerebrospinal fluid amine metabolites and neuroendocrine tests. J Affective Disord 6:341–350

Battegay R (1979) Narzismus und Objektbeziehungen, 2. Aufl. Huber, Bern

Battegay R (1985) Depression – Psychophysische und soziale Dimension, Therapie. Hans Huber, Bern

Beck AT (1967) Depression: clinical, experimental and theoretical aspects. Hoeber, New York

Beck AT, Resnik HLP, Lettieri DJ (1974) The prediction of suicide. Charles Press, Bowie

Bohm E (1967) Lehrbuch der Rorschach-Psychodiagnostik, 3. Aufl. Hans Huber, Bern

Bohm E (1975) Psychodiagnostisches Vademecum, Hilfstabellen für den Rorschach-Praktiker, 3. Aufl. Hans Huber, Bern
Bunney WE, Fawcett JA, Davis JM (1969) Further evaluation of urinary 17-hydroxycorticosteroids in suicidal patients. Arch Gen Psychiatry 21:138–150
Bürk F, Kurz A, Möllar H-J (1985) Suicide risk scales: do they help to predict suicidal behaviour? Eur Arch Psychiatr Neurol Sci 197:1–5
Cochrane R, Robertson A (1975) Stress in lives of parasuicides. Soc Psychiatry 10:161–171
Cullberg J (1978) Krisen und Krisentherapie. Psychiatr Prax 5:25–34
Demling J (1984) Aspekte biochemischer Suizidforschung – eine Übersicht. Nervenheilkunde 3:198–200
Dohrenwend BS, Dohrenwend BP (eds) (1974) Stressful live events. Their nature and effects. Wiley, New York
Farberow NL, MacKinnon D (1974) A suicide prediction schedule for neuropsychiatric hospital patients. J Nerv Ment Dis 158:408–419
Farberow NL, MacKinnon D (1975) Prediction of suicide: a replication study. J Pers Assess 39:497–501
Feuerlein W (1979) Alkoholismus – Mißbrauch und Abhängigkeit. 2. Aufl. Thieme, Stuttgart
Freud S (1917) Trauer und Melancholie. Ges W, Bd 10, Imago, London, S 427–446
Gastpar M (1985) Relevante Forschungsergebnisse für die Praxis. Inform Arzt 2a:8–12
Haefner H (1974) Krisenintervention. Psychiatr Prax 1:139–150
Haenel T (1985) Das Suizidrisiko bei antidepressiver Behandlung. Inform Arzt 2a:31–34
Haenel T, Rauchfleisch U, Schuppli R, Battegay R (1984) The psychiatric significance of dermatitis artefacta. Eur Arch Psychiatr Neurol Sci 234:38–41
Heiss R, Halder P (1975) Der Farbpyramidentest, 2. Aufl. Hans Huber, Bern
Henseler R, Marten RF, Sodemann U (1983) Kriterienliste als Screening-Instrument zur Erfassung von chronischer Suizidalität. Nervenarzt 54:33–41
Hoffmann-La Roche AG und Urban u. Schwarzenberg (1984) Roche Lexikon Medizin. Urban u. Schwarzenberg, München Wien Baltimore
Im Obersteg J (1957) Selbstmord und Witterung. Dtsch Z Gerichtl Med 46:18
Juel-Nielsen N, Videbeck Th (1970) A twin study of suicide. Acta Genet Med Gemellol 19:307–310
Kielholz P (1971) Diagnose und Therapie der Depressionen für den Praktiker. Lehmanns, München
Kielholz P (1974) Diagnose und Therapie der Depressionen für den Praktiker, 3. Aufl. Lehmanns, München
Kiev A (1970) New directions for suicide prevention centers. Am J Psychiatry 127:78–88
Kreitman N (1980) Die Epidemiologie von Suizid und Parasuizid. Nervenarzt 51:131–138 (ins Deutsche übersetzt von Lauter H, München)
Lidberg L, Åsberg M, Sundquist-Stensman UB (1984) 5-Hydroxyindolacetic acid levels in attempted suicides who have killed their children. Lancet II:92
Lidberg L, Tuck JR, Åsberg M, Scalia-Tomba GP, Bertilsson L (1985) Homicide, suicide and CSF 5-HIAA. Acta Psychiatr Scand 71:230–236
MacKinnon DR, Farberow NL (1976) An assessment of the utility of suicide prediction. Suicide Life Threat Behav 6:86–91
Metzger R, Wolfersdorf M (1985) Erkennung und Behandlung suizidgefährdeter Patienten. Z Allg Med 61:767–773
Michel K (1983) Risikofaktoren bei suizidalen Patienten. Inform Arzt 4:38–41
Mitterauer B (1981) Das suizidale Achsensyndrom. Wien Med Wochenschr 68 (Suppl)
Mitterauer B (1984) Was ist Selbstmord als Idee? Was ist Selbstmord als Handlung? In: Pritz WF, Mitterauer B (Hrsg) Perspektiven seelischen Befindens. Brandstätter, Wien München
Mitterauer B (1985) Neuro- und sozialpsychiatrische Aspekte der Selbstmordverhütung. Wien Med Wochenschr 135:561–568
Mitterauer B, Pritz WF (1984) Familienanamnestische Untersuchung von 89 Selbstmördern nach Entlassung aus stationärer psychiatrischer Behandlung. Wien Med Wochenschr 134:37–43
Montgomery SA, Montgomery DB (1983) Psychopharmacology and suicidal behaviour. In: Davis JM, Maas JW (eds) The affective disorders. American Psychiatric. Press, Washington D.C.

Montgomery SA, Montgomery DB (1984) The prevention of suicidal acts in high-risk patients. In: Usdin E et al. (eds) Frontiers in biochemical and pharmacological research in depression. Raven Press, New York
Mühlbauer HD (1985) Human aggression and the role of central serotonin. Pharmacopsychiatry 18:218–221
Murphy DL, Coursey RD, Haenel T, Aloi J, Buchsbaum MS (1982) Platelet monoamine oxidase as a biological marker in the affective disorders and alcoholism. In: Usdin E, Hanin I (eds) Biological markers in psychiatry and neurology. Pergamon Press, New York
Murray HA (1943) The thematic apperception test. Harvard Univ Press, Cambridge Mass
Ninan PT, Kammen DP van, Scheinin M, Linnoila M, Bunney WE Jr, Goodwin FK (1984) CSF 5-Hydroxyindoleacetic acid levels in suicidal schizophrenic patients. Am J Psychiatry 141:566–569
Ostroff R, Giller E, Bonese K, Ebersole E, Harkness L, Mason J (1982) Neuroendocrine risk factors of suicidal behaviour. Am J Psychiatry 139:1323–1325
Pallis DJ, Sainsbury P (1976) The value of assessing intend in attempted suicide. Psychol Med 6:487
Pallis DJ, Barraclough BM, Levy AB, Jenkins JS, Sainsbury P (1982) Estimating suicide risk among attempted suicide. Br J Psychiatry 141:37
Pierce DW (1981) The predictive validation of a suicide intent scale: a five year follow-up. Br J Psychiatry 139:391–396
Pöldinger W (1968) Die Abschätzung der Suizidalität. Huber, Bern Stuttgart
Pöldinger W (1982) Suizidprophylaxe bei depressiven Syndromen. Neuropsychiatr Clin 1:87
Pöldinger W (1985) Beurteilung des Suizidrisikos. Münch Med Wochenschr 127:833–837
Pöldinger W, Sonneck G (1980) Die Abschätzung der Suizidalität. Nervenarzt 51:147–151
Rahe RH (1972) Subjects recent life changes and their near future illness susceptibility. In: Lipkowaki ZJ (ed) Psychological aspects of physical illness. Advances in psychosomatic medicine, vol 8. Karger, Basel
Rauchfleisch U (1979a) Handbuch zum Rosenzweig Picture-Frustration Test (PFT) Bd I: Grundlagen, bisherige Resultate und Anwendungsmöglichkeiten des PFT. Hans Huber, Bern
Rauchfleisch U (1979b) Handbuch zum Rosenzweig PFT, Bd II: Manual zur Durchführung, Verrechnung und Interpretation des PFT und Neueichung der Testformen für Kinder und Erwachsene. Hans Huber, Bern
Rauchfleisch U (17. 9. 1985) Pers Mitteilung
Reimer C (1982) Interaktionsproblem mit Suizidenten. In: Reimer C (Hrsg) Suizid, Ergebnisse und Therapie. Springer, Berlin Heidelberg New York
Reiter L, Strotzka H (1977) Der Begriff der Krise. Psychiatr Clin 10:7–26
Ringel E (1969) Selbstmordverhütung. Huber, Bern Stuttgart Wien
Roy A (1983) Family history of suicide. Arch Gen Psychiatry 40:971–974
Roy A (1985) Family history of suicide in manic-depressive patients. J Affective Disord 8:187–189
Roy-Byrne P, Post RM, Rubinow DR, Linnoila M, Savard R, Davis D (1983) CSF 5-HIAA and personal and family history of suicide in affectively ill patients: a negative study. Psychiatr Res 10:263–274
Schulsinger F, Kety SS, Rosenthal D, Wender PH (1979) A family study of suicide. In: Schou M, Strömgren E (eds) Origin, prevention and treatment of affective disorders. Academic Press, London New York
Sperling E (1980) Suizid und Familie. Gruppenpsychother Gruppendynamik 16:24–34
Staabs G von (1964) Der Scenotest, 4. Aufl. Hans Huber, Bern
Stengel E (1969) Selbstmord und Selbstmordversuch. Conditio humana. S Fischer, Frankfurt
Van Praag HM (1982) Depression, suicide and the metabolism of serotonin in the brain. J Affective Disord 4:275–290
Vestergaard P, Sørensen E, Hoppe E, Rafaelsen OJ, Yates CM, Nicolaou N (1978) Biogenic amine metabolites in cerebrospinal fluid of patients with affective disorders. Acta Psychiat Scand 58:88–96
Wilkins J (1970) A follow up study of those who called a suicide prevention center. Am J Psychiatry 127:155–161
Zaw KM (1981) A suicidal family. Br J Psychiatry 139:68–69

Prävention und Therapie der Suizidalität

CH. REIMER

INHALTSVERZEICHNIS

A. Prävention der Suizidalität

I. Kurzer historischer Abriß

Das Suizidproblem ist kaum jemals ohne Tabus und Vorurteile betrachtet worden, wenn man einmal von einigen philosophischen Schulen der Antike absieht. Diese meist negativen Einstellungen haben ihren Niederschlag unter anderem in entsprechenden Gesetzen gefunden.

Auch innerhalb der Medizin erfolgte erst relativ spät eine Auseinandersetzung mit Suizidalität. KULESSA u. BÖHME (1980) haben „Ursprung und Entwicklung der Selbstmordverhütung in der deutschsprachigen Psychiatrie“ beschrieben.

Nach diesen Autoren ist im 19. Jahrhundert kaum eine relevante medizinische Arbeit über das Problem des Selbstmordes erschienen. Einen Einfluß auf die deutsche Psychiatrie in Fragen der Selbstmordverhütung dürfte der Franzose Esquirol (1938) gehabt haben. Dieser Autor führte als Grundlagen seiner Überlegungen zur Suizidprophylaxe eine Reihe von Ursachen für den Selbstmord an: Die Verachtung der Religion, die Exzesse der Zivilisation, die Erziehung, das Lesen von Schriften, „die den Selbstmord rühmen", politische Umwälzung, die Entartung der Sitte, das Spiel, die Onanie, Mißbrauch geistiger Getränke, physischer Schmerz u. v. a. m. Esquirol gibt in dieser Arbeit auch detaillierte Vorschläge für den Umgang mit Suizidgefährdeten. Diese beziehen sich vor allen Dingen auf organisatorische Maßnahmen, um eine Suizidhandlung zu verhindern.

Gegen Ende des 19. Jahrhunderts erschien dann die umfassende Monographie von Durkheim (1897), in der das Suizidproblem aus soziologischer Sicht detailliert untersucht wurde. Die bekannten Ergebnisse seines Werkes sollen hier nicht aufgeführt werden; wesentlich ist an dieser Arbeit, daß Durkheim Aufmerksamkeit und Interesse seiner Forschung vor allem auf den sozialen Bezug der Selbstmordhandlungen legte. Erst im 20. Jahrhundert entwickelte sich die Suizidprophylaxe deutlicher, besonders nach dem 2. Weltkrieg. Zu Beginn dieses Jahrhunderts erschien aus psychiatrischer Sicht die Arbeit von Gaupp (1905): "Über den Selbstmord". Gaupp hatte nach der Auswertung von Krankengeschichten das Konzept von der doppelten Kausalität postuliert; gemeint war damit die Unterscheidung zwischen dem Motiv, das zu einem Suizid führt, und der eigentlichen Ursache. Diese Untersuchung basiert also „auf der typisch medizinischen Trennung von Anlage und Umwelt" (Pohlmeier 1984, S. 80). Gaupp sah aus seiner biologisch-naturwissenschaftlichen Sicht die Veranlagung, also auch die Veranlagung für Suizidalität, als den entscheidenden Faktor an und räumte dementsprechend der Suizidprophylaxe kaum eine Chance ein.

Neben der Psychiatrie beschäftigte sich zu Anfang dieses Jahrhundert vor allem die Psychoanalyse mit der Suiziddynamik. Im Jahre 1910 fand in der Wiener Psychoanalytischen Vereinigung die berühmte Diskussion über den Selbstmord, insbesondere den Schülerselbstmord, statt (Freud 1910). In den Folgejahren entwickelten im wesentlichen Freud (1917), dann aber auch Abraham (1924), die psychoanalytische Suizidtheorie, die in der klassischen Arbeit von Freud über „Trauer und Melancholie" nachzulesen ist. Diese psychoanalytische Suizidtheorie deutet die Suizidhandlung als Ausdruck der Wendung von Aggression gegen die eigene Person: „Kein Neurotiker verspürt Selbstmordabsichten, der solche nicht von einem Mordimpuls gegen andere auf sich zurückwendet" (Freud 1917, S. 438; auf die Problematik, die aus einer einseitigen Anwendung der Aggressionstheorie in der Therapie von Suizidpatienten resultiert, wird an anderer Stelle noch eingegangen; s. Abschn. B).

Mit den Beiträgen von Durkheim und Freud wurden einige wichtige Grundlagen für die Suizidprophylaxe geschaffen, die aber in ihrer Bedeutung für die Praxis noch nicht umgesetzt werden konnten. Eine zweite Periode der Entwicklung der Selbstmordverhütung ist nach Pohlmeier (1984) die Zeit um den 2. Weltkrieg herum. Mit der Suizidproblematik beschäftigten sich in diesen Jahren Schneider (1933), Weichbrodt (1937) und Gruhle (1940). Schneider betonte besonders die Trennung von psychotischen und nicht-psychotischen Suizidhandlungen. Aus der besonderen psychologischen Struktur der nicht-psychotischen Suizidhandlungen leitete er einige Kategorien ab, wie z. B. „Selbstmord als Flucht“, „Selbstmord als Kurzschluß“ und „Selbstmord als Theater“. Für WEICHBRODT war ähnlich wie für GAUPP die Suizidprophylaxe zwar humane Aufgabe des Arztes, aber ebenso mühe- wie erfolglos. Suizidhandlungen hielt er für die Symptome unbeeinflußbarer psychischer Erkrankungen oder Persönlichkeitsstörungen.

Die Monographie von GRUHLE betonte u. a. wichtige Ursachen für die Suizidalität, die auch heute noch unverändert Geltung haben: So z. B. den Alkoholismus und die Depression, aber auch extreme Lebenssituationen (z. B. Haft oder politische Unterdrückung). Aber auch GRUHLE „resignierte jedoch schließlich, wie vor ihm GAUPP und WEICHBRODT, hielt eine Disposition zur Suizidalität für gegeben und unabänderbar, so daß an ihr jede Suizidprophylaxe scheitern müsse“ (KULESSA u. BÖHME, 1980, S. 635).

Bei der Geschichte der Suizidprophylaxe sollte noch die bemerkenswerte Monographie von MENNINGER (1938) aus der nicht-deutschsprachigen Psychiatrie erwähnt werden. Dieser Autor beschäftigte sich mit der Psychodynamik vor allem auch der latenten Suizidalität bzw. dem protrahierten Suizid, worunter er neben verschiedenen Formen der Sucht auch Askese und Märtyrertum, asoziales Verhalten und verschiedene Formen von Selbstverstümmelungen und multiplen Operationen auffaßte.

Nach dem 2. Weltkrieg waren es vor allem die Arbeiten des Wiener Psychiaters RINGEL (1953, 1961, 1969), die für Prävention und Therapie der Suizidalität von Bedeutung waren und denen eine Fülle anschließender Arbeiten folgte.

RINGEL war nach der Auswertung der Krankengeschichten von 745 geretteten Selbstmördern zu dem Schluß gekommen, daß der Selbstmord den „Abschluß einer krankhaften psychischen Entwicklung“ darstelle. Im Rahmen dieser grundlegenden Arbeit beschrieb er auch das „präsuizidale Syndrom“, das mit den Faktoren Einengung, Aggressionsumkehr und Suizidphantasien eine allgemeine suizidale Psychodynamik beschreibt. Bereits 1948 hatte RINGEL in Wien die „Lebensmüdenfürsorge“ gegründet, die in den folgenden Jahren ausgebaut wurde und schließlich in die Institutionalisierung des Kriseninterventionszentrums in Wien mündete. Von einem multiprofessionellen Team werden hier Personen, die sich in psychosozialen Krisen befinden, betreut, insbesondere wenn in solchen Krisen eine Suizidgefährdung vorliegt.

Zwischen 1950 bis zum jetzigen Zeitpunkt nahm die Suizidprävention einen lebhaften Aufschwung: An vielen Orten in Deutschland sowie auch in anderen Ländern wurden teils professionelle, teils von Laien betriebene Kriseninterventionszentren gegründet, die im einzelnen noch beschrieben werden. Hervorzuheben ist hier u. a. die Arbeit der Telefonseelsorge, die zwar nicht speziell für suizidgefährdete Menschen gedacht ist, aber erfahrungsgemäß einen gewissen Prozentsatz von solchen Klienten hat. Die Telefonseelsorge war bereits 1895 von Rev. Warren in New York begründet worden.

Mehrere Fachgesellschaften, die in den letzten zwei Jahrzehnten gegründet worden sind, nahmen sich speziell der Suizidprävention an, so z. B. die “International Association for Suicide Prevention” (gegründet 1960) und die „Deutsche Gesellschaft für Selbstmordverhütung“ (gegründet 1972). Es entsprach den Vorstellungen der Gründer dieser Organisationen, daß Suizidprophylaxe nicht ausschließlich auf den Arbeitsbereich von Psychiatern und Psychotherapeuten begrenzt sein sollte, sondern einer breiteren interdisziplinären Zusammenarbeit bedürfe. Die Gründer der deutschen Gesellschaft hatten zudem das Ziel, auf nationaler Ebene den Erfahrungsaustausch über Suizidprobleme im deutschsprachigen Raum zu fördern und zu vertiefen.

Die Diskussion um den Sinn und die Arbeit der Suizidprävention wurde besonders aktualisiert durch die seit etwa der Mitte der 70er Jahre ins Leben gerufenen Euthanasiegesellschaften, die u. a. auch Anleitungen zum Selbstmord bzw. zum „würdigen" Freitod herausgegeben haben.

Inzwischen ist die Suizid-Prävention in Theorie und Praxis über das eng formulierte Krankheitskonzept von Ringel hinausgekommen. Nicht-medizinische Disziplinen, wie z. B. Psychologie, Pädagogik, Theologie und Philosophie, beschäftigen sich zunehmend mit diesem Thema. Allein in der Bundesrepublik gibt es eine Reihe von Arbeitsgruppen, die zu unterschiedlichen Themen der Suizidproblematik, insbesondere im Hinblick auf Prävention und Therapie, arbeiten. So hat z. B. die Arbeitsgruppe um MÖLLER überwiegend Arbeiten zur Evaluation suizidprophylaktischer Versorgungsprogramme und zur Inanspruchnahme von Betreuungseinrichtungen für Suizidgefährdete vorgelegt. Die Arbeitsgruppe um WELZ hat epidemiologische und ökologische Untersuchungen zu Selbstmordversuchen aus soziologischer Sicht veröffentlicht. FINZEN und Mitarbeiter und WOLFERSDORF und Mitarbeiter haben einen Schwerpunkt zum Thema „Psychiatrische Behandlung und Suizid" gebildet und REIMER hat sich besonders mit Fragen des Umgangs mit Suizidpatienten und mit Einstellungen zur Suizidalität beschäftigt.

II. Möglichkeiten der Suizid-Prävention

Die Beschreibung von Faktoren, die die Entwicklung von Suizidalität begünstigen, sowie die Darstellung von Risikogruppen für suizidales Verhalten erfolgt an anderer Stelle in diesem Buch (s. Kap. PÖLDINGER). Hier soll dargestellt werden, wie in der Suizidprävention gearbeitet wird. Dabei sind zunächst drei Begriffe zu klären: Es ist zu unterscheiden zwischen *Primärprophylaxe, Sekundärprophylaxe* und *Tertiärprophylaxe* der Suizidalität. Die Primärprophylaxe der Suizidalität geht über den psychiatrischen Bereich weit hinaus: Hier sind gesellschaftliche Bedingungen zu eruieren, die ein suizidales Klima schaffen können. Bei der Sekundärprophylaxe geht es um die möglichst frühzeitige Erfassung und Behandlung von Menschen, die in eine suizidale Krise geraten, ohne bereits eine Suizidhandlung begangen zu haben. Unter Tertiärprophylaxe ist einmal die unmittelbare Therapie nach einer Suizidhandlung zu verstehen und ferner auch eine längerfristige Nachsorge, um möglichen weiteren Suizidhandlungen vorzubeugen. Der Begriff der Sekundärprophylaxe wird in der Literatur z. T. unterschiedlich gehandhabt. POHLMEIER (1983) versteht unter Sekundärprophylaxe die direkte Nachbetreuung nach einem Selbstmordversuch.

Zu den Möglichkeiten der Suizid-Prävention bemerkt SONNECK (1982) zutreffend, daß sich in den letzten 30 Jahren eine zunehmende Aktivität in der Suizidverhütung feststellen lasse. Die in diesem Zusammenhang gegründeten Gesellschaften und Institutionen für Suizidverhütung hätten aber insofern enttäuscht, als der erwartete Effekt, nämlich die Senkung der Suizidrate, im allgemeinen ausgeblieben sei. Der Frage, ob sich Suizide verhindern lassen oder nicht, kann hier nicht nachgegangen werden. Vielmehr sollen einige Bedingungen aufgeführt werden, die dazu beitragen können, Suizidhandlungen vorzubeugen bzw. sie rechtzeitig zu erkennen (s. auch Kap. PÖLDINGER in diesem Band).

Zunächst muß eine ausführliche psychiatrische Diagnostik und Differentialdiagnostik bei Suizidgefährdeten erfolgen. Schon aus diesem Grund sollte der Psychiater auch Bestandteil eines multiprofessionellen Krisenteams sein. Fragen nach Suizidalität im Sinne der Erhebung einer Suizidanamnese gehören ohnehin zum psychiatrischen Untersuchungsgespräch. Von Bedeutung ist ferner die Beachtung der Risikogruppen. Dies gilt vor allem in den für die Früherkennung der Suizidalität so wichtigen allgemeinmedizinischen Praxen. Wichtig ist ferner, daß suizidale Patienten in ihrer Krise ohne größere Mühe in der Nähe ihrer Gemeinde einen Ansprechpartner haben bzw. ein Krisenteam erreichen können. Telefondienste sind hier oft erste hilfreiche Anlaufstellen.

Im weiteren ist eine Aufklärung über die Suizidhandlungen zugrunde liegenden Phänomene und Vorgänge notwendig. Hierzu gehört u. a., daß Suizidankündigungen grundsätzlich ernstgenommen und suizidale Appelle verstanden werden. Verschiedene Personen in helfenden und anderen sozialen Berufen müssen sensibilisiert werden durch Vermittlung von mehr Wissen über Selbstmordgefährdung, auch um ihren Umgang mit entsprechenden Menschen zu verbessern. Schließlich ist es auch wichtig, die eigenen Einstellungen zum Thema „Suizidalität" zu reflektieren und ggf. zu verändern (s. Abschn. B).

Eine *Primärprävention* von Suizidalität müßte bereits in der Kindheit bei der Erziehung bzw. den Erziehungsstilen in Elternhaus und Schule beginnen. Da zudem ein Zusammenhang zwischen "broken home" und späterer Suizidalität gesichert zu sein scheint, müßten broken home-Situationen nach Möglichkeit vermieden bzw. verringert werden. Aber gerade an diesem Beispiel zeigt sich die relative Ohnmacht einer primären Suizidprävention, da politische, gesellschaftliche und individuelle Faktoren derart miteinander verflochten sind, daß man über allgemein gehaltene psychohygienische Ratschläge, wie z. B. die Notwendigkeit der Schaffung eines antisuizidalen Klimas in Familie und Gesellschaft, kaum hinauskommt. Eine konkrete und leichter zu verwirklichende primärpräventive Maßnahme stellt eine Öffentlichkeitsarbeit dar, die Information und Verständnis gegenüber Faktoren beinhaltet, die Menschen in Krisen bzw. Krankheiten mit konsekutiver Suizidalität führen können (zur Problematik der psychiatrischen Primärprävention: CIOMPI 1979).

Einen entscheidenden Beitrag zur Suizidprävention leisten jedoch zahlreiche Institutionen, die sich vorrangig mit Krisenpatienten und damit auch mit deren möglicher Selbstmordgefährdung beschäftigen.

III. Bestehende Institutionen der Suizid-Prävention

Vorrangig sind psychiatrische Kliniken und Polikliniken bzw. auch Nervenarztpraxen Anlaufstellen für selbstmordgefährdete Patienten. Auf die spezielle Therapie dieser Klientel wird später eingegangen (s. Abschn. B). Von großer Bedeutung sind ebenfalls oft als erste Anlaufstelle für Suizidgefährdete niedergelassene Ärzte, vorzugsweise Allgemeinmediziner. In verschiedenen retrospektiven Untersuchungen wies man nach, daß 40 bis 50 Prozent der Selbstmörder innerhalb des letzten Monats (20 bis 25 Prozent sogar nur eine Woche vor Ausführung des Entschlusses) einen Arzt aufgesucht hatten (Achté 1975).

1. Allgemeinkrankenhäuser

Ferner spielen Allgemeinkrankenhäuser eine wichtige Rolle bei der Erstversorgung von Patienten nach Selbstmordversuch und sind somit auch zumindest in indirekter Weise für die Prävention bedeutsam. Auf Probleme, die bei der Versorgung von Suizidpatienten in diesen Krankenhäusern entstehen können, haben Reimer et al. (1979) und Reimer (1982) aufmerksam gemacht: Bei einer Analyse von fast 2000 Krankengeschichten von Suizidpatienten in großen Allgemeinkrankenhäusern, die fast alle auch über eine neurologische Abteilung verfügten, war aufgefallen, daß nur knapp die Hälfte aller Suizidpatienten überhaupt den Besuch eines neurologisch-psychiatrischen Konsiliars erhalten hatten; und bei wiederum nur einem guten Drittel des Gesamtkollektivs war eine Empfehlung oder Einleitung einer Suizidnachsorge im abschließenden Arztbrief des behandelnden Krankenhausarztes aufgeführt worden. Offenbar hatten die nicht-psychiatrischen Stationsärzte in der Frage der Hinzuziehung eines Konsiliars eigene Maßstäbe angelegt, deren Kriterien z. T. nicht eruierbar waren. Allerdings schienen viele Ärzte dazu zu neigen, nach der klinischen Schwere eines Selbstmordversuchs auf dessen sogenannte Ernsthaftigkeit zu schließen (zur Problematik einer Klassifikation von Suizidpatienten s. auch Abschn. B).

Aus den Krankenakten ergab sich, daß ein großer Teil der Patienten nach der somatischen Behandlung ohne weiteres Gespräch entlassen worden war. Dieser Umgang mit Suizidpatienten dürfte sich bezüglich der Suizidprävention eher negativ auswirken.

In jüngster Zeit hat Wedler eine Monographie zum Thema „Der Suizidpatient im Allgemeinkrankenhaus" (1984) vorgelegt. Das Ziel des von ihm in der Medizinischen Klinik Darmstadt entwickelten und im Jahre 1974 eingeführten Modells ist eine adäquate Betreuung von Patienten nach Selbstmordversuchen, die in diese Klinik eingewiesen werden. Vor 1974 wurden die Suizidpatienten dort herkömmlich versorgt, was bedeutete, daß die Klinik die somatische Versorgung übernahm, während die psychiatrische Begutachtung konsiliarisch erfolgte. Die Suizidpatienten wurden, wie es vielerorts bis heute noch ist, in gewisser Weise als Fremdkörper auf den Stationen empfunden, so daß eine psychologische Betreuung auf den primär versorgenden Stationen nicht möglich war.

In der Darmstädter Klinik werden Patienten nach Suizidversuch möglichst bald aus der Intensivstation in eine Allgemeinstation verlegt, in der sich das Stationsteam zuständig für die Betreuung fühlt. Das Team wird durch Sozialarbeiter unterstützt, und durch erfahrene Ärzte besteht eine ständige Möglichkeit zur Supervision. Ein psychiatrischer Konsiliararzt steht bei unklaren Fällen für die Diagnostik und Therapie zur Verfügung. Bemerkenswert ist ferner an diesem Modell das Ausmaß, in dem die Suizidpatienten in eine allgemeine internistische Station integriert sind: Es findet wöchentlich eine zweistündige offene Gesprächsgruppe statt, an der sich neben Suizidpatienten auch internistisch Kranke in Krisen, psychosomatisch Kranke und andere beteiligten. Außerdem gibt es auch geschlossene Gruppen. Im Rahmen der klinischen Fortbildung findet eine regelmäßige Weiterbildung für Ärzte und Schwestern statt, die sich auf den Umgang mit Suizidpatienten und Krisenintervention bezieht. Außerdem gibt es auf allen Stationen einen schriftlichen Leitfaden für den Umgang mit Suizidpatienten. Nach den Erfahrungen von WEDLER wirkt sich das Modell auch auf andere Patientengruppen innerhalb der Klinik positiv aus.

WEDLER bemerkt zur Effektivität des von ihm entwickelten Betreuungsprogramms für Patienten nach Selbstmordversuch, daß Betreuungsmaßnahmen nicht mehr wie vor Einführung des Programms in Abhängigkeit vom Intoxikationsgrad erfolgten und daß sich die Verweildauer sowohl im stationären wie im ambulanten Bereich verlängert habe. Ferner sei es häufiger zu Nachsorgemaßnahmen für diese Patienten gekommen. Die Zahl der psychiatrischen Konsile ging durch dieses Betreuungsprogramm zurück. Andererseits wurden erheblich mehr psychiatrische Diagnosen gestellt als in der Zeit zuvor. WEDLER meint, daß regelmäßige psychiatrische Konsile einen negativen Einfluß auf die Arbeit des internistischen Teams hätten (Abschieben von Problempatienten).

Das Modell von WEDLER scheint geeignet zu sein für alle nicht-psychotischen Patienten nach Selbstmordversuchen. Wie weit allerdings dieses Modell der tertiären Suizidprävention in einer medizinischen Klinik auf andere entsprechende Einrichtungen übertragbar ist, bleibt abzuwarten. Möglicherweise ist in anderen Institutionen sehr viel mehr Ablehnung zu erwarten, wie verschiedene Untersuchungen belegen (u. a. REIMER 1981, 1982).

2. Suizid-Präventions-Zentren

In den USA wurden seit Ende der 50er Jahre zunehmend "Suicide-Prevention-Centers" gegründet. Das bekannteste von ihnen ist das Suicide-Prevention-Center in Los Angeles, 1958 gegründet von FARBEROW und SHNEIDMAN. Nach FARBEROW (1969) können drei Arten von Selbstmordverhütungszentren unterschieden werden: 1. Eigenständig arbeitende Zentren, die der Selbstmordverhütung dienen und in enger Verbindung mit anderen psychosozialen Institutionen stehen. 2. Selbstmordverhütungszentren, die in schon bestehende Institutionen integriert sind. Solche Institutionen können Heilanstalten, psychiatrische Kliniken allgemein usw. sein. 3. Community-Mental-Health-Center, in denen verschiedene Disziplinen und Hilfsdienste zusammenarbeiten. Die wesentliche Tätigkeit solcher Zentren besteht in einem Bereitschaftsdienst für Notfälle, worunter auch die Selbstmordverhütung fällt. Je nach Ausrichtung des Zentrums ist das suizidale Ereignis entweder der Hauptfokus oder eine von vielen möglichen akuten psychischen Krisen oder eine mögliche Form eines psychischen Problems. Als Grundvoraussetzung für eine Selbstmordverhütungsinstitution beschreibt FARBEROW: 1. Theorie und Praxis der Krisenintervention: Die Behandlungsform im Suicide-Prevention-Center ist in erster Linie Krisenintervention, die auf eine akute kritische Situation konzentriert ist. 2. Die leichte örtliche und zeitliche Erreichbarkeit und allgemeine Bekanntheit der Suizidverhütungsinstitution. 3. Integration in das Netz der sozialen Gemeindedienste.

In den Zentren, die zumindest anfangs überwiegend mit suizidalen Patienten arbeiteten, wurde zunächst Wert darauf gelegt, die Patienten nicht an andere Stellen zu verweisen.

Aus diesen Charakteristika ergeben sich nach Farberow zwei wichtige Gesichtspunkte für die Auffassung von Suizidhandlungen: 1. Suizidale Handlungen werden als Kommunikationsprozeß aufgefaßt. Dies bedeutet, daß die suizidale Handlung einerseits in ihrer Intensität abgestuft betrachtet wird und daß andererseits ihre psychologische und psychodynamische Motivierung berücksichtigt wird. 2. Im Zentrum wird das Konzept der „aktiven Reaktion" verfolgt. Dieses bedeutet, daß aktive und direkte Interventionen bevorzugt werden, um dem primären Ziel, Leben zu retten, gerechtzuwerden. Dabei wird dem emotionell gestörten Patienten so lange innerhalb der Krise beigestanden, bis er selbst wieder normal reagieren kann. Das Zentrum sollte sich ferner auch um Aufklärung und ausbildung bestimmter Gruppen kümmern. Hierbei sollten sowohl Professionelle als auch Laien berücksichtigt werden. Ferner sollten Studien zur Suizidproblematik durchgeführt werden.

Pöldinger u. Ringel (1969) plädieren für Kriseninterventionskliniken, um Menschen nach einem Selbstmordversuch gezielt helfen zu können. Sie erörtern die Problematik der Aufnahme von Suizidpatienten in eine psychiatrische Klinik und bemerken dazu, daß gerade diese Patienten einer solchen Aufnahme oft sehr ablehnend gegenüber stehen. Sie weisen u. a. auch auf die Möglichkeit der praktischen Ausbildung von Medizinstudenten in Kriseninterventionskliniken hin. Diese Konzeptualisierung von Pöldinger und Ringel ist aber nicht weiter verfolgt worden.

Die historisch gewachsenen Suicide-Prevention-Centers sollen hier nicht weiter diskutiert werden, da sich im Laufe der Zeit zunehmend Zweifel am Sinn und an der Effizienz solcher speziell auf suizidale Patienten zugeschnittenen Zentren ergeben haben. Kiev erörterte bereits 1970, daß die Einrichtung von Suizidverhütungszentren einen erheblichen Zuwachs an Wissen über Probleme, die zum Suizid führen, mit sich gebracht hat, daß es aber keine eigentlich beweisenden Fakten dafür gäbe, daß sich die Anzahl von Suiziden in Gebieten mit einem solchen Zentrum verringert habe. Möglicherweise würden Personen, welche schwerst suizidgefährdet seien, eine Verbindung mit solchen Präventionszentren erst gar nicht suchen. Auch 1979 gab es innerhalb der American Association for Suicidology (AAS) die Empfehlung, neue Wege der Krisenintervention zu beschreiten, da die Suicide-Prevention-Centers nicht genügend in Anspruch genommen würden.

Die Erweiterung von Suizidprävention auf Krisenintervention im allgemeinen und die Ausbildung entsprechender Strategien ist inzwischen allgemein anerkannt. Das Kriseninterventionszentrum in Wien dürfte in Europa das erste sein, das diesem erweiterten Konzept folgte. Dieses Zentrum ging hervor aus der Lebensmüdenfürsorge, die 1948 von Ringel in Wien gegründet worden war. 1977 wurde das Zentrum selbständige Institution im rechtlichen Status einer privaten Krankenanstalt. Das Zentrum versteht sich als eine im präventiven Bereich tätige

Ambulanz zur Bewältigung von akuten psychosozialen Krisen und Krisen mit hohem Suizidrisiko mit Hilfe von psychotherapeutischen Interventionen und Kurztherapie, und zwar nicht nur im Kontakt mit dem unmittelbar Betroffenen, sondern auch mit seinem Bezugssystem. Mit diesen Formen der Psychotherapie soll vor allen Dingen den Angehörigen jener sozialen Schichten geholfen werden, die sich sonst eine Therapie nicht leisten können oder im bestehenden Betreuungsnetz keinen Platz finden. In diesem Sinn ist es dem Wiener Team auch wichtig, ohne Voranmeldung und Warteliste zu arbeiten. Das Team besteht aus Psychiatern, Psychologen, Sozialarbeitern mit unterschiedlichen psychotherapeutischen Zusatzausbildungen. Fallweise wird die Arbeit unterstützt von einem Priester, einem Juristen und verschiedenen anderen ehrenamtlichen Mitarbeitern. Die Klientel des Zentrums setzt sich überwiegend aus Personen zusammen, die sich in einer psychosozialen Krise befinden, insbesondere wenn Selbstmordgefährdung vorliegt. Ferner werden Personen betreut, die mit solchen Menschen zu tun haben (sowohl Angehörige als auch Kollegen aus anderen psychosozialen und ähnlichen Einrichtungen) und Personen, die nach einer Suizidhandlung bereits aus dem Krankenhaus entlassen wurden (eine nähere Beschreibung von Zielen und Arbeitsweise des Zentrums findet sich beim Verein Kriseninterventionszentrum 1982).

Auch Sonneck (1982) betont, daß professionelle Suizidverhütung in eigenen Suizidverhütungszentren nicht in ausreichendem Maß effektiv sei und daß erst der weiter gespannte Rahmen der Krisenintervention neben anderen Hilfsmöglichkeiten auch eine Suizidprophylaxe gewährleiste. Ein möglichst enges Netz von leicht erreichbaren Hilfsstellen mit der ständigen Möglichkeit der Supervision, der Hilfe und Unterstützung durch ein professionelles Zentrum gewährleiste offenbar den größten Wirkungsgrad. Ein solches Zentrum sei günstigerweise in den Schwerpunkt eines Sektors zu stellen und von einem Team von Ärzten, Psychologen, Sozialarbeitern, aber auch anderen helfenden Professionen und Freiwilligen zu betreiben.

In den USA haben sich nach der anfänglichen Zentrierung auf die speziellen Suizid-Präventions-Zentren zunehmend verschiedene Einrichtungen entwickelt, die u. a. auch Suizidprävention zur Aufgabe haben. Roberts (1979) berichtet über die Organisation der Suizid-Präventions-Einrichtungen: Die vielfältigen Bemühungen zur Verhinderung von Suiziden seien durch die Errichtung spezialisierter Suicide-Prevention-Center, "Emergency-Room-Psychiatric-Services" in allgemeinen Krankenhäusern, "Community-Mental-Health-Center", "Mental-Hygiene-Clinics", "Pastoral-Counselling-Center", "Antisuicide-Bureaus" und "Poison-Control-Center" gemacht worden. Eine große Anzahl an Hilferufen erreicht die "Suicide-Prevention-Agencies" (SPA). Die wachsende Zahl dieser Einrichtungen lasse vermuten, daß sie dringende Bedürfnisse erfülle. Diese Agenturen würden nicht nur suizidalen Menschen einen wertvollen Dienst erweisen, sondern auch den örtlichen "Community-Mental-Health-Centers". Trotz der Vielzahl dieser Hilfsstellen gäbe es nur wenige organisatorische Studien über die SPA. Roberts schildert in seiner Arbeit, wie die spezifischen Kriseninterventionen arbeiten, welches die initialen Verfahren sind, die bei der Krisenintervention angewandt werden, und die Art der Einrichtungen, an die die Klienten weiterverwiesen werden.

Für all diese Agenturen gilt offensichtlich, daß außer dem Notfallservice keine mittel- oder längerfristige Therapie angeboten wird, sondern daß an die professionellen Behandlungsdienste in Gemeindenähe weiterverwiesen wird. Die Problematik, die durch diese Weiterverweisungspraxis entstehen kann (Verschlechterung der Compliance, Demotivierung zur Therapie), wird kaum beschrieben. Allerdings schaffen die meisten Mitarbeiter der entsprechenden Stellen den ersten Kontakt zu den weiterführenden Institutionen; ebenso häufig folgen Follow-up-Anrufe, um zu sehen, ob der Anrufer sich an die entsprechenden Stellen gewandt hat. Nach Roberts ist die Anzahl von Suizid-Präventions-Einrichtungen zwischen 1968 und 1972 auf über 200 angestiegen. Er führt das auf zwei Faktoren zurück: Einmal auf die wachsende Anzahl der Krisenanrufer (crisis callers) bei bestehenden "hot lines" und die erweiterte Definition des Kriseninterventionsservices, nach der sowohl Personen, die suizidgefährdet sind, als auch Jugendliche mit Drogen- und Alkoholproblemen eingeschlossen sind. Viele der Suizid-Präventions-Zentren bieten ihren Service allen Altersgruppen an. Von den "hot lines-services" gibt es nach Roberts etwa 700 in den USA.

3. Psychiatrische Liaisondienste

Die Abnahme der Isolierung psychiatrischer Kliniken auf abgegrenzte Areale, häufig außerhalb anderer Krankenhausabteilungen, führte allmählich zu einer besseren Kooperation mit den übrigen medizinischen Fächern. Zunehmend wurden in den letzten Jahren psychiatrische Abteilungen an Allgemeinkrankenhäusern gegründet.

Durch die damit einhergehende Kooperation etablierten sich die Konsultations- und Liaison-Psychiatrie mit verschiedenen psychiatrischen, oft auch psychosomatischen Fragestellungen. Zur Definition der Begriffe ist zu sagen, daß sich Konsultationsdienste vor allem mit psychiatrischen Dringlichkeitsanforderungen, wie z. B. Suizidversuchen, Alkoholismus, Psychosen u. a. m. konfrontiert sehen. Konsiliarisch tätige Psychiater übernehmen die psychiatrische Notfalldiagnostik und die Therapieempfehlung und vermitteln darüber hinaus häufig die Überweisung von Patienten in psychiatrische Kliniken oder entsprechende Nachsorgeinstitutionen. Die Liaisondienste haben weitergefaßte Arbeitsziele bzw. Aufgaben und stehen in engerer Verbindung mit den anderen medizinischen Abteilungen. Der Liaisonpsychiater arbeitet intensiver mit den Schwestern und Ärzten der Stationen zusammen und nimmt unter Umständen auch an deren Visiten teil; er ist für alle Mitarbeiter der Station relativ leicht erreichbar.

Für den in einem Großklinikum arbeitenden Psychiater ist der Liaisondienst in der Behandlung von Suizidpatienten aus vielerlei Gründen vorteilhaft. Lauter (1982) zählt folgende Vorteile des Liaisondienstes auf: 1. Alle Patienten werden vom Psychiater gesehen. 2. Die Festlegung des psychiatrischen Erstinterviews ist individuell abstimmbar (Vorteil: Die Offenheit von gerade erwachten Suizidpatienten). 3. Durch frühe Kontaktaufnahme mit wesentlichen Bezugspersonen können diese bei der Krisenintervention berücksichtigt und außerdem der Suizidversuch besser verstanden werden. 4. Genügend Zeit für psychiatrische Diagnose, Behandlung und Vorbereitung der Nachsorge. 5. Durch tägliche Besprechungen

Zusammenführung aller Informationen über den Patienten für alle an seiner Behandlung Beteiligten. 6. Gemeinsame Entscheidungsfällung bei administrativen und rechtlichen Entscheidungen (Psychiater nicht in Alibifunktion für Internisten). 7. Für den Patienten ist der Psychiater ein normaler Mitarbeiter und keine diskriminierende Instanz. 8. Verlegungen in die Psychiatrie mit ihren negativen Auswirkungen können minimiert werden, auch weil der Patient aus psychiatrischen Gründen in der toxikologischen Abteilung verbleiben kann. 9. Durch die tägliche Kooperation ist es möglich, daß alle Beteiligten zu einer guten therapeutischen Atmosphäre beitragen können.

MÖLLER et al. (1983) haben die poststationäre Versorgung von Suizidpatienten im Rahmen eines psychiatrischen Liaisondienstes untersucht. Dieser Liaisondienst befindet sich auf der Toxikologischen Abteilung des Klinikums Rechts der Isar. Im Gegensatz zum Konsiliardienst ist der Psychiater ebenso wie die Internisten ständig auf der Station anwesend und zuständig für psychiatrische Diagnostik, Therapie und Vorbereitung der Nachsorge. Der Psychiater ist aber nicht nur für die Suizidpatienten, sondern auch für süchtige Patienten, die zur Entgiftung kommen, zuständig. In dem Münchener Modell dauert die stationäre Behandlung der Suizidpatienten im Rahmen dieses Dienstes 3 bis etwa 7 Tage. Die psychotherapeutische Betreuung erfolgt stationär wie auch poststationär nach den Grundprinzipien der psychoanalytischen Kurztherapie.

Die Daten zur poststationären Weiterbetreuung der im Liaisondienst versorgten Patienten wurden im Rahmen von zwei Untersuchungen erhoben. Die erste bezog sich auf eine 1980 untersuchte Stichprobe von etwa 300 Patienten, die zweite auf eine Stichprobe von etwa 500 Patienten aus dem Jahre 1981. Wie MÖLLER et al. ausführen, war nur für 21 Prozent der Patienten der ersten Stichprobe kein weiteres Betreuungsangebot erforderlich. Der größte Anteil aller Patienten wurde zur Weiterbehandlung an niedergelassene Nervenärzte bzw. Psychotherapeuten überwiesen oder zu einer Institution der psychosozialen Versorgung (z. B. der „Arche“). 12 Prozent der Patienten mußten in stationäre psychiatrische Weiterbehandlung verlegt werden; davon waren etwa die Hälfte psychotisch. In der zweiten Untersuchung ergaben sich ähnliche Resultate bezüglich der Gesamtzahl der ambulanten Nachbetreuungsbedürftigen. Die Untersuchung der drei Patientengruppen unterschiedlicher Weiterversorgungsintensität (stationäre psychiatrische Versorgung, ambulante Nachbetreuung, keine Nachbetreuung) mit verschiedenen psychopathologischen Befundskalen zeigte, daß die Patienten, denen keine Nachbetreuung angeboten wurde, sich als am geringgradigsten gestört erwiesen, während die stationär weiterbehandelten am deutlichsten gestört erschienen (weitere Einzelheiten bei MÖLLER et al. 1983). Die Autoren diskutieren ihre Ergebnisse vor allem unter dem Gesichtspunkt einer Verbesserung der Inanspruchnahme bei der ambulanten Nachbetreuung von Suizidpatienten. Sie schließen aus ihren Befunden unter Einbeziehung der entsprechenden Literatur, „daß die unter üblichen Versorgungssituationen bekannten schlechten Inanspruchnahmequoten der Suizidpatienten nicht so sehr den Patienten selber als ein unkorrigierbares Faktum anzulasten sind, sondern daß durch adäquatere Betreuungsmaßnahmen und Versorgungsstrukturen eine Lösung dieses Problems erzielt werden kann“ (S. 173).

4. Beispiele für Institutionen zur Suizid-Prävention in der BRD

Etwa in den letzten 15 Jahren sind in der BRD zunehmend Arbeitsgruppen und Kontaktstellen für suizidgefährdete Patienten gegründet worden. So führt Pohlmeier (1983) gut 60 entsprechende Beratungsstellen auf. Hier kann nur die Arbeitsweise einiger weniger dieser Stellen beschrieben werden.

1969 wurde in München die „Arche" gegründet, die sich „Zentrale für Selbstmordverhütung und Lebenshilfe e. V." nennt. Die „Arche" war die erste ambulante Beratungsstelle für Suizidgefährdete in der Bundesrepublik. Gründer dieser Institution waren Ärzte und Therapeuten, die sich in besonderer Weise in ihrer beruflichen Tätigkeit mit Unzulänglichkeiten in der Versorgung von Selbstmordgefährdeten konfrontiert sahen (Lehmann 1982). Ziel der „Arche" ist die praktische Selbstmordverhütung durch vorbeugende Maßnahmen, Nachbetreuung und Aufklärung. Die inhaltliche Arbeit besteht darin, in Einzelfällen selbstmordgefährdeten Menschen bei der Überwindung ihrer Krise zu helfen. Durch die Zusammensetzung des Teams mit Fachkräften aus verschiedenen helfenden Berufen kann die „Arche" breite Problembereiche des selbstgefährdeten Menschen in die Behandlung und Betreuung einbeziehen. Darüber hinaus will diese Institution durch Öffentlichkeitsarbeit, Aufklärung und Fortbildung dazu beitragen, die verbreitete Unwissenheit, Gleichgültigkeit und Abwehr gegenüber den Problemen und Hilferufen selbstmordgefährdeter Menschen zu verringern.

Die „Arche" versteht sich als gemeindenahe Einrichtung, obwohl auch Klienten aus den angrenzenden Regierungsbezirken dazukommen. Die Zusammenarbeit mit anderen Einrichtungen des psychosozialen Versorgungsnetzes ist eng, besonders auch die Kooperation mit Kliniken und niedergelassenen Ärzten sowie der Telefonseelsorge, verschiedenen Beratungsstellen, Schulen und Lehrern. Nach Lehmann (1982) dauert eine Behandlung im Normalfall 2 bis 6 Monate mit einem Zeitaufwand von 5 bis zu 15 Stunden. Die Abbruchquote ist mit 30 bis 40 Prozent der Patienten nach etwa 2 bis 3 Sitzungen relativ hoch, aber gerade für Suizidpatienten nicht untypisch (s. Abschn. A.IV.). Die Langzeitbetreuung von schwerer gestörter Patienten kann aufgrund der finanziellen und personellen Situation der „Arche" nur in Einzelfällen durchgeführt werden (weiteres über die Arbeit der „Arche" in Abschn. A.IV.).

Eine weitere Institution der Suizid-Prävention ist das Krisenzentrum am Evangelischen Krankenhaus Dortmund-Hörde (Jöhrens 984). Die Initiative zur Gründung dieser Einrichtung war von einem Krankenhausseelsorger ausgegangen, der auf die unzureichende Versorgung von Patienten nach Suizidversuchen aufmerksam geworden war. Im Laufe der Jahre ihres Bestehens bildete sich folgende Organisationsstruktur des Krisenzentrums heraus: 5 Krisenbetten im Allgemeinkrankenhaus als selbständige Teilstation der Inneren Abteilung; räumlich in enger Nähe zum Krankenhaus eine Ehe- und Lebensberatungsstelle mit dem Schwerpunkt Krisenintervention; ferner eine Ermächtigungsambulanz für die Nachsorge von suizidgefährdeten Menschen. Die Mitarbeiter des stationären und des ambulanten Bereichs bilden ein Team (Näheres bei Jöhrens 1984). Ziel der Mitarbeiter des Krisenzentrums ist es u. a., die im Krankenhaus aufgebauten Kontakte weiter zu verfolgen und den Patienten nicht an andere Institutionen weiter zu vermitteln, was zweifellos für die Compliance ein bedeutsamer Faktor ist. Der behandelnde Arzt soll nach Möglichkeit auch die Nachbehandlung übernehmen oder zumindest organisieren. Bei jedem Suizidpatienten wird der Versuch gemacht, Konfliktpartner aus der Familie oder dem Arbeitsbereich mit in die Behandlung einzubeziehen. Im Zusammenhang mit dem Dortmunder Kriseninterventionszentrum hat sich eine Laienhelferinitiative gebildet, die vor allem für Suizidanten mit Kontaktproblemen hilfreich zu sein scheint.

Als weiteres Modell einer suizidpräventiven Institution soll das Kriseninterventionszentrum im Krankenhaus Am Urban in Berlin kurz benannt werden. LINDNER et al. (1984) beschreiben die Arbeit dieses Zentrums, das 1977 als Teil der damaligen Berliner Modellförderung der „Gemeindenahen Psychiatrie Kreuzberg" entstand. Das Zentrum ist Teil der Psychiatrischen Abteilung des Krankenhauses und damit ein integrierter Bestandteil der gemeindepsychiatrischen Versorgung des Bezirks Kreuzberg. Die Nähe zur Psychiatrischen Abteilung erleichtert u.a. eine mögliche Verlegung bei akuter Suizidgefahr, ohne daß damit zwangsläufig der Betreuer wechseln muß. Insgesamt hat das Kriseninterventionszentrum in den ersten 7 Jahren seines Bestehens knapp 3000 Personen aufgenommen, von denen etwa die Hälfte zuvor einen Suizidversuch unternommen hatten. In dem Zentrum befindet sich eine kleine Station mit 6 Betten für Krisenpatienten, die häufig nach der Primärversorgung aus anderen Stationen des Krankenhauses übernommen werden. Nach Meinung von LINDNER et al. (1984) hat sich das Krisenzentrum im Urban-Krankenhaus bewährt als Alternative zur Einweisung selbstgefährdeter Patienten auf eine geschlossene Station bzw. auch für Menschen, auf deren akute Probleme im Rahmen einer psychiatrischen Station nicht angemessen eingegangen werden kann (weitere Einzelheiten zur Organisationsstruktur und Therapie bei LINDNER et al. 1984).

Neben diesen suizidprophylaktischen Institutionen gibt es einige wenige Stellen, die sich mit bestimmten Problemgruppen beschäftigen. So ist z.B. an der Ruhr-Universität Bochum eine psychosoziale Kontaktstelle zur Suizidprophylaxe entstanden, über die FRANKE et al. (1981) berichten. Die Autoren beschreiben ihren Versuch, die gemeindepsychologischen und versorgungsrelevanten Aspekte des Projekts anzugehen, ihre Erfahrungen dabei und den Versuch einer Einschätzung dieses Ansatzes und seiner Wirksamkeit. Innerhalb des von den Autoren beschriebenen Projektes wurden verschiedene Maßnahmen zur sekundären Prävention durchgeführt. Diese bestanden vor allem in Information und Fortbildung von Mitarbeitern der Universität und in Studentenwohnheimen. Dabei ging es inhaltlich vor allem um die Vermittlung der Erkennung suizidaler Gefährdung, den Umgang mit Suizidgefährdeten und allgemeine Hilfsmöglichkeiten. Auch die Ausbildung von Laienhelfern wird als Maßnahme zur sekundären Prävention angesehen, ebenso wie verschiedene Vortragsveranstaltungen und auch Seminare im Psychologischen Institut (den verschiedenen Teilen des Projektes der Suizidprophylaxe für Studenten ist ein Heft der Suizidprophylaxe, Heft 3, 1981, gewidmet).

5. Laienorganisationen

a) Telefondienste

Telefondienste, die der Suizidprävention dienen, sind Einrichtungen, in denen Personen in einer suizidalen Krise anrufen können, um Hilfe, einen Ratschlag oder auch eine Weiterverweisung zu erhalten. Freiwillige Mitarbeiter werden im Umgang mit den Anrufern ausgebildet. Telefondienste sind fester Bestandteil vieler Suizid-Präventions-Zentren bzw. Kriseninterventionszentren. Auf die in den USA bestehenden "hot lines" wurde bereits hingewiesen. TROWELL (1979) beschreibt in ihrem Beitrag über "telephone-services" Richtlinien für den Telefon-Suizid-Präventions-Service: 1. Der Notfallservice hält das Telefon rund um die Uhr an allen Tagen der Woche besetzt mit einer bekanntgegebenen Nummer. 2. Der Telefonservice soll von ausgebildetem Personal besetzt sein (die weiteren 6 der aufgeführten 8 Punkte beziehen sich ausschließlich auf die Organisation solcher Telefondienste). Die Autorin beschreibt, daß der 24-Stunden-Telefondienst zu einem regulären Bestandteil der Suicide-Prevention-Programme geworden ist. Solche 24-Stunden-Telefondienste sollten in die Gemeinde, Gesundheitsarbeit und in die Sozialprogramme integriert werden, um am effektivsten zu sein. TROWELL zitiert zur Effektivität der Telefondienste eine Reihe von Studien über Suicide-Prevention-Programme mit Telefondiensten, die ergeben haben, daß diese Programme ihre Effektivität bei der Senkung der Suizidrate in den USA nicht klar gezeigt haben. Etwas Ähnliches gilt auch für die Arbeit der Laienorganisationen.

In den deutschsprachigen Ländern hat sich seit den 50er Jahren die Telefonseelsorge als eine von den Kirchen getragene Institution zur telefonischen Beratung in Krisensituationen entwickelt. In der Folgezeit kam es in vielen größeren Städten der BRD zu Neugründungen solcher telefonischer Beratungszentren. MÖLLER et al. (1985) nennen bereits für das Jahr 1979 68 Niederlassungen in der BRD. Das Arbeitsprinzip der Telefonseelsorge ist bekannt: In ehrenamtlicher Tätigkeit bieten überwiegend Laien einen 24-Stunden-Service an. Allerdings wendet sich offensichtlich nur ein kleiner Kreis von Personen dezidiert wegen Suizidgedanken an die Telefonseelsorge, nach den vorliegenden Statistiken sind es etwa 3 bis 5 Prozent. Bei der Vielzahl der Anrufe, die die Telefonseelsorge erhält, weist dies aber, wie MÖLLER et al. (1985) formulieren, ... „auf die enormen prinzipiellen suizidprophylaktischen Einflußmöglichkeiten der Telefonseelsorge hin". Der beschriebene, relativ geringe Prozentsatz von suizidalen Anrufern ist möglicherweise sehr viel größer, da Suizidalität während der telefonischen Kontakte nicht immer von den Klienten angesprochen wird. MÖLLER et al. weisen darauf hin, daß nach mehr als 20jähriger Tätigkeit der Telefonseelsorge in der BRD bisher nicht versucht worden ist, den suizidprophylaktischen Effekt dieser Einrichtung zu untersuchen, wie es in vergleichbaren Einrichtungen (z. B. Samaritans in England oder vergleichbare Einrichtungen in den USA) schon seit längerem erfolgt ist. Der epidemiologische Forschungsansatz ist geeignet für die Überprüfung der Effizienz suizidprophylaktischer Einrichtungen mit großer Breitenwirkung. In der Untersuchung von MÖLLER et al. wurden die Daten aus einem Beobachtungszeitraum von 15 Jahren vor und 7 Jahren nach Wirkungsbeginn der Telefonseelsorge analysiert. Insgesamt wurden 25 Städte mit Einwohnerzahlen über 100 000 in die Untersuchung aufgenommen. Die Autoren finden in ihrer Untersuchung, daß ein suizidprophylaktischer Effekt der Telefonseelsorge nicht nachgewiesen werden konnte. Die Autoren weisen auch auf starke methodische Probleme bei der Erhebung ein; viele Einflußgrößen hätten in ihrer wie auch in anderen Untersuchungen nicht genügend berücksichtigt werden können. Die Autoren folgern aus ihrer Untersuchung, daß es möglich ist, daß Menschen in suizidalen Krisen sich trotz des Gesprächsangebotes der Telefonseelsorge suizidieren. Eine andere Möglichkeit könne auch darin bestehen, daß die von der Telefonseelsorge als suizidal eingestuften Menschen nicht wirklich suizidgefährdet sind. Schließlich könnte auch angenommen werden, daß Menschen, die sich wirklich umbringen wollen, vorher die Telefonseelsorge nicht kontaktieren.

Aus der Untersuchung von Möller et al. und auch anderen Untersuchungen über die Effizienz der Telefonseelsorge ergibt sich u. a., daß die Suizidverhütung nur einen offensichtlich geringen Teil der beratenden Tätigkeit telefonseelsorgerischer Institutionen darstellt.

b) Die Samaritans

1953 wurden von dem Theologen Chad Varah die Samaritans in London gegründet. Inzwischen ist daraus auch über England hinaus eine umfangreiche Bewegung geworden. Allein in Großbritannien gibt es in jeder Stadt mit über 70 000 Einwohnern ein Büro der Samaritans. Die einzelnen Niederlassungen sind rund um die Uhr besetzt und werden durch Spenden finanziert. Die Mitarbeiter bestehen aus Laienhelfern, die in Kurzlehrgängen geschult werden. Das therapeutische Prinzip der Mitarbeiter ist das “befriending”. Damit ist inhaltlich gemeint, daß der Suizidgefährdete einen Begleiter erhält, der sich ihm gegenüber verantwortlich fühlt und versucht, ihn zu verstehen, und der sich darüber hinaus bemüht, vorhandene Familienmitglieder und andere wichtige Bezugspersonen in die Betreuung zu integrieren. Die Büros der Samaritans sind rund um die Uhr geöffnet und bieten gleichzeitig einen Telefondienst an. Für die Auswahl der Laienhelfer ist ein Mindestalter von 17 Jahren vorgeschrieben. Etwa ein Drittel aller Bewerber bestehen das Trainingsprogramm und werden als Laienhelfer akzeptiert (Fox 1976). Diese Laienhelfer sollen nicht auf Dauer, sondern nur für einige Jahre tätig werden und dann durch neue ersetzt werden. Das Ablösungsprinzip soll einer zu starken Identifizierung mit der speziellen Aufgabe und einer möglichen zu langen Behandlung entgegenwirken. Im Gegensatz zu anderen ähnlichen Initiativen und Organisationen in anderen Ländern haben die Samaritans in England einen enormen Bekanntheitsgrad [im neueren deutschen Schrifttum findet sich eine nähere Beschreibung der Arbeit der Samaritans bei Weis (1981)].

In Abschnitt A.IV. werden die Untersuchungen erwähnt, die bisher zur Effizienz der Arbeit der britischen Samaritans gemacht worden sind.

IV. Evaluation suizidprophylaktischer Versorgungsprogramme

Die Frage, an welchen Kriterien sich die Wirksamkeit suizidprophylaktischer Behandlungsmaßnahmen beurteilen läßt, wirft eine Reihe von methodischen Problemen auf. Die zahlenmäßig geringen früheren Übersichtsarbeiten auf dem Gebiet der Suizidverhütung haben diese methodischen Probleme der Evaluationsforschung nur ungenügend berücksichtigt. Bekanntlich ist in diesen Arbeiten die Bedeutung spezieller suizidprophylaktischer Versorgungsprogramme im Sinne einer Krisenintervention hervorgehoben worden. Die Effizienz solcher Hilfsangebote bezüglich der weiteren Prävention von Suiziden wurde aber eher skeptisch beurteilt. In den letzten Jahren haben sich vor allem KURZ u. MÖLLER (1982a, b, 1984) mit der Wirksamkeit suizidprophylaktischer Versorgungsprogramme auseinandergesetzt. Um ein Behandlungsprogramm zu evaluieren, sind nach diesen Autoren vier Fragestellungen nötig, die sich auf folgende Punkte beziehen: ... „Den Einsatz der Ressourcen, die Inanspruchnahme durch die Zielgruppe, die Wirkung der Programminterventionen auf die behandelte Population und den Effekt auf die Versorgungsregion" (KURZ u. MÖLLER 1982a, S. 12). Diese unterschiedlichen Fragestellungen erfordern einen entsprechenden Einsatz unterschiedlicher Forschungsmethoden.

Für die Evaluierung suizidprophylaktischer Maßnahmen ergeben sich vor allen Dingen zwei große Fragestellungen: 1. Art und Ausmaß der Wirkung suizidprophylaktischer Maßnahmen auf ein versorgtes Gebiet. 2. Art und Ausmaß der Wirkung suizidprophylaktischer Maßnahmen auf behandelte Gruppen von Patienten.

Um die erste Fragestellung bearbeiten zu können, sind zwei unterschiedliche epidemiologische Methoden entwickelt worden. Beide Ansätze haben als Erfolgsmaß meist die regionale Häufigkeit von Selbstmorden. „Dieses für die suizidprophylaktische Arbeit härteste Erfolgsmaß kann wegen der relativ niedrigen Grundwahrscheinlichkeit von Suiziden nur bei ... großen Stichproben sinnvoll eingesetzt werden" (KURZ u. MÖLLER 1984, S. 110). Die erste epidemiologische Methode zur Erforschung suizidprophylaktischer Breitenwirkung besteht im Vergleich unterschiedlich versorgter Städte bzw. Stadtteile. Eine wesentliche Voraussetzung für die Anwendung dieser Methode ist die Ähnlichkeit der verglichenen Regionen in „sozialstrukturellen Merkmalen", die für die Suizidhäufigkeit wichtig sind. Als Beispiele für diese Untersuchungsart sollen die Untersuchungen von BAGLEY (1968) und BARRACLOUGH et al. (1977) über die Wirksamkeit der britischen Samaritans kurz dargestellt werden. Die Untersuchung von BAGLEY erfaßte 15 Städte, die zunächst mit sich selbst verglichen wurden, indem ihre Entwicklung vor und nach der Eröffnung von Zweigstellen der Samaritans überprüft wurde. Darauf wurden die 15 erwähnten Städte mit zwei verschiedenen Gruppen, auch jeweils aus 15 Städten bestehend, in denen sich keine Büros der Samaritans befanden, verglichen. Es zeigte sich in beiden Fällen ein signifikantes Absinken der Suizidrate, jedoch auf unterschiedlich signifikanten Niveaus. Dies erklärt sich aus der unterschiedlichen Zusammensetzung der jeweiligen Kontrollgruppe. Die Vergleiche mit beiden Kontrollgruppen sprechen für einen Einfluß der Samaritans auf die Selbstmordrate. Allerdings werden die Ergebnisse von BAGLEY vorsichtiger interpretiert. Der Autor geht davon aus, daß seine Ergebnisse nicht den

Einfluß der Samaritans beweisen können, sondern nur in diese Richtung weisen. Er weist darauf hin, daß sowohl die Einrichtung von Büros der Samaritans wie auch der Rückgang der Selbstmordrate durch unbekannte Bedingungen hervorgebracht worden sind und deshalb nicht kausal interpretiert werden dürfen.

Barraclough et al. (1977) versuchten mit einer verbesserten Methodik, die Ergebnisse Bagley's zu reproduzieren und fanden dabei keine Unterschiede zwischen den Städten mit und ohne Büros der Samaritans.

Mit ähnlichem methodischem Vorgehen verglich Lester (1974) in den USA die Suizidraten in Großstädten mit Suizid-Präventions-Zentren mit der Häufigkeit von Suiziden in Großstädten ohne diese Institutionen. Auch er kam zu dem Schluß, daß die Suizid-Präventions-Zentren keine signifikante Auswirkung auf die Suizidrate in ihrem Einzugsgebiet haben.

Es gibt noch weitere Untersuchungen dieser Art, in denen beispielsweise die Auswirkungen von Suizid-Präventions-Zentren evaluiert werden. Nach Kurz u. Möller (1984) lassen sich gegen diese Art von Untersuchungen folgende Kritikpunkte aufführen:

- „Die Ähnlichkeit der miteinander verglichenen geographischen Regionen in bezug auf alle für die Suizidrate relevanten Merkmale ist eine praktisch unerfüllbare Bedingung.
- Die implizierte Voraussetzung einer scharfen regionalen Begrenzung des Einzugsbereiches suizidprophylaktischer Einrichtungen ist vielfach unrealistisch.
- Die statistische Korrelation zwischen Versorgungsstruktur und Suizidrate darf nicht ohne weiteres kausal interpretiert werden. Unerkannte Hintergrundvariablen sind denkbar, die einen ursächlichen Zusammenhang vortäuschen“ (S. 111).

Eine zweite Möglichkeit, die Auswirkungen suizidprophylaktischer Maßnahmen in einer Region zu evaluieren, besteht darin, dieses zu zwei verschiedenen Zeitpunkten zu tun, zu denen jeweils eine unterschiedliche suizidprophylaktische Versorgung besteht. So untersuchte Weiner (1969) in Los Angeles die Veränderung der Suizidrate vor und nach der Gründung des dortigen Suizid-Präventions-Zentrums. Seine Ergebnisse zeigen einen Anstieg der Suizidrate seit der Gründung dieses Zentrums. Nach Ansicht von Weiner spricht dieses gegen eine Wirksamkeit der Suicide-Prevention-Centers. Kurz u. Möller (1982, S. 17) meinen dagegen, daß es möglich ist, daß die Suizidrate ohne die Aktivität des Zentrums noch höher hätte ausfallen können.

Über ein deutliches Absinken der Suizidrate im Einzugsgebiet eines gemeindepsychiatrischen Dienstes in der Nähe Stockholms („Nacka“-Projekt) berichtet Cullberg (1978). Allerdings kann der dort beschriebene Rückgang nicht ohne weiteres als Beleg für die suizidpräventive Arbeit dieser Institution gelten, da keine Vergleichsdaten für den Raum Stockholm vorliegen.

Auch der in diesen Untersuchungen dargestellte Forschungsansatz ist nach Kurz und Möller kritisch zu betrachten: 1. Bei der Darstellung der zeitlichen Veränderung der Suizidrate werden schlecht kontrollierbare Einflüsse, wie z. B. die Veränderung der medizinischen Versorgung, nicht genügend berücksichtigt. 2. Wie bei dem zuerst dargestellten epidemiologischen Forschungsansatz gilt auch hier, daß die Korrelation zwischen Art und Aufbau der Versorgung und der Suizidrate nicht oder nur mit großer Vorsicht kausal interpretiert werden darf. Aufgrund der eben erwähnten Interpretationsprobleme war es bisher weder möglich, durch epidemiologische Methoden die Breitenwirksamkeit suizidprophylaktischer Maßnahmen nachzuweisen, noch sie zu widerlegen. Kurz u. Möller (1984) geben einen Überblick über verschiedene Studien zur suizidprophylaktischen Versorgung. Eine der größten Studien ist die von Ettlinger (1975). In dieser Untersuchung wurden 1 351 Patienten nach Selbstmordversuch durch Vergiftung und Aufnahme in die intensiv-medizinische Abteilung eines Stockholmer Allgemeinkrankenhauses berücksichtigt. Die Experimentalgruppe dieses Suizid-Präventions-Projektes umfaßte 670 Patienten, die zwischen 1964 und 1966 behandelt wurden; die Kontrollgruppe wies 681 Personen auf und wurde in den Jahren 1961 bis 1964 behandelt. die Kontrollgruppe erhielt eine Routineversorgung ohne die zusätzlichen Möglichkeiten des Präventionsprojektes, was sich hauptsächlich auf die Nachsorge im Abstand von einem, sechs und zwölf Monaten bezog, die der Experimentalgruppe angeboten wurde.

Ettlinger fand nach 3 bis 4 Jahren keinen wesentlichen Unterschied zwischen beiden Gruppen bezüglich registrierter Krankheit, Kriminalität, Alkoholmißbrauch und Inanspruchnahme von Sozialhilfe. Nach 5 bis 6 Jahren gab es zwischen den beiden Gruppen bezüglich Mortalität und besonders der Suizidmortalität ebenfalls keine signifikanten Unterschiede; dies galt auch für die Suizidversuche. Die Autorin zieht aus den Ergebnissen den Schluß, daß die im Projekt angewandten Methoden für die dargestellten Risikogruppen keine suizidpräventive Wirkung besitzen.

Zu diesen Ergebnissen geben Kurz u. Möller (1982b) zu bedenken, inwieweit die Behandlung für die Patienten der Kontrollgruppe eine großen Unterschied zu denen der Experimentalgruppe ausgemacht hat. Zum einen sei davon auszugehen, daß die stationäre Behandlung für beide Gruppen etwa gleich intensiv war, und zum anderen könne man vermuten, daß auch extern für einen Teil der Patienten der Kontrollgruppe eine ähnlich intensive Nachsorge stattgefunden habe.

Kurz u. Möller (1982b) vergleichen verschiedene Studien zur klinisch-experimentellen Evaluation suizidprophylaktischer Versorgungsprogramme, nennen verschiedene methodische Probleme in diesen Untersuchungen und ziehen folgende Schlußfolgerungen: 1. Zur Verhinderung von Suizidrezidiven scheint eine aktiv-nachgehende Vorgehensweise einer passiv-abwartenden vorzuziehen zu sein. Dieser Vorteil wird noch größer, wenn durch eine entsprechende Motivationsarbeit die Inanspruchnahme verbessert wird. 2. Die Intensität der Behandlung scheint wichtiger zu sein als deren Dauer, vor allem wenn dabei keine Verbesserung der Inanspruchnahme bewirkt wird. 3. Wesentlich scheint auch eine Kontinuität der therapeutischen Beziehung zu sein, z. B. beim Wechsel von stationärer zu ambulanter Therapie. Die Autoren weisen auch darauf hin, daß suizidprophylaktische Institutionen nur dann verglichen werden können, wenn sie in den Zielgruppen übereinstimmen. Dieses ist z. B. dann nicht der Fall, wenn Einrichtungen, die sekundär-präventiv arbeiten (wie z. B. die Samaritans), und solche, die eher tertiär-prophylaktisch arbeiten, miteinander verglichen werden.

Eine neuere katamnestische Untersuchung ist von Schmid-Bode et al. (1984) vorgestellt worden. Die Untersuchung beschreibt eine 3-Jahres-Katamnese an

100 ambulant nachbetreuten Parasuizidenten der Münchener „Arche", die dort 1976 nach einem Selbstmordversuch ambulant nachbetreut wurden. Wichtigstes Ergebnis dieser Studie ist, daß 42 Prozent der Patienten bereits nach 2 Stunden die Therapie in der „Arche" abbrachen, während 48 Prozent mehr als 5 Stunden Therapie in Anspruch nahmen. Zum Zeitpunkt der Katamnese gaben 86 Prozent der Patienten belastende Probleme an, davon 42 Prozent die gleichen Probleme wie zum Zeitpunkt des Indexsuizidversuchs. Insgesamt zeigt sich in dieser Studie, daß für einen Großteil der Patienten nach ihrem Suizidversuch und erfolgter Nachsorge eine ausreichende Lösung ihrer Probleme nicht erfolgen konnte. Dies kommt auch darin zum Ausdruck, daß die Hälfte der Patienten erneut Suizidgedanken schilderten und 30 Prozent mindestens einen erneuten Suizidversuch unternommen hatten. Die gefundene erhöhte Rezidivquote geht vor allem auf die Patienten zurück, die auch schon vor dem Indexsuizidversuch längere Zeit psychiatrisch oder psychotherapeutisch behandelt worden sind.

Diese für die bisherige suizidprophylaktische Arbeit nicht gerade ermutigenden Ergebnisse führen zu einem weiteren Punkt, nämlich der *Inanspruchnahme* von Betreuungseinrichtungen für Suizidgefährdete. Torhorst et al. (1984) haben in München 485 Patienten untersucht, die 1981 in die Toxikologische Abteilung des Klinikums Rechts der Isar nach einem Selbstmordversuch durch Intoxikation gekommen waren. In der Studie konnte aus verschiedenen Gründen nur bei 247 Patienten eine Nachbetreuung in München durchgeführt werden, so daß die übrigen Patienten nicht mitaufgenommen wurden. Ziel der Untersuchung war die Veränderung des Verlaufs von Patienten nach Selbstmordversuch in Abhängigkeit von der tatsächlichen Inanspruchnahme einer Nachsorge. Außerdem wurde untersucht, inwieweit Compliance und ambulanter Nachbetreuungseffekt abhängig sind von Patientencharakteristika. Den Patienten mit „Routineversorgung" wurden die bisher üblichen Angebote für eine ambulante Nachsorge außerhalb der Klinik gemacht (z. B. Nervenarzt, Psychotherapeut etc.). Mit den verbleibenden 141 Patienten wurde neben dem Erstinterview ein Gespräch geführt, um sie zur Inanspruchnahme ambulanter Nachsorge zu motivieren. Patienten, die den ersten ambulanten Termin nicht wahrnahmen, wurden schriftlich benachrichtigt oder angerufen und um die Vereinbarung eines neuen Termins gebeten. Die Patienten der Experimentalgruppe erhielten das Angebot, eine limitierte ambulante Nachbetreuung bei dem Therapeuten wahrzunehmen, den sie schon von ihrem stationären Aufenthalt her kannten.

In dieser Untersuchung zeigte sich u. a., daß die zusätzlichen Schritte zur Motivierung für die Inanspruchnahme kaum eine Verbesserung der Inanspruchnahme brachten im Vergleich mit der Gruppe der Patienten mit „Routineversorgung". Allerdings konnte die Inanspruchnahme deutlich verbessert werden, wenn ein Therapeutenwechsel vermieden wurde.

Bei den untersuchten Patientengruppen wurde eine Ein-Jahres-Katamnese durch den Erstuntersucher durchgeführt. Die Autoren interpretieren ihre Befunde u. a. dahingehend, ... „daß bei Patienten, die hinsichtlich erneuten suizidalen Verhaltens einen schlechteren Verlauf zeigen, die Bereitschaft größer ist, eine Nachbetreuung anzunehmen, als bei denen mit besserem Verlauf. Die Behandlung scheint jedoch nicht den erwarteten Erfolg zu haben" (Torhorst et al. 1984, S. 270). Weitere differenzierte Ergebnisse zu diesem Thema konnten aufgrund der geringen Stichprobengröße nicht statistisch ausreichend abgesichert werden. Eine weitere Arbeit zum Problem der Inanspruchnahme von Betreuungseinrichtungen für Suizidgefährdete findet sich bei Möller (1982).

In engem inhaltlichen Zusammenhang mit der Evaluation suizidprophylaktischer Versorgung steht neben der Inanspruchnahme von Betreuungseinrichtungen durch Suizidenten das Problem der *Compliance*. Jeder Behandler von Patienten nach Selbstmordversuch kennt aus eigener Erfahrung das massive Abwehrbedürfnis vieler Suizidpatienten nach erfolgtem Suizidversuch und weiß von daher auch um die Widerstände, die die Patienten selbst häufig einem Angebot zur weiteren Nachbetreuung entgegensetzen (auf einen speziellen Aspekt dieser Problematik wird noch einmal im Therapiekapitel eingegangen werden). Hier sollen jetzt einige Studien vorgestellt werden, die sich mit dem Problem der Compliance befaßt haben.

Möller u. Geiger (1981) haben „Möglichkeiten zur Compliance-Verbesserung bei Parasuizidenten" beschrieben. Die Autoren zitieren zunächst verschiedene empirische Studien, aus denen übereinstimmend hervorgegangen ist, daß die „Compliance" bezüglich der Nachbetreuung von Parasuizidenten gering ist. Es müsse daher in der Routineversorgung von Parasuizidenten darum gehen, die Compliance durch einfache und nicht zeitaufwendige Methoden zu verbessern. Die Autoren konnten in einer empirischen Untersuchung an 132 Patienten, die nach Selbstmordversuch im Krankenhaus München-Schwabing körperlich behandelt werden mußten und vom psychiatrischen Konsiliararzt zur ambulanten Nachbetreuung an die „Arche" überwiesen wurden, zeigen, daß durch eine feste Terminvereinbarung mit der Nachsorgeinstitution die Compliance der Patienten gefördert werden konnte. Allein durch die Maßnahme stieg die Inanspruchnahme der nachbetreuenden Instanz von 31 Prozent in einer Voruntersuchung auf 55 Prozent: „Die Inanspruchnahme zeigte einen hochsignifikanten Zusammenhang mit der festen Terminvereinbarung" (Möller u. Geiger 1981, S. 126). Das wichtigste Resultat dieser Untersuchung dürfte sein, daß durch eine einfache organisatorische Maßnahme (feste Terminvereinbarung) die Inanspruchnahmerate erheblich gesteigert werden kann. Dieser Umstand ist offensichtlich behandelnden Ärzten immer noch zu wenig bekannt. Allerdings ist bei dieser Steigerung zu fragen, ob sie ein gutes Abbild der Therapiemotivation von Suizidpatienten sein kann. Eine zuvor zitierte Untersuchung (Schmid-Bode et al. 1984) hatte ja die hohe Anzahl von Therapieabbrechern gezeigt, so daß evtl. davon ausgegangen werden kann, daß die feste Terminvereinbarung die mangelnde Motivation zumindest eines Teils der Patienten lediglich verschiebt.

Innerhalb der Suizidprophylaxe spielt vor allem die Compliance in bezug auf die Behandlungsvorschläge eine Rolle. Am intensivsten wurde hierzu untersucht, inwiefern Patienten nach Selbstmordversuch bereit sind, einem Weiterbehandlungsvorschlag zu folgen. Bei telefonischer Kontaktaufnahme in einer suizidalen Krise ergab sich z. B. eine Compliance zwischen 33 und 63 Prozent im Hinblick auf die gegebene therapeutische Empfehlung (Literatur in: Kurz u. Möller 1984, S. 116).

Insgesamt zeigt sich in den verschiedenen Untersuchungen zur Compliance, daß die Ergebnisse beim spontanen Hilfesuchverhalten der Patienten niedriger ausfallen als bei der sekundär- und tertiär-prophylaktischen Versorgung. Dies kann damit erklärt werden, ... „daß die Patienten bei der ersten Kontaktaufnahme mit einer helfenden Instanz einen größeren Widerstand überwinden müssen als bei der Befolgung einer einmal eingeholten therapeutischen Empfehlung" (KURZ u. MÖLLER 1984, S. 118). Der Erstkontakt kann dadurch sehr wichtig sein für die weitere Compliance. Insgesamt kann die Compliance erhöht werden durch eine kontinuierliche therapeutische Beziehung, durch vermehrte Motivationsarbeit, durch eine intensive psychiatrische Betreuung im stationären Bereich nach Selbstmordversuch und eine gute psychiatrische und psychotherapeutische Qualifikation des jeweiligen Therapeuten.

B. Therapie der Suizidalität

Während – zumindest in der BRD – die Suizidziffer in den Jahren nach dem Krieg relativ konstant geblieben ist, scheint es bei den Selbstmordversuchen eine deutliche Zunahme gegeben zu haben, was auch international zu beobachten ist. So wurde während einer Tagung der Weltgesundheitsorganisation 1981 konstatiert, daß „während der letzten zwei Jahrzehnte ... überall in der sogenannten ‚westlichen Welt' ein drastischer Anstieg der Zahl der mit Vergiftungen in Krankenhäuser eingewiesenen Erwachsenen zu verzeichnen" war (WGO 1984, S. 30). In der großen Mehrheit der Fälle habe es sich dabei um Suizidversuche gehandelt. Insgesamt ist damit zu rechnen, daß auf einen gelungenen Suizid mindestens 10 Suizidversuche kommen, vermutlich aber sehr viel mehr, da die Dunkelziffer hoch ist. Dies würde bedeuten, daß bei einer Suizidziffer von 13 000 bis 14 000 pro Jahr in der BRD mit mindestens 150 000 Suizidversuchen zu rechnen ist.

Diese Zahlen belegen die Größe des Suizidproblems in der Gesellschaft und machen auch deutlich, in welchem Maß Therapie und therapeutische Konzepte benötigt werden.

Im folgenden werden nicht alle psychischen Erkrankungen besprochen, bei denen Suizidalität vorkommen kann. Häufig ist ja (z. B. bei der Depression) die psychopharmakologische Behandlung zugleich auch die Therapie der die Krankheit begleitenden Suizidalität (PÖLDINGER 1985).

Hier sollen vielmehr drei Schwerpunkte zum Thema „Therapie der Suizidalität" dargestellt werden, die besonders relevant sind: Krisenintervention bei Suizidalität, psychiatrische Behandlung und Therapiehindernisse.

I. Krisenintervention

In den letzten Jahren hat sich vor allem SONNECK (1982 a, b) ausführlich zum Thema „Krisenintervention und Suizidverhütung" geäußert. SONNECK führt folgende allgemeine Prinzipien der Krisenintervention auf: Die wichtigste Voraussetzung sei der *sofortige Beginn,* um die Gefahr von Chronifizierungen, Verschlechterungen und Sekundärkonflikten zu vermeiden. Die Chronifizierung stellt auch nach HÄFNER (1974) eine besondere Gefahr dar. Eine solche Chronifizierung kann auch iatrogen bewirkt werden durch langwierige und unnötige somatische Untersuchung der Krisen häufig begleitenden körperlichen Symptome.

Die Rolle des Helfers in einer Krisensituation muß durch mehr *Aktivität* gekennzeichnet sein als es bei konventionellen psychotherapeutischen Verfahren sonst üblich ist.

Zum inhaltlichen Vorgehen in der Krisenintervention bei Suizidpatienten fällt auf, daß in der Literatur eine Fülle verschiedener Anweisungen gegeben wird, die häufig mehr den Charakter von Ratschlägen als den von Konzepten haben. „Die Skala dieser verschiedenen Techniken reicht von gut gemeinten Ratschlägen ... bis zu abstrakten Formulierungen ..., von Handlungsaufforderungen ... bis zur Aufforderung, seine eigenen Gefühle Krisen- und Selbstmordgefährdeten gegenüber kennenzulernen und Fehleinschätzungen zu korrigieren" (Sonneck 1982a, S. 40).

Sonneck beschreibt aufgrund seiner eigenen umfänglichen Erfahrung mit Krisenpatienten und auch nach Auswertung der entsprechenden Literatur den Verlauf einer Krisenintervention: Das Herstellen einer Beziehung, die Abschätzung des Zustandes des Patienten bzw. des Schweregrades der Problematik, die Entwicklung eines Aktionsplanes, der nicht nur beinhaltet, welche therapeutische Strategie mit dem betreffenden Patienten einzuschlagen ist, sondern auch die Überlegung, an welche andere Stelle der Patient ggf. zu vermitteln ist. Bei der Beschreibung der eigentlichen Intervention empfiehlt Sonneck eine Reflektion des Krisenanlasses gemeinsam mit dem Patienten unter Berücksichtigung früherer Problemlösungsmöglichkeiten in Krisen, wodurch eine Distanzierung von der Krise zu erwarten sei. Zu einem direkteren therapeutischen Vorgehen, was die inhaltliche Bearbeitung der Konflikte, die zur Krise geführt haben, angeht, meint Sonneck: „Unter gleichzeitiger Stützung und Hebung des Selbstwertgefühls durch kleine, wohldosierte Erfolgserlebnisse und Ermutigungen wird eine verstandesmäßige Bewältigung der Krise versucht" (S. 45 f.). Es folgen dann mehr organisatorische Anweisungen, wie z. B. die Einbeziehung der Angehörigen, die Organisierung von Gruppentherapie und Überlegungen zu weiteren postventiven Maßnahmen.

Diese therapeutisch eher verschwommenen Vorstellungen sind ein Charakteristikum der Literatur über Krisenintervention bei Suizidpatienten. Es ist auffällig, daß sich viele entsprechende Publikationen in der Darstellung technisch-organisatorischer Details zur Krisenintervention erschöpfen. Dieses veranlaßte Henseler (1981 a) zu der zutreffenden Bemerkung: „Alle reden von Krisenintervention, vom Wie aber nicht" (S. 136).

Zur Strukturierung von Hilfsaktionen beschreibt Sonneck prä-, inter- und postventive Konzepte bei Suizidhandlungen, die er für Suizidversuch und Suizid getrennt darstellt.

Die beschriebene Monographie von Sonneck ist gut geeignet für einen Einstieg in das Thema „Krisenintervention bei Suizidalität", gibt aber wenig konkrete therapeutische Hilfen.

Eine größere Therapierelevanz hat die Arbeit von Fürmaier (1984), der ein therapeutisches Konzept stationärer Krisenintervention im Max-Planck-Institut für Psychiatrie in München beschreibt. Im Gegensatz zu den Empfehlungen z. B. verschiedener amerikanischer Autoren, denen sich auch Sonneck (1982a) anschließt, nach denen in der Krisenintervention kein Wert auf tiefere psychodynamische Einsichten zu legen sei, halten es die Therapeuten der beschriebenen Kriseninterventionsstation für wichtig, die Dynamik der frühen Lebensgeschichte bei den therapeutischen Gesprächen zu berücksichtigen, um den Suizidversuch auf dem biographischen Hintergrund des Patienten verstehbar werden zu lassen. Das Konzept der narzißtischen Kränkungen habe in der Arbeit eine große Bedeutung, „da im Verlauf der Therapie hinter den auslösenden Krisen oft sehr schwere und frühe Störungen sichtbar werden" (S. 71). Auch die Ebene der Arzt-Patient-Beziehung findet in dieser Arbeit sehr viel mehr Berücksichtigung, wenn z. B. auf die Rolle von negativen Übertragungen hingewiesen wird, die die Therapie erschweren können. In der Arbeit von FEUERLEIN et al. (1983) werden „Konzepte, Struktur und erste Erfahrungen" dieser Station für Notfallpsychiatrie und Krisenintervention beschrieben. Im Zeitraum des Jahres 1981 hatten 60 Prozent der aufgenommenen Patienten vor, während und nach der Aufnahme auf die Kriseninterventionsstation einen Suizidversuch begangen (46 Prozent der Patienten unmittelbar vor der stationären Aufnahme).

Die Einrichtung weiterer Kriseninterventionsstationen, in denen vor allem auch Suizidpatienten behandelt werden können, dürfte ein sehr erfolgversprechendes Konzept sein, da die Einweisung in psychiatrische Kliniken für viele dieser Patienten ein Schockerlebnis darstellt, das zu einer raschen Distanzierung und einem konsekutiven Entlassungswunsch führt. Auch FEUERLEIN (1978) betont, daß eine routinemäßige Überweisung von Suizidpatienten von Intensivstationen in psychiatrische Kliniken ungerechtfertigt sei und daß es nach seinen Erfahrungen günstiger sei, eigene Stationen für diese Patienten einzurichten, wie es inzwischen am MPI in München ja auch erfolgt ist.

Ein sehr dezidiertes Konzept zur Krisenintervention bei Suizidpatienten hat HENSELER (1981 a) auf dem Hintergrund einer psychoanalytischen Theoriebildung vorgelegt. HENSELER kritisiert die von bestimmten Laienorganisationen wie z. B. den Samaritans vertretene Meinung, Mitarbeiter nicht theoretisch zu schulen, um den spontanen Prozeß des "befriending" nicht zu stören. HENSELER vertritt die Meinung, daß ohne Theorie bzw. Konzeptbildung eine Arbeit mit Suizidpatienten nicht erfolgen sollte und weist noch einmal auf GAUPP (1905) hin, der auf die Unterscheidung zwischen den bewußt angegebenen Suizidmotiven und den eigentlichen Ursachen hingewiesen hatte. Auch HENSELER fand in seiner Arbeit mit Suizidpatienten immer wieder bestätigt, „daß die bewußte Konfliktsituation in aller Regel einen Anlaß darstellt, an dem sich eine längst vorhandene, aber unbewußte Konfliktthematik neu entzündet" (S. 138). Diese unbewußte Grundproblematik gelte es nun zu erschließen, wenn die suizidale Krise verständlich werden solle.

HENSELER beschreibt dann eine psychoanalytisch orientierte Krisenintervention bei Suizidpatienten mit dem Ziel, vom bewußten zum unbewußten Konflikt des Suizidanten zu kommen. Für dieses Konzept schlägt er folgende Stufen vor: Zunächst die *Suche nach dem kränkenden Anlaß,* die schon im ersten Gespräch mit dem Suizidpatienten unternommen werden sollte, die aber dadurch schon erschwert werden kann, daß bei den entsprechenden Patienten die Tendenz besteht, den kränkenden Anlaß nicht mehr offen darzustellen (Verleugnung, Verdrängung), sondern andere Motive vorzuschieben. Unmittelbar daran anschließen sollte sich die *Suche nach dem Hauptgrund* unter der Annahme, daß für die Entstehung akuter Suizidalität ein Hauptproblem maßgebend sei. Die Suche nach dem Hauptgrund kann erschwert werden durch bewußte Geheimhaltungen des Patienten oder aber auch unbewußte Anteile. Schließlich sollte in der psychoanalytisch orientierten Krisenintervention versucht werden, einen *Zusammenhang zwischen kränkendem Anlaß und unbewußtem Grundproblem* herzustellen.

Die Anwendung des Konzeptes von Henseler, das er mit Beispielen aus seiner klinischen Arbeit sehr anschaulich verdeutlicht hat, setzt allerdings voraus, daß der Therapeut zumindest psychotherapeutisch, wenn nicht sogar psychoanalytisch, geschult ist.

Krisenintervention ist als kurztherapeutisches Verfahren überwiegend in akuten suizidalen Krisen einzusetzen und trägt der Erfahrung Rechnung, daß Suizidpatienten häufig nur unmittelbar um ihre suizidale Krise herum therapeutisch erreichbar sind (Reimer 1985).

Über die Behandlung der *chronischen Suizidalität* gibt es nur wenig Literatur. Dies erstaunt um so mehr, als nach Henseler (1981 b) ca. 30% aller Menschen, die einmal einen Suizidversuch unternommen haben, danach chronisch suizidal bleiben. Knapp die Hälfte dieser Patienten kommt später durch Suizid um.

Bei Patienten mit chronischer Suizidalität erweist sich die Krisenintervention als nicht zureichend. Über therapeutische Probleme bei der Behandlung chronisch-suizidaler Patienten haben in jüngster Zeit Henseler (1981 b) und Bron (1985) berichtet. Bron zeigt in einer eindrucksvollen Kasuistik das Agieren einer chronisch-suizidalen Patientin und die Schwierigkeiten, damit im Rahmen einer psychiatrischen Klinik, auch gegenüber den Mitpatienten, umzugehen. Henseler weist in seiner Arbeit darauf hin, daß die Literatur zur Suizidproblematik auffallend arm an therapeutischen Konzepten sei, die über sehr allgemein gehaltene Empfehlungen hinausgingen. Gerade die chronische Suizidalität fordere besondere therapeutische Bemühungen heraus. In der deutschen und angloamerikanischen Literatur fand Henseler lediglich drei Arbeiten, die sich mit dem Problem der Psychotherapie chronisch-suizidaler Patienten beschäftigten, obwohl chronische Suizidalität ja kein selten vorkommendes Phänomen ist.

Henseler hat selber psychotherapeutische Erfahrungen mit mehrjähriger Psychotherapie bei chronisch-suizidalen Patienten, über die er in seinem Beitrag berichtet. Er weist besonders auf die enorme Enttäuschungsanfälligkeit chronisch-suizidaler Patienten hin und beschreibt einen möglichen Umgang damit in der Therapie. Weitere Probleme mit diesen Patienten beziehen sich auf das Arbeitsbündnis, auf die idealisierende Übertragung, „besonders aber die ständige Bedrohung der therapeutischen Beziehung durch Kränkungsreaktionen nicht nur auf seiten des Patienten, sondern auch auf seiten des Therapeuten“ (S. 170).

Zusammenfassend läßt sich zur Krisenintervention als Therapieform bei Suizidalität sagen, daß sich in der entsprechenden Literatur überwiegend Konzepte dazu finden, wie Krisenintervention strategisch zu handhaben ist und in welchem organisatorischen Rahmen sie sinnvollerweise erfolgen sollte. Klare therapeutische Konzepte werden selten dargestellt (mit Ausnahme der psychoanalytischen Kriseninterventionstheorie und -technik). An der Arbeit der neueren Kriseninterventionsstationen (Beispiel München) zeigt sich, daß mit psychoanalytisch orientierten Konzepten gearbeitet wird, bei denen die Interaktion zwischen Patient und Therapeut unter den Gesichtspunkten der Übertragung und Gegenübertragung deutlich berücksichtigt wird.

II. Psychiatrische Behandlung und Suizid

1. Suizide und Suizidversuche in psychiatrischen Kliniken

In etwa den letzten 10 Jahren ist eine zunehmende Häufung von Suizidhandlungen im Zusammenhang mit psychiatrischer Therapie (während und auch nach stationärer oder ambulanter Behandlung) beobachtet und auch beschrieben worden (u. a. ERNST 1979; HESSÖ 1977; WOLFERSDORF et al. 1984d). ERNST führt die Zunahme der Suizide in psychiatrischen Kliniken auf die „Liberalisierung des Klinikregimes" zurück (S. 36). Die Liberalisierungsbewegung in der Psychiatrie (Abschaffung von Sicherheitsmaßnahmen) wird auch von anderen Autoren mit einem Anstieg von Suizidhandlungen in Zusammenhang gebracht (HESSÖ 1977; LØNNQVIST et al. 1974; RETTERSTÖL 1978; SAUGSTAD u. ØDEGARD 1979). In der Arbeit von LØNNQVIST et al. wurden Suizide in der Psychiatrischen Abteilung der Universität Helsinki von 1841 bis 1971 untersucht. In der letzten Behandlungsära von 1961 bis 1971 wurde das "Open-door-System" und das „therapeutische Milieu" eingeführt; die Suizidrate stieg im Vergleich zu den vorher untersuchten Zeitabschnitten. Die Autoren erklären die Erhöhung mit den durchgeführten Krankenhausreformen einerseits, allerdings aber auch mit der zunehmenden Aufnahme von Patienten mit hohem Suizidrisiko (depressive Neurosen, Borderliner). Auch RETTERSTÖL (1978), der die Suizidhäufigkeit in norwegischen psychiatrischen Krankenhäusern in einer 44-Jahres-Periode untersuchte, stellte eine Erhöhung der Suizidrate im Verlauf dieser Zeit fest und führte diese u. a. auf das "Open-door-System" zurück, nennt aber als weiteren Faktor auch die Zunahme der aufgenommenen Alkoholiker und Drogenabhängigen, also einer ausgesprochenen Risikogruppe.

Zur Frage der Zunahme von Suizidhandlungen in psychiatrischen Kliniken haben sich GORENC u. KLEFF (1981) sowie WOLFERSDORF et al. (1984c) geäußert. GORENC u. KLEFF haben retrospektiv untersucht, ob die Zahl der Suizidversuche in 10 bayerischen Bezirkskrankenhäusern zugenommen hat und welche Variablen darauf Einfluß haben könnten. Sie benutzten dazu einen Jahrzehntvergleich von 1950 bis 1959 und von 1967 bis 1976. Von der ersten zur zweiten Dekade hatten sich die Selbstmordversuche fast verdoppelt, während die Zahl der gesamten Aufnahmen nur um das 1,5fache gestiegen war. Eine signifikante Zunahme der Selbstmordversuchszahlen konnte allerdings nur in 4 der 10 untersuchten Anstalten gefunden werden. Nicht nur die Suizidversuche, sondern auch die Suizide hatten in der zweiten Dekade über alle 10 Krankenhäuser eine signifikante Zunahme. Dieses Ergebnis konnte von den Autoren bei der Einzelanalyse aber nur für 3 der 10 Krankenhäuser bestätigt werden. Die Autoren haben die Häufigkeit von Suizidhandlungen mit institutionsbezogenen Variablen in Beziehung gesetzt (z. B. Ärzte-Betten-Relation und Pflegepersonal-Betten-Relation) und kommen dabei zu dem Schluß, daß sich die erstaunliche Tendenz gezeigt habe, „daß mit der quantitativen Verbesserung der klinischen Versorgung der Patienten die Wahrscheinlichkeit der Selbstmordhandlungen zunimmt" (S. 205).

WOLFERSDORF et al. (1984c) haben Suizidhandlungen in 4 psychiatrischen Landeskrankenhäusern Baden-Württembergs retrospektiv untersucht, und zwar für den Zeitraum von Anfang 1970 bis Ende 1981. In diesem Zeitraum wurden

194 Suizide erfaßt, die sich innerhalb der stationären Behandlung ereignet hatten. Unter „Kliniksuizid" verstanden die Autoren Suizide von Patienten während stationärer psychiatrischer Therapie, auch wenn dieser Suizid im Rahmen einer Beurlaubung, anläßlich einer Entweichung oder andersartigen Abwesenheit des Patienten erfolgte. Insgesamt fand sich im untersuchten Zeitraum eine Zunahme von Kliniksuiziden in den 4 PLK's allerdings bei gleichzeitiger Zunahme von Aufnahmen und Entlassungen, also einem vermehrten Patientendurchgang. Zur Diskussion dieses Befundes führen die Autoren an, daß eine verbesserte personelle und therapeutische Kapazität bei verringerter Bettenzahl auch zu Aufnahmehektik, verstärkter Fluktuation und Diskontinuität führen könne, was als zumindest ein Faktor im Bedingungsgefüge des Kliniksuizids angesehen werden könne. In diesem Zusammenhang führen die Autoren an, daß bei 34,8 Prozent der Patienten, die sich schließlich suizidierten, in den 3 letzten Monaten vor dem Suizid ein Therapeutenwechsel erfolgt war, bei 24,6 Prozent von ihnen ein Stationswechsel und bei 42,2 Prozent ein Wechsel des therapeutischen Konzeptes. Bei über 50 Prozent der Patienten, die sich in der Klinik suizidierten, fanden sich Suizidversuche in der Vorgeschichte; bei einem knappen Viertel von ihnen war ein aktueller Selbstmordversuch der Grund für die letzte stationäre Aufnahme. Unter den Patienten, die sich suizidiert hatten, waren am häufigsten Schizophrene, danach folgten Patienten mit affektiven Psychosen und Alkohol- und Medikamentenabhängigkeit. Gut drei Viertel der späteren Suizidpatienten waren freiwillig in die Klinik eingetreten. Über die Zunahme von Suiziden berichten auch PLATZ et al. (1985) aus der Bonnhoefer-Nervenklinik in Berlin: Die Autoren fanden im Zeitraum zwischen 1960 bis einschließlich 1982 47 Kliniksuizide, wobei sich bis 1980 eine gleichbleibende Anzahl zwischen ein bis drei gelungenen Suiziden pro Jahr feststellen ließ. Ab 1980 wurde jedoch ein deutlicher Anstieg registriert, der sich erkennbar vom übrigen Zeitraum unterscheidet. Die Autoren diskutieren einen möglichen Zusammenhang zwischen diesem Anstieg und der Schaffung fachspezifischer Abteilungen im Rahmen der Umstrukturierung der Klinik. Auch in dieser Untersuchung überwogen Patienten mit der Diagnose „Schizophrenie". Zwischen der Unterbringung auf einer offenen oder einer geschlossenen Station gab es keinen signifikanten Unterschied: „Die sogenannte ‚geschlossene' Station bietet danach keine wesentlich größere Sicherheit für den Patienten und vermag ihn nicht substantiell vor einem Suizid zu bewahren" (S. 128).

WOLFERSDORF et al. (1984d) führen ebenfalls an, daß besonders optimale Sicherungsbedingungen keinen Schutz vor Suiziden und Suizidversuchen darstellen.

Den heutigen Kenntnisstand zum Problem des Kliniksuizides psychiatrischer Patienten faßt WOLFERSDORF (1984a) zusammen: Suizide stationärer psychiatrischer Patienten nehmen nach WOLFERSDORF zu, wobei sich Männer und Frauen zahlenmäßig kaum unterscheiden. Offensichtlich besteht ein diagnostischer Zusammenhang dergestalt, daß bei den depressiv Kranken die weiblichen Kliniksuizidenten überwiegen und bei den Schizophrenien die Männer. Es finden sich kaum Alterssuizide in psychiatrischen Kliniken. Süchtige Patienten sind unter den Kliniksuizidenten nur gering vertreten, mehrfach hospitalisierte dagegen häufiger als erstmals stationär behandelte Patienten. Ebenso sind auch Langzeitkranke häufiger unter den Kliniksuizidenten als Kurzzeitkranke. Über die Hälfte der Suizide ereignet sich im Zeitraum des ersten halben Jahres nach der stationären Aufnahme (was mit der übrigen katamnestischen Literatur übereinstimmt). In den Zeitabschnitten vor dem Suizid werden über die Hälfte der späteren Suizidenten psychopathologisch als unauffällig beschrieben. Bezüglich der Methodenwahl wurden harte Methoden bei den Kliniksuiziden bevorzugt. Häufig war die Methodenwahl dabei auch abhängig von in der Nähe der Klinik befindlichen Suizidmöglichkeiten. Die meisten Suizide ereigneten sich während regulärer Beurlaubungen bzw. Ausgänge.

Bei der Analyse der vermuteten Zunahme von Kliniksuiziden wird kaum aufgeführt, inwieweit Interaktionsprobleme zwischen Therapeuten und Patienten zum Suizid beitragen können. Zu diesem Thema haben sich detailliert Reimer u. Henseler (1981) geäußert, die mißglückte Interventionen bei Suizidanten beschrieben und analysiert haben. Einige Arbeiten beschäftigen sich angesichts der Größe des Suizidproblems in psychiatrischen Kliniken mit dem Umgang mit suizidalen Patienten. So bildete sich 1979 im Psychiatrischen Landeskrankenhaus Ravensburg-Weißenau die Arbeitsgemeinschaft „Suizidalität und psychiatrisches Krankenhaus" unter der Federführung von Wolfersdorf. Diese Arbeitsgemeinschaft versteht sich als ein freies Forum, in dem zu vorhandenen Problemen und Fragen der Suizidalität in beteiligten psychiatrischen Krankenhäusern Erfahrungen ausgetauscht und diskutiert werden. Aus dieser Arbeitsgemeinschaft entstand der sogenannte „Kleine Arbeitskreis", der sich die Erfassung der Suizide in den beteiligten PLK's zur Aufgabe machte. In einem Rundgespräch zum Umgang mit Suizidversuchen in den beteiligten psychiatrischen Krankenhäusern wurden zunächst die bisherigen Reaktionen in den Kliniken auf Suizidalität von Patienten beschrieben. Nach erfolgten Suizidversuchen gab es drei Reaktionsmuster: Verlegung auf geschlossene Stationen, Erhöhung der Medikation und mehr Zuwendung. Diese drei Verhaltensweisen werden problematisiert und es werden Regeln für den praktischen Umgang mit suizidalen Patienten im psychiatrischen Krankenhaus gegeben (Wolfersdorf 1984 b). In diesen Empfehlungen wird vor allem die Bedeutung der Beziehung zwischen Arzt, Pflegepersonal und Patient als wesentliches antisuizidales Moment betont. Ein Bezugspersonensystem, in dem jeder Patient einen festen Ansprechpartner beim Pflegepersonal hat, kann zur „Sicherung durch Menschen" (Wolfersdorf 1984 b) beitragen. Ein solches Bezugspersonensystem ermögliche die Behandlung suizidaler Patienten auf offenen oder halboffenen Stationen. Ferner muß das gesamte therapeutische Stationsteam über die suizidale Gefährdung eines Patienten informiert sein (weitere Einzelheiten bei Wolfersdorf 1984 b).

2. Spezielle Aspekte

Mit speziellen Aspekten von Suizidalität im Rahmen psychiatrischer Therapie hat sich die Arbeitsgruppe um Finzen (Wunstorf) beschäftigt. Finzen (1984) weist auf die Fehleinschätzung von Diagnose und Psychopathologie als mögliche Teilursache des Patientensuizids in der Psychiatrie hin. Aus seinen diesbezüglichen Untersuchungen ergeben sich für ihn vier Fehlermöglichkeiten: 1. Falsche Diagnose mit der Konsequenz einer falschen Therapie (z. B. wird statt einer affektiven Psychose eine neurotische Depression diagnostiziert, weil „man glaubt, man müsse den Patienten vor dieser Diagnose bewahren"; S. 159). 2. Richtige Diagnose, falsche Einschätzung der Psychopathologie, falsche Therapie (trotz einer richtigen Diagnose wird die Symptomatik in ihrer Intensität nicht erkannt und dann falsch behandelt. Gegenübertragungsphänomene können an diesem Vorgehen beteiligt sein). 3. Richtige Diagnose, richtige Bewertung der Psychopathologie, falsche Therapie (Finzen nennt als Beispiel eine Patientin mit einer schizophrenen Psychose, die wegen eigener Suizidbefürchtungen zur Aufnahme gekommen war. Nach einer kurzen Krisenintervention waren die entsprechenden Ängste abgeklungen, so daß sie hätte entlassen werden können. Der Therapeut entschloß sich aber zu einer „konfliktorientierten stationären Psychotherapie mit dem Ziel, den Ursachen der Angstsymptomatik nachzugehen. Die Entscheidung erfolgte in Kenntnis der Diagnose, offenbar weil die Patientin nach der erfolgten Krisenintervention unter einer niedrigen Neuroleptikadosis in Verhalten und Emotionalität wie eine ‚gewöhnliche neurotische Kranke' wirkte. Bezeichnend ist, daß der Therapeut nach dem vier Wochen später erfolgten Suizid die Ausgangsdiagnose zunächst verleugnete", S. 162). 4. Richtige Diagnose, richtige Bewertung der Psychopathologie, richtiger therapeutischer Ansatz, falsches Therapieziel (Finzen meint hiermit, daß die Belastbarkeit des psychotischen Patienten in der Remission von Therapeuten gelegentlich überschätzt wird, was zu Suizidhandlungen bei den Patienten führen kann).

In seinen Schlußbemerkungen unterstreicht Finzen die Bedeutung einer exakten Diagnose und Psychopathologie und einer reflektierten Indikation für das therapeutische Vorgehen. Neben den einzelnen Krankheitsbildern sei hierbei auch die Bedeutung von Übertragungs- und Gegenübertragungsphänomenen zu berücksichtigen. Mit diesem Hinweis ist Finzen einer der wenigen Autoren, die die Reflektion ablaufender emotionaler Prozesse in der Interaktion zwischen Behandler und Suizidpatient betonen.

Nur wenige Arbeiten befassen sich mit dem Problem des Suizids nach Entlassung aus stationärer psychiatrischer Behandlung. Einerseits dürften solche Suizide ohnehin nur lückenhaft erfaßt sein, zum anderen gibt es verschiedene methodische Probleme bei der Erfassung solcher Suizide. Eine Arbeit zu diesem Problemkreis stammt von Finzen et al. (1983). In dieser Arbeit werden Anzahl und Diagnosen der Patienten untersucht, die sich im Zeitraum von 1965 bis 1974 nach ihrer Entlassung aus einer psychiatrischen Universitätsklinik suizidierten. In diesem Zeitraum konnten trotz vermutlich lückenhafter Erfassung 63 Suizide festgestellt werden. In dieser Zeit wurden von der Bezugsklinik rund 12000 Erwachsene stationär behandelt. Bei dem Vergleich der gefundenen Suizide mit der Zahl der Entlassungen findet sich eine Suizidrate von 525 auf 100000. Das ist nach Finzen die doppelte Höhe der Suizidrate innerhalb der Klinik. Nach Untersuchungen aus anderen Ländern ist davon auszugehen, daß die Suizidrate nach Entlassung etwa sechsmal so hoch ist wie die Suizidrate für den Zeitraum der stationären Behandlung. Diese erhöhte Gefährdung steht unmittelbar mit der Krankenhausentlassung in Zusammenhang, wie die Untersuchung von Finzen et al. belegt: Innerhalb von drei Monaten nach der Entlassung aus stationärer psychiatrischer Behandlung hatten sich 44,4 Prozent der Patienten suizidiert; in den folgenden drei Monaten stieg diese Zahl noch bis auf 62 Prozent.

Die Autoren vermuten folgende Gründe für diese hohe Suizidrate: „Verlust der Geborgenheit durch das Krankenhaus; Konfrontation mit den Erwartungen von Angehörigen, beruflicher Streß, Auseinandersetzungen mit dem Bewußtsein, daß die Erkrankung nicht vollständig überwunden ist; schließlich unzureichende therapeutische Unterstützung durch die ambulante Behandlung" (S. 34 f.).

Diese Arbeit belegt eindrucksvoll, daß die unmittelbare Zeit nach der Entlassung aus stationärer psychiatrischer Behandlung besondere therapeutische Beachtung verdient.

Abschließend soll zu den Methodenproblemen bei der Erfassung von Kliniksuiziden Stellung genommen werden. WOLFERSDORF et al. (1984 c) weisen auf die Problematik von Untersuchungen zum Suizid während stationär-psychiatrischer Therapie hin. Sie unterscheiden zwei Gruppen von Untersuchungen. Bei einem Teil der vorliegenden Arbeiten gehe es um die vermutete Zunahme von Kliniksuiziden anhand der Suizidraten in den PLK's, die z. B. zu denen in der übrigen Bevölkerung in Beziehung gesetzt würden. Andererseits würden in anderen Arbeiten die Kliniksuizidpatienten mehr anhand ihrer persönlichen und Krankheitsdaten beschrieben. Zur Kritik an diesen Untersuchungen führen die Autoren u. a. folgendes an: Unterschiede in den Erhebungs- und Berechnungsmethoden sowie in der Diagnosestellung; Probleme des klinikinternen Vergleichs; unterschiedliche Dokumentation, die auch mit Rechtfertigungszwängen nach Patientensuiziden zusammenhängen kann; Probleme, die sich aus einer retrospektiven Interpretation ergeben.

3. Die rechtliche Situation

Suizid und Suizidversuch sind keine Straftaten. Straflos ist auch die Beteiligung an der Selbsttötung, sofern sie sich auf die bloße Förderung daran beschränkt (z. B. einem anderen das Gift zu beschaffen, mit dem dieser sich dann suizidiert). Dies gilt jedoch nur, wenn der Suizid auf einer frei verantwortlichen Willensentscheidung beruht. Allerdings können sog. Garanten (z. B. Ärzte) wegen fahrlässiger Tötung bestraft werden, wenn sie fahrlässig den Suizid eines ihrer Klienten geschehen lassen (eine ausführliche Darstellung der juristischen Problematik findet sich bei BOTTKE 1982).

Die Frage der Verhinderung von suizidalen Handlungen ist eines der großen Probleme in psychiatrischen Kliniken und allgemein bei der Versorgung suizidgefährdeter Patienten. Die zivilrechtliche Rechtsprechung hat stets ein psychiatrisches Krankenhaus als verpflichtet angesehen, dafür Sorge zu tragen, daß ein suizidgefährdeter Patient in der erforderlichen Weise untergebracht wird. Für den klinisch tätigen Psychiater kann hieraus die Schwierigkeit erwachsen, einen angemessenen Weg zu finden zwischen einer die Freiheit und Würde des Patienten nicht zu stark einschränkenden Behandlung und der Notwendigkeit der Verwahrung des suizidalen Patienten in einer geschlossenen Station aus Sicherheitsgründen. Eine solche Problematik wird an jedem Einzelfall neu entschieden und abgewogen werden müssen, wobei der Psychiater sich darüber im klaren sein wird, daß trotz aller Abwägungen das Risiko einer schrittweise zu gewährenden Freiheit bleiben wird, das er wagen und tragen muß.

Die Behandlungssituation des Psychiaters mit seinen suizidalen Patienten wird aber nicht nur durch rechtliche Probleme belastet, sondern in den letzten Jahren zunehmend auch durch eine öffentlicher werdende Diskussion um das sog. Recht auf den eigenen Tod. Diese Thematik ist besonders von Améry (1976), Roman (1981) und – in besonders makabrer Weise – von Guillon u. Le Bonniec (1982) akzentuiert worden. Die letztgenannten Autoren haben eine „Gebrauchsanweisung zum Selbstmord" veröffentlicht, in der sie Empfehlungen geben, wie ein Suizid zu planen und verwirklichen sei; dazu werden letale Dosen von entsprechenden Medikamenten und sonstigen Giften angegeben. Diese Befürworter des Suizids gehen von der irrigen Annahme aus, daß die Freiheit des Suizidwilligen das letztlich Entscheidende sei, in das sich dementsprechend niemand einzumischen habe. Der Freitod-Suchende sei nach reiflicher Überlegung zu seinem Entschluß i. S. eines Bilanz-Suizids gekommen. Verkannt wird dabei, daß viele suizidale Menschen aufgrund z. B. psychischer Erkrankungen oder sonstiger Krisen in ihrer persönlichen Entscheidungsfreiheit derart eingeengt sind, daß sie Hilfe brauchen und oft auch dankbar annehmen. Auch das Argument, Suizid sei ein erwünschter Tod für viele unheilbar Erkrankte, ist in Zweifel zu ziehen, da verschiedene Untersuchungen gezeigt haben, daß diese Patienten keine erhöhte Suizidrate haben und von daher auch keine besondere Risikogruppe für Suizid darstellen (Reimer u. Kurthen 1985). Zu bedenken ist ferner, daß sich viele Suizidhandlungen als Kurzschlußreaktionen im Affekt bzw. unter Alkohol ereignen, so daß von einer längeren Planung i. S. eines Bilanzierens auch hier nicht gesprochen werden kann (auf die Problematik der Propagierung des Rechts auf den eigenen Tod hat von psychiatrischer Seite vor allem Meyer (1982) aufmerksam gemacht).

III. Therapiehindernisse

Es gibt eine Reihe von Faktoren, die die Therapie suizidaler Patienten erschweren bzw. behindern können und auf die im folgenden näher eingegangen wird.

1. Das affektive Klima

zwischen Ärzten und Suizidpatienten wird von mehreren Autoren beschrieben. So weist Achté (1975) darauf hin, daß Gegenübertragungsprobleme in der Behandlung von Suizidpatienten sehr wichtig werden können, weil Suizidale von ihrem Arzt viel Energie, Geduld und Zeit fordern und auch von daher die Gefahr einer unbewußten Provokation durch den Patienten bestehe. Die Gegenreaktion des Arztes wäre, den Patienten aus einem unbewußten Strafbedürfnis heraus zu beschimpfen und es zu einem vorzeitigen Abbruch der Therapie kommen zu lassen. Sperling (1972) weist ebenfalls auf Probleme der Gegenübertragung hin. Er schlägt vor, daß sich der Arzt schon zu Beginn des psychotherapeutischen Kontakts mit einem suizidalen Patienten mit seiner Gegenübertragung auseinandersetzen soll. Die Gegenübertragung entsteht nach Sperling u. a. aus dem Problem, eine positive Übertragung herzustellen, wenn der Therapeut halb bewußt das Gefühl verspüre, daß der Patient in seiner ausweglosen Situation eigentlich recht mit seinem Suizidwunsch habe.

In der angloamerikanischen Literatur finden sich einige Arbeiten, die sich mit dem Klima und den affektiven Spannungen befassen, die zwischen Helfern und Suizidpatienten bestehen (u.a. PATEL 1975). In diesen Untersuchungen wurden Ärzte verschiedener Fachrichtungen und z.T. auch Krankenschwestern nach ihren Gefühlen bzw. dem Grad der Sympathie gegenüber Patienten mit verschiedenen internistischen, psychosomatischen und auch psychiatrischen Erkrankungen befragt. Dabei zeigte sich insgesamt gerade gegenüber Suizidpatienten eine deutlich weniger mitfühlende und wohlwollende und vielmehr eine feindliche, ablehnende Haltung als gegenüber Patienten mit anderen Erkrankungen, wie z.B. Asthma, Herzinfarkt, Diabetes mellitus. Die Ausprägung der ablehnenden Gefühle gegenüber Suizidpatienten war lediglich mit der vergleichbar, die Patienten mit der Diagnose „Alkoholismus“ entgegengebracht wurde. Das Vorhandensein von ablehnenden Gefühlen gegenüber Suizidpatienten wurde bei Kollegen noch in größerem Ausmaß angenommen als die befragten Ärzte es für sich selbst zugaben.

Im Bemühen um eine verbesserte Suizidprävention spielt zweifellos gerade der Umgang mit Patienten nach Suizidversuch eine wesentliche Rolle. Für eine effektive Prophylaxe ist es auch wichtig, die *Einstellungen* von Ärzten zu Suizidalität und Suizidpatienten transparenter zu machen.

Eine Untersuchung zur Einstellung von Ärzten zu Suizidpatienten wurde von DRESSLER et al. (1975) vorgelegt. Diese Autoren fanden, das Ärzte weiblichen Suizidpatienten gegenüber wohlgesonnener waren als männlichen und daß Patienten, die ihre Verzweiflung offen zeigten und sofort Hilfe suchten sowie Patienten, die durch den Suizidversuch nicht in Lebensgefahr waren, den befragten Ärzten weniger Anspannung verursachten. Ärger und Anspannung wurden vor allem durch solche Suizidpatienten hervorgerufen, die nicht freiwillig in Behandlung gekommen waren. Die Autoren fordern ein effektiveres Training und kompetente Supervision für Klinikärzte, damit diese ihre negativen Gefühle gegenüber Suizidpatienten besser verstehen lernen.

Auch STOLZE (1975) weist darauf hin, daß der Arzt in der Begegnung mit dem suizidalen Patienten in ein emotional hochgespanntes Feld gerät. Der Arzt suche sich gegen die Angst, die Aggressions- und Destruktionstendenzen des Patienten in ihm wachrufen, durch in manchem fragwürdige Maßnahmen abzusichern. Ein erster Schritt zur Sicherheit im Umgang mit dem suizidalen Patienten sei die Wahrnehmung eigener Unsicherheiten und Ängste. Damit werde aber die Therapie des suizidalen Patienten zu einem ständigen Balanceakt. STOLZE meint, daß der Arzt durch den Suizidpatienten in ein Spannungsfeld von Versuchung und Versagung gebracht wird: Versuchung sei der Hilferuf des Patienten an das „Sendungsbewußtsein des helfenden Arztes“, die Versagung ergebe sich dadurch, daß der Arzt die phantastischen Ansprüche des suizidalen Patienten an Zuwendung nicht erfüllen könne.

Auch SCHWARTZ et al. (1974) haben die Haltung von medizinischem Personal zu den Themen Suizid und Suizidprophylaxe in einem University-Medical-Center untersucht. Die Autoren stellten dabei fest, daß die Angst vor dem Tod und der Wunsch, ihn zu beherrschen, starke Antriebskräfte für die Personen sind, die sich in eine medizinische Laufbahn begeben. Gerade Suizidpatienten stellten mit ihrer Todesdrohung Vermögen und Können von medizinischem Personal in Frage.

Auch diese Autoren weisen darauf hin, daß der Arzt seine eigenen Einstellungsverzerrungen gegenüber Tod und Suizid erkennen müsse. Die klinische Erfahrung allein modifiziere diese Einstellungen und die Fähigkeit, damit umzugehen, nicht.

Im deutschsprachigen Raum haben sich vor allem Reimer (1981, 1982), Ringel (1965) und Wellhöfer (1975, 1976) mit Einstellungen zur Suizidalität beschäftigt. Reimer weist unter Berücksichtigung der Arbeiten zur psychiatrischen Morbidität bei Ärzten darauf hin, daß es möglicherweise zwischen Ärzten und Suizidpatienten Gemeinsamkeiten geben kann (Neigung zu Depressivität, Sucht- und Suizidverhalten), die den Interaktionsprozeß zwischen beiden belasten können. Die daraus erwachsenden Übertragungs- und Gegenübertragungsprobleme werden verdeutlicht.

Ringel und Wellhöfer haben sich gefragt, welche Einstellungen gegenüber dem Suizidpatienten und dem Thema Selbstmord in der Gesellschaft insgesamt einer wirksamen Prävention und Therapie entgegenstehen. Ringel hat auf die Bedeutung der bestehenden Einstellungen hingewiesen und gemeint, daß durch falsche, wie z. B. gleichgültige oder suizidfördernde Einstellungen, offenbar die Selbstmordrate steigen kann und daß die Bemühungen der Suizidprophylaxe durch sie behindert werden. Ringel arbeitet zwei Einstellungsschwerpunkte heraus: Die *gleichgültige* Einstellung, die dazu führt, Entscheidung über Leben und Tod als Privatsache jedes einzelnen anzusehen, in die man sich nicht einzumischen habe. Dementsprechend betrachte man den selbstmordgefährdeten Menschen nicht als seelisch krank und glaube, an ihn als Mitmensch ohnehin nicht herankommen zu können. Die den Selbstmord *fördernde Einstellung,* die den Selbstmord als die letzte Freiheit, die dem Menschen geblieben ist, verherrlicht.

Von sozialpsychologischer Seite werden bestimmte Einstellungen bei Helfern gegenüber dem Phänomen Selbstmord und den Suizidpatienten vermutet, die einer wirksamen Prävention und Therapie entgegenstehen (Wellhöfer 1975, 1976). Die Einstellung des Helfers bzw. des Arztes wird als ein Abbild der allgemein in der Gesellschaft bestehenden Einstellung betrachtet, die als das „suizidale Klima" einer Gesellschaft umschrieben werden kann. Auch die eigene Suizidalität und Selbstwertproblematik von Helfern kann eine weitere Einflußgröße auf das affektive Klima im Kontakt mit Suizidpatienten darstellen. Die Suizidalität in helfenden Berufen (besonders bei Ärzten) ist nach verschiedenen Untersuchungen zwei- bis viermal höher als in der vergleichbaren Normalbevölkerung (Literaturübersicht bei Reimer 1981). Es ist denkbar, daß im Kontakt mit Suizidpatienten latente eigene Suizidalität bei Ärzten reaktiviert wird und dadurch der Arzt-Suizidant-Kontakt eine besondere affektive Tönung erhält. Allein aus dieser Dynamik kann sich eine latente Abneigung gegenüber Suizidpatienten entwickeln.

Jeder konsiliarisch tätige Kliniker wird das Klima der Verachtung kennen, das gegenüber Suizidpatienten vor allem auf nicht-psychiatrischen Stationen besteht. Mit den Fragen nach Gründen und Ursachen für diese ablehnende Haltung haben sich einige Autoren, überwiegend aus psychoanalytischer Sicht, auseinandergesetzt. Maltsberger u. Buie (1974) beschreiben den „Gegenübertragungshaß" in der Behandlung von Suizidpatienten. Die Autoren halten diesen Gegenübertragungshaß, wie er sich z. B. im Gefühl der Abneigung äußern kann, für ein Haupthindernis bei der Behandlung suizidaler Patienten. Die verschiedenen Abwehrmechanismen des Therapeuten verstärkten die Gefahr des Suizids beim Patienten. Die Autoren beschreiben folgende Dynamik: Der suizidale Patient startet zunächst einen Übertragungsangriff, bestehend aus einem Wechselsystem von Provokation und Projektion. Auf den Therapeuten projiziert werden kann z. B. der Haß des Patienten über ein enttäuschendes bzw. kränkendes Objekt. die Provokation kann die Form verbaler Beleidigungen, Entwertungen oder Verachtung der Person des Therapeuten annehmen oder sie äußert sich mittelbar durch Stummheit oder Dauerwiederholungen oder hypochondrische Rezitationen von Beschwerden, um den Arzt zu Ärgerreaktionen zu bringen. Die Gefahr kann darin bestehen, daß der Therapeut seinen Ärger entweder verdrängt, eigene Haßgefühle abwehrt und damit diese Gefühle in der Beziehung therapeutisch nicht mehr nutzbar gemacht werden können; oder sie aber ausagiert, indem er seinerseits den Patienten beschimpft und entwertet. Der Selbstwertproblematik vieler Suizidpatienten entsprechend kann der Narzißmus des Arztes dann oft ein besonderes Ziel des Übertragungsangriffs sein. Wenn die Selbstachtung eines Arztes, so MALTSBERGER und BUIE, weitgehend von seinen Heilungserfolgen abhängt, wird der Patient an dieser Stelle wahrscheinlich ansetzen. Dementsprechend können sich die ersten Angriffsziele des Patienten gegen die narzißtische Selbstüberschätzung des Arztes richten. Diese Art von Attacken wird dann besonders leicht Gegenübertragungswut herausfordern.

TABACHNICK (1961) faßt die Tatsache, daß Ärzte die gerade für die Therapie suizidaler Patienten notwendige verstehende, warme und akzeptierende Haltung oft nicht aufbringen können, als Ergebnis einer den Ärzten unbewußten neurotischen Konfliktbildung auf. Er geht, ohne dies näher zu belegen, von für Ärzten typischen Problemen im Umgang mit eigenen Aggressionen aus, deren Bewältigungsversuch ein mögliches Motiv für die Berufswahl darstelle. In der Begegnung mit suizidalen Patienten laufe ein so beschaffener Helfer Gefahr, daß sorgfältig in ihm unterdrückte aggressive Züge wachgerufen würden, wenn er sich mit einem Menschen konfrontiert sehe, der solche Züge, wenn auch gegen die eigene Person gerichtet, auslebe. Die Reaktion des Arztes, der die Behandlung des Patienten nicht ablehnen kann, bezeichnet TABACHNICK als „Gegenübertragungskrise", die einen Versuch darstelle, eigene aggressiv-sadistische Impulse, die durch das verführende Beispiel des Suizidanten geweckt würden, durch Projektion auf diesen abzuwehren.

Die genannten Beobachtungen und Hypothesen zur Arzt-Suizidant-Interaktion stellen zumindest Erklärungsansätze für die häufig zu beobachtende *Empathiestörung* von Ärzten in der Behandlung suizidaler Patienten dar.

2. Häufige Fehler im Umgang mit Suizidpatienten (Tabelle 1)

Die folgenden Ausführungen beziehen sich auf das Gros der Patienten, die konfliktbedingt suizidal geworden sind und nach Suizidversuchen in ärztliche bzw. psychiatrische Behandlung kommen. In der Supervision lassen sich immer wieder bestimmte Fehlerquellen bemerken, die die therapeutische Beziehung zu Suizidpatienten häufig belasten. Als erstes Problem ist aufgeführt: Trennungsängste übersehen. Viele Suizidpatienten sind ja nach einer passiven Trennung von ihrem

Tabelle 1. Häufige Fehler im Umgang mit Suizid-Patienten

- Trennungsängste übersehen (z. B. Urlaub, Stationswechsel, Entlassung)
- Provokation persönlich nehmen (Agieren von Ablehnung)
- Bagatellisierungstendenzen des Patienten mitmachen (Abwehr)
- Einseitige Betonung der Aggressionsproblematik
- Suizid-Pakte
- Mangelnde Exploration der jetzigen und evtl. früherer Umstände, die zu Suizidalität geführt haben
- Zu rasche Suche nach positiven Veränderungsmöglichkeiten (Abwehr)
- Internalisierte Klassifikation von Suizidversuchen anwenden

Partner oder auch nur nach Trennungsdrohungen während eines Streites suizidal geworden und dann nach einem Selbstmordversuch in die Klinik gekommen. In der Therapie von solchen Patienten mit Trennungsproblemen kann es nach Beobachtungen des Autors immer wieder zu bestimmten emotionalen Reaktionen bei den Behandlern kommen, die als Gegenübertragungsreaktionen zu kennzeichnen sind und die oft in einem erstaunlichen Ausmaß agiert werden. So kann es z. B. vorkommen, daß die Trennungsproblematik und die Suizidalität des Patienten aufgrund eigener Traumatisierungen des Arztes in diesem Bereich nicht oder nur ungenügend gesehen und damit vom Arzt selbst ganz oder teilweise abgewehrt werden. Das kann zu einer beliebten Form der Intervention führen, die nach dem gesunden Menschenverstands-Motto „Kopf hoch, das Leben geht weiter" dem Patienten suggerieren will, daß doch alles gar nicht so schlimm sei, eine neue Partnerschaft sei doch sicher schon bald in Sicht usw. Diese Art von Intervention ist als ungeschminkte Aufforderung an den Patienten zu verstehen, das Thema doch lieber zu verdrängen. Es kann aber auch zu einer anderen Form von Intervention innerhalb der therapeutischen Beziehung kommen, die für diese Patienten nicht weniger gefährlich ist: Der Arzt geht eine Art symbiotische Beziehung mit dem Patienten ein, in der an Trennung erst gar nicht gedacht werden muß. So wird der Komplex ‚Trennung und Suizidalität' von beiden umgangen und die Arzt-Patient-Beziehung wird dann subjektiv folgerichtig oft als besonders gut und harmonisch erlebt und der Arzt wird entsprechend idealisiert. Da Idealisierungen sich aber auf Dauer nicht aufrecht erhalten lassen, muß es notwendigerweise zu Enttäuschungen kommen, die für den Patienten oft den Charakter einer Wiederholung des Traumas haben.

Den zweiten Punkt habe ich genannt: Provokation persönlich nehmen. Dazu ist zu sagen, daß ein narzißtisch labiler Mensch, so wie es eben viele Suizidpatienten sind, sein Gegenüber zunächst einmal verständlicherweise auf seine Standfestigkeit prüfen möchte. Als sehr geeigneter Test dazu dient die Provokation. Ein Arzt, der sich entsprechend provozieren läßt, zeigt seine enorme narzißtische Empfindlichkeit und scheidet damit als stabiles Übertragungsobjekt aus. Dieser Testcharakter provokanten Verhaltens wird häufig von Kollegen nicht gesehen. Daraus kann ein Kontakt zwischen Suizidant und Helfer resultieren, der als eine Art „Schlagabtausch" mit dem unbewußt erwünschten Endziel einer möglichst raschen Beendigung der Beziehung zu sehen ist.

Eine weitere Gefahr besteht darin, die Bagatellisierungstendenzen von Suizidpatienten mitzumachen. Viele dieser Patienten sagen nach ihrem Suizidversuch, sie hätten eigentlich gar nicht sterben, sondern nur kurz schlafen wollen und nun gehe es ihnen schon viel besser usw. Diese Bagatellisierungstendenzen können Ausdruck einer rasch einsetzenden Abwehr gegenüber dem auslösenden Konflikt sein und eine Scheinstabilität suggerieren, verbunden mit der Aufforderung, über Suizidalität möglichst nicht zu sprechen. Häufig entsteht gerade zwischen männlichen Therapeuten und männlichen Suizidpatienten eine Art "gentlemen-agreement", in dem der Suizidversuch unbewußt von beiden als „Ausrutscher" abgetan wird (Reimer u. Arolt 1982).

Als weiterer Fehler im Umgang mit Suizidpatienten ist eine einseitige Betonung der Aggressionsproblematik zu nennen. In Verkennung der komplizierteren psychodynamischen Bedeutung des klassischen Freud-Zitats: „Kein Neurotiker verspürt Selbstmordabsichten, der solche nicht von einem Mordimpuls gegen andere auf sich zurückwendet" (Freud 1917, S. 438) empfehlen dann auch teilweise Suizidforscher, wie z. B. Pohlmeier (1983), daß die wesentliche Therapie des Suizidalen in der Kanalisierung seiner Aggression nach außen bestehe. Diese therapeutische Fokussierung auf die Aggressionsproblematik bringt aber in aller Regel für die entsprechenden Patienten selbst wenig Entlastung. Vielmehr kann man durch ein solches Vorgehen Gefahr laufen, zusätzliche Schuldgefühle beim Patienten zu wecken, was die suizidale Krise eher noch verschärfen kann. Betrachtet man viele Suizidhandlungen als Ausdruck einer „narzißtischen Krise" (Henseler 1974), die durch Kränkungen hervorgerufen worden ist, würde man theoretisch ohnehin die Aggressivität des Patienten als Reaktion auf die Kränkung verstehen und sinnvollerweise dann therapeutisch zunächst einmal die Kränkung bzw. die Kränkbarkeit und erst in deren Gefolge die narzißtische Wut bearbeiten.

Es gibt eine ganze Reihe von Laienorganisationen, die Suizid-Pakte in der Behandlung von Suizidpatienten für hilfreich halten. Es ist aber die Frage, ob das Sich-in die Hand-versprechen-lassen, daß der Patient sich während der Behandlung nicht suizidiert, wirklich primär dem Wohl des Patienten dient. Möglicherweise dient es mehr dem Therapeuten, der sich versichern lassen möchte, daß der Patient sich während seiner Behandlung nicht umbringt. – Die mangelnde Exploration der jetzigen und eventuell früherer Umstände, die zu Suizidalität geführt haben, d. h. die Erhebung einer Suizidanamnese, ist ebenfalls immer wieder ein ausgesprochener Schwachpunkt, wie man auch in psychiatrischen und anderen Krankengeschichten sehen kann. Das daraus resultierende mangelnde Wissen über die Hintergründe von Suizidalität kann ebenfalls zu Fehlern im Umgang mit Suizidpatienten führen.

Ein weiterer Fehler kann darin bestehen, daß der Arzt die Abwehr des Suizidpatienten unbewußt mitmacht und sich zu schnell auf die Suche nach positiven Veränderungsmöglichkeiten begibt. – Der letzte in der Tabelle aufgeführte Punkt, die internalisierte Klassifikation von Suizidversuchen, ist ein sehr gravierender Fehler im Umgang mit Suizidpatienten. Es geht um die Einteilung in sogenannte demonstrative und in ernstgemeinte Suizidversuche. Häufig haben nur die Suizidpatienten eine Chance, ernstgenommen zu werden, deren Suizidversuch beeindruckend eindeutig ausgefallen ist. Das Grundproblem scheint hier zu sein, daß von der klinisch imponierenden Schwere eines Suizidversuchs auf dessen Ernsthaftigkeit geschlossen wird. Dabei besteht die Gefahr, Patienten, deren Anlage ihres Selbstmordversuchs nicht einer bestimmten klinischen Schwere entspricht, zu be- bzw. zu entwerten und nicht ernstzunehmen.

Die wesentlichsten Probleme bei der Therapie nicht-psychotischer Suizidpatienten ergeben sich aber nach Erfahrungen des Autors (Reimer 1985) nicht allein aus deren komplexer Psychodynamik, sondern wesentlich auch aus *Verstrickungen in Interaktionsprobleme* zwischen Ärzten und Suizidpatienten.

3. Einige Regeln

Die abschließend aufgeführten Regeln, die keinen Anspruch auf Vollständigkeit haben, sind im Umgang mit nicht-psychotischen Suizidpatienten zu beachten und können das affektive Klima positiv beeinflussen:

1. Die vom Patienten angegebenen bewußten Motive für seine Suizidhandlung sind häufig nicht die eigentlichen Gründe. Die Suche nach den unbewußten Gründen kann schwierig sein, sollte aber unternommen werden, um Abwehrvorgängen und Bagatellisierungstendenzen nicht Vorschub zu leisten.
2. Bei vielen Suizidpatienten ist mit einer spezifischen Übertragung zu rechnen, nämlich mit einer Provokation, die auf verschiedene Weise erfolgen kann und den Charakter eines Tests hat, als wie stabil sich der potentielle Therapeut erweisen werde. Ist dieser Test bestanden, findet die Krisenintervention häufig in einem wesentlich entspannteren Klima statt.
3. Eine einseitige Bearbeitung von Aggressionsproblemen bei Suizidpatienten ist zu vermeiden. Die Technik, gehemmte Aggression des Patienten irgendwie nach außen zu kanalisieren, kann Schuldgefühle wecken und vor allem am Hauptproblem deutlich vorbeigehen.
4. In der Arbeit mit Suizidgefährdeten ist es für den Behandler unumgänglich, seine eigenen Einstellungen zum Thema Suizid zu kennen. Ohne eine Kenntnis dessen und damit verbunden der eigenen möglichen suizidalen, narzißtischen und depressiven Anteile kommt es leicht zu Gegenübertragungsreaktionen gegenüber Suizidpatienten.
5. Suizidalität ist bei entsprechenden Patienten häufig und offen anzusprechen. Ängste, mit einem solchen Vorgehen latente Suizidalität erst bewußt zu machen, sind unberechtigt. Die meisten Suizidpatienten sind deutlich entlastet, wenn sie mit ihren quälenden Suizidgedanken nicht allein bleiben müssen.
6. Wenn in einer laufenden Behandlung oder auch kurz nach Entlassung aus stationärer Therapie Suizide oder Suizidversuche vorkommen, sollte das nicht nur im Team, sondern auch regelhaft mit den Angehörigen besprochen werden. Hier sollte die zuletzt behandelnde Instanz aktiv ein Gespräch anbieten, in dem nicht nur der behandelnde Stationsarzt, sondern auch der zuständige Oberarzt anwesend ist. Häufig ist gerade dies in der praktischen Anwendung in verschiedenen Kliniken ein schwieriges Problem: Die betroffenen Kollegen fühlen sich alleingelassen, oft auch mit abwehrenden Rationalisierungen wie: Suizide hat es immer gegeben und wird es immer geben, usw.

Im Umgang mit Suizidpatienten können nie alle Unsicherheiten beseitigt werden; ebensowenig können alle Suizide verhindert werden. Die Ablehnung von

Hilfsangeboten muß ebenso respektiert werden wie die Tatsache, daß manche Patienten ihre Suizidabsichten auch bei gewissenhaftem Nachfragen verschweigen werden, um sich dann doch noch zu suizidieren. Das Gros dieser Patienten ist aber nicht nur sehr auf Hilfe angewiesen, sondern auch bereit, sie anzunehmen, wenn man sich auf ihre spezifischen Konflikte und Übertragungen einstellt.

IV. Ausblick

Der Aufschwung suizidprophylaktischer Aktivitäten nach dem 2. Weltkrieg begründete auch einen Optimismus bezüglich der Effizienz entsprechender Maßnahmen. Die Tatsache, daß offenbar eine Senkung der Suizidrate damit nicht erreicht werden konnte, führte zu verschiedenen Ansätzen, die sich mehr mit der Entstehung bzw. Identifizierung von Suizidgefährdung befaßten. So wurden z. B. die Risikogruppen näher erforscht, die Epidemiologie von suizidalem Verhalten brachte prägnantere Ergebnisse und schließlich führte die Entwicklung der Sozialpsychiatrie dazu, daß auch die Behandlung von Menschen in suizidalen Krisen zunehmend im Rahmen allgemeiner Kriseninterventionsmaßnahmen, nach Möglichkeit in Gemeindenähe, organisiert wurde.

All diese wissenschaftlichen und organisatorischen Entwicklungen waren hilfreich, um u. a. ein differenzierteres Wissen über Selbstmordgefährdung zu erhalten. Auffällig ist allerdings, daß am meisten Wissen im Bereich der Therapie fehlt. Das kann einmal zusammenhängen mit den unterschiedlichen Bedingungen, unter denen Suizidalität entstehen kann; auch die verschiedenen diagnostischen und differentialdiagnostischen Probleme bei Suizidalität erfordern z. T. unterschiedliche therapeutische Konzepte, die an die jeweilige Klientel angepaßt werden müssen.

Im einzelnen fällt bei der Durchsicht entsprechender Forschungsansätze auf, daß kaum therapeutische Prädiktoren beschrieben werden und daß die Arbeiten zur Evaluation suizidprophylaktischer Versorgungsprogramme Therapeutenvariablen (z. B. den möglichen Einfluß der Struktur und der „Schule" des Therapeuten auf den Erfolg der Suizidentenbehandlung) vernachlässigt haben. Hierzu gehört auch, daß die Bedeutung der Interaktion zwischen Behandlern, Pflegepersonal und Mitpatienten einerseits und Suizidpatienten andererseits kaum erforscht ist. Denn entscheidend für Suizidverhalten von Patienten könnte u. a. auch sein, was sich in den Beziehungen abspielt, die Suizidenten während ihrer Behandlung mit ihrer unmittelbaren Umgebung, vorzugsweise mit ihren Ärzten, haben. Es ist bezeichnend, daß – von einigen Ausnahmen abgesehen – in kaum einer Untersuchung exakt beschrieben wird, was sich inhaltlich sowohl thematisch wie interaktionell in Therapien mit suizidalen Patienten ereignet. Die weitere Forschung sollte diesen Aspekt wesentlich mehr berücksichtigen als bisher. Einzelfallanalysen könnten hierbei hilfreich sein.

Wir wissen auch zu wenig darüber, welche Therapieindikationen für welche suizidalen Patienten zu stellen sind, wann eher Gruppen- und wann eher Einzeltherapie angezeigt ist und mit welchen psychotherapeutischen Verfahren hier bevorzugt zu arbeiten ist. Ein Schwerpunkt der weiteren Suizidforschung sollte also die Entwicklung und Evaluation *therapeutischer Konzepte* für unterschiedliche

Gruppen Selbstmordgefährdeter sein. – Es fehlen auch katamnestische Untersuchungen über einen längeren katamnestischen Zeitraum, um zu einer verbesserten Evaluation zu kommen.

Schließlich ist eine entschiedenere Aufklärung der Öffentlichkeit über die Entstehung suizidalen Erlebens und Verhaltens bzw. über die psychische Verfassung von Suizidgefährdeten zu fordern, um der Ideologie und Glorifizierung von dem Sinn und Recht auf den eigenen (Suizid-)Tod überzeugend entgegenzutreten.

Literatur

Abraham K (1924) Versuch einer Entwicklungsgeschichte der Libido. Intern Psychoanal Verl, Wien [auch in Abraham K (1969) Psychoanalytische Studien Bd I. Fischer, Frankfurt]

Achté KA (1975) Suizidalität und Suizidverhütung. MMW 117:189–192

Améry J (1976) Hand an sich legen – Diskurs über den Freitod. Klett, Stuttgart

Bagley C (1968) The evaluation of suicide prevention scheme by an ecological method. Soc Sci Med 2:1–14

Barraclough BM, Jennings C, Moss JR (1977) Suicide prevention by the Samaritans. A controlled study of effectiveness. Lancet II:237–239

Bottke W (1982) Die Beurteilung von Suizid, Suizidversuch und Suizidbeteiligung durch die strafrechtliche Rechtsprechung. In: Reimer C (Hrsg) Suizid – Ergebnisse und Therapie. Springer, Berlin Heidelberg New York, S. 85–99

Bron B (1985) Therapeutische Probleme bei chronisch suizidalen Patienten. Z Psychosom Med 31:32–47

Ciompi L (1979) Zum Problem der psychiatrischen Primärprävention. In: Kisker KP, Meyer JE, Müller C, Strömgren E (Hrsg) Psychiatrie der Gegenwart, Bd 1. Springer, Berlin Heidelberg New York, S. 343–386

Cullberg J (1978) The Nacka Project – An Experiment in community Psychiatry. In: Aalberg V (ed) Proc 9th Int Congr for Suicide Prevention: Helsinki, pp 76–80

Dressler DM, Prusoff B, Mark H, Shapiro D (1975) Clinical attitudes toward the suicide attempter. J Nerv Ment Dis 160:146–155

Durkheim E (1897) Le Suidice. Alcano, Paris [Deutsche Übersetzung: Der Selbstmord (1973). Luchterhand, Neuwied Berlin]

Ernst K (1976) Die Zunahme der Suizide in den Psychiatrischen Kliniken – Tatsachen, Ursache, Prävention. Soz Präventivmed 24:34–37

Esquirol JE (1838) Die Geisteskrankheit in Beziehung zur Medizin und Staatsarzneikunde. Voss, Berlin

Ettlinger R (1975) Evaluation of suicide prevention after attempted suicide. Acta Psychiat Scand [Suppl] 260

Farberow N (1969) Grundlagen der Theorie und Praxis von Selbstmordverhütungsstellen. In: Ringel E (Hrsg) Selbstmordverhütung. Huber, Bern Stuttgart Wien, S. 175–194

Feuerlein W (1978) Krisenintervention bei Selbstmordpatienten. Therapiewoche 28:2892–2898

Feuerlein W, Bronisch T, Fürmaier A (1983) Eine Station für Notfallpsychiatrie und Krisenintervention – Konzepte, Struktur und erste Erfahrungen. Psychiatr Prax 10:41–48

Finzen A (1984) Epidemiologie – und was darüber hinaus? Die Fehleinschätzung von Diagnose und Psychopathologie als mögliche Teilursache des Patientensuizids in der Psychiatrie. Suizidprophyl 11:157–166

Finzen A, Müller A, Müller D, Schied HW (1983) Zum Suizid nach der Entlassung aus dem Krankenhaus. Suizidprophyl 10:122–138

Fox R (1976) The recent decline of suicide in Britain: the role of the Samaritan suicide prevention movement. In: Shneidman ES (ed) Suicidology: Contemporary Developments. Grune & Stratton, New York, pp 504–524

Franke A, Frenzel C, Hentschel R, Sorgatz H (1981) Projekt der Suizidprophylaxe für Studenten an der Ruhr-Universität Bochum. Suizidprophyl 8:153–264

Freud S (1910, 1940) Zur Einleitung der Selbstmorddiskussion. Schlußwort der Selbstmorddiskussion. Ges W VIII. Imago, London, S. 61–64
Freud S (1917, 1946) Trauer und Melancholie. Ges W X. Imago, London, S. 427–446
Fürmaier AM (1984) Therapeutisches Konzept stationärer Krisenintervention. Psychother Med Psychol 34:70–75
Gaupp R (1905) Über den Selbstmord. Gmelin, München
Gorenc KD, Kleff F (1981) Selbstmord und Selbstmordversuch in psychiatrischen Krankenhäusern. In: Welz R, Pohlmeier H (Hrsg) Selbstmordhandlungen. Beltz, Weinheim Basel, S. 187–210
Gruhle HW (1940) Selbstmord. Thieme, Leipzig
Guillon C, Le Bonniec Y (1982) Gebrauchsanleitung zum Selbstmord. Robinson, Frankfurt a. M.
Häfner H (1974) Krisenintervention. Psychiatr Prax 1:139–150
Henseler H (1974) Narzißtische Krisen – Zur Psychodynamik des Selbstmords. Rowohlt, Reinbeck
Henseler H (1981 a) Krisenintervention – Vom bewußten zum unbewußten Konflikt des Suizidanten. In: Henseler H, Reimer C (1981) Selbstmordgefährdung – Zur Psychodynamik und Psychotherapie. Frommann-Holzboog, Stuttgart-Bad Cannstadt, S 136–156
Henseler H (1981 b) Probleme bei der Behandlung chronisch suizidaler Patienten. In: Henseler H, Reimer C (1981) Selbstmordgefährdung – Zur Psychodynamik und Psychotherapie. Frommann-Holzboog, Stuttgart-Bad Cannstadt, S 157–170
Hessö R (1977) Suicide in Norwegian, Finish an Swedish psychiatric hospitals. Arch Psychiatr Nervenkr 224:119–127
Jöhrens I (1984) 5 Jahre Krisenintervention am ev. Allgemeinkrankenhaus – Das Krisenzentrum Dortmund-Hörde. Suizidprophyl 11:185–211
Kiev A (1970) New directions for suicide prevention centers. Am J Psychiatr 127:87–88
Kulessa C, Böhme K (1980) Ursprung und Entwicklung der Selbstmordverhütung in der deutschsprachigen Psychiatrie. Fortschr Neurol Psychiatr 48:629–642
Kurz A, Möller HJ (1982 a) Ergebnisse der epidemiologischen Evaluation von suizidprophylaktischen Versorgungsprogrammen. Psychiatr Prax 9:12–19
Kurz A, Möller HJ (1982 b) Ergebnisse der klinisch-experimentellen Evaluation von suizidprophylaktischen Versorgungsprogrammen. Arch Psychiatr Nervenkr 232:97–118
Kurz A, Möller HJ (1984) Zur Wirksamkeit suizidprophylaktischer Versorgungsprogramme. In: Faust V, Wolfersdorf M (Hrsg) Suizidgefahr. Hippokrates, Stuttgart, S 110–122
Lauter H (1982) Die psychiatrische Versorgung von Suizidenten auf internistischen Stationen. In: Fiedler PA, Franke A, Howe J, Kury H, Möller HJ (Hrsg) Herausforderung und Grenzen der klinischen Psychologie. Deutsche Gesellschaft für Verhaltenstherapie, Tübingen, S 215–218
Lehmann W (1982) Behandlung von Selbstmordgefährdeten in der multidisziplinären Fachambulanz: Die „Arche“. In: Fiedler PA, Franke A, Howe J, Kury H, Möller HJ (Hrsg) Herausforderung und Grenzen der klinischen Psychologie. Deutsche Gesellschaft für Verhaltenstherapie, Tübingen, S 219–222
Lester D (1974) Effect of suicide prevention centers on suicide rates in the United States. Public Health Rep 89:37–39
Lindner M, Rohrmann M, Wenzel U (1984) Entstehung, Struktur und Arbeitsweise des Kriseninterventionszentrums im Krankenhaus Am Urban. Suizidprophyl 11:274–288
Lønnqvist J, Niskanen P, Rinta-Mänty R, Achté K, Kärhä E (1974) Suicides in psychiatric hospitals in different therapeutic areas: A review of literature and own study. Psychiat Fenn 365–373
Maltsberger JT, Buie DH (1974) Countertransference hate in the treatment of suicidal patients. Arch Gen Psychiatry 30:625–633
Menninger K (1938) Man against himself. Harcourt, Brace & Co, New York [Deutsche Übersetzung: Selbstzerstörung (1974) Suhrkamp, Frankfurt a.M.]
Meyer JE (1982) Das Suizidproblem und die „Anleitung zum würdigen Freitod“. Nervenarzt 53:419–420
Möller HJ (1982) Das Problem der Inanspruchnahme von Betreuungseinrichtungen für Suizidgefährdete – unter besonderer Berücksichtigung der Bedeutung niedergelassener Ärzte bei

der Versorgung von Patienten in suizidalen Krisen. In: Reimer C (Hrsg) Suizid – Ergebnisse und Therapie. Springer, Berlin Heidelberg New York, S 129–139
Möller HJ, Geiger V (1981) Möglichkeiten zur "Compliance"-Verbesserung bei Parasuizidenten. Crisis 2:122–129
Möller HJ, Bürk F, Kurz A, Torhorst A, Wächtler C, Lauter H (1983) Empirische Untersuchungen zur poststationären Versorgung von Suizidpatienten im Rahmen eines psychiatrischen Liaisondienstes. In: Pohlmeier H, Schmidtke A, Welz R (Hrsg) Suizidales Verhalten – Methodenprobleme und Erklärungsansätze. Roderer, Regensburg, S 165–174
Möller HJ, Hobl M, Marchner E (1985) Epidemiologische Untersuchungen zum suizidprophylaktischen Effekt der Telefonseelsorge. Vortrag auf der 3. Jahrestagung der Arbeitsgemeinschaft zur Erforschung suizidalen Verhaltens, Reisensburg (unveröff. Manuskript)
Patel AR (1975) Attitudes towards self-poisoning. Br Med J II:426–430
Platz WE, Avlidis P, Becker BM (1985) Suicide im psychiatrischen Krankenhaus. Spektrum 3:118–128
Pohlmeier H (1983) Selbstmord und Selbstmordverhütung, 2. Aufl. Urban & Schwarzenberg, München Wien Baltimore
Pohlmeier H (1984) Selbstmordverhütung im Wandel der Zeiten. In: Faust V, Wolfersdorf M (Hrsg) Suizidgefahr. Hippokrates, Stuttgart, S 79–89
Pöldinger W (1985) Die Bedeutung der Psychopharmaka in der Selbstmordprophylaxe. In: Pöldinger W, Reimer C (Hrsg) Psychiatrische Aspekte suizidalen Verhaltens. Tropon, Köln (im Druck)
Pöldinger W, Ringel E (1969) Über die Notwendigkeit der Errichtung von Crisis Intervention Clinics. In: Ringel E (Hrsg) Selbstmordverhütung. Huber, Bern Stuttgart Wien, S 195–201
Reimer C (1981) Zur Problematik der Helfer-Suizidant-Beziehung: Empirische Befunde und ihre Deutung unter Übertragungs- und Gegenübertragungsaspekten. In: Henseler H, Reimer C (Hrsg) Selbstmordgefährdung – Zur Psychodynamik und Psychotherapie. Frommann-Holzboog, Stuttgart-Bad Cannstadt, S 1–27
Reimer C, (1982) Interaktionsprobleme mit Suizidenten. In: Reimer C (Hrsg) Suizid – Ergebnisse und Therapie. Springer, Berlin Heidelberg New York, S 191–206
Reimer C (1985) Psychotherapie der Suizidalität. In: Pöldinger W, Reimer C (Hrsg) Psychiatrische Aspekte suizidalen Verhaltens. Tropon, Köln (im Druck)
Reimer C, Arolt V (1982) Katamnestische Untersuchungen an Suizidpatienten. In: Reimer C (Hrsg) Suizid – Ergebnisse und Therapie. Springer, Berlin Heidelberg New York, S 117–128
Reimer C, Henseler H (1981) Mißglückte Interventionen bei Suizidanten. In: Henseler H, Reimer C (Hrsg) Selbstmordgefährdung – Zur Psychodynamik und Psychotherapie. Frommann-Holzboog, Stuttgart-Bad Cannstadt, S 171–187
Reimer C, Kurthen B (1985) Zur Beziehungsproblematik zwischen Ärzten und Krebspatienten. Z Psychother Med Psychol 35:86–94
Reimer C, Reimlinger S, Stelter K (1979) Zur Lage der Suizidpatienten in Hamburg. Hamb Ärztebl 4:116–119
Retterstöl N (1978) Suicide in psychiatric hospitals in Norway. Psychiatr Fenn 89–92
Ringel E (1953) Der Selbstmord – Abschluß einer krankhaften psychischen Entwicklung. Maudrich, Wien
Ringel E (1961) Neue Untersuchungen zum Selbstmordproblem. Maudrich, Wien
Ringel E (1965) Selbstmordprophylaxe, ein weltweites Problem. Z Präventiv Med 10:428–431
Ringel E (Hrsg) (1969) Selbstmordverhütung: Huber, Bern
Roberts AR (1979) Organization of Suicide Prevention Agencies. In: Hankoff LD, Einsidler B (eds) Suicide – Theory and Clinical Aspects. PSG, Littleton/Mass, pp 391–399
Roman J (1981) Freiwillig aus dem Leben. Kindler, München
Saugstad LF, Ødegard Ø (1979) Mortality in psychiatric hospitals in Norway 1950–1974. Acta psychiatr Scand 59:431–447
Schmid-Bode W, Breucha HP, Möller HJ (1984) Ergebnisse einer 3-Jahres-Katamnese an 100 ambulant nachbetreuten Parasuizidenten. In: Welz R, Möller HJ (Hrsg) Bestandsaufnahme der Suizidforschung. Roderer, Regensburg, S 153–157
Schneider K (1933) Selbstmordversuche. Dtsch Med Wochenschr 59:1389–1391

Schwartz DA, Flinn DE, Slawson PF (1974) Treatment of the Suicidal Character. Am J Psychother 28:194–207
Sonneck G (1982a) Krisenintervention und Suizidverhütung. Psychiatr Clin 15:1–96
Sonneck G (1982b) Betreuungsmodelle für Suizidgefährdete. In: Reimer C (Hrsg) Suizid – Ergebnisse und Therapie. Springer, Berlin Heildelberg New York, S 103–116
Sperling E (1972) Das therapeutische Gespräch mit Suicidalen. Nervenarzt 43:409–411
Stolze H (1975) Sicherheit und Angst des Arztes in der Begegnung mit dem suizidalen Patienten. Münch Med Wochenschr 11/:183–188
Tabachnick N (1961) Countertransference crisis in suicidal attempts. Arch Gen Psychiatry 4:572–578
Torhorst A, Möller HJ, Bürk F, Kurz A, Wächtler C, Lauter H (1984) Ambulante Nachsorge nach Suizidversuchen – Erste Ergebnisse einer experimentellen Studie. Suizidprophyl 11:254–273
Trowell I (1979) Telephone Services. In: Hankoff LD, Einsidler B (eds) Suicide-Theory and Clinical Aspects. PSG, Littleton/Mass, pp 401–409
Verein Kriseninterventionszentrum (Hrsg) (1982) Kriseninterventionszentrum. Holzhausens Nfg, Wien
Wedler HL (1984) Der Suizidpatient im Allgemeinkrankenhaus. Enke, Stuttgart
Weichbrodt U (1937) Der Selbstmord. Karger, Basel
Weiner IW (1969) The effectiveness of a suicide prevention program. Ment Hyg 53:357–363
Weis K (1981) Selbstmordverhütung durch Laien. In: Welz R, Pohlmeier H (Hrsg) Selbstmordhandlungen. Beltz, Weinheim Basel, S 296–312
Wellhöfer PR (1975) Einstellungen zum Selbstmord. Eine sozialpsychologische Leitstudie. Öff Gesundheitswes 37:379–391
Wellhöfer PR (1976) Das suizidale Klima. Eine Untersuchung der Einstellung zum Selbstmord. Öff Gesundheitswes 38:473–483
Weltgesundheitsorganisation (WGO) (1984) Neue Formen des Suizidverhaltens. WGO-Regionalbüro für Europa, Kopenhagen
Wolfersdorf M (1984a) Methodenprobleme bei der Erfassung von Kliniksuiziden psychiatrischer Patienten – Ergebnisse und Probleme. Suizidprophyl 11:167–184
Wolfersdorf M (Hrsg) (1984b) Suizide psychiatrischer Patienten. Weissenhof, Weinsberg
Wolfersdorf M, Vogel R, Hole G, Dreher D, Faulstich H, Gross D, Metzger R, Stoppa H, Herr W, Weisskittel C, Zlatnikova J, Bien S, Kortus R, Kirschmann J, Pröpper D (1984c) Suizidversuche in vier psychiatrischen Landeskrankenhäusern Baden-Württembergs. In: Faust V, Wolfersdorf M (Hrsg) Suizidgefahr. Hippokrates, Stuttgart, S 187–206
Wolfersdorf M, Metzger R, Kopittke W, Studemund B, Kohler T, Hole G (1984d) Einige Aspekte des Suizidproblems in der psychiatrischen Klinik – Literaturübersicht und eigene Untersuchung. In: Faust V, Wolfersdorf M (Hrsg) Suizidgefahr. Hippokrates, Stuttgart, S 221–249

III. Konsiliarpsychiatrie (einige Arbeitsfelder)

Zur Psychologie und Psychopathologie bei schweren und unheilbaren Organerkrankungen

E. BÖNISCH, P. GÖTZE und J.-E. MEYER

INHALTSVERZEICHNIS

A. Die Intensivmedizin

E. BÖNISCH

I. Vorbemerkungen zur allgemeinen Praxis der psychiatrischen Konsiliartätigkeit

1. Häufigkeit

Die Häufigkeit der Anforderungen eines Konsiliarpsychiaters liegt bei etwa 3% der stationären Neuzugänge eines Großklinikums pro Jahr und wird, gemessen an dem tatsächlichen Bedarf, als eher zu niedrig eingeschätzt (WILDBOLZ 1982; BENDER et al. 1983). Rund 65% davon werden von der Inneren Medizin und den zentralen Notfallstationen in Anspruch genommen, gefolgt von Neurologie und Chirurgie. Diese Zahlenangaben dürften in der Versorgung einzelner Regionen erheblichen Schwankungen unterliegen und auch wesentlich von der Art des Angebotes und der kontinuierlichen Verfügbarkeit abhängen. Wirklich gut funktionierende und dann in der Regel als Team konzipierte psychiatrische Konsiliardienste, die auch die eigene Arbeit verbreiternde und verankernde Weiterbildungsaufgaben übernehmen können, stellen bei internationalen Vergleichen im mitteleuropäischen Raum noch immer eine Seltenheit dar. So überrascht es auch nicht festzustellen, daß das Thema der Konsiliarpsychiatrie in deutschsprachigen, psychiatrischen Lehrbüchern bisher noch nicht abgehandelt wird, und der Terminus in den Sachregistern nicht auftaucht. Dieser sich so dokumentierende Mangel an Interesse unseres Faches selbst an einem seiner wichtigen Teilgebiete ist um so bedauerlicher, als damit die Chance eines Ausbaus der interdisziplinären Integrationsarbeit auch im Sinne einer zielstrebigen „Eingliederung der Psychiatrie“ in die klinische Medizin ungenutzt bleibt (SCHWAB u. BROWN 1968). Mögliche Barrieren, einen Psychiater konsiliarisch hinzuziehen, liegen teils bei den Klinikern (STEINBERG et al. 1980), teils bei den Patienten und ihren Angehörigen (BURSZTAJN u. BARSKY 1985). Letzteres hat dazu geführt, auch nach anderen Wegen der Zusammenarbeit zu suchen und z. B. psychiatrische „Liaison-Schwestern“ auszubilden (LIPOWSKI 1981). Sie werden bei zu großen Widerständen eher als der Psychiater selbst akzeptiert und sind zudem in der Lage, den Schwestern der anfordernden Stationen direkt helfend und beratend im Umgang mit schwierigen Patienten beizustehen.

2. Anlässe und Gründe

Anlässe und Gründe der Konsiliaranforderungen sind der Häufigkeit nach Fragestellungen diagnostischer (Bewertungen psychogener oder psychosozialer Faktoren) und therapeutischer Art (Einsatz von Psychopharmaka oder/und von psychotherapeutischen Interventionen) sowie Klärung der Notwendigkeit einer Verlegung. In den spärlich veröffentlichten Statistiken liegen die Prozentangaben unter nosologischen Gesichtspunkten in der Reihenfolge: 30–40% depressive Verstimmungen, 7–15% psychoorganische Syndrome; der Anteil der Zustände nach Suizidversuch wird mit 45–65% angegeben, dementsprechend ist mit der Abschätzung der Suizidalität und der Bereitstellung notwendiger Vorkehrungen ein hoher Aufwand verbunden.

Psychische Störungen im Sinne somato-psychischer Syndrome bei schweren Organkrankheiten erscheinen in den mitgeteilten Statistiken, falls sie überhaupt gesondert aufgeführt werden, als unterrepräsentiert. Dies ist wohl darauf zurückzuführen, daß sich gerade hier oft Überschneidungen mit anderen Kategorien (Depressionen, hirnorganische Psychosyndrome, akute Anpassungskrisen, unkooperatives Verhalten, auch mit der Frage nach der Zurechnungsfähigkeit) ergeben. Bei leichterer Erreichbarkeit des Konsiliardienstes wurde verschiedentlich ein sprunghafter Anstieg (von den zitierten 3% bis zu 9%) der Inanspruchnahme beobachtet, wobei dann häufig die Initiative vom Pflegepersonal ausging, um bei schwierigen Pflegeaufgaben (Langzeitaufenthalte, sterbende Patienten) unterstützt zu werden. In der jüngsten Zeit kommt es gelegentlich bereits vor, daß von Patienten selbst der Wunsch nach einem Gespräch mit dem Psychiater geäußert wird.

3. Erwartungen

Die Erwartungen an den heutigen Konsiliar-Psychiater sind vielgestaltig und gehen über seine traditionelle psychiatrische Kompetenz wesentlich hinaus. Klinisch-medizinisch erfordern die sich ausweitende Spezialisierung und der rasche Wandel innerhalb der Spezialgebiete ein ausreichendes Maß an fachbezogenen

Kenntnissen (Dialyse/Transplantation, Herzchirurgie, Onkologie, Intensivmedizin), um z. B. Dauer und Schmerzhaftigkeit moderner diagnostischer Verfahren, Wirkungen, Neben- und Nachwirkungen apparativer und medikamentöser Behandlungen für das jeweilige Befinden eines Patienten richtig einschätzen und psychopharmako- wie gesprächstherapeutische Mitbehandlungen darauf abstimmen zu können. Erleichternd für die Tätigkeit des Psychiaters wirkt sich eine reguläre, zumindest teilzeitliche Anwesenheit auf den zu betreuenden Stationen mit Beteiligung an Visiten und wichtigen Konferenzen aus (Liaison-Prinzip), was sich jedoch aus den verschiedensten Gründen meist nicht verwirklichen läßt. Dieser Mangel wird besonders im *präventiven* Bereich deutlich, dem bei der Konsiliartätigkeit besonders in Großkliniken bislang eine viel zu geringe Bedeutung beigemessen wird. Manch eine sich langsam anbahnende psychische Dekompensation eines Patienten könnte frühzeitig erkannt und mit einfachen Mitteln aufgefangen werden und eine konsiliarische Intervention im herkömmlichen Sinne überflüssig machen.

4. Organisationsformen

Zu den damit angesprochenen Organisationsformen konsiliarischer Tätigkeit, die mit den unterschiedlichen Aufgaben, Erwartungen und Zielsetzungen eng verflochten sind, gehört auch die Praxis der Gruppenarbeit. Hier kann als Fokus – je nach Dringlichkeit – die ein gesamtes Team betreffende Bewältigung seelisch sehr belastender Ereignisse oder Interaktionen gewählt werden, insbesondere zur Entlastung jüngerer Pflegekräfte oder zur Vorbeugung von burn-out-Zuständen bei älteren, zur Selbstverausgabung neigenden Mitarbeitern. Die hierbei häufig zur Anwendung kommende BALINT-Gruppenarbeit hat sich als sehr effektiv erwiesen. Gruppenleiter, deren Gruppenmitglieder Beziehungs- und Umgangsprobleme mit lebensbedrohlich Erkrankten und Sterbenden klären möchten, sehen sich zunächst einmal selbst in einer ganz anderen Weise von den aus diesen Grenzsituationen des Lebens hervorgehenden emotionalen Belastungen betroffen, als sie es von der Konfliktbearbeitung bei psychoneurotischen Beschwerden her kennen.

Ein interessantes Modell konsiliarischer Gruppenarbeit in Form speziell strukturierter Stationskonferenzen sind die sog. ombudsman rounds (Strain u. Hamerman 1978) zur Klärung psychosozialer Faktoren in der Äthiopathogenese von somatischen Krankheitsmanifestationen. Eine weitere Zielsetzung besteht darin, der heute verbreiteten Überbetonung intellektualisierend-objektivierender Tendenzen in Diagnostik, Therapie und Pflege durch die Einbeziehung emotional-affektiven Erlebens und lebensgeschichtlich bedeutsamer Erfahrungen entgegenzuwirken und so das Verständnis der Krankheitsgeschichte individualisierend zu vertiefen.

5. Rollenverständnis

Der zuletzt genannte Aspekt steht in einem inneren Zusammenhang mit dem Rollenverständnis des Konsiliarpsychiaters, so wie es von außen in Gestalt unterschiedlicher und auch unausgesprochener Erwartungen an ihn herangetragen wird, und wie er selbst seine Aufgabe versteht. Auf die in der Praxis damit einhergehenden Fallstricke, die eine befriedigende Zusammenarbeit und gute Verständigung erschweren, wenn nicht gefährden, haben MENDELSON u. MEYER (1961) aufmerksam gemacht. Auf einen Aspekt sei nachdrücklich hingewiesen, den der vorangehenden Besprechung der beabsichtigten Konsiliaranforderung mit dem Patienten und des Einholens seiner Zustimmung. Falls sich bei der meist telefonischen Vorinformation herausstellt, daß dies nicht geschehen ist (was gar nicht so selten vorkommt), lassen sich bei der Klärung dieser Frage oft sehr wichtige Zusatzinformationen über relevante, den Patienten auch nicht direkt betreffende Problembereiche gewinnen (z. B. institutionelle oder hierarchische Konflikte, die im Sinne einer psychosozialen Abwehr in den Konsiliarbereich verschoben werden). Das macht auch verständlich, weshalb der Psychiater aus vielerlei Gründen mit einem schwankenden Interesse an seiner Arbeit rechnen muß und ein hohes Maß an Frustrationstoleranz besitzen sollte. Er wird um so eher als Kollege gesehen, je mehr es ihm gelingt, in verständlicher Terminologie und mit praktikablen Empfehlungen kompetent Hilfe anzubieten.

II. Die Ausgangslage in der Intensivmedizin

1. Vorbemerkung

Dem Notfallcharakter der Intensivmedizin entsprechend (SCHÄFER 1984) besteht die vorrangige ärztliche Aufgabe darin, mit allen verfügbaren Mitteln lebensbedrohliche Zustände abzuwenden. Dies setzt bei Ärzten wie bei Pflegekräften und dem technischen Hilfspersonal die Bereitschaft und Fähigkeit zu schnellem und möglichst perfektem Handeln voraus, da es schon bei geringen zeitlichen Versäumnissen und kleineren fehlerhaften Verrichtungen um Überleben oder Tod gehen kann. Diesem ungewöhnlichen Engagement ist es wohl auch zuzuschreiben, daß ehemalige Patienten von Wach- und Intensivstationen bei Katamnesen in großer Mehrheit positiv und mit Dankbarkeit auf die Intensivbehandlungsphase zurückblicken (KLAPP 1985). Dies erkennen auch uneingeschränkt selbst betroffene Kollegen an, auch wenn sie in kritischer Gesamtschau Verbesserungswünsche vorzubringen haben (HEINECKER 1980).

Das besondere „Klima" auf intensivmedizinischen Stationen, das in äußerster Verdichtung die Ausrichtung des Teams auf hohe perfektionistische Ideale (zuweilen auch Ideologien) enthält, herausgefordert und unterhalten durch die routinemäßige Handhabung hochleistungsfähiger und immer weiter verbesserter Apparaturen – und dazu im krassesten Gegensatz die ständige Konfrontation mit Vergeblichkeit, Versagen und Tod als „Grenzsituation des Arztes" (KRAUSE 1976) –, gibt auch immer wieder zu öffentlicher Kritik und überzeichnenden Darstellungen Anlaß, besonders wenn im Einzelfall schockierende Erfahrungen zugrundeliegen (bei KRAUSE 1976; SCHORS 1979).

2. Das Pflegeteam

Gleich zu Beginn der Einführung von Intensivstationen Anfang bis Mitte der 60er Jahre – hervorgegangen aus den Polio-Beatmungsstationen und chirurgischen Wachstationen – erschienen die ersten Publikationen über die extreme seelische Belastung des Pflegepersonals. Schwestern suchten um Mitbeteiligung von Psychiatern bei Visiten zur Krisenprävention nach, mit Hilfe regelmäßiger Gruppentreffen des Pflegepersonals versuchte man, den emotionalen Distress abzubauen (Koumans 1965). Die vom Pflegepersonal erwartete Bereitschaft, in praxi sehr gegensätzliche Haltungen einzunehmen, nämlich gleichermaßen sich nüchtern-objektiv und zupackend zu verhalten und wiederum sich auch ruhig-einfühlsam und warm auf den Patienten einzustellen, setzte die Schwestern unter großen moralischen Druck und stürzte sie in heftige Konflikte (Vreeland u. Ellis 1969; Hay u. Oken 1972). Dies trug und trägt (Klapp 1985) als Teilfaktor dazu bei, daß sich die Pflegekräfte von Intensivstationen in ihrer Leistung und in ihrem Selbstbild ungünstiger einschätzen als es der Erwartung entspräche. Im Gegensatz zu ihren ärztlichen Teamkollegen fühlen sich die Intensivschwestern und -pfleger von dem Pflegepersonal der übrigen Institution unvergleichbar mehr isoliert, was zwar zu einer stärkeren Gruppenkohäsion beiträgt, die Möglichkeit, sich auch in beruflichen „Außenkontakten" zu entlasten, jedoch einschränkt. Wegen des durchweg hohen Selbstanspruchs der Teammitglieder fällt es den Einzelnen offenbar auch nach längerer Zugehörigkeit noch schwer, sich freier über das eigene Erleben zu äußern und belastende Erfahrungen untereinander auszutauschen. Hier scheint sich in den letzten fünf Jahren ein Wandel anzubahnen, zum Teil auch über neue Formen studentischer Mitarbeit auf Intensivstationen zur Verbesserung der psychischen Betreuung schwerkranker Patienten (Thoma et al. 1979).

3. Sensorische Reizbelastung

Kornfeld (1980) spricht im Zusammenhang mit Verbesserungen räumlicher Gestaltung zur Verminderung sensorischer Deprivationen von einer zweiten Generation der Intensive Care Units. Auch wenn die einzelnen Stationseinheiten ihren unterschiedlichen Aufgaben entsprechend (Anästhesie, Neurologie und Neurochirurgie, Herz-Thoraxchirurgie, Akutdialyse- und kardiologische Intensivstation, gesondert oder in eine multifunktionale Einheit integriert) unterschiedlich baulich konzipiert sind, die Kombination von Reizentzug und Reizüberflutung stellt bei allen Stationstypen eine erhebliche psycho-physische Belastung für die Patienten dar und kann nur in weniger hektischen Betriebszeiten mit überlegt-umsichtigem Verhalten (einige Vorschläge bei Heinecker 1980) verringert werden. Zusätzliche Faktoren wie Schlafentzug, eingeschränktes Erleben von Tag- und Nachtrhythmus sowie Unterbrechungen des Orientierungsvermögens bei Vigilanzschwankungen tragen in Verbindung mit akustischen und optischen Über- oder/und Unterstimulierungen zum Ausmaß situationsbedingter Außenbelastung bei.

Erst in letzter Zeit hat man versucht, diese Umgebungseinflüsse auch quantitativ zu erfassen. So führten Hannich et al. (1984) bei beatmeten Patienten Messungen der Kontaktbeanspruchung, bezogen auf die zeitliche Dauer von Ruhepausen, durch. Über 24 Stunden wurden mittels fotografischer Aufnahmen im Abstand von 15 Sekunden die im Zimmerquadranten eines Patienten sich ereignenden Team- und Besucherbewegungen registriert. Die Befunde zeigen, daß alle dreiviertel Minuten „Bewegungsunruhe“ zustandekommt, wobei über 80% der direkten, zumeist pflegerischen Patientenkontakte 1–3 Minuten dauern. Leider wird in dieser Studie auf den Aspekt des Erlebens der Patienten und der subjektiven Bedeutung, die sie dem beschriebenen Bewegungs- und Kontaktverhalten ihrer Betreuer beimaßen, nicht näher eingegangen.

4. Anwendungsprobleme psychopathologischer Nomenklatur und psychiatrischer Klassifikation

Art, Schwere, Akuität der Grunderkrankung, Dauer des Stationsaufenthaltes und die damit einhergehenden situationsspezifischen Streßbelastungen, Vorbehandlung mit Psychopharmaka, Besucherregelung, kommunikatives Verhalten der Pflegekräfte und andere Faktoren, die das nicht selten rasch wechselnde klinische Erscheinungsbild prägen, stellen den Konsiliarpsychiater vor erhebliche Schwierigkeiten, Einzelsymptome des Befindens und Verhaltens, auf den Gesamtzustand bezogen, angemessen zu bewerten. Auf Intensivstationen wird wie in kaum einem anderen Bereich klinischer Medizin eine große Variabilität menschlichen Krankheitsverhaltens angetroffen, vor allem bedingt durch die Kombination leichter hirnorganischer Psychosyndrome mit zum Teil hochaffektiven Anpassungsstörungen. Postoperative delirante Syndrome der über 50jährigen Patienten (NADELSON 1976) zeigen vielfach eine sehr variable Verlaufsdynamik, bei der ungünstige Umgebungsfaktoren wesentlichen Anteil haben können. So sind bei „offenen“ Stationseinheiten durch Abschirmung und Schaffung von mehr Privatheit, verbunden mit Halt gebender Zuwendung, auch delirant-psychotische Zustände in geradezu dramatischer Weise zum Abklingen gebracht worden (MARGOLIS 1967). Leichte zerebrale Funktionsbeeinträchtigungen, die auch der Psychiater eher selten zu sehen bekommt, sind häufig, bleiben aber oft unerkannt oder werden fälschlicherweise primärpersönlichen Charaktereigenschaften zugerechnet, was mit einer Zunahme an Isolierung verbunden sein kann. Auch ein selbstgewählter Rückzug nach innen als Versuch, sich über die neu entstandene Lebenssituation und die zu erwartenden Konsequenzen Klarheit zu verschaffen, kann als mutistischer oder stuporöser Zustand fehlinterpretiert werden. Bei der Einschätzung und Bewertung von den beiden häufigsten Symptomen, Angst und Depression, führt der Versuch, sich am Vergleich mit Patienten und deren seelischer Verfassung zu orientieren, die an ähnlichen Krankheitszuständen zu leiden hatten, nicht weit. Die für alles weitere therapeutische Vorgehen ganz individuell zu beantwortende Frage kann nur heißen, ob den geklagten oder zu beobachtenden Depressionen und Ängsten *klinische* Relevanz zukommt. Auffallenderweise besteht aber gerade hierbei die Neigung, die seelische Belastung durch schwere, lebensbedrohliche Organkrankheiten in zwei Extrempositionen zu sehen: es wird entweder wie zwangsläufig eine gravierende psychische Traumatisierung angenommen oder es werden alle auffälligen Befindens- und Verhaltensweisen als leicht nachvollziehbar und gut verständlich eingeordnet und so der Zugang zur Erfassung des aktuellen psychischen oder psychopathologischen Zustandes des Patienten verstellt.

Ein besonderes Problem ergibt sich aus dem zahlenmäßig hohen Anteil suizidal-intoxikierter Patienten, vor allem wenn die Entgiftungsstation nicht als Akutdialyseeinheit abgesondert arbeiten kann, sondern in eine multifunktionale Intensivstation integriert ist. Die interaktionellen Spannungen zwischen dem Team und den zahlreicher werdenden, nicht selten aggressiv-ansprüchlichen Drogen- und Alkoholabhängigen können erhebliches Ausmaß annehmen, da ihr Leiden und ihr Krankheitsverhalten völlig konträr dem des „Modellpatienten" der Intensivmedizin gegenübersteht, der als eine Person charakterisiert wird, die „körperlich krank, passiv und dankbar" ist (WOLK-WASSERMAN 1985). Um die Pflegekräfte von Intensivstationen vom schwierigen Umgang mit Patienten nach Suizidversuchen zu entlasten und auch die Angehörigen in dieser Krisenzeit zu betreuen, wurden speziell für diese Aufgabe Liaison-Schwestern ausgebildet, die unter Supervision eines Psychiaters erfolgreich arbeiten und so auch dem Konsiliarpsychiater selbst zeitintensive Tätigkeiten abnehmen (CATALAN et al. 1980).

5. Kommunikation und Bewältigungsverhalten (Coping)

Wie bereits erwähnt, standen schon in den Anfängen der Intensivmedizin die Pflegeteams vor dem Dilemma, die auf Lebensrettung ausgerichteten, instrumentellen Arbeitsgänge mit der Wahrnehmung und Erfüllung emotional-kommunikativer Bedürfnisse ihrer Patienten zu verbinden. Sozialwissenschaftliche Feldstudien auf Schwerkranken- und Intensivpflegestationen haben zur Entwicklung neuer Konzepte geführt, die der gefühlsmäßigen Inanspruchnahme bei instrumentellen Tätigkeiten den ihr gebührenden Stellenwert einräumen und sie der Kategorie *Arbeit* („Gefühlsarbeit") mit mehreren abgrenzbaren Unterformen zurechnen (STRAUSS et al. 1980).

Unter kommunikativem Aspekt wird Gefühlsarbeit definiert „als Arbeit, die speziell unter Berücksichtigung der Antworten der bearbeiteten Person oder Personen geleistet wird und die im Dienste des Hauptarbeitsablaufs erfolgt".

Damit lassen sich Konfliktkämpfe innerhalb eines Teams mit Äußerungen wie – „Gespräche mit Patienten sind Privatsache" – aus einer anderen Sicht bewerten, wie auch das Reden über den Eigenschaftscharakter verständnisvoll-warmherzigen Verhaltens oder die Fähigkeit zu Empathie um die wichtige, weil mit seelischem Aufwand verbundene Dimension der Arbeit erweitert wird. Gefühlsaufgaben stehen neben instrumentellen Aufgaben, und auf Fehlleistungen der Gefühlsarbeit beruhen Erfahrungen, wie ein unbeseeltes Objekt behandelt zu werden und sich so erniedrigt zu fühlen, auch wenn verstandesmäßig die Vordringlichkeit medizinisch-technischer Verrichtungen eingesehen wird.

Die zu den verschiedenen Gefühlsaufgaben gehörenden Themen wie Trösten, die Fassung bewahren, die Aufrechterhaltung der eigenen Identität unterstützen, die persönliche Intimsphäre schützen helfen, zeigen bereits an, wie sehr all die dem kommunikativen Austausch dienenden Verhaltensweisen unmittelbar bei der individuellen Bewältigung existenzieller Krisen, wie sie bei lebensbedrohlichen Krankheitszuständen in Erscheinung treten, erleichternd oder erschwerend in einem „transaktionellen Prozeß“ (LAZARUS u. LAUNIER 1981) wirksam werden. Auf den günstigen Effekt aktiven Einholens und Sich-Zunutze-machens der Bewältigung dienlicher Informationen haben schon früher HAMBURG u. ADAMS (1967) aufmerksam gemacht.

Der Informationsaustausch ist – schon äußerlich sichtbar – am stärksten bei den *Beatmungspatienten* beeinträchtigt. Die Kommunikation selbst über einfache Inhalte erfordert viel Übung, Zeit und Geduld (für die Verständigung über eine einzige Frage werden zwischen 5 bis 9 Minuten veranschlagt, auch bei Einsatz von Hilfsmitteln wie die „Börsig-Kommunikationstafeln“). Dementsprechend gestaltet sich besonders für den Konsiliarpsychiater die Untersuchungsaufgabe äußerst schwierig. Intubierte Patienten bewältigen den Aufenthalt auf der Intensivstation deutlich schlechter als z. B. Koronarpatienten (KLAPP 1985), leiden unter starker Ängstigung und machen katamnestisch seltener die Angabe, sich auf der Station wohlgefühlt zu haben. In der Entwöhnungsphase nimmt die Beunruhigung stark zu, die Patienten verlangen dann ein Maximum an beruhigender Rückversicherung.

Für das *Bewältigungsverhalten* auf Intensivstationen wie auch in der anschließenden Nachsorge- und Wiederherstellungsphase sind prämorbid ausreichend kompensierte und deshalb „stumm“ gebliebene Persönlichkeitseinschränkungen bedeutsam. Von BOYD et al. (1973) wurden 27 männliche Patienten unter 60 Jahren, die zu einer Bypass-Operation stationär aufgenommen und psychiatrisch nicht vorbehandelt waren, prä- und postoperativ bis zu 12 Monaten untersucht. Die Patienten der Gruppe, die sich von der Operation gut erholt und zwischen dem 3. und 6. Monat die frühere Berufstätigkeit wieder aufgenommen hatte, gaben sich in der Arzt-Patient-Beziehung offen und direkt, stellten häufig Fragen und waren vor der Operation am meisten darüber in Sorge, ihre Effektivität und Arbeitskapazität einzubüßen und ihren Ehepartnern zur Last zu fallen. Sie hatten zu ihren Familien eine gute Bindung und befriedigende Beziehungen. Die Patienten aus der Gruppe mit einem Mißlingen der sozialen und beruflichen Wiedereingliederung waren schon vor der Operation passiver, stellten keine Fragen, ihre Ängste bezogen sich auf Verlust des Lebens oder Verstümmelung, sie idealisierten die Ärzte und waren nach einem Jahr enttäuscht, vereinsamt und desillusioniert. Auffallend in ihrer Genese war, daß sie doppelt so häufig wie in der Vergleichsgruppe bis zur Jugendzeit einen Elternteil verloren hatten und ihre späteren Beziehungen ambivalent-negativ erlebten. Ihr passiv-abhängiges Bindungsverhalten (BOWLBY 1977) deutete auf einen vorbestehenden Mangel an Selbstwertgefühl hin, wodurch auch die ärztlich-pflegerische Kommunikation in spezifischer Weise behindert wurde.

6. Therapie

Als Vorreiter in der Anwendung medizin-technischer Neuheiten sind die Intensivstationen einem raschen Wandel unterworfen, der sich – z. B. im internistischen Bereich – auch verändernd auf die Zusammensetzung der Krankheitsgruppen auswirkt (z. B. Abnahme der Koronarpatienten, die vermehrt und frühzeitig auf

Allgemeinstationen versorgt werden, zugunsten schwer Leberkranker und von Patienten aus dem postoperativ-traumatischen Bereich mit respiratorischer Insuffizienz oder akutem Nierenversagen). Insofern gehören wohl die intensiven, psychiatrischen Betreuungen von Infarktpatienten, wie sie etwa von Hackett et al. (1968) durchgeführt wurden, der Vergangenheit an, zumal sie auch mit dem gewandelten Selbstverständnis der Intensiv-Pflegekräfte, unterstützt von Liaison-Schwestern und studentischen Betreuern, nicht mehr recht in Einklang zu bringen wären. Ebenso dürfte auch ein forschungsorientiertes Projekt, Patienten mit frischem Herzinfarkt für die Dauer ihres Aufenthaltes auf der Kardiologischen Intensivstation Gesprächstherapie anzubieten (Gruen 1975), aus den vorhin genannten Gründen gar nicht mehr durchführbar sein und eine Ausnahme bleiben.

Die psychiatrische Konsiliartätigkeit in der Intensivmedizin umfaßt in erster Linie notfall-psychiatrische Aufgaben (Akutbehandlung, Krisenintervention) unter den speziellen Bedingungen der jeweiligen Stationseinheiten; darüber hinaus eröffnet der Wunsch nach Team-Supervision ein wichtiges Betätigungsfeld. Diese Nachfrage ist allerdings regional sehr unterschiedlich vorhanden und wird zum Teil auch von nicht-psychiatrischen Beratern mit psychologischer Fachkompetenz befriedigt.

Die früher unter psychotherapeutischem Gesichtspunkt intensiv diskutierte Frage über den Anpassungswert bestimmter Formen von „Abwehrverhalten“ (z. B. Leugnung, denial) scheint insofern eine Relativierung erfahren zu haben, als neuere Forschungen den deutlichen Einfluß des Rollencharakters des jeweiligen Interaktionspartners nachweisen konnten: im Gegensatz zu Ärzten, die zu Forschungszwecken einmal am Tag Patienten befragten und dabei eine ausgeprägte Verleugnung des Ernstes der Erkrankung nachgewiesen hatten, konnten Schwestern, die mit den Patienten mehrere Stunden des Tages zusammen verbrachten, kaum Anzeichen für dieses Nicht-wahrhaben-wollen feststellen (Miller u. Rosenfeld 1975). So wird der begrifflichen Abgrenzung und Neubestimmung aus unterschiedlichen Theoriesystemen stammender Konzepte wie Coping, Abwehr- und Anpassungsverhalten vermehrt Aufmerksamkeit geschenkt (Heim 1979). Daß auch bei unserer Thematik Kritik im terminologischen Umgang angezeigt ist, wird neuerdings als Warnung laut, daß sich das „Konzept Verleugnen“ zu mißbräuchlicher Anwendung bei Therapie-zurückweisenden Patienten eigne, um sie zur gewünschten Kooperation zu veranlassen (Shelp u. Perl 1985). Wichtig sei vielmehr, alle Anstrengungen zu unternehmen, gerade in kritischen, die Autonomie des Patienten einschränkenden Krankheitszeiten, ein Höchstmaß gegenseitiger Verständigung und Akzeptanz zu erreichen und aufrechtzuerhalten. In diesem Zusammenhang erscheint es auch entbehrlich, für mitmenschliche Aktivitäten dieser Art den Terminus Psychotherapie zu gebrauchen.

B. Der herzchirurgische Patient

P. GÖTZE

I. Vorbemerkungen

Psychische Reaktionen auf akute Herzkreislaufstörungen wie z. B. Todesangst im Zusammenhang mit einem Herzinfarkt sind immer schon bekannt gewesen, nicht jedoch psychische Störungen bei *chronischen* Herzerkrankungen.

Im vorigen Jahrhundert wurde in der wissenschaftlichen Literatur diesem Phänomen erstmals vermehrte Aufmerksamkeit geschenkt und ein ätiopathogenetischer Zusammenhang zwischen Psychose und Herzkrankheit als gesichert angenommen. So meinte FISCHER (1897) „Herzfehler können bei prädisponierten Personen als Gelegenheitsursache zur Entstehung von Psychosen dienen. Die nicht kompensierten Herzfehler können auch unmittelbar bei nicht prädisponierten Individuen zur Entstehung von Psychosen führen." In einer preisgekrönten Arbeit sprach JAKOB (1909/1910) von den sogenannten Kreislaufpsychosen als von einer ätiopathogenetisch und phänomenologisch eigenständigen Krankheitsgruppe verschiedener Ausprägung i. S. einer nosologischen Entität.

BONHOEFFER (1912) vermochte die nosologische Sonderstellung der sogenannten Kreislaufpsychosen nicht anzuerkennen, sondern reihte sie als unspezifische symptomatische Psychosen in die exogenen Reaktionstypen ein, entsprechend seiner Definition, daß es sich hierbei „um eine sekundäre, durch die ursprüngliche Noxe nur vermittelte Reaktionsform des Gehirns, die bei den verschiedensten Grundschädigungen im wesentlichen einheitlich ist", handelt.

In der nachfolgenden Zeit standen ätiologische und pathogenetische Fragestellungen im Vordergrund des wissenschaftlichen Interesses: Neben einer hereditären Belastung wurden zerebrale Zirkulationsstörungen i. S. von Hyperämien und Hypoxämien mit nachfolgender Stoffwechselstörung der grauen Substanz ebenso diskutiert wie körpereigene toxische Substanzen oder von entzündlich veränderten und verkalkten Herzklappen ausgehende zerebrale Embolien („Endokarditis-Psychosen").

Mit Beginn der modernen Herzchirurgie (Operation der Fallot'schen Tetralogie, BLALOCK u. TAUSSIG 1944) und dem gleichsam experimentellen Auftreten von Psychosen, vor allem gehäuft nach Einführung der Operationen mit extra-korporaler Zirkulation, wurde unter dem Eindruck einer neuen medizinischen „Technologie" der Frage einer postkardiochirurgischen Psychose i. S. eines eigenständigen psychischen Krankheitsbildes nachgegangen. Dabei zeigte sich, daß die Herzpatienten nicht erst postoperativ, sondern auch schon vor der Operation z. T. ausgeprägte psychische Störungen sowohl im affektiv-emotionalen als auch im kognitiven Bereich aufwiesen. Es galt nunmehr die psychischen, psychosozialen und somatischen Bedingungen und Ursachen zu erforschen und Therapiemöglichkeiten zu entwickeln.

Die Herzoperation unter den Bedingungen der extrakorporalen Zirkulation ist inzwischen zu einem Routine-Eingriff geworden. Während in den ersten beiden Jahrzehnten der modernen Herzchirurgie kongenitale Herzfehler sowie erworbene Aorten- und Mitralklappenfehler operiert wurden, steht heute die Koronarchirurgie ganz im Vordergrund. Das Ziel der Koronarrevaskularisation ist die Beseitigung der Angina pectoris sowie die Abwendung von Infarkt und vorzeitigem Tod durch Überbrückung (Bypass) von Stenosen oder Verschlüssen an größeren Koronararterien. Die derzeitige 5-Jahresmortalität nach koronarchirurgischen Eingriffen liegt bei unter 10%.

II. Probleme der Inzidenz, Nomenklatur und Klassifikation der psychischen Störungen

Während in der Allgemeinchirurgie für das postoperative Auftreten von Psychosen in retrospektiven Untersuchungen eine Inzidenz von deutlich unter 1% angegeben wird, so liegen die Zahlen prospektiver Untersuchungen in der Herzchirurgie bei durchschnittlich 20% für Psychosen und überwiegend zwischen 30 und 60% für psychische Störungen insgesamt (Übersicht bei GÖTZE 1980). Die uneinheitlichen Nomenklaturen und Klassifizierungen der psychopathologischen Störungen erschweren jedoch die Vergleichbarkeit der Untersuchungsergebnisse. Weitere Gründe sind die unterschiedliche Zusammensetzung der untersuchten Patientengruppen vor allem nach kardio-chirurgischen Diagnosen, die unterschiedliche Methodik der Erhebungen und die Abhängigkeit vom jeweiligen Stand der Anästhesie und chirurgischen Technik. Nicht wenige dieser vom Erleben her teilweise schweren postoperativen psychischen Störungen sind nach außen hin auch eher diskreter Natur und nur durch genaue Beobachtungen oder oft erst durch spätere Nachbefragungen eruierbar. BLACHER (1972) spricht deswegen von “hidden psychosis”.

Erst in den letzten 10 Jahren haben sich Forschergruppen auf internationalen Symposien zusammengesetzt, um Mittel und Wege für eine vergleichende Forschung zu finden (SPEIDEL u. RODEWALD 1980; BECKER et al. 1982).

III. Präoperative Situation

1. Indikation zur Operation

Die Indikation zur Operation wird im Anschluß an eine Herzkatheteruntersuchung gestellt.

Notwendig erscheint, daß die Patienten zur Operation eigenmotiviert sind. Durch Familie oder Ärzte fremdmotivierte Patienten können sich nur schwer mit ihren Ängsten und Widerständen auseinandersetzen. Sie zeigen meist eine ausgeprägte ambivalente Haltung, mit der sie jedoch verleugnend umgehen. Diese Patienten erscheinen häufig bis zum Zeitpunkt der Operation stärker depressiv verstimmt.

Nicht selten ist bei fremdmotivierten Patienten auch erkennbar, daß sie sich mit ihrer chronischen Herzkrankheit (vitium cordis) in einem homöostatischen Zustand befinden, der durch die Operation empfindlich gestört würde.

2. Wartezeit

In der Wartezeit auf die Operation spielen neben somatischen Komplikationen psychische und psychosoziale Aspekte eine wesentliche Rolle in der Betreuung der Patienten.

Während in den USA vom Zeitpunkt der Indikationsstellung bis zur Operation meist nur ca. 1 Woche vergeht, beträgt die Wartezeit in der Bundesrepublik aufgrund der geringen Operationskapazität noch heute bis zu 6 Monaten, vereinzelt darüber hinaus. 1983 standen etwa 8000 Patienten auf der Warteliste der deutschen Herzchirurgie-Zentren.

1982 wurden in den USA 500, in der Bundesrepublik hingegen nur 119 Herzoperationen auf 1 Million Einwohner vorgenommen.

Somato-psychische Wechselwirkungen bei Herzkranken während der Wartezeit werden von den meisten Autoren hervorgehoben. Ängstlich-depressive Verstimmungen mit sozialem Rückzug bei Angst vor Abhängigkeit und zugleich bestehendem Wunsch nach mehr Zuwendung sowie Anpassungsschwierigkeiten und psycho-physische Leistungsstörungen stehen dabei ganz im Vordergrund. Bei Belastungen beruflicher oder familiärer Art wird oft das Auftreten von körperlichen Beschwerden beobachtet. Auch fühlen sich manche Patienten durch einen möglichen plötzlichen Tod bedroht und versuchen, jede Form von physischer und psychischer Belastung zu vermeiden.

Im Vergleich von Selbst- und Fremdeinschätzung ist sehr auffällig, daß massive Verleugnungstendenzen von Angst und Depression im Umgang mit den Belastungen in der Zeit des Wartens und der Operationsvorbereitung wie auch im Umgang mit Vorstellungen über die Zeit nach der Operation vorliegen. Ein sehr verbreitetes präoperatives Abwehrverhalten ist die generelle „Neigung zu positiver Umwelt- und Selbstdarstellung" (GUTH et al. 1978), die deutlich erhöhte „Morphostase" der Familie (wie sie BALCK et al. 1982 für Dialysepatienten beschrieben haben) und die Tendenz zur Harmonisierung von Beruf und Partnerschaft.

In der *unmittelbaren* präoperativen Situation liegt das Schwergewicht der Forschungen auf den Untersuchungen zur Persönlichkeitsstruktur der Patienten, deren psychopathologischen Auffälligkeiten und möglichen hirnorganischen Veränderungen sowie auf deren aktuellen Stimmungslage, vor allem der Angst und Angstbewältigung (DAVIES-OSTERKAMP 1977). So konnten KAMPMANN et al. (1980) nachweisen, daß fast alle Patienten 3 Monate vor der Operation unter ausgeprägter Angst litten, unmittelbar vor der Operation zeigten sich diese Patienten jedoch infolge einer nunmehr stabilisierten Abwehr deutlich weniger ängstlich. Bei den präoperativen Ängsten handelt es sich nicht nur um real begründete Todesängste hinsichtlich eines objektiven Operationsrisikos mit einer Gesamtmortalität über alle Diagnosen und Schweregrade von derzeit unter 3%. Vielmehr geht es auch um nicht immer bewußte Ängste der Patienten vor Abhängigkeit, Trennung, Isolation und Kontrollverlust, vor Schmerzen und körperlicher Entstellung (Operationsnarbe) sowie ungewissen Folgen nach der Operation mit einer ungeklärten psychosozialen Rollenveränderung (HUSE-KLEINSTOLL et al. 1984).

In einem Extremgruppenvergleich konnten FLEMMING u. MEFFERT (1980) durch Messung der "trait"-Angst mit Hilfe der Saarbrücker Angstliste nachweisen, daß Patienten mit regressiver Angstabwehr (niedriger Angstwert) sich präoperativ psychophysisch deutlich stabiler zeigten als Patienten mit sensitiver Angstabwehr (hoher Angstwert).

Persönlichkeitstests (MMPI, CMI, FPI u. a.) allein erbrachten bis heute keine für herzchirurgische Patienten überzeugende spezfische *Persönlichkeitsstruktur*, insbesondere auch keine statistisch signifikante Differenzierung nach kardiochirurgischen Diagnosegruppen.

Kimball (1969) hingegen, indem er zur Klassifizierung die aktuellen Reaktionen der Patienten auf die Krankheit und deren Folgen und auf die bevorstehende Operation heranzieht, unterscheidet 4 Gruppen: "Adjusted", "Symbiotic", "Denying anxiety" und "Depressive". Die Benennungen kennzeichnen bereits die Art und Weise der psychischen Bewältigungsstile bzw. der Abwehrmechanismen bezüglich der mit der Operation verbundenen Gefühle und Probleme.

Die präoperativen *psychopathologischen* Störungen sind zwar qualitativ und quantitativ nicht so ins Auge springend wie kurz nach der Operation, doch werden bereits für diesen Zeitpunkt klinisch relevante psychiatrische Auffälligkeiten beschrieben. Bei einer Stichprobe von 150 Herzkranken fand Meyendorf (1976 a) mit Hilfe eines standardisierten Einschätzverfahrens (AMP-System) 54% präoperativ psychologisch auffällig. Faktorenanalytisch unterschied er ein psychoorganisches, ein depressives, ein Verleugnungs- und ein neurotisches Angstsyndrom. Clusteranalytisch (AMP-System, Scree-Test) fand Götze (1980) bei einer Stichprobe von 100 Patienten 31% Auffälligkeiten, darunter 2 Verstimmungssyndrome und ein psychoorganisches Syndrom. Letzteres wird auch von anderen Autoren beschrieben. So fand Burzig (1979) bei einer Stichprobe von 118 Patienten mit Herzfehlern und gegenüber einer Kontrollgruppe mit nichtherzkranken Patienten sowohl in hirnorganischen Leistungstests als auch bei der psychiatrischen Einschätzung nur bei den Herzpatienten deutliche Hinweise für ein hirnorganisches Psychosyndrom. Willner et al. (1976) konnten mit Hilfe eines selbst entwickelten Analogietests (CLAT = *C*onceptual *L*evel *A*nalogy *T*est) das Ausmaß einer präoperativen hirnorganischen Beeinträchtigung feststellen und nachweisen, daß Patienten mit deutlichen Hirnleistungsminderungen auch schlechte postoperative Verläufe zeigen (vgl. auch Abschn. V. 1).

Die meisten Autoren diskutieren eine chronische zerebrale Minderdurchblutung als Ursache für die hirnorganischen Leistungsstörungen (Meyendorf 1976 a, b; Willner et al. 1976 u. a.). In eigenen Untersuchungen fanden wir darüber hinaus präoperativ eine Reihe von korrelativen Zusammenhängen hirnorganischer Leistungsminderungen mit psychopathologischen Befunden, insbesondere mit der AMP-Skala „Verstimmungen“, d. h., es ist durchaus möglich, daß die Leistungsfähigkeit der Patienten vor Herzoperationen auch durch den aktuellen präoperativen psychischen Streß beeinträchtigt wird. Andererseits könnten auch reaktiv ängstliche, dysphorische und depressive Verstimmungen verstärkt werden, wenn die Patienten ihre hirnorganischen Leistungsminderungen als Defizit wahrnehmen.

Insgesamt ergibt sich für die präoperative Verfassung der Herzpatienten das Bild einer erheblichen psycho-physischen Labilität. Es dominieren gespannt-depressive und -ängstliche Verstimmungen mit situativer Einengung im Erleben und Verhalten sowie hirnorganische Leistungsminderungen. Deutlich wird auch, wie stark die präoperative Befindlichkeit vom jeweiligen Abwehrstil des Patienten abhängt.

IV. Postoperative Situation

1. Psychisches Befinden auf der Intensivstation (ICU)

Am ersten postoperativen Tag liegt meist ein gutes Befinden vor, nicht selten fühlen sich die Patienten geradezu euphorisch, weil sie realisieren, daß sie mit der Operation die kritische Phase überstanden haben. Aber schon am zweiten und mit einem Höhepunkt am dritten Tag ist häufig eine Verschlechterung im Befinden festzustellen. Denn die kardiochirurgische Intensivstation kommt zwar einerseits dem Bedürfnis nach Sicherheit durch maximale Überwachung entgegen, aber andererseits werden gerade dadurch die Bedingungen geschaffen, die Intensivstation auch als belastend und ängstigend zu erleben.

Während früher die Patienten durchschnittlich 3 bis 4 Tage auf der Intensivstation verblieben, so werden die Patienten heute bei unkompliziertem Verlauf bereits am ersten oder zweiten postoperativen Tag auf die kardiochirurgische Nachbehandlungsstation verlegt.

Wenngleich die meisten Patienten auf die Verlegung als Zeichen der Besserung mit Erleichterung und Angstreduktion reagieren, kommt es doch nicht selten zu sogenannten „Verlegungsphänomenen" (Klein et al. 1968). So entwickeln und verstärken sich nicht nur psychoreaktive Störungen (agitiert ängstliche, depressive und dysphorische Reaktionen), sondern auch somatische Komplikationen (u.a. Rhythmusstörungen) als Ausdruck der Angst und des Gefühls der Bedrohung, die durch die relativ abrupte und häufig ohne ausreichende Vorbereitung vorgenommene Verlegung entstehen können. Denn gerade die Patienten, die ihre Ängste im Zusammenhang mit der Operation durch eine sogenannte sekundäre Hypochondrie, durch oral-narzißtisches Agieren einer passiven regressiven Bedürfnishaltung und/oder durch extreme Verleugnung abwehren (Freyberger 1980), werden durch die situative Veränderung, die ihnen vor allem mehr Mobilität und insgesamt autonomeres Verhalten abverlangt, irritiert.

Die psychische Adaptation an die neue Situation scheint der Mehrzahl der Patienten zu diesem Zeitpunkt nicht zu gelingen, obwohl sie sich aktiver und kraftvoller fühlen als vor der Operation, möglicherweise auch als Ausdruck der Enttäuschung zu hochgespannter Erwartungen. Es scheint aber auch so zu sein, daß die Patienten nach der Operation ihre ängstlich-depressiven Verstimmungen weniger in körperlichen Beschwerden ausdrücken, sondern sie wie auch die auftauchenden aggressiven Gefühle direkt verbalisieren können, was vor allem bei Koronarpatienten deutlich wird, bei denen zu diesem Zeitpunkt die Verstimmungen nicht mehr so larviert erscheinen wie vor der Operation.

2. Psychopathologische Störungen

Vor allem in den frühen Untersuchungen zur Psychopathologie Herzoperierter lag bei den meisten Autoren die Betonung vorwiegend auf der Erfassung und Klassifizierung von zerebralen Funktionsstörungen und psychotischen Symptomen, während Verstimmungen und mehr neurotische Reaktionen weniger Beachtung fanden. So werden z.B. in der anglo-amerikanischen Literatur mit den Benennungen "postcardiotomy-delirium", "acute organic brain syndrom" und "transient psychosis" akute hirnorganische Psychosyndrome klassifiziert, die sich dem exogenen Reaktionstyp BONHOEFFER's oder den reversiblen Durchgangssyndromen nach WIECK (1956) zuordnen lassen.

Einige Autoren betonen mehr die psychodynamischen Gesichtspunkte, so unterscheidet KIMBALL (1969) die Reaktionstypen "Catastrophic", "Euphoric responses", "Altered state of consciousness" und "Depression-withdrawal" (Übersicht bei GÖTZE 1980).

Zur statistisch-empirischen Klassifizierung der postoperativ auftretenden psychopathologischen Phänomene wurden von verschiedenen Arbeitsgruppen mit Hilfe standardisierter Einschätzverfahren faktorenanalytische Lösungen vorgenommen. So beschreibt z. B. MEYENDORF (1976 a) ein delirantes, ein depressives, ein paranoides, ein dysphorisches, ein inkohärent-zerfahrenes und ein komatöses Syndrom; DAHME et al. (1977) fanden ein „kognitives Minussyndrom" (psychoorganischer Faktor), ein „Produktivsyndrom" (paranoid-halluzinatorischer Faktor) und ein „Verstimmungssyndrom" (Verstimmungsfaktor).

Clusternalytische Syndrombildungen mit Hilfe des AMP/AMDP-Systems (DAHME et al. 1977; GÖTZE 1980) bzw. mit Hilfe einer zur Erhebung des psychopathologischen Befundes bei Herzpatienten speziell entwickelten Kurzform (HRPD) des AMDP-Systems (GÖTZE et al. 1985) berücksichtigen vor allem den Verlauf der Symptomatik über die ersten 4 postoperativen Tage. Die letztgenannte Untersuchung ergab 4 charakteristische psychopathologische Syndrome, so ein „leichtes psychoorganisches Syndrom mit Affektstörungen", ein „schweres psychoorganisches Syndrom mit Kontrollverlust", ein Syndrom „Hostilität mit paranoid-halluzinatorischer und psychoorganischer Symptomatik" und ein „delirantes Syndrom".

Dauer der psychopathologischen Störungen: Die meisten Autoren heben hervor, daß sowohl die mehr psycho-reaktiven Syndrome als auch die Psychosen am ausgeprägtesten in der Zeit vom 2.–5. postoperativen Tag auftreten und nur wenige Tage, selten bis zu 2 Wochen andauern.

3. Hirnorganische Leistungsstörungen

Die Ergebnisse der neuro-psychologischen Testuntersuchungen deuten darauf hin, daß etwa bis zum Ende der 1. postoperativen Woche ein Leistungstief im Vergleich zur präoperativen Situation besteht. Die Ursachen liegen offenbar in erster Linie in den negativen Auswirkungen der extrakorporalen Zirkulation. Im weiteren postoperativen Verlauf kommt es wieder zu einer Besserung der Leistungen, die 1 bis 2 Monate nach der Operation signifikant über dem präoperativen Niveau liegen, dies gilt vor allem für die Konzentrationsfähigkeit, die Umstellfähigkeit und die visuo-motorische Koordination (ÅBERG u. KIHLGREN 1974).

EEG-Untersuchungen zeigen intraoperativ teilweise erhebliche Frequenzerniedrigungen, postoperativ eine allgemein leichte diffuse und/oder paroxysmale Verlangsamungstendenz. Innerhalb von einigen Wochen normalisiert sich das EEG und zeigt hier eine bemerkenswerte Parallele zum Verlauf der hirnorganischen Leistungsstörungen. Eine statistisch signifikante Beziehung zu den postoperativen psychischen Störungen fand sich hingegen nicht (SPEHR u. GÖTZE 1982).

4. Spätstationäre Phase (vor der Entlassung)

Obwohl ein gegenteiliges Ergebnis zu erwarten wäre, zeigen eigene Untersuchungen zum Zeitpunkt der Entlassung (3.–4. postoperative Woche) im Vergleich zum prä- und frühpostoperativen Befund ein noch weiteres Zunehmen an Angst und Depressivität. Zugleich äußern die Patienten wie schon zum Zeitpunkt kurz nach der Verlegung von der Intensiv- auf die Nachbehandlungsstation ihre depressive Verstimmung mehr verbal und nicht mehr so sehr über körperliche Symptome wie vor der Operation, d.h. auch, daß die Patienten offenbar sich selbst und andere wieder differenzierter wahrnehmen können.

Das Phänomen der Zunahme von Angst und Depressivität zum Zeitpunkt der Entlassung könnte weiterhin trotz bevorstehender Unterstützung durch spezielle rehabilitative Einrichtungen auch Ausdruck für erhebliche Schwierigkeiten der Patienten sein, sich an ihre veränderte momentane und zukünftige Situation zu adaptieren. Der Patient sieht sich konfrontiert sowohl mit seinen eigenen meist hohen Erwartungen als auch mit den vorhandenen Beeinträchtigungen. Dazu gehören vor allem die mit starken Versagensängsten verbundenen Probleme in Beruf, Familie und Partnerschaft (Speidel 1982).

V. Bedingungen und Ursachen postoperativer psychischer Störungen

1. Somatische Faktoren

Hier muß zwischen prä-, intra- und postoperativen Faktoren unterschieden werden.

Präoperativ. Zu den präoperativen Risikofaktoren postoperativ auftretender relativ schwerer hirnorganischer Psychosyndrome werden insbesondere ein höheres Lebensalter, Herzklappenfehler gegenüber koronarer Herzkrankheit, Störungen der Hämodynamik (O_2-Mangel bei erniedrigtem Herzzeitvolumen u.a.) sowie Zeichen einer zerebralen Vorschädigung (hirnorganische Leistungsminderungen, neurologische Störungen) gerechnet (Huse-Kleinstoll 1980).

Intraoperativ. Die für die Schädigung des zentralen Nervensystems kritischen Phasen der extrakorporalen Zirkulation liegen im Beginn sowie am Ende der Perfusion beim Entfernen der Luft aus dem Herzen (Pokar u. Huse-Kleinstoll 1980). Seit dem Einbau verbesserter Filter zur Vermeidung von Mikroembolien (Gas, Silikon, Thrombozyten u.a.) sowie seit Einführung einer gezielten Myokardprotektion hat die Häufigkeit schwerer neurologischer und psychopathologischer Störungen infolge intraoperativ ausgelöster Mikroembolien und anderer hämodynamischer und metabolischer Komplikationen deutlich abgenommen. So werden in den letzten Jahren postoperativ fast nur noch leichte bis mittelschwere neurologische Störungen mit einer allerdings in der Literatur recht unterschiedlichen Inzidenzrate von 10–40% angegeben (Übersicht bei Götze 1980).

Bemerkenswert ist, daß sowohl prä- als auch postoperativ psychisch auffällige Patienten auch neurologisch gestörter erscheinen, wobei die neurologischen Störungen stets den psychischen vorausgehen. Meyendorf (1976b) weist in diesem Zusammenhang mit Recht darauf hin, daß sowohl intra- als auch postoperativ hypoxämisch und mikroembolisch verursachte zerebrale Schädigungen sich nicht immer im neurologischen Befund nachweisen lassen, wohl aber dem psychopathologischen Befund zugrunde liegen können.

Postoperativ. Patienten mit postoperativ erheblichen psychoorganischen Störungen, vor allem i. S. einer deliranten Symptomatik, zeigen u. a. deutliche Störungen im Wasser- und Elektrolythaushalt, stärkere Zeichen der Linksherzinsuffizienz und niedrigere Sauerstoffsättigungen (Huse-Kleinstoll 1982). Polonius et al. (1980) konnten nachweisen, daß zwischen dem relativen Höhepunkt psychischer Störungen am 2. und 3. postoperativen Tag Beziehungen bestehen zum gleichzeitigen quasi gesetzmäßigen Verlauf der vitalen Parameter mit einer Abweichung der hämodynamischen Regelsysteme von der Norm, insbesondere der arterio-venösen O_2-Differenz, des Herzzeitvolumens und des O_2-Verbrauches. Wenn Angst und psychomotorische Erregung den O_2-Verbrauch steigern, der nur durch vermehrte O_2-Ausschöpfung kompensiert werden kann, dann kommt es leicht zu gefährlichen Rückkoppelungsphänomenen und damit zur Gefahr eines Katabolismus.

2. Psychiatrische Vorgeschichte

Einige Autoren (Meyendorf 1976a u. a.) fanden in der Vorgeschichte postoperativ auffälliger gegenüber unauffälliger Patienten vergleichsweise häufiger psychotische Episoden oder gravierende psychische Störungen, andere Autoren hingegen konnten diesen Befund nicht bestätigen (Götze 1980).

Auf den Zusammenhang zwischen postoperativen psychischen Störungen und der regelmäßigen Einnahme von Tranquilizern, Hypnotika oder der Neigung zum Alkoholismus wiesen verschiedene Autoren hin. Man muß hier jedoch überlegen, ob nicht eine Mitverursachung der vermehrten postoperativen Störung eher im schlechten psychischen Ausgangsbefinden der Patienten zu suchen ist (gemildert durch die Einnahme der Medikamente) als in der toxischen Vorschädigung und der hämodynamischen Beeinflussung durch Medikamente und Alkohol. Entzugssyndrome im engeren Sinne wurden postoperativ sehr selten beobachtet.

3. Psychologische, psychosoziale und situative Faktoren

In der Literatur wird eine Fülle von psychologischen und situativen Risikofaktoren für psychische Störungen nach Herzoperationen genannt. So u. a. Ehe-, Familien- und berufliche Probleme, Herztodfälle in der Familie und Umgebung, eine weniger vertrauensvolle Beziehung zu Ärzten und Pflegepersonal, längere Wartezeiten, Operationsverschiebungen und der Mangel an Zukunftsperspektiven, insbesondere dann, wenn der uneingestandene Wunsch besteht, krank zu bleiben.

Auf der Intensivstation rücken psychoreaktive Faktoren in den Vordergrund (s. Abschn. IV. 1.).

Zwischen präoperativen Persönlichkeitsvariablen (FPI) und postoperativen psychopathologischen Auffälligkeiten fanden MEFFERT et al. (1978) folgende statistisch signifikante Zusammenhänge:

- Aggressivität steht im Zusammenhang mit Störungen des Sozialverhaltens und der Psychomotorik,
- Depressivität, emotionale Labilität und ein hohes Maß präoperativ geäußerter Angst mit emotionalen Störungen,
- Irritiertbarkeit mit Derealisations- und emotionalen Störungen,
- Gehemmtheit mit psychomotorischen und emotionalen Störungen
- sowie Verschlossenheit mit paranoiden Symptomen.

Patienten, die in der Fremdeinschätzung als dominant beschrieben wurden, zeigten psychomotorische Störungen, solche, die als passiv beschrieben wurden, zeigten Störungen im emotionalen und sozialen Bereichen.

Diese Befunde sprechen dafür, daß vorhandene Persönlichkeitsbezüge in der postoperativen Belastungssituation deutlich übersteigert werden.

Vor allem aber scheinen Angst vor der Operation und die Formen der psychischen Angstabwehr eine wichtige Rolle bei der Entwicklung postoperativer psychischer Auffälligkeiten zu spielen (LAZARUS u. HAGENS 1968). Dabei sind die Befunde zur Zeit noch sehr widersprüchlich. Um so interessanter erscheint der Extremgruppenvergleich von FLEMMING u. MEFFERT (1980). Die Autoren fanden heraus, daß die Patienten, die sich als besonders ängstlich („state"-Angst) beschrieben, im Vergleich zu Patienten, die sich als auffallend wenig ängstlich beschrieben, nicht häufiger schwer psychisch auffällig wurden, vor allem mit einer ausgeprägten paranoiden und affektiv emotionalen Symptomatik. Sehr unterschiedlich wird in diesem Zusammenhang der Wert der Verleugnung als Abwehrmechanismus der Angst eingeschätzt. Offenbar sind im Zusammenwirken mit der Verleugnung der Angst auch situative und persönlichkeits-orientierte, besonders qualitative Ich-strukturelle Faktoren wie z. B. eine ausgeprägte Frustrationstoleranz und andere streßbewältigende Ressourcen bei den einzelnen Patienten von entscheidender protektiver Bedeutung. So verleugnen z. B. Koronar-Patienten in der Regel stärker als Herzklappen-Patienten, die generell mehr zu ihren Gefühlen stehen. Nach KIMBALL (1976) kommt es aber besonders bei Patienten, die ihre Angst verleugnen, gehäuft im Zusammenhang mit postoperativen Herzarrhythmien zu Angstdurchbrüchen, die vor allem bei Koronar-Patienten von einer über Stunden oder Tage anhaltenden paranoid-halluzinatorischen Symptomatik (meist am 2. und 3. postoperativen Tag) begleitet werden können („Katastrophenreaktion" als Ausdruck unzureichender Angstabwehr).

4. Somato-psychische Zusammenhangsfragen

In der Annahme einer multifaktoriellen Ätiopathogenese der postoperativen psychischen Störungen vor allem bei Herzklappen- und Koronarpatienten ist zu fragen, wie groß der jeweilige relative Anteil der somatischen und psychologischen (wie auch psychosozialen und situativen) Variablen an der Aufklärung der Varianz der verschiedenen psychischen Störungen ist.

Meffert et al. (1983) fanden unterschiedliche Kombinationen von psychologischen und somatischen Faktoren für Patienten mit koronarer Herzkrankheit bzw. mit einem Herzklappenfehler: Für beide Gruppen gibt es demnach unterschiedliche Prädiktoren für psychoorganische, paranoid-halluzinatorische und emotionale Störungen. Die Ergebnisse scheinen aber im einzelnen bisher noch nicht ausreichend abgesichert zu sein.

VI. Therapie

Die meisten Patienten kommen mit einer gewissen ängstlich-gespannten Erwartungshaltung zur Aufnahme. Sie erscheinen stark auf das bevorstehende Operationsereignis eingeengt, dabei z. T. ambivalent oder unbewußt fremdmotiviert (s. Abschn. B. III. 1.) und ihre Ängste mehr oder weniger verleugnend. Die *juristische* Aufklärungspflicht des Chirurgen hinsichtlich der Operationsrisiken führt in dieser labilen Phase bei vielen Patienten zur Konfrontation mit den angstauslösenden realen Bedrohungen, die es gerade abzuwehren gilt.

Ärzte, die selbst am Herzen operiert wurden, betonten die ausgeprägte emotionale Abhängigkeit von der sie persönlich betreuenden Krankenschwester während der Intensivbehandlung. Jede unangemessene, uneingefühlte Beantwortung von Äußerungen des Patienten werden von diesem nach Freyberger (1980) als Objektverlust erlebt. So betont Freyberger auch generell die Bedeutung des affektiven Klimas der Intensivstation. Jeder Handgriff und jede bevorstehende Untersuchung sollten dem Patienten erläutert werden. In der Literatur finden sich wiederholt Angaben, daß die im Laufe der Jahre beobachtete Verringerung der Inzidenzrate psychotischer Erkrankungen mit der inzwischen verbesserten Wahrnehmung und Berücksichtigung der Bedürfnisse der Patienten zusammenhängen.

Schon Lazarus u. Hagens (1968) beobachteten bei Patienten mit zusätzlicher prä- und postoperativer psychiatrischer Betreuung weniger Auffälligkeiten als in einer Kontrollgruppe. Auch Layne u. Yudofsky (1971) beschrieben schon frühzeitig eine Reduzierung schwerer psychotischer Störungen um 50% unter den Bedingungen präoperativer psychiatrischer Interviews und persönlicher psychiatrischer Betreuung.

Die multifaktoriellen Ursachen und Bedingungen postoperativer psychischer Störungen erfordern nach Freyberger (1980) in Abstimmung mit den somatischen Interventionen ein supportives psychotherapeutisches Vorgehen mit den Aspekten der Befriedigung regressiver Bedürfnisse, der Möglichkeit einer positiven Übertragungsbeziehung und der Stabilisierung der individuellen Abwehrmechanismen in einem der Situation angemessenen Ausmaß. Götze et al. (1979) beschrieben darüber hinaus leitsymptomorientierte therapeutische Interventionen und betonen besonders die Notwendigkeit wiederholter Klarifikationen bei situativen Orientierungsstörungen, die relativ häufig vorkommen. Vor allem bei Patienten, bei denen paranoid-halluzinatorische Reaktionen und affektiv-emotionale Störungen im Vordergrund stehen, könne durch stetigen klärenden Zuspruch in fast suggestiv anmutender Weise die Symptomatik günstig beeinflußt und gegebenenfalls durch wiederholte Gaben von Sedativa (Diazepam) oder Neuroleptika (Haloperidol) auch kurzfristig und nicht selten vollständig unterbunden werden.

Patienten mit schweren kognitiven Störungen und deliranten Syndromen sollten frühzeitig und ausreichend auch über längere Zeit mit Neuroleptika und/oder Benzodiazepinen behandelt werden. Patienten, bei denen in der Mobilisierungsphase nach der Intensivbehandlung zeitweilig in der Intensität sehr schwankende Verwirrtheitszustände mit depressiv-dysphorischen Verstimmungen auftreten, ohne daß eine unmittelbar korrigierbare somatische Ursache zu finden ist, lassen sich meist erfolgreich mit Chlomethiazol behandeln.

Die bisherigen Erfahrungen haben sehr deutlich gemacht, daß der herzchirurgische Patient sowohl in der prä- als auch in der postoperativen Phase ein hohes Maß an Ich-Stabilität besitzen muß, um die notwendigen situativen Anpassungsprozesse mit Hilfe seiner ihm zur Verfügung stehenden Einsichten und Abwehrmechanismen adäquat bewältigen zu können. Bei Patienten mit mehr fragilen Ich-Strukturen kann der Konsultations-Psychiater/Psychotherapeut durch seine supportive Präsenz i. S. sowohl eines Hilfs-Ichs als auch eines primär guten Objektes die Gefahr einer Desintegration vermeiden helfen. Vielleicht ist hier die Bemerkung eines Patienten kennzeichnend, der in der postoperativen Phase meinte: „Solange mein Schatten (der Therapeut) mich nicht verläßt, fürchte ich nichts." Unter dem gleichen Gesichtspunkt wird der Besuch von Angehörigen schon auf der Intensivstation eher gefördert.

VII. Der Herzpatient in der Rehabilitation

Wie relevant die vorausgegangenen psychischen Störungen für den weiteren Verlauf sind, konnten Rabiner u. Willner (1980) in einer Doppelblind-Studie nachweisen. Danach korrelieren postoperative psychiatrische Komplikationen und/oder ein postoperativ verschlechtertes Ergebnis im Analogietest (CLAT) hoch signifikant mit der Fünf-Jahres-Mortalität.

Weiterhin fällt immer wieder in den Jahren nach der Operation auf, daß das Ausmaß persistierender oder neu auftretender körperlicher Beschwerden bei weitem nicht dem objektiven Befund entspricht, der meist gegenüber dem präoperativen Status deutliche Verbesserungen aufweist. Der offensichtliche Widerspruch zwischen subjektivem Erleben und objektivem Befund wird jedoch durch die Untersuchung der poststationären psychischen Befindlichkeit verständlicher. Viele Patienten erleben sich in ihren präoperativen Erwartungen enttäuscht. Sie leiden – wie schon bereits zum Zeitpunkt der Entlassung erkennbar – unter aktualisierten und/oder nachfolgenden Partnerschafts-, familiären und beruflichen Problemen sowie unter einem veränderten Selbsterleben und Rollenverhalten.

Diese Beobachtungen zeigen, daß die Frage der psychischen und sozialen Rehabilitation der Herzoperierten eine wichtige medizinische, psychotherapeutische und soziale Aufgabe ist, deren Bewältigung mit den herzchirurgischen Erfolgen nicht Schritt gehalten hat (Speidel et al. 1978). Möglicherweise können hier Gesprächsgruppen mit den Patienten und ihren Partnern, wie sie Kimball (1980) empfiehlt, oder die in den USA bestehenden Selbsthilfegruppen der Mended Hearts Inc. sich auch bei uns als hilfreich erweisen (vgl. Kap. C. III. 7.).

VIII. Der herztransplantierte Patient

Seit Barnard 1967 die erste Herztransplantation durchführte, sind die Fortschritte der Herztransplantations-Chirurgie so erheblich, daß heute nicht mehr vom klinischen Experiment, sondern von einer etablierten therapeutischen Möglichkeit gesprochen wird. Die Ein-Jahres-Überlebensrate betrug 1983 80%, die Fünf-Jahres-Überlebensrate noch 65%. Seit 1981 werden auch in der Bundesrepublik Deutschland mit großem Erfolg Herzen verpflanzt, vor allem in München. Übereinstimmend werden nur die terminal Herzkranken als potentielle Empfänger akzeptiert, die psychosozial stabil erscheinen, in der Anamnese keine schweren depressiven Verstimmungen oder Psychosen aufweisen und über einen ausgeprägten Lebenswillen verfügen.

Seit bald 20 Jahren werden Herzen verpflanzt, und noch immer gibt es u. W. zu diesem Thema kaum psychiatrisch/psychologische Literatur, obwohl bereits 1969 Lunde erwähnt, daß ein Drittel der Herztransplantierten postoperativ psychotisch würden. Den Beschreibungen nach scheinen sich jedoch die psychischen Störungen nicht wesentlich von denen zu unterscheiden, die sonst in der Herzchirurgie beobachtet werden.

Ursächlich sieht Lunde einen Zusammenhang mit der relativ hohen Kortikosteroidtherapie, auf letztere führen auch Wolpowitz u. Barnard (1978) die in 25% der Fälle beobachtete sekundäre Impotenz zurück.

Da die Herztransplantations-Chirurgie offenbar auch in der Bundesrepublik Deutschland zumindest in einigen Zentren deutlich zunehmen wird, erwächst hier dem Psychiater als Konsiliar eine wichtige Aufgabe in Therapie und Forschung.

C. Der chronisch nierenkranke Patient

P. Götze

I. Die Urämie

„Die Urämie ist gekennzeichnet durch den nicht mehr zu kompensierenden Ausfall der exkretorischen und endokrinen Funktionen der Niere sowie insbesondere durch eine allgemeine Intoxikation mit harnpflichtigen Substanzen" (Brunkhorst u. Stolte 1985). Die häufigsten zugrundeliegenden Erkrankungen sind Glomerulonephritiden, Pyelonephritiden, Zystennieren, Nierengefäßerkrankungen und Nierenbeteiligung bei Systemerkrankungen. Es liegt ein leichtes Überwiegen der Männer vor, der Altersgipfel liegt zwischen 35 und 50 Jahren.

Nahezu alle Organe werden durch die Urämie in Mitleidenschaft gezogen, so auch das zentrale und periphere Nervensystem. Die progrediente chronische Niereninsuffizienz führt u. a. zu einer toxisch-metabolischen Enzephalopathie mit psychopathologischer Symptomatik. Leichtere Formen weisen nur eine Minderung komplexer Wahrnehmungsleistungen und abstrakter Denkvollzüge auf. Im fortgeschrittenen Stadium der Niereninsuffizienz ist regelmäßig ein unspezifisches psychoorganisches Syndrom unterschiedlicher Ausprägung und Intensität anzutreffen: Bei leichter Benommenheit und Schlafstörungen liegt eine allgemeine Verlangsamung der geistig-seelischen Abläufe, vor allem mit einer Abnahme der Konzentrations- und Merkfähigkeit, einer Störung der Aufmerksamkeit, der Gedächtnisleistungen und nicht selten auch der Orientierung vor. Eine depressive Grundstimmung unterschiedlicher Ausprägung (ängstlich-gehemmt/-agitiert) und psychoreaktive Überlagerungen sind dabei häufig zu beobachten (BRON et al. 1976). Nicht selten erscheinen die Patienten auch matt-euphorisch, realitätsabgewandt und kritikgemindert.

Bei terminaler Niereninsuffizienz werden ausgeprägte psychoorganische Syndrome mit psychotischer Symptomatik bei vorherrschender Verwirrtheit beobachtet: Delirante, schizophrenieforme, manische, paranoide und depressive Formen werden beschrieben. Schließlich werden die Kranken im Endstadium der Urämie zunehmend apathisch, somnolent und komatös.

Die wesentlichen neurologischen Beschwerden und Befunde im Verlauf der progredienten chronischen Niereninsuffizienz sind: Kopfschmerzen, Sehstörungen, sensible und motorische Polyneuropathie, Paresen ganzer Muskelgruppen u. a. m.

Hirnleistungsstörungen (ABRAM 1969) und pathologische EEG-Veränderungen (TESCHAN 1975) stehen in Übereinstimmung mit der klinischen Schwere der psycho-organischen Symptomatik. Die einzige Möglichkeit, dem urämischen Patienten heute zu helfen, besteht in der Peritonealdialyse, Hämodialyse und in der Nierentransplantation.

II. Peritonealdialyse

Die Schweizer Chirurgen HEUSSER u. WERDER führten 1927 die erste Peritonealdialyse durch, aber erst in den 60er Jahren fand dieses Verfahren breitere Anwendung. Heute werden Patienten mit einer Niereninsuffizienz dann (intermittierend) peritonealdialysiert, wenn eine (sonst erfolgreichere) Hämodialyse kontraindiziert ist (z. B. bei Blutungsneigungen).

Systematische Untersuchungen zu den spezifischen psychologischen Problemen der Patienten unter einer Peritonealdialyse stehen noch aus (BALCK et al. 1985).

III. Hämodialyse

1. Einführung

1943 führte der Niederländer Kolff die erste Hämodialyse beim Menschen durch. In den folgenden Jahrzehnten nahm die apparative Technik der Hämodialyse – vergleichbar der extrakorporalen Zirkulation in der Herzchirurgie – eine derart rasche Entwicklung, daß heute die Hämodialyse medizintechnisch längst ein Routineverfahren geworden ist.

1981 wurden in der Bundesrepublik Deutschland 11 000 Patienten chronisch intermittierend dialysiert (Muthny et al. 1985). Zur Zeit kommen jährlich 2 500–3 600 neue Kranke dazu, die sich 3 × wöchentlich für 5–6 Stunden der Dialyse unterziehen, 80% in der Zentrums- und Limited-care-Dialyse, 20% im Rahmen der Heimdialyse.

Dialysesetting (nach Heinze 1985):

Zentrumsdialyse: Es werden möglichst nur die Patienten ambulant in der Klinik oder Praxis behandelt, die aus somatischen oder psychischen Gründen während des Dialysevorgangs dauernd ärztlicher und pflegerischer Überwachung bedürfen und nicht für die Selbstdialyse ausgebildet werden können.

Limited-care-Dialyse betrifft die Patienten, die willens, fähig und geschult sind, die Dialyse teilweise oder vollständig unter der Überwachung durch das Pflegepersonal in speziellen Zentren durchzuführen.

Heimdialyse: Hierfür sind nur die Patienten geeignet, die willens, fähig und geschult sind, die Dialysetherapie mit Assistenz eines hierzu bereiten, fähigen und geschulten Partners zu Hause selbst durchzuführen.

Durch den Einsatz der chronisch intermittierenden Hämodialyse wird aus einer chronisch-fortschreitenden eine leichtere und intermittierend auftretende renale Insuffizienz. Es liegt daher nahe anzunehmen, daß auch die bei der Urämie beobachteten psychischen Störungen unter der Hämodialyse in ihrer Häufigkeit und Intensität abnehmen. Dies ist jedoch nur bedingt der Fall. Die mehr oder weniger gleichförmigen und unspezifischen Ausprägungen der psychoorganischen Symptomatik bis hin zu Psychosen bei Urämie, erfahren durch den Einsatz der Hämodialyse vor allem eine symptomatische und offensichtlich auch eine gewisse pathogenetische Modifizierung.

Darüber hinaus bedeutet die Langzeithämodialyse für den chronisch niereninsuffizienten Patienten eine psychische und somatische Dauerbelastung mit Komplikationen unterschiedlicher Art und Intensität. Bei der Untersuchung der psychischen Befindlichkeit müssen daher somatische und psychische Bedingungen und Komplikationen als pathogenetisch wirksame Faktoren mitberücksichtigt werden.

Einige *somatische* Bedingungen und Komplikationen während der Hämodialysebehandlung sind (Huber et al. 1985):

- intermittierender Anstieg von harnpflichtigen Substanzen,
- metabolische und endokrinologische Störungen,
- zerebrale und koronare hypertoniebedingte Kreislaufstörungen bis zum zerebralen Insult und Myokardinfarkt,
- Shuntinfektionen bis zur Sepsis,
- allgemeine Infektanfälligkeit bei reduzierter zellulärer und humoraler Immunabwehr,
- Osteopathien, Neuropathien und Myopathien,
- gastro-enterologische und hämatologische Probleme.

Einige *psychische* Belastungen sind (ausführlich bei Speidel 1985):

- die latente Todesbedrohung bei erheblich verkürzter Lebenserwartung (Lebensverlängerung von durchschnittlich 10–15 Jahren),
- die Ungewißheit über eine mögliche Transplantation,
- die notwendige psychische Verarbeitung somatischer Beeinträchtigungen und Komplikationen sowie technisch-apparativer Störungen,
- die Reduzierung der psychischen und körperlichen Vitalität mit Verlust der Unversehrtheit,
- die diätetischen Verordnungen und die Begrenzung der Trinkmenge,
- die räumlich-zeitliche Abhängigkeit von Apparaten mit Veränderung des Lebensrhythmus,
- das notwendige Bündnis mit Ärzten und Pflegekräften,
- die psychosoziale Einengung v.a. in Beruf und Familie.

2. Hirnorganische Leistungsstörungen

Objektive Tests zeigen bereits am 2. Tag nach der ersten Dialyse urämisch Kranker eine Verbesserung des Kurzzeitgedächtnisses (Osberg et al. 1982). 6–12 Monate nach der Aufnahme der chronisch intermittierenden Hämodialyse haben sich alle Hirnleistungsfunktionen nahezu normalisiert.

Bereits 2–3 Jahre (Gilli et al. 1980) nach Aufnahme der Hämodialyse wurden jedoch an Hand von Kontrolluntersuchungen statistisch signifikante Leistungsminderungen festgestellt, so daß vermutet wird, daß die Dialysebehandlung auf Dauer eine zerebrale Schädigung nicht verhindern kann. McKee et al. (1982) stellten hingegen auch noch nach 4,3 Jahren keine sicher nachlassenden zerebralen Leistungen in objektiven Tests fest, die Autoren betonen aber, daß aus methodischen Gründen die eigenen Ergebnisse mit denen anderer Untersucher nicht vergleichbar seien.

Bemerkenswert hingegen, weil scheinbar paradox, ist der folgende bisher nicht geklärte Befund (s.u.), daß während der chronisch-intermittierenden Dialysebehandlung jeweils am 1. Tag nach der Dialyse die hirnorganischen Leistungen eher herabgesetzt sind, bevor sie sich dann wieder deutlich erholen (Wendland u. Loock 1977).

Elektroenzephalographische Untersuchungen zeigen kurz vor, besonders aber während der Dialyse eine Erhöhung der Grundrhythmusfrequenz (Teschan 1975; Wendland u. Susantija 1983). Nach der Dialyse kommt es in vielen Fällen kurzfristig zu einer Verlangsamung der Grundrhythmusfrequenz unter das Ausgangsniveau, zu Allgemeinveränderungen und vereinzelt zu Krampfpotentialen, wie sie auch bei der Urämie zu beobachten sind (Cadilhac 1976).

Computertomographisch konnten Greca et al. (1982) nachweisen, daß die Dichte des Hirngewebes in der prädialytischen Situation im Vergleich zu einem nierengesunden Kollektiv erhöht ist und unmittelbar nach der Dialyse nahezu normalisiert erscheint. Nach 6 weiteren Stunden sind deutliche Zeichen einer verminderten Dichte des Hirngewebes vor allem in den Basalganglien vorhanden.

Dieser Befund könnte möglicherweise den von Wendland u. Loock am 1. Tag nach der Dialyse festgestellten kurzfristig auftretenden hirnorganischen Leistungsabfall erklären. Hier eröffnen sich weitere notwendige Forschungen mit zeitgleichen computer- und elektroenzephalographischen Untersuchungen in Verbindungen mit hirnorganischen Leistungstests und biochemischen Parametern, die auch über das Auftreten des sogenannten Dysäquilibrium-Syndroms ätiopathogenetisch mehr Aufschluß geben könnten.

3. Dialysedysäquilibrium-Syndrom

Das Dialysedysäquilibrium und die Dialyseenzephalopathie sind die einzigen charakteristischen Syndrome dialysierter urämischer Patienten. Das Dialysedysäquilibrium kann sich gegen Ende der Dialyse oder einige Stunden danach entwickeln. Die Dauer beträgt nur wenige Stunden. Die klinischen Symptome sind Kopfschmerzen, Übelkeit, Erbrechen, Hypertonie, Sehstörungen, Zittern und Krämpfe. In der Regel tritt ein Dysäquilibrium nur bei akuten Erst-Dialysen durch die rasche Reduzierung der stark erhöhten harnpflichtigen Substanzen im Serum auf (Detoxikation). Seltener wird ein Dysäquilibrium-Syndrom im Verlauf einer chronisch intermittierenden Hämodialyse beobachtet.

Als Ursache dieses Durchgangssyndroms wird eine relative Hyperosmolarität des Gehirns diskutiert, die sich während der schnellen Entfernung osmotisch aktiver Substanzen aus dem Blut durch die Hämodialyse entwickelt.

4. Dialyse-Enzephalopathie (Demenz)

Eine seltene psychiatrisch-neurologische Komplikation ist die erstmals 1972 von Alfrey et al. beschriebene sogenannte Dialyse-Demenz (Pach u. Schäfer 1978). Es handelt sich bei diesem Krankheitsbild um ein progressiv verlaufendes, meist nach 3–9 Monaten tödlich ausgehendes schweres psychoorganisches Syndrom mit psychotischer und neurologischer Symptomatik bei einer toxisch-metabolischen Enzephalopathie, welche sich meist 1–3 Jahre nach der Aufnahme der Hämodialyse langsam fortschreitend entwickelt. Das psychische Bild wird geprägt von zunehmenden mnestischen Störungen mit Verwirrtheit, die Stimmung ist indifferent bis ängstlich-depressiv, wiederholt treten paranoid-halluzinatorische Episoden auf.

Die wichtigsten neurologischen Symptome sind Sprachstörungen, Dystaxien, Myoklonien und generalisierte epileptische Anfälle. Ätiopathogenetisch ist bedeutsam, daß der Plasmaaluminiumspiegel wie auch die postmortale Anreicherung von Aluminium im Hirngewebe gegenüber anderen Hämodialysepatienten um ein Mehrfaches erhöht ist. Das EEG ist deutlich pathologisch verändert und zeigt dabei eine signifikante Korrelation mit dem Serumaluminiumspiegel. Das kraniale Computertomogramm gibt regelmäßig Hinweise für eine innere und äußere Atrophie (Ladurner et al. 1981).

In erster Linie wird das zur Phosphatbindung oral verabreichte Aluminiumhydroxyd dafür verantwortlich gemacht. Eine Prophylaxe der Dialysedemenz ist durch eine Umstellung der Aluminiumhydroxydtherapie möglich, wenn dabei Erkenntnissen über die enterale Aluminiumresorption Rechnung getragen wird. Einzelbeobachtungen weisen darauf hin, daß der Verlauf der Erkrankung trotz Aluminiumspiegelsenkung in der Endphase nicht beeinflußt werden kann (Ladurner et al. 1981).

5. Verstimmungssyndrome und Psychosen

a) *Depressive Syndrome*

(Literaturübersicht bei BLODGETT 1981/82) werden neben mehr ängstlich getönten Syndromen als häufigste psychiatrische Komplikationen genannt und überlagern meist die weniger auffällige psychoorganische Symptomatik. Ihre Inzidenz für den gesamten Hämodialyseverlauf wird in der Literatur mit 20–90% angegeben, im Mittel mit etwa 40% (KAPLAN DE-NOUR u. CZACZKES 1976; LOWRY 1979). Die Höhe der Inzidenz scheint dabei nicht nur von der Länge der Beobachtungszeit, sondern auch wesentlich von den Beurteilungskriterien der Untersucher und der Wahl der Untersuchungsmethoden (klinisch-psychiatrische Einschätzung, psychometrische Verfahren wie Depressionsskalen für Selbst- und Fremdbeurteilung) abhängig zu sein.

Unter den Depressionssymptomen stehen vegetative Störungen mit Beeinträchtigung des Schlafs, des Appetits und des Gewichts sowie schnelle Ermüdbarkeit, vermehrte Reizbarkeit, Angstgefühle, eine gedrückte Stimmung, Arbeitsstörungen, verminderte Libido, Interesselosigkeit bei Rückzug aus den sozialen Bezügen und eine hypochondrische Befindlichkeit im Vordergrund. Hinsichtlich einer mehr „psychosomatischen Gestörtheit" werden Übelkeit, Kopfschmerzen, Schwindel u. a. genannt (PACH et al. 1978). Es fehlen hingegen Symptome, die bevorzugt bei endogenen Depressionen angetroffen werden wie z. B. Schuldgefühle, Selbstvorwürfe und Selbsterniedrigung.

Unter mehr syndromatisch-klassifikatorischen Gesichtspunkten fanden PACH et al. psychometrisch 4 Gruppen von Patienten, die Ähnlichkeiten mit den Ergebnissen anderer Untersucher aufweisen: Ängstlich-gehemmt bzw. gereizt-dysphorisch Depressive mit psychosomatischer Gestörtheit, Patienten mit situations- und krankheitsinadäquaten euphorisch getönten, problemverleugnenden Selbstbeurteilung sowie Patienten mit ausschließlich psychosomatischer Gestörtheit.

Die depressiven Verstimmungen sind häufig mit *Suizidalität* verbunden. Fast jeder zweite Hämodialyse-Patient äußert im Verlauf seiner Behandlung Suizidgedanken, etwa 3–7% unternehmen einen Versuch und 1–2% sterben durch Suizid (ABRAM et al. 1971; FOSTER et al. 1973; KAPLAN DE-NOUR 1981).

Darüber hinaus kommt es bei Dialyse-Patienten (ähnlich wie bei anderen chronischen Krankheiten wie z. B. dem insulinpflichtigen Diabetes mellitus) in einem erheblichen Ausmaß auch indirekt zu selbstdestruktiven Handlungen durch Unterlassung oder Mißachtung ärztlicher Anweisungen. So werden Nahrungs- und Flüssigkeitsexzesse, Alkohol- und Tablettenmißbrauch beobachtet, nur selten kommt es zu einem aktiven Verhalten wie Lösung der Verbindung oder Durchschneidung des Schlauchs beim Shunt (Verblutung) oder Verweigerung der Dialysebehandlung.

b) *Angstsyndrom*

Ausgeprägte *Angstsyndrome* treten sowohl nach klinischem Eindruck als auch nach psychometrischen Testergebnissen häufig zu Beginn der Dialyse auf, seltener im weiteren Verlauf und dann meist nur, wenn zusätzlich psycho-physische Komplikationen wiederholt vorkommen und die Dialyse dadurch aversiv erlebt wird (Parker 1981). So fanden z. B. Czaczkes u. Kaplan De-Nour (1978) auch nur bei einem Viertel der Patienten in einer Verlaufsstudie über 2 Jahre ängstliche Verstimmungen, die allgemein eine gestörte Anpassung signalisieren.

Die meisten Untersucher heben resümierend hervor, daß die psychometrische Erfassung von klinisch weniger stark ausgeprägter Angst, vor allem aber die Differenzierung von Angst und Depression und deren Äquivalente besonders in ihrer somatischen Form trotz vieler verschiedener Fremd- und Selbstbeurteilungsskalen schwierig sei. Denn die psychometrisch erfaßte Angst ist bereits das Ergebnis aus Ängstigung und Angstbewältigung und gibt daher in erster Linie Auskunft über die Güte der Angstabwehrmechanismen. Da die bisherigen methodischen Ansätze zur Angstmessung unbefriedigend erscheinen, schlagen Paulsen u. Speidel (1985) neben der klinischen Beurteilung die gleichzeitige Anwendung verschiedener Angsttests zu unterschiedlichen Zeitpunkten im Verlauf der Hämodialyse-Behandlung vor.

c) Psychosen

Mit der Verbesserung der Hämodialysetechnik, der Überwachung, der psychosozialen Bedingungen und der psychischen Betreuung der Patienten sind Psychosen während der chronischen Hämodialyse seltener geworden (Czaczkes u. Kaplan De-Nour 1978). Hier besteht eine deutliche Parallele zur Entwicklung in der Herzchirurgie. Über die Häufigkeit von Psychosen gibt es kaum Angaben. Czaczkes u. Kaplan De-Nour (1978) geben für einen Beobachtungszeitraum von 5 Jahren 18% an. Es werden vor allem paranoide, paranoid-halluzinatorische, hypomanische und schizophrenieähnliche Psychosen sowie paranoid-gefärbte Depressionen (Shea et al. 1965) erwähnt.

Bei Auftreten von somatischen Komplikationen, die zur längeren klinischen Behandlung führten, beobachtete Götze (1983) überwiegend 3 relativ gleichförmige Psychoseformen: Ängstlich-agitiert oder gehemmt depressiv gefärbte paranoide Psychosen (letztere verlaufen häufig als „stille Psychosen“, die meist erst in einem längeren diagnostischen Gespräch erfaßt werden) und die sogenannte einfache Verwirrtheit im Sinne gestörter mnestischer Funktionen und gestörter Orientierung bis hin zur amentiell-paranoid ausgestalteten Psychose.

d) Verlauf und Adaptation

Nur selten wird in der Literatur in kontrollierten Studien die psychische Befindlichkeit unter dem Aspekt der Adaptation und des Krankheitsverlaufs betrachtet. Die empirischen Ergebnisse hierüber sind je nach Schwerpunkt und Methodik der Untersucher sehr unterschiedlich. Es muß daher noch offenbleiben, inwieweit es einheitliche, klar abgrenzbare Stadien der Anpassung gibt (Paulsen u. Speidel 1985), wie sie z. B. von Abram (1969) beobachtet wurden. Er beschreibt 3 Verlaufsstadien: Im Stadium I, den ersten 2 Wochen nach Aufnahme der Dialyse, prägen Apathie, Euphorie oder Angst das psychopathologische Bild. Im Stadium II, von der 3. Woche bis zum 3. Monat, entwickelt sich eine reaktive Depression: Der Patient wirkt ängstlich-dysphorisch und setzt sich zu dieser Zeit besonders intensiv mit dem Konflikt Abhängigkeit/Unabhängigkeit auseinander. Im Stadium III, zwischen dem 3. und 12. Monat, erscheint der Patient weitgehend an die Hämodialyse adaptiert, ohne jedoch erkennbar seine Konflikte dauerhaft gelöst zu haben. Es scheint, daß natürliche Reaktionen wie Trauer, Ängste, Wut und Aggressionen auf die Krankheit und deren Behandlungsformen in dieser Zeit nicht mehr wahrgenommen und geäußert, sondern im wesentlichen durch Verleugnung, Verdrängung und Regression abgewehrt werden. LEFEBVRE et al. (1972) sprechen hier vom "giving-up-syndrome". Nur bei Auftreten von ungewöhnlichen Situationen, wie z. B. bei psychosozialen Schwierigkeiten in Beruf und Familie oder somatischen Komplikationen, würde die Abwehr im Sinne einer ängstlich-agitiert depressiven Verstimmung durchbrochen.

6. Ursachen der psychischen Störungen

a) Somatische Faktoren

In der Literatur wird ein kausaler Zusammenhang zwischen psychopathologischer Symptomatik und zerebral wirksamen Faktoren im Sinne toxisch-metabolischer Psychosen bei chronisch hämodialysierten Patienten überwiegend bejaht (CZACZKES u. KAPLAN DE-NOUR 1978). So wurde z. B. ein statistisch gesicherter Zusammenhang zwischen psychopathometrischen Auffälligkeiten und der Höhe des Harnstoffspiegels (FOSTER et al. 1973) bzw. eine Korrelation von Störungen des Elektrolyt- und Wasserhaushaltes mit emotionalen Störungen (CRAMOND et al. 1967) nachgewiesen. Es liegen auch Untersuchungsergebnisse vor, die offenbar belegen, daß eine mäßige Anschoppung harnpflichtiger Substanzen im Körper, wie sie unmittelbar vor der Dialyse nachweisbar ist, keine nennenswerte Minderung der psychischen Leistungsfähigkeit herbeiführt, während der Dialysevorgang selbst sich kurzzeitig eher ungünstig auf die Hirnfunktionen auswirken und zuweilen sogar psychotische Erscheinungen hervorrufen kann (WENDLAND u. LOOCK 1977).

Fast immer sind bei klinisch relevanten psychopathologischen Auffälligkeiten vor allem im Sinne einer Hirnleistungsschwäche zerebral wirksame somatische Faktoren nachweisbar, so z. B. eine deutliche Erhöhung harnpflichtiger Substanzen durch Diätfehler oder durch unregelmäßig durchgeführte Hämodialysen, hypertone Krisen oder sekundäre Organschäden (z. B. der Gonaden), die mit anderen somatischen Folgen der chronisch intermittierenden Urämie in Wechselwirkung stehen. Es finden sich jedoch keine gesicherten Zusammenhänge sowohl zwischen dem Auftreten als auch der Intensität depressiver/ängstlicher Verstimmungen und Psychosen mit Alter, Geschlecht und Dialysedauer.

Mehr als 2 Drittel der Dialysepatienten klagen auf Befragen über Libido- und Potenzverlust, Frauen auch über Dysmenorrhoe und Infertilität, die nicht nur psychogen erklärt werden können. So haben auch endokrinologische Studien bei Männern und Frauen gleichermaßen erhebliche gonadale und hormonale Störungen ergeben, sowohl bei unbehandelten Urämikern und – weniger stark ausgeprägt – bei Hämodialysepatienten, als auch bei Patienten nach erfolgreicher Nierentransplantation (LEVY 1985), so daß neben möglichen psychogenen Faktoren vor allem eine nicht ausreichend reversible urämische Schädigung als Ursache angenommen werden muß.

b) Psychische Faktoren

Die bisherigen Forschungsergebnisse zeigen, daß sowohl Persönlichkeitsfaktoren als auch eine psychiatrische Vorgeschichte keine gesicherte Prädiktorvalidität für psychische Störungen während der Hämodialyse besitzen (PAULSEN u. SPEIDEL 1985).

Über die Entstehung der Depressionen gibt es verschiedene Hypothesen. ABRAM (1968) spricht von den Schwierigkeiten, mit der Tatsache eines künstlich verlängerten Lebens fertig zu werden. LEVY (1979) meint, depressive Verstimmungen seien verstehbar als Trauerreaktion über die verlorene körperliche Unversehrtheit bzw. über reale oder phantasierte Verluste von Lebensfunktionen. KAPLAN DE-NOUR u. CZACZKES (1976) führen die Verstimmungen auf einen zentralen Abhängigkeits-/Autonomiekonflikt zurück, der vom Patienten im Dialysesetting aus vitalen Gründen nicht offen ausgetragen werden darf und so bei unzureichender Verleugnungs- und Verdrängungsarbeit zu auto-aggressiven Impulsen führen kann. Bei projektiv verarbeiteter Kränkung des Selbstwertgefühls hingegen kommt es nicht selten zu erheblichen Spannungen zwischen Dialysand und Dialyseteam bzw. dem Partner in der Heimdialyse. Andererseits kann die Dialysesituation auch in Analogie zur frühen Mutter-Kind-Beziehung Abhängigkeits- und Trennungsängste wiederholen (MOORE 1976) und auch Todesängste auslösen, besonders dann, wenn das notwendige Maß an Realitätsverleugnung und Idealisierung des Dialyseteams nicht mehr gewährleistet ist und zugleich eine mangelhafte Integration der Dialysemaschine in das Körperschema besteht.

Vor allem die individuelle lebensgeschichtliche Bedeutung der Hämodialyse sowie die Art der Bewältigungsstrategien auch unter interaktionellen Aspekten hat erst kürzlich SPEIDEL (1985) sehr eindrücklich beschrieben.

Die bisherigen Forschungsergebnisse zur Ätiologie und Pathogenese psychischer Auffälligkeiten während der chronisch intermittierenden Hämodialyse zeigen eindeutig auf, daß immer auch eine Wechselbeziehung zwischen somatischen und psychischen Faktoren sowohl in der Verursachung und Entwicklung als auch in der Ausgestaltung der psychischen und somatischen Auffälligkeiten vorliegen (vgl. Kap. B. V. 4.).

7. Therapie

Es steht außer Frage, daß zur psychischen Bewältigung einer derart extremen Belastungssituation, wie sie die chronisch intermittierende Hämodialyse darstellt, und den damit verbundenen psychischen und psycho-sozialen Problemen (s. Kap. C. III. 1.) psychotherapeutische Gespräche nicht nur dialysebegleitend sondern auch vorbereitend wünschenswert sind. Der Dialysepatient selbst definiert sich jedoch per se nicht als „psychisch krank", er vermittelt auch meist einen gewissen „Therapieüberdruß". Dieser Widerstand kann sich sehr schnell in der Begegnung mit einem psychosomatisch geschulten Psychiater entwickeln. So ist es auch verstehbar, daß sich im letzten Jahrzehnt vor allem gruppentherapeutische Sitzungen (auch aus zeit- und personalökonomischen Gründen) im Regelfall durchgesetzt haben.

Als sehr fruchtbar erweisen sich auch regelmäßig stattfindende fallorientierte Gruppensitzungen/Balintgruppen mit dem Dialyseteam unter Leitung des Psychiaters, wodurch die enormen Belastungen des ärztlichen und pflegerischen Personals teilweise aufgefangen werden können. Darüber hinaus haben sich, neben klärenden und stützenden Gesprächen mit den Partnern und mit den Familien, systematisierte Paar- oder Familientherapien bisher nicht durchgesetzt. Offenbar steht hier der Wunsch nach Stabilisierung der meist mühsam gehaltenen psychosozialen Homöostase mittels erheblicher Regressions- und Verleugnungsarbeit einer Bearbeitung und Bewältigung der realen emotionalen Probleme entgegen. Dies könnte auch erklären, warum so viele Dialysepatienten die Heimdialyse nicht anstreben (der Anteil an Heimdialysen ist seit Jahren eher rückläufig).

Der psychosomatisch geschulte Psychiater begegnet als Konsiliar dem Dialysepatienten in erster Linie dann, wenn psychische oder somatische Komplikationen eine stationäre Behandlung erfordern. Es erfolgt dann meist Einzelbehandlung in Form einer Krisenintervention vor allem zur raschen Wiederherstellung einer ausreichenden Adaptation an die Hämodialyse. Denn die meisten Symptombereiche wie psychotische, ängstliche und depressive Verstimmungen, interaktionelle Probleme mit dem Dialysepersonal und Isolationserscheinungen wie auch berufliche und familiäre Probleme wirken sich stets auch auf die Adaptation aus. Ein Vorgehen im Sinne der supportiven Psychotherapie (FREYBERGER 1985) mit Stützung der Abwehr hat sich bei Dialysepatienten ebenso bewährt wie bei den psychischen Problemen herzoperierter Patienten (vgl. Kap. B. VI.).

Bei schweren ängstlichen, depressiven und psychotischen Verstimmungssyndromen darf mit der Gabe von trizyklischen Antidepressiva bzw. Neuroleptika nicht gezögert werden (Tranquilizer wie auch Lithiumsalze sind pharmakologisch kontraindiziert), da sehr rasch die so entscheidende Kooperation des Hämodialysepatienten beeinträchtigt oder gar aufgehoben wird. Die Höhe der Dosierung richtet sich üblicherweise nach Art und Intensität der Symptomatik, die vor allem in ihrem Verlauf im Vergleich zur Psychopathologie bei primär psychiatrisch Kranken sehr unterschiedlich sein kann. Wie bei den herzchirurgischen Patienten stehen auch hier die psychischen Störungen zumindest teilweise mit meist nachweisbaren somatischen Komplikationen in wechselseitiger ätiopathogenetischer Beziehung.

IV. Transplantation

Die Nierentransplantation ist als kausale Therapie der Urämie das vorrangige Ziel des Dialysepatienten.

Während in den skandinavischen Ländern bis zu 70% der Dialysepatienten einer Transplantation zugeführt werden, sind es in der Bundesrepublik z. Z. nur 10%. Die Gründe sind vielfältig, letztlich besteht ein Mangel an Spendernieren bei ungeklärter Rechtssituation (es fehlt z. Z. noch ein Transplantationsgesetz). Der Bedarf an Transplantationen wird in Europa zu 98% durch Leichennieren gedeckt, in den USA zu 70% durch Spendernieren (Blutsverwandte). 30–40% aller Transplantate werden im 1. Jahr wieder abgestoßen, der Transplantatverlust bleibt mit 50% ab dem 3. Jahr relativ konstant.

Der Patient, der sich einer Transplantation unterzieht, geht im 1. Jahr aufgrund des Operationsrisikos und wegen der Komplikationen der immunsuppressiven Langzeittherapie ein deutlich größeres Risiko ein als der Dialysepatient. Die Überlebungskurve bleibt jedoch nach dem 3. Jahr weitgehend konstant, während die Lebenskurve des Dialysepatienten kontinuierlich weiter abfällt (WILMS 1985).

Durch eine geglückte Nierentransplantation kommt es zu einer erheblichen Verbesserung der Lebensqualität und zur Verminderung dialysisch-spezifischer somatischer Komplikationen und psychischer Störungen, wenngleich die hirnorganischen Leistungsdefizite und sexuellen Funktionsstörungen meist bestehen bleiben (s. Kap. C. III. 2.). Erhebliche Verstimmungen treten häufig in den ersten Wochen nach der Transplantation auf. Ängstlich-gespannt wartet der Patient auf den Funktionsbeginn der Niere. Er reagiert sehr beunruhigt auf erste Abstoßungsreaktionen und nicht selten mit schweren depressiv-suizidalen Krisen auf die endgültige Abstoßung und Rückkehr zur Dialyse. Es stellen sich heftige Schuldgefühle dem Spender gegenüber ein, während dieser unter Ambivalenzgefühlen leidet. Stützende psychotherapeutische Gespräche i. S. einer Krisenintervention auch unter Hinzuziehung des Partners und/oder der Familie sind zwingend erforderlich. Auf Psychopharmaka kann meist verzichtet werden. Glückt die Transplantation, so setzt ein Prozeß der psychischen Integration des Transplantats in das Körperbild ein (Muthny et al. 1985). Im Rahmen der Nierentransplantation liegen die Aufgaben des Psychiaters jedoch nicht nur in der Krisenintervention, sondern zunehmend auch in der Spendermotivation und in der Stabilisierung der Kooperationsbereitschaft des Empfängers so wie auch der fallbezogenen Gruppenarbeit mit dem Transplantationsteam.

D. Der krebskranke Patient

E. Bönisch

I. Vorbemerkungen

Von den über hundert bekannten Tumorarten sind etwa 40% dauerhaft heilbar, von fünf Krebskranken hatte 1930 in den USA nur ein Patient eine Fünf-Jahres-Überlebenschance, 1980 waren es drei von acht (Cancer Facts & Figures 1984). Bezogen auf die Gesamtsterbefälle liegt die Krebssterblichkeit bei 20%, in jedem Jahr sterben 150000 Krebspatienten in der BRD (Statistisches Jahrbuch 1981). Knapp ein Drittel der Krebskranken stirbt vor dem 65. Lebensjahr. Die deutliche Verbesserung der Heilungschancen hat aber bisher nicht vermocht, den „Mythos“ einer unheimlichen, schmerzhaften, tödlichen Erkrankung aufzulösen. Zu viele Familien und ihre Freunde müssen noch bei infaustem Krankheitsverlauf das Leid und Elend ihrer Nächsten miterleben, was oft als schlimmer empfunden wird als die seelische Belastung der Witwenschaft.

Die negative Einstellung gegenüber Krebs wurde auch bei Medizinstudenten nachgewiesen, solange sie nicht durch frühzeitige Ausbildungserfahrungen abgebaut werden konnte (Lebovits et al. 1984). Auch bei Ärzten vollziehen sich diesbezüglich Einstellungsänderungen nur sehr langsam, wie die neuere Delay-Forschung zeigt (Robinson et al. 1984). Eine andere Form von mehr gesellschaftlich bedingter Negativhaltung, z. B. krebskranken Frauen gegenüber, zeigt sich in der Tendenz, ohne Rücksicht auf den Einzelfall eine Arbeitsaufgabe durchzusetzen und frühzeitig zu berenten (Heesen u. Kolecki 1982). Andererseits ist durch das zunehmende Informationsinteresse der Patienten auch eine kritischere Einstellung gegenüber einer Praxis der Überdiagnostik und Übertherapie gewachsen, so daß auch Ärzte neuerdings dafür plädieren, dem Patienten mehr Wahlmöglichkeiten anzubieten und dabei kompetente Hilfestellung zu leisten, statt weitreichende therapeutische Entscheidungen alleine zu treffen (DUNCAN 1985; auch bei MORRIS 1983).

II. Prävalenz psychischer Störungen

In früheren Studien der Jahre 1970–1977 schwankten die Prävalenzangaben zwischen 23% und 74%; für nicht an Krebs leidende Patienten der allgemein-medizinischen Versorgung lag die Rate psychischer Auffälligkeiten zwischen 12% und 30%, meist unter 15%. In der multizentrischen Untersuchung von DEROGATIS et al. (1983) wurden bei 215 Patienten in 47% der Fälle psychiatrische Diagnosen nach DSM III gestellt: bei 32% lagen Anpassungsstörungen vor mit gemischter Angst- und Depressionssymptomatik, 6% hatten ausgeprägte depressive Verstimmungen (major affective disorders), 4% entfielen auf psychoorganische Syndrome, 3% auf Persönlichkeitsstörungen und 2% auf schwere Angstsyndrome. Es wird von den Autoren hervorgehoben, daß die schweren depressiven Syndrome gut auf antidepressive Therapie ansprechen. Dies lasse die Schlußfolgerung zu, daß Stimmungs- und Affektstörung nicht als inhärenter Bestandteil des Krebsleidens aufzufassen sei, sondern davon abgehoben betrachtet und entsprechend konsequent behandelt werden sollte.

Diese Ergebnisse stimmen gut mit früheren, klinisch-psychiatrischen Erfahrungen überein. KERR et al. (1969) stellten bei einer Katamnese von 135 erfolgreich behandelten Patienten mit vitalisierter Depression ein signifikant gehäuftes Vorkommen von Krebstod bei Männern fest. Die Depression wurde als frühe und direkte Manifestation der Krebserkrankung interpretiert. Das durch die Behandlung erreichte Abklingen der Depression hat offenbar den klinischen Verlauf der Krebskrankheit nicht wesentlich beeinflussen können.

Die wenigen Angaben zur Suizidalität haben bisher kein klares Bild ergeben. Erst die sehr sorgfältige Studie von FOX et al. (1982) zeigt, daß nur bei Männern mit einem erhöhten Suizidrisiko zu rechnen ist, das seinen Höhepunkt unmittelbar nach Mitteilung der Diagnose erreicht und danach eine abnehmende Tendenz aufweist.

Auf die Besonderheit von psychopathologischen Syndromen, die durch Hyperkalzämie induziert sind und meist in Form akuter psychoorganischer Störungen mit Angst, Depression oder paranoiden Zügen auftreten, haben WEIZMAN et al. (1979) aufmerksam gemacht. MASSIE et al. (1983) stellten bei ihren Untersuchungen von Krebskranken in der terminalen Phase fest, daß die bisherige Prozentangabe von 10% bis 40% deliranter Syndrome zu niedrig angesetzt sei, sondern bei 85% liege. Die Autoren nehmen sogar an, daß das von KÜBLER-ROSS als „Loslösung“ beschriebene Verhalten eher Ausdruck einer metabolischen Enzephalopathie und daraus resultierender zerebraler Dysfunktion sei. Häufige, kürzere Kontakte und Verabreichung von Haloperidol verbessern die delirante Symptomatik.

III. Psychologische Begleiterscheinungen der Krankheit

Das Ausmaß der emotionalen Belastung durch das Faktum, an Krebs erkrankt zu sein, hängt wesentlich vom Lebensalter der Betroffenen ab, von der Art der Neoplasie und der Persönlichkeitshaltung mit ihrem entwicklungsgeschichtlichen Hintergrund, wozu auch frühere Erfahrungen mit Krebs in der eigenen Familie gehören. Krankheitsmanifestation, Diagnosestellung und Diagnosemitteilung führen in der Regel zu einer tiefgreifenden seelischen Erschütterung (s. Kap. E.), die aber nicht zwangsläufig mit einer emotionalen Traumatisierung verbunden sein muß. Die Art, wie die Information gegeben wird, die unmittelbare Reaktion anwesender Angehöriger, das Vorhandensein symbolischer Konnotationen (gefressen werden), Vorerfahrungen mit anderen Erkrankungen (z. B. schwere endogen-depressive Verstimmungen) etc. haben Einfluß darauf, ob es zu einem traumatisierenden Verlust von Selbstachtung (Greer u. Silberfarb 1982) kommt. Es sind auch immer wieder paradoxe Reaktionen beobachtet worden: Patienten, die sich im Vorfeld der Erkrankung in einer ausweglos erscheinenden Lebenssituation befunden haben, fühlen sich zunächst erleichtert und akzeptieren voll die Erkrankung. Erst bei fortschreitendem Verlauf treten für sie andere Aspekte (z. B. noch unversorgte Kinder zu haben) in den Vordergrund und es setzen Verleugnung oder Vermeidung ein. (Bei der Vermeidung wird das volle Wissen über den Ernst der Erkrankung aufrechterhalten, der Patient will aber nicht davon sprechen oder darüber nachdenken.) Als Problembereiche sind die subjektive, „psychologische Signifikanz" (Ziegler 1982) der Organregion (Selbstbild, Selbstwert) zu nennen, soziale und sozialpsychologische Auswirkungen (Isolierung, der soziale vor dem biologischen Tod), die auch zu einer Flucht in die Institution zwingen können (Stedeford u. Bloch 1979), und vor allem auch die unsichere Zukunftsperspektive (Ausbildungsproblem für jüngere Patienten, Verhinderung lange gehegter Vorhaben für ältere). Eine Zeit stärkster seelischer Belastung bricht mit dem Wiederauftreten der Erkrankung an. Gelegentlich werden auch eindeutige Symptome eines Rezidivs mit beruflichen oder familialen Konflikten zu psychologisieren versucht (z. B. hirnmetastasenbedingte Kopfschmerzen). Eine spezielle seelische Konfliktsituation kann für jene Krebskranken entstehen, die in ihrer Persönlichkeitsentwicklung eine ausgeprägte Selbstgenügsamkeitseinstellung mit einer größtmöglichen Unterdrückung aller Wünsche nach Zuwendung, Unterstützung und Trost erworben haben. Für sie sind Begegnung und Umgang mit mitfühlenden Pflegekräften wegen des Versuchungscharakters solcher Situationen eine zusätzliche „emotionale" Strapaze. Als letztes sei noch der zuweilen schwerwiegende Entscheidungskonflikt erwähnt, weiterhin einer befriedigenden, aber anstrengenden Tätigkeit nachzugehen oder aus Angst vor ungünstiger Auswirkung auf den weiteren Krankheitsverlauf darauf zu verzichten und sich zu schonen.

IV. Psychische Beeinträchtigungen durch Therapien

Mit den verschiedenen Therapieverfahren (chirurgischer Eingriff, Radio- und Chemotherapie) werden von Patienten teils durch subjektive Bedeutungszuschreibungen, teils durch zutreffende oder auch falsche Informationen ganz unterschiedliche Vorstellungen und Erwartungen verknüpft. Für manche Kranken gilt die These, je stärker und eingreifender die Therapie (und die Nebenwirkungen), desto wirksamer und erfolgreicher ist sie (PRIESTMAN 1984). So wird auch ungeachtet der Lebensqualität solange eine Therapie erstaunlich gut toleriert, wie günstige Wirkungen zu beobachten sind. Diese Orientierungsmöglichkeit fehlt bei der adjuvanten, auf die Vernichtung von Mikrometastasen abzielenden Chemotherapie, die sicher zum Teil aus diesem Grund als sehr belastend empfunden wird.

Verschiedene Zytostatika zeigen aber auch deutliche Unterschiede hinsichtlich psychotroper Nebenwirkungen bei gleicher antineoplastischer Wirkung. SILBERFARB et al. (1983) wiesen bei Vincristin-behandelten Patienten mit Lungenkrebs ein wesentlich höheres Vorkommen depressiver Verstimmungen mit starker Müdigkeit nach. Vielfach bestehen bei den Patienten Ängste einer Abnahme der Immunabwehr (BURISH u. LYLES 1983). NESSE et al. (1983) beschrieben als sehr beunruhigend erlebte Pseudohalluzinationen des Geruchs- und Geschmacksbereichs, die sich unter Chemotherapie, allerdings frühestens nach sechs Monaten, langsam entwickeln und deren Genese bisher nicht ausreichend geklärt ist.

Strahlentherapie wird in der Regel seelisch gut vertragen, unterstützend ist eine gute Vorbereitung. Ängste beziehen sich in erster Linie auf Spätfolgen (Zweit-Neoplasie).

Verstümmelnde Operationen wie Mastektomie, Kolostomie (bei 20% Depressionen und bei 40% Impotenz nach GREER u. SILBERFARB 1983), ausgedehnte Mandibularesektionen stellen an die Krankheitsbewältigung hohe Anforderungen. In der bereits zitierten Prävalenz-Studie waren in einem der drei Tumorzentren auffallend hohe Prozentzahlen seelischer Störungen ermittelt worden. Eine genauere Analyse der Daten ergab den Hinweis, daß in dieser Klinik die Patienten schwerer erkrankt und so in einer schlechteren körperlichen Verfassung waren.

Die Komplexität des Bedingungsgefüges im Sinne einer engen Verschränkung von Krankheitsstadium und -verlauf, Therapiemaßnahmen und Umgebungsbedingungen (Ressourcen zur Krankheitsbewältigung) haben LEIBER et al. (1976) sehr eindrucksvoll in ihrer Untersuchung von 38 Patienten aufgezeigt, die wegen solider Tumoren und Leukämie eine Chemotherapie erhielten. Alle Patienten waren langjährig verheiratet, drei Viertel wurden ambulant behandelt. 42% gaben keine wesentliche Veränderung in Befinden und Lebensgewohnheiten an, 49% fühlten sich beschützter als vor der Erkrankung, 9% gaben eine Verschlechterung an. Weder Patienten noch Ehepartner litten unter ernsteren Depressionen, in allen Untergruppen war ein Rückgang sexuellen Interesses vorhanden. Demgegenüber gaben 49% eine deutliche Zunahme des Wunsches nach körperlicher Nähe an. Die Patientinnen drückten häufiger als ihre männlichen Leidensgefährten ihre Ängste, Nöte und Bedürfnisse in offener Form aus, was von den Autoren mit den traditionellen Rollenmustern in Zusammenhang gebracht wurde: Frauen verhalten sich abhängig und emotional-expressiv, Männer zeigen sich stark, schweigsam und beschützend.

V. Probleme der Erfassung und Bewertung von Verhaltensauffälligkeiten

In der klinischen Forschung geht man davon aus, reaktiv-depressive Anpassungsstörungen von schweren, depressiven Verstimmungszuständen zu unterscheiden, obwohl psychopathologisch diese Abgrenzung nicht immer leicht gelingt. Eine möglichst genaue diagnostische Differenzierung wird auch dadurch erschwert, daß nach weitverbreiteter Meinung Depressionen eine natürliche Reaktion auf Krebs und deshalb auch nicht behandlungsbedürftig seien (Endicott 1984). Schwere Depressionen treten typischerweise unter dem Bild einer apathischen Erschöpfungsdepression mit unterschiedlichem Angstanteil auf; ausgeprägte Vitalsymptome (Tagesschwankungen, Früherwachen) sind eher selten nachweisbar. Es ist wichtig zu prüfen, ob und wann aus einer Trauerreaktion nach Diagnosemitteilung oder bei einem Rezidiv das Vollbild einer depressiven Verstimmung entsteht. Die Abgrenzungsproblematik schließt aber auch die – vor einem Jahrzehnt noch heftiger diskutierte – Frage nach den „depressiven" Verhaltensmerkmalen der sog. Krebspersönlichkeit ein. Nach Fox (1984) und Hürny u. Adler (1981) lassen die entsprechenden, fast ausschließlich retrospektiv durchgeführten Studien eine so weit reichende Annahme als nicht gesichert erscheinen. Die damit verknüpfte sog. Verlust-Hypothese mit einem erhöhten Erkrankungs- und Sterberisiko schließt auch die Möglichkeit einer Krebserkrankung ein, ist aber als unspezifisch anzusehen. Chronifizierte Verhaltensweisen mit einer deutlich gesteigerten Karzinogenexposition (vor allem Nikotin- und Alkoholabusus) sollen für die Zunahme von Lungen- und Mundhöhlenkrebs mitverantwortlich sein. Methodenbewußten Untersuchern fallen in jüngerer Zeit sehr viel mehr die Unterschiede und das Ausmaß an Variabilität der Persönlichkeitseigenarten von Krebskranken auf (Buddeberg 1985; auch bei Muthny u. Koch 1984 sowie Morris 1983). Auf diesem Hintergrund ist auch eine Kontroverse über eine als nicht ausreichend abgesichert erscheinende Gruppenbildung von introvertierten und extravertierten Brustkrebspatientinnen (Jäger u. Wienkamp 1983) mit angeblich unterschiedlicher Lebenserwartung („die Extravertierten leben länger" lautete hierzu die Überschrift in einem Medizinjournal) zu sehen. Auch andere, als ungünstig und rigide-fixiert eingeschätzte Persönlichkeits- oder Beziehungsmerkmale wie „harmonisierende Konfliktvermeidung" (Stierlin 1984) treten bei anderem Untersuchungsansatz als passageres Bewältigungsverhalten in Erscheinung (Buddeberg 1985). Konzepte dieser Art erschweren den Zugang und Umgang mit den Krebskranken und ihren Familien, die sich dagegen verwahren, von vornherein als „Problemperson" gesehen zu werden.

Diese Befunde und Erfahrungen unterstreichen einmal mehr den Vorteil individualisierenden Vorgehens. Hierzu gehört auch die von Weisman (1979) empfohlene sorgfältige Erfassung der Anliegen (concern) der Patienten, die den sieben Bereichen Gesundheit, Selbstbewertung, Arbeit und Einkommen, Familie, Religion, Freundeskreis und die Daseinsfrage zuzuordnen sind. Den Patienten in seinen Anliegen kennenzulernen, um seine Reaktionen besser verstehen zu können, muß nicht notwendigerweise mit einem hohen Zeitaufwand verbunden sein. Voraussetzung ist allerdings die Fähigkeit des guten Zuhörens und Interessiertseins (Brewin 1977); zur Erleichterung der Kommunikation wird von diesem Autor auch der „small talk" als hilfreich hervorgehoben. Wie leicht es bei mangelhaftoberflächlichem Austausch mit dem Patienten und unreflektiert eingehenden subjektiven Voreinstellungen über wichtige Lebensbereiche zu Fehleinschätzungen kommen kann, wiesen kürzlich NEHEMKIS et al. (1984) nach. Bei einer Befragung von Schwestern und Ärzten einer Krebsstation über die mutmaßliche Bewertung bestimmter Bereiche der von ihnen betreuten Patienten traten deutliche Diskrepanzen zutage: die Patienten legten großen Wert auf die (Erhaltung oder Wiedergewinnung der) Fähigkeit, alltägliche Verrichtungen auszuführen, incl. Bewältigung der Haushaltsaufgaben. Die Schwestern nahmen an, daß den Patienten die Unterbrechung psychosozialer Aktivitäten, die Ärzte, daß ihnen die Freizeitbetätigungen am meisten fehlen würden. Für den Bereich Gesundheit gingen Schwestern und Ärzte davon aus, daß die Patienten mehr unter körperlichen Schmerzen zu leiden hätten, als es tatsächlich der Fall war. Es wurde vermutet, daß emotinaler Distreß vom medizinischen Personal – dem somatischen Grundverständnis entsprechend – in körperliche Symptomatik umgedeutet wird, um dann mit den erlernten Maßnahmen (medikamentöse Behandlung) angegangen werden zu können.

Das zunehmende Interesse an der Qualität der zu gewinnenden Überlebenszeit, das „Konzept Lebensqualität“, ist in den sich herausbildenden Dimensionen den Lebensbereichen von Weisman verwandt. In vereinfachter Form wurde – auch zu Dokumentations- und Vergleichszwecken – von SPITZER et al. (1981) ein Fragebogen entwickelt, der in einer Minute ausgefüllt werden kann. Er umfaßt die fünf Kategorien Aktivität (Beruf, Ausbildung, Haushalt), tägliche Verrichtungen (An- und Auskleiden, Toilette, Essen, Benutzung von Verkehrsmitteln), Gesundheit (Wohlbefinden, Energiemangel, Kraftlosigkeit), soziale Unterstützung (durch wenigstens ein Familienmitglied und/oder einen Freund, eingeschränkt, nur bei dringendem Bedarf) und Zukunftspläne (Zuversicht, vermindert durch Ängste und Depressionen, dauernde Verstimmungen).

VI. Der Psychiater in der Onkologie

In den letzten fünf bis zehn Jahren haben sich im Zuge des Ausbaus von Tumorzentren und onkologischen Arbeitsgemeinschaften unterschiedlich konzipierte Versorgungssysteme etabliert, die z. B. als psycho-onkologischer Dienst (BETTEX 1982) mit vollzeit-beschäftigten klinischen Psychologen und Sozialarbeitern oder auch freien Mitarbeitern tätig sind. Daneben kümmern sich Selbsthilfegruppen um die psycho-sozialen Belange ihrer Mitglieder. Psychotherapeutisch ausgebildete Psychologen führen Kriseninternvetionen durch und Einzeltherapien, wie z. B. die „Kunstpsychotherapie“ (DREIFUSS 1981), „Krisentherapie“ (LESHAN 1982), sei es, um den Trauerprozeß zu unterstützen und im Medium des graphischen Dialogs in Wechselbeziehung und in tragender Verbundenheit mit dem Therapeuten das bedrohte Selbstgefühl zu sichern, sei es unter Mobilisierung aller Lebenskräfte mit den wirklichen, aber verschütteten eigenen Wünschen und Bedürfnissen wieder in Berührung zu kommen. Verhaltenstherapeutisch orientierte Psychologen widmen sich Relaxationsbehandlungen zur Beseitigung oder Vorbeugung von antizipatorischem Übelsein und Erbrechen unter zytostatischer Therapie (BURISH u. LYLES 1979, 1983).

Der Psychiater wird konsiliarisch am häufigsten bei ausgeprägten depressiven Verstimmungen, bei hirnorganischen Psychosyndromen und bei der Schmerzbekämpfung zugezogen. Die Häufigkeit von Schmerzzuständen bei Krebspatienten wird mit 30% angegeben, mit einem Ansteigen auf 60–90% in der Terminalphase. KOCHER (1984) sieht den Vorteil der Anwendung von Psychopharmaka in einer Reduktion oder in längerem Hinauszögern von Opiaten und – bei Einsatz von Thymoleptika – in einer allgemeinen psycho-physischen Stabilisierung. Gerade auch bei der Schmerzbekämpfung ist eine sorgfältige Klärung psychologischer Faktoren erforderlich, um nicht einer iatrogenen Somatisierung Vorschub zu leisten.

Um Krebskranke auch unter schwierigen äußeren Bedingungen (z. B. life-island-Isolation) erfolgreich psychotherapeutisch unterstützen zu können, werden auch Kombinationen verschiedener Behandlungsmethoden (z. B. supportive Psychotherapie in Verbindung mit autogenem Training zur Ermöglichung von Eigenaktivität) angewendet (FOERSTER 1984, ähnlich auch bei KLAGSBRUN 1970).

Die Balint-Gruppenarbeit (MEERWEIN et al. 1976) hat sich in der Onkologie ebenso bewährt wie abgewandelte Modelle von Gruppen-Supervision auf Stationen oder speziell strukturierten Fallkonferenzen (s. Kap. A.). Schließlich ist noch die Beraterfunktion des Psychiaters bei schwierigen, eingreifenden therapeutischen Entscheidungen zu nennen (OLIVER et al. 1976).

E. Der unheilbar Kranke und seine Familie

J.-E. MEYER

I. Vorbemerkung

Seit dem grundlegendem Werk von EISSLER "the psychiatrist and the dying patient", das erstmals 1955 erschien, und den beiden Sammelbänden von FEIFEL (1959) und FULTON (1965) ist die Literatur zu diesem Thema unübersehbar geworden. Ein Vergleich mit dem Schrifttum, das in unserem Beitrag „Medizinische Extremsituationen und der sterbende Patient" in der 2. Auflage zitiert wurde, läßt erkennen, daß die Mehrzahl der neueren Arbeiten nicht mehr dem Sterbenden und dem Vorgang des Sterbens gilt. Im Vordergrund stehen jetzt vielmehr die Trauerreaktionen der Familie und die psychologischen Probleme des Krankenhauspersonals bei der Behandlung und Pflege unheilbar Kranker (HOWE u. OCHSMANN 1984). Es fällt ferner auf, daß methodisch die Anwendung von Tests und Skalen zur Erfassung von Angst, Trauer, Lebensqualität u. ä. überwiegen.

II. Aufklärung über lebensbedrohende Erkrankungen

Der Umgang mit der „Wahrheit am Krankenbett", wie man früher sagte, hat in den letzten 20 Jahren einen entscheidenden Wandel durchgemacht (BÖNISCH et al. 1983). Dafür sind vor allem 2 Gründe zu benennen: Zu der Auffassung vom Patienten als mündigen Bürger sind die – sich weiter verschärfenden – juristischen Forderungen nach vollständiger Aufklärung getreten, um das bisherige Angewiesensein des Patienten auf das ärztliche Handeln einzuschränken. Das Recht auf umfassende Information hängt aber auch mit der enormen Zunahme therapeutischer Möglichkeiten in der Akut-Medizin zusammen (FRITSCHE 1973). Bisher als lebensbedrohlich angesehene Erkrankungen können geheilt oder doch über Jahre so effektiv behandelt werden, daß zwischen Krankheitsbeginn und Tod eine lange Zeitspanne liegt, in der der Kranke relativ unbehindert zu leben vermag. Dieser zeitliche Ablauf und die für die regelmäßigen Nachuntersuchungen notwendige Compliance machen es erforderlich, den Kranken frühzeitig über die Natur seines Leidens aufzuklären. Am deutlichsten zeigt sich das bei Krebserkrankungen, wo schon die Notwendigkeit des ersten diagnostischen Eingriffs dem Patienten gegenüber mit der Verdachtsdiagnose begründet werden muß. Dann folgt die Aufklärung über die einzelnen Schritte der Behandlung. Beim „Krebs" hängen Diagnose, Therapie und Prognose besonders eng zusammen. Anders ist es z. B. bei den Gefäßerkrankungen, wo durch die Möglichkeiten sekundärer Prävention und Therapie nähere Aussagen zum individuellen Verlauf kaum möglich sind.

Früher war es üblich, dem Patienten die Diagnose einer lebensbedrohlichen Erkrankung vorzuenthalten, dagegen die Angehörigen genau zu informieren. Es ist heute nicht mehr kontrovers, daß die Ahnungslosigkeit des Kranken und die Aufklärung der Angehörigen eine erhebliche Störung ihrer Beziehung zueinander zur Folge hatte, die den Patienten isolierte. Dabei blieb er in der Regel nicht „ahnungslos", sondern, mißtrauisch geworden, fürchtete er, daß ihm die Wahrheit vorenthalten würde (GLASER u. STRAUSS 1974). Schließlich führte dies – etwa beim Therapieabbruch – dazu, daß der Arzt seine optimistische Prognose aufgeben mußte, welche bis dahin die Verleugnungstendenz des Kranken ermöglicht und verstärkt hatte. Die verschwiegene Diagnose erlaubte also dem Patienten für einen relativ langen Zeitraum, sich über seine Krankheit keine besonderen Sorgen zu machen, bis – plötzlich und unerwartet mit der Wahrheit konfrontiert – die Verleugnung zusammenbrach und er sich vom Arzt getäuscht fühlte.

Bei der heute üblichen Aufklärung kann es zu einer solchen Störung der Kommunikation mit den Angehörigen und zu einer so brüsken Information über die tödliche Bedrohung nicht mehr kommen. Für den Arzt hat die Aufklärungspflicht auch den Vorteil, daß er nur noch selten vor der Frage steht, ob und in welchem Umfang er den Kranken mit der Wahrheit konfrontieren darf. Befragungen der Patienten über den Inhalt des Aufklärungsgespräches haben allerdings ergeben, daß – als Folge sofort einsetzender Abwehrmechanismen – die ärztliche Information meist unvollkommen und nicht selten ganz einseitig perzipiert wird. Man weiß heute, daß es erforderlich ist, solche aufklärenden Gespräche zu wiederholen und sie (insbesondere das erste) in Gegenwart der Angehörigen zu führen. Sonst entsteht die Situation, der man heute nicht selten begegnet, daß der Patient nicht weiß, wieweit er seinerseits den Angehörigen die – ihm allein eröffnete – Wahrheit mitteilen soll. Bedenkenswert bleibt, daß zu dem heute propagierten Leitbild vom natürlichen Sterben des sein Schicksal akzeptierenden Kranken zugleich die Erwartung gehört, daß der Kranke sich im Sterben kontrolliert verhalte und seiner Umgebung, der Familie und auch dem Krankenhauspersonal, heftige emotionale Reaktionen erspare. Inzwischen hat sich auch in der

Kinderheilkunde die Einstellung zur Aufklärung verändert (Vernick 1973). Es besteht Konsens, daß es dafür keine verbindliche Altersgrenze (früher nicht unter 9–10 Jahren) geben kann. Der seelische Zustand des Kindes und die Prognose seiner Erkrankung sind dafür maßgeblich, ob und in welcher Weise man mit einem Kinde über sein Sterben spricht.

Gelegentlich wird die Meinung geäußert, es gäbe das Problem der „Wahrheit am Krankenbett" nicht mehr. Sicher ist eine Rückkehr zu der früheren Situation nicht wünschenswert, aber es sind Probleme geblieben: Das Informationsbedürfnis des Patienten ist individuell unterschiedlich und vor allem – je nach seinem Befinden – deutlichen Schwankungen unterworfen. Bei Befragung Gesunder, akut Kranker, chronisch Kranker, unheilbar Kranker usw. ist der Wunsch, voll informiert zu werden, deutlich abnehmend. Aus der Studie von Witzel (1973) über 110 Patienten während ihrer letzten 24 Stunden geht hervor, daß die Hälfte wußte, daß ihr Tod bevorstand, daß aber ein besonderes Informationsbedürfnis zu diesem Zeitpunkt nur ganz selten angetroffen wurde.

1961 haben bei einer Befragung von über 200 amerikanischen Ärzten 88% ihre Patienten prinzipiell nicht über die Art ihrer Erkrankung informiert und dies mit ihrer klinischen Erfahrung begründet (Oken 1961). 1979 wurde der gleiche Fragebogen 278 amerikanischen Ärzten vorgelegt (Novack et al. 1979). Bei allerdings wesentlich höherer Verweigerungsquote und einem jüngeren Lebensalter der befragten Ärzte waren es diesmal 98%, die prinzipiell ihren Kranken voll informierten – jetzt mit der Begründung, er habe ein Recht auf Aufklärung. Die Einstellungsänderung ist trotz der eingeschränkten Vergleichbarkeit evident, zugleich zeigen die hohen Prozentraten, daß wir von einer individuellen, d.h. am *Einzelfall orientierten* Aufklärung nach wie vor weit entfernt sind. Man gewinnt den Eindruck, der Arzt schütze sich durch Betonung seiner juristischen Verpflichtung vor individuell, ärztlich-ethisch orientiertem Handeln im Umgang mit seinem Patienten. Eine Studie an 100 Ärzten des Göttinger Universitätsklinikums in 1984 ergab, daß ein Drittel ihre krebskranken Patienten immer aufklären, 50% häufig und nur 6% selten, mit höheren Raten bei günstiger als bei ungünstiger Prognose. Fachunterschiede zeigten sich vor allem bei Gynäkologen und Onkologen, die zu etwa zwei Drittel regelmäßig aufklärten (Friedrichs u. Walter).

III. Der sterbende Patient

In der terminalen Phase gibt es für den Kranken erkennbare Hinweise auf seine kritische Lage. Dazu gehören etwa der Abbruch eingreifender Behandlungsmaßnahmen, die Verlegung nach Hause oder in ein Einzelzimmer, die häufigere Anwendung von Schmerzmitteln oder anderen, seinen seelischen Zustand entlastenden Medikamenten (vor allem Antidepressiva, aber auch Benzodiazepine). Im Krankenhaus verändert sich auch das Verhalten des Pflegepersonals. Wie Glaser und Strauss zeigen konnten, sehen Schwestern oder Pfleger häufiger nach dem Kranken, vermeiden zugleich aber alle mehr persönlichen Gespräche, insbesondere solche, die sich auf Zukünftiges beziehen.

Für den Umgang mit dem sterbenden Patienten, wenn also jederzeit mit seinem Tod gerechnet werden kann, stellt sich nun erneut das Problem der Information. Damit ist gemeint, inwieweit der Arzt den Kranken von seinem aktuell kritischen Zustand in Kenntnis setzen soll. Im Gegensatz zur vorher erörterten Aufklärung sollte ein solches Gespräch nicht nur die sein Leben unmittelbar bedrohenden klinischen Befunde ansprechen, sondern dem Patienten auch das Gefühl vermitteln, daß er von seinem Arzt nicht im Stich gelassen wird, wenn Behandlung im eigentlichen Sinne nicht mehr möglich ist. Dieser Gesichtspunkt der Verläßlichkeit des Arztes wird von SKELTON (1982) aufgegriffen, indem er die Bedeutung dieser „supportiven" (nicht mehr kurativen) Rolle des Arztes betont, der mit dem Patienten bleibt, sich im Sterben nicht von ihm zurückzieht. Das schon für das Aufklärungsgespräch geltende Prinzip, daß alle an der Behandlung des Kranken Beteiligten darüber gleichermaßen informiert sein sollen, wird in dieser finalen Phase noch wichtiger, ist aber praktisch schwer zu realisieren. Der Arzt kann dem Patienten dabei helfen zu erkennen, daß, wie SKELTON bemerkt, es im Sterben noch andere Hoffnungen gibt als die des Überlebens: Hoffnung auf inneren Frieden, Schmerzfreiheit, klares Bewußtsein, Selbstkontrolle usw. Eine wichtige Voraussetzung für solche Hilfe ist allerdings die Kenntnis, was dieser Sterbende am Tod am meisten fürchtet. Nur wenn man um diese sehr individuellen Ängste des Sterbenden weiß, vermag der Arzt dem Sterbenden wirklich beizustehen (MEYER 1973). SKELTON berichtet über 100 Patienten, von denen 80% zu Hause sterben wollten. Tatsächlich aber starben 68% von ihnen in einer Institution, bedingt durch mangelnde häusliche Pflegemöglichkeiten oder/und fehlende Bereitschaft des Hausarztes zu regelmäßigen Hausbesuchen. Der gelegentlich geäußerte Wunsch nach aktiver Euthanasie bedeutete mit Ausnahme von 2 Patienten lediglich das Verlangen nach mehr menschlicher Nähe und mehr adäquater Fürsorge. (Nach LAU 1975 ist in der BRD die Zahl der im Krankenhaus Verstorbenen von 1960–1975 von 44% auf 53% gestiegen.)

Die vom St. Christopher's *Hospice* in London ausgehende Schaffung vieler solcher – im Prinzip halbstationärer – Einrichtungen in den USA und anderen angelsächsischen Ländern soll es dem Kranken ermöglichen, so viel Zeit zu Hause zu verbringen, wie es geht, in der Gewißheit, den Platz im Hospice zu behalten. Dabei ist zu unterscheiden zwischen dem "hospital based" und dem "home care based" Hospice. Auch die schon *vor* dem Auftreten von Schmerzen einsetzende Behandlung mit Opiaten gehört zur Strategie der "palliative care" im Hospice, obwohl es für diese analgetische Prämedikation pharmakologisch keine hinreichende Erklärung gibt. GREER, der sich 1984 kritisch mit der "National Hospice Study" auseinandersetzte, hebt hervor, daß die Hospice-Bewegung weniger vom Patienten und ihren Familien ausgegangen ist als vom Krankenhauspersonal, das sich durch die langfristige Behandlung Sterbender überfordert fühlte. Im ganzen finden sich in der Literatur zur Hospice-Bewegung aber nur noch selten inhaltliche Diskussionen. Im Vordergrund stehen jetzt administrative und vor allem finanzielle Fragen. So befürchtet man, daß mit der Zeit die Zahl der freiwilligen Mitarbeiter abnimmt und daß die Hospices immer häufiger von, daran auch finanziell interessierten, privaten Trägern übernommen werden.

In diesem Zusammenhang ist auch zu erwähnen, daß es an Krankenhäusern in den USA in wachsender Zahl "death und dying teams" gibt, die sich aus Pfarrer, Apotheker, Sozialarbeiter, Schwestern und Ärzten zusammensetzen und z. T. auch die nach Hause verlegten Sterbenden betreuen und ihre Angehörigen beraten (Gallup et al. 1982). Man wird sich wie auch bei den Hospices fragen müssen: Dient die Arbeit solcher Expertenteams in erster Linie dem sterbenden Patienten oder geht es nicht vor allem darum, die Familie, das Krankenhauspersonal und die Gesellschaft überhaupt vor der Konfrontation mit Sterben und Tod zu „bewahren“? Dies erinnert an die hierzulande fortbestehende Tendenz, den Sterbenden ins Krankenhaus einzuweisen und innerhalb des Krankenhauses Schwerstkranke auch nach monatelanger Behandlung „zum Sterben“ auf eine Intensivstation zu verlegen, was u. a. den Abbruch der Beziehung zu dem bisher pflegenden Personal bedeutet.

Im Laufe der zum Tode führenden Erkrankung ändert sich auch die emotionale Befindlichkeit des Kranken. Ob das nach der Sequenz der von Kübler-Ross beschriebenen Phasen abläuft, hängt u. a. von der körperlichen Befindlichkeit, dem Zustand des Bewußtseins und der Schnelligkeit ab, mit der die Agonie eintritt, aber auch vom Verhalten und der Präsenz der Mitmenschen. Nicht selten äußert der Sterbende jetzt den Wunsch, mit einem Pfarrer zu sprechen. In der Klinikseelsorge, die heute wieder sehr an Bedeutung gewonnen hat, spielen solche Gespräche mit Sterbenden eine wichtige Rolle (Mayer-Scheu 1984). Was häufig bei Sterbenden erkennbar ist, betrifft den schrittweisen „Verzicht“ auf die Verleugnung (Hackett u. Weisman 1962). Es dominiert dann eine stille, fast apathisch wirkende Traurigkeit. In der Studie von Witzel (1973) zeigte sich wenig bewußte Todesangst. Es kann aber auch eine regressive Haltung mit kindlichen Geborgenheitswünschen vorherrschen, wofür Norton's „Behandlung einer sterbenden Patientin“ ein sehr anschauliches Beispiel ist (Norton 1968). Kastenbaum (1967) hat betont, daß eine relativ große Zahl alter Menschen im Sterben noch über relativ ungestörte psychische Funktionen verfügten, einschließlich ihrer Kontaktfähigkeit. Im gleichen Sinne heben Smith et al. (1983/84) hervor, daß im Sterben, vor allem bei alten Menschen, weniger bewußte Todesangst angetroffen wird als vielmehr ein realistisches Akzeptieren. Dabei wirkt sich erleichternd die Gewißheit vom ganzen (Leib und Seele umfassenden) Tod aus oder aber die Überzeugung von einer “rewarding existence after death”.

In einer Studie von Morrissey (1964) über die Todesangst unheilbar kranker Kinder wird darauf verwiesen, daß es schon dann Angst vor dem Tode gibt, wenn das Kind sich den Tod noch nicht vorstellen kann. Auch bei älteren Kindern (über 10 Jahre) wird Todesangst oft nicht verbalisiert, aber, z. B. auf Bildern, symbolisch zum Ausdruck gebracht.

IV. Trauerreaktionen, insbesondere beim Tode eines Kindes

Trauern kann bei den dem Kranken Nahestehenden schon vor seinem Tode beginnen. Trauer als Vorwarnung des Verlustes oder antizipatorische Trauer kann schon bei der Mitteilung über das Vorliegen einer tödlichen Erkrankung einsetzen. Heute überwiegt die Auffassung, daß dieses antizipatorische Trauern eine wichtige Bedingung darstellt, nach dem Tode den Prozeß der Trauerarbeit zum Abschluß zu bringen. Trauern bedeutet Abschiednehmen von dem Verstorbenen und sich in einem schmerzhaften Prozeß von dem geliebten Menschen auch innerlich lösen. Zeichen der akuten Trauerreaktion, nämlich Apathie, Schwäche, Seufzen, ständiges Denken an den Verstorbenen (preoccupation), finden sich schon beim antizipatorischen Trauern, z. T. verbunden mit dem Wunsch, es möge bald zu Ende gehen (FRIEDMANN et al. 1963). In einer Arbeit von ZISOOK et al. (1982) über die Symptome der Trauerreaktion fanden sich in 9% Schmerzen gleicher Lokalisation, wie sie der Verstorbene geklagt hatte; 12% meinten, sie hätten dieselbe Krankheit und in 14% fühlten sie sich "just like the person who died".

Die gleichen Ausdrucksweisen der Trauer von seiten der Eltern beobachtet man beim Tode eines neugeborenen Kindes (KENNELL et al. 1970), sei es tot geboren oder bei der Geburt bzw. bald danach verstorben, aber auch – nicht weniger ausgeprägt – beim Tod eines Zwillings, wobei jeweils die Mutter eine deutlichere und längere Trauerreaktion zeigt als der Vater. Dieser pflegt das rational damit zu begründen, er müsse sich um die äußeren Bedingungen des Familienlebens kümmern. Wichtig ist auch der Hinweis, daß ältere Kinder nicht selten die Trauerarbeit der Mutter „stören". Auch wird der therapeutische Rat gegeben, die Mutter in der Erinnerung an das tote Kind zu bestärken, um diesem in der Familie eine „Identität" zu geben. Bei vielen Eltern besteht während des Trauerns der Wunsch, durch eine baldige neue Schwangerschaft ein „Ersatzkind" zu bekommen oder den überlebenden Zwilling dazu zu machen. Vor solcher „Ersatz-Gravidität" wird gewarnt, weil dadurch die Trauerarbeit eher verlängert wird bzw. überhaupt nicht abgeschlossen werden kann. Das Ersatzkind übernimmt auch den Vornamen des Verstorbenen, so daß dieses in der Familie kaum zu eigener Identität gelangen kann.

LANSKY u. GENDEL (1978) haben über auffallende Mutter-Kind-Beziehungen bei *chronischer maligner Erkrankung* mit schlechter Prognose berichtet. Sie fanden eine abnorme enge Beziehung zwischen Mutter und Kind, qualitativ anders als mütterliche Überbesorgtheit bei vorübergehenden Erkrankungen. Das Kind zeigte extreme Trennungsangst und deutliche regressive Tendenzen, was sich auch während einer Remission nicht änderte. Bei der Mutter kam es nicht zu antizipatorischem Trauern, dagegen nach dem Tode zu verlängerter Trauerreaktion, zu Phantasien, dem Kind in den Tod zu folgen, häufig auch zu Beziehungsstörungen gegenüber der übrigen Familie.

Für die „normale" Trauerarbeit nimmt man bei Müttern einen Zeitraum von 1–2 Jahren an, wobei es, wie die meisten Autoren betonen, für die normale Trauerreaktion wichtig ist, daß die Familie und besonders die Mutter das verstorbene Kind im Krankenhaus sehen und auch in ihren Händen halten kann. Eine besondere Problematik findet sich bei den Geschwistern eines todkranken Kindes. Sie, um die die Eltern sich nach ihren Worten „später kümmern wollen", zeigten testpsychologisch eine auffallende Ähnlichkeit mit dem kranken Kind: ein negatives body image, einen hohen Angstscore, insbesondere in bezug auf ihre Gesundheit (CAIRNS et al. 1979).

VAN EERDEWEGH et al. (1982) haben den Ablauf des Trauerns bei Kindern um den Tod eines Elternteils untersucht, indem sie 1 bis 13 Monate danach den überlebenden Elternteil befragten. Die unmittelbare Reaktion war bei Kindern milder und kürzer als bei Erwachsenen, deutlicher beim Tod des gleichgeschlechtlichen Elternteils. Dabei kam es nicht zu schweren depressiven Zuständen, sondern zu dysphorischen Verstimmungen, häufig zu Bettnässen und schlechteren Schulleistungen. Die Trauerreaktionen Jugendlicher ähneln dann zunehmend mehr denen der Erwachsenen. Bowlby u. Parkes (1970) betonen, daß bei Jugendlichen und Kindern länger als bei Erwachsenen die Hoffnung fortbesteht, der Verstorbene würde wiederkehren oder sei nicht wirklich tot. Der Tod eines Elternteils wird die Familie meist näher zueinander führen, manchmal beobachtet man auch eine gegenteilige Entwicklung als Ausdruck der Tendenz einzelner Familienmitglieder, sich dem Trauern zu entziehen.

Zu erwähnen bleibt noch die Studie von Rutter (1966) über die *Spätfolgen* des Todes eines Elternteils. Rutter kommt zu der Meinung, daß Kinder, die in der frühen Kindheit Vater oder Mutter verloren haben, in ihrer psychischen Entwicklung mit einem Risiko belastet sind, was meist erst in der Adoleszenz erkennbar wird. Dabei ist es weniger der Tod selbst als die Auswirkung von Krankheit und Sterben auf die Familie, was die spätere Entwicklung des Kindes belasten kann. Rutter diskutiert den „Preis", den die Familie zahlt, wenn Schwerkranke und Sterbende zu Hause gepflegt werden. Hier liegt der Gedanke nahe, daß auch nach dem Ableben des Kranken die Kinder vom Prozeß der Trauerarbeit weitgehend ausgeschlossen werden.

Literatur

Åberg T, Kihlgren M (1974) Effect of open-heart surgery on intellectual function. Scand J Thorac Cardiovasc Surg [Suppl] 15

Abram HS (1968) The psychiatrist, the treatment of chronic renal failure and the prolongation of life: I. Am J Psychiatry 124:1351–1358

Abram HS (1969) The psychiatrist, the treatment of chronic renal failure, and the prolongation of life: II. Am J Psychiatry 126:157–167

Abram HS, Moore GL, Westervelt FB (1971) Suicidal behavior in chronic dialysis patients. Am J Psychiatry 127:1199–1204

Alfrey AC, Mishell JM, Burks J, Contigugulia SR, Rudolph H, Lewin E, Holmes JH (1972) Syndrome of dyspraxia and multifocal seizures associated with chronic hemodialysis. Trans Am Soc Artif Intern Organs 18:257–261

Balck FB, Aronow B, Dvorák M, Koch U, Speidel H (1982) Anpassungsprozesse der Familie an die Dialysesituation. In: Angermeyer MC, Freyberger H (Hrsg) Chronisch kranke Erwachsene in der Familie. Enke, Stuttgart

Balck F, Koch U, Speidel H (Hrsg) (1985) Psychonephrologie. Psychische Probleme bei Niereninsuffizienz. Springer, Berlin Heidelberg New York Tokyo

Becker R, Katz J, Polonius MJ, Speidel H (eds) (1982) Psychopathological and neurological dysfunctions following open-heart surgery. Springer, Berlin Heidelberg New York

Bender W, Greil W, Meyer G (1983) Psychiatrischer Konsiliardienst an einem medizinischen Großklinikum: Evaluation dreier Jahrgänge. Psychiatr Clin (Basel) 16:324–339

Bettex MC (1982) Erste Arbeitsergebnisse aus dem Psychoonkologischen Dienst. Med Psychol 8:141–151

Blacher RS (1972) The hidden psychosis of open-heart-surgery with a note on the sense of awe. JAMA 222:305–308

Blalock A, Taussig H (1945) Surgical treatment of malformations of the heart in which there is pulmonary atresia. JAMA 128:189

Blodgett C (1981/82) A selected review of the literature of adjustment to hemodialysis. Int J Psychiatry Med 11:97–124

Bonnhoeffer K (1912) Die Psychosen im Gefolge von akuten Infektionen und inneren Erkrankungen. In: Aschaffenburg G (Hrsg) Handbuch der Psychiatrie. Deuticke, Leipzig Wien

Bönisch E, Meyer JE (Hrsg) (1983) Psychosomatik in der Klinischen Medizin. Springer, Berlin Heidelberg New York

Bowlby J (1977) The making and breaking of affectional bonds. II. Some principles of psychotherapy. Br J Psychiatry 130:421–431
Bowlby J, Parkes CM (1970) Separation and loss within the family. In: Anthony EJ, Koupernik C (eds) The child in his family, vol 1. Wiley-Interscience, New York London Sidney Toronto
Boyd I, Yeager M, McMillan M (1973) Personality styles in the postoperative course. Psychosom Med 35:23–40
Brewin TB (1977) The cancer patient: communication and morale. Br Med J 2:1623–1627
Bron B, Petzoldt J, Siedek M, Figge H (1976) Psychopathologische Auffälligkeiten und sozialpsychiatrische Probleme bei nierentransplantierten Patienten. Confin Psychiatr 19:207–221
Brunkhorst R, Stolte H (1985) Klinik der terminalen Niereninsuffizienz. In: Balck F, Koch U, Speidel H (Hrsg) Psychonephrologie. Psychische Probleme bei Niereninsuffizienz. Springer, Berlin Heidelberg New York Tokyo
Buddeberg C (1985) Ehen krebskranker Frauen. Urban & Schwarzenberg, München Wien Baltimore
Burish TG, Lyles JN (1979) Effectiveness of relaxation training in reducing the aversiveness of chemotherapy in the treatment of cancer. J Behav Ther Exp Psychiatry 10:357–361
Burish TG, Lyles JN (1983) Coping with the adverse effects of cancer treatment. In: Burish TG, Bradley LA (eds) Coping with chronic disease. Academic Press, New York London, pp 159–189
Bursztajn H, Barsky AJ (1985) Facilitating patient acceptance of a psychiatric referral. Arch Intern Med 145:73–75
Burzig G (1979) Testpsychologische und psychopathologische Untersuchungen an Herzfehlerkranken zur Frage einer hirnorganischen Beteiligung. Nervenarzt 50:631–637
Cadilhac J (1976) the EEG in renal insufficiency. In: Rémand A (ed) Handbook of EEG and clinical neurophysiology, vol 15, sect IV, pp 51–69. Elsevier, Amsterdam
Cairns NU, Clark GM, Smith StD, Lausky ShB (1979) Adaption of siblings to childhood malignancy. J Pediatr 95:484–487
Catalan J, Marsack P, Hawton KE, Whitwell D, Fagg J, Bancroft JHJ (1980) Comparison of doctors and nurses in the assessment of deliberate self-poisoning patients. Psychol Med 10:483–491
Cramond WA, Knight PR, Lawrence JR (1967) the psychiatric contribution of a renal unit undertaking chronic hemodialysis and renal homotransplantation. Br J Psychiatry 113:1201–1212
Czacskes JW, Kaplan De-Nour A (1978) Chronic hemodialysis as a way of life. Brunner & Mazel, New York
Dahme B, Achilles I, Flemming B, Götze P, Meffert J, Huse-Kleinstoll G, Polonius MJ, Rodewald G, Speidel H (1977) Klassifikation psychopathologischer Auffälligkeiten nach Herzoperationen. Thoraxchirurgie 25:345–349
Davies-Osterkamp S (1977) Angst und Angstbewältigung bei chirurgischen Patienten. Med Psychol 3:169–184
Derogatis LR, Morrow GR, Fetting J, Penman D, Piasetsky S, Schmale AM, Henrichs M, Carnicke CLM Jr (1983) The prevalence of psychiatric disorders among cancer patients. JAMA 249:751–757
Dreifuss E (1981) Die psychotherapeutische Bedeutung der Kunstpsychotherapie in der Behandlung von Krebspatienten. Praxis 70:1095–1102
Duncan W (1985) Caring or curing: conflicts of choice. J R Soc Med 78:526–535
Eerdewegh M van, Bieri MD, Parilla RH, Clayton PJ (1982) The bereaved child. Br J Psychiatry 140:23–29
Eissler UR (1978) Der sterbende Patient. Problemata 61. Frommann-Holzboog, Stuttgart-Bad Cannstadt
Endicott J (1984) Measurement of depression in patients with cancer. Cancer [Suppl] 53:2243–2249
Engelke E (1980) Sterbenskranke und die Kirche. Grünewald, Mainz
Feifel H (ed) (1959) The meaning of death. McGraw Hill, New York London Sydney
Fischer (1897) Über Psychosen bei Herzkrankheiten. Allg Z Psychiatr (zit. bei Jakob A, 1910)

Flemming B, Meffert HJ (1980) The role of personality traits for psychic disturbances after open-heart surgery. In: Speidel H, Rodewald G (eds) Psychic and neurological dysfunctions after open-heart surgery. Thieme, Stuttgart New York, pp 169–180

Foerster K (1984) Supportive psychotherapy combined with autogenous training in acute leucemic patients under isolation therapy. Psychother Psychosom 41:100–105

Foster FG, Cohn GL, McKegney GP (1973) Psychobiologic factors and individual survival on chronic renal hemodialysis – A two year follow-up: Part I. Psychosom Med 35:64–82

Fox BH (1984) Psychosocial factors in cancer risk and survival: Current state of information. In: Current concepts in Psycho-Oncology. Memorial Sloan-Kettering Cancer Center, New York, pp 89–98

Fox BH, Stanek III EJ, Boyd SC, Flannery JT (1982) Suicide rates among cancer patients in Connecticut. J Chronic Dis 35:89–100

Freyberger H (1980) Psychotherapeutic strategies in patients treated in intensive care units. In: Speidel H, Rodewald G (eds) Psychic and neurological dysfunctions after open-hearts surgery. Thieme, Stuttgart New York, pp 200–204

Freyberger H (1985) Psychodynamisch orientiertes Psychotherapiemodell für Dialysepatienten und ihre Partner. In: Balck F, Koch U, Speidel H (Hrsg) Psychonephrologie. Psychische Probleme bei Niereninsuffizienz. Springer, Berlin Heidelberg New York Tokyo

Friedmann StB, Chodoff P, Mason JW, Hamburg DA (1963) Behavioral observations on parents anticipating the death of a child. Pediatrics 32:610–622

Friedrichs A, Walter K, Diss. Göttingen, in Vorbereitung

Fritsche P (1973) Grenzbereich zwischen Leben und Tod. Thieme, Stuttgart

Fulton R (ed) (1965) Death and identity. Wiley, New York London Sidney

Furmann RA (1970) The child's reaction to death in the family. In: Schoenberg B et al. (eds) Loss and Grief. Columbia Univ Press, New York London

Gallup DG, Labudorich M, Zambito PR (1982) The gynecologist and the dying cancer patient. Am J Obstet Gynecol 144:154–161

Gilli R, Bastiani P, Rosati G, Fiocchi O, Squerzanti R, Tataranni G (1980) Impairment of the mental status of patients on regular dialysis treatment. Proc Eur Dial Transplant Assoc 17:306–311

Glaser BG, Strauss A (1974) Interaktion mit Sterbenden. Vandenhoeck & Ruprecht, Göttingen

Götze P (1980) Psychopathologie der Herzoperierten. Enke, Stuttgart

Götze P (1983) Psychoorganische Syndrome bei einigen Organerkrankungen im Zusammenhang mit deren modernen Therapieformen. In: Bönisch E, Meyer JE (Hrsg) Psychosomatik in der Klinischen Medizin. Springer, Berlin Heidelberg New York

Götze P, Dahme B, Flemming B, Huse-Kleinstoll G, Meffert HJ, Reimer Ch, Speidel H (1979) Therapiemöglichkeiten psychopathologischer Syndrome nach Herzoperationen. Verh Dtsch Ges Inn Med 85:1372–1375

Götze P, Dahme B, Wessel M (1985) Die Hamburger Schätzskala für psychische Störungen nach Herzoperationen (HRPD). Eur Arch Psychiatr Neurol Sci 234:308–318

Greca G, Biasioli S, Chiaramonte S, Dettori P, Fabris A, Feriani M, Pinna V, Pisdani E, Ronco C (1982) Studies on brain density in hemodialysis and peritoneal dialysis. Nephron 31:146–150

Greer S, Mor V (1984) The national hospice study: Patient and staff responses. In: Current concepts in Psycho-Oncology. Memorial Sloan-Kettering Cancer Center, New York

Greer S, Silberfarb PM (1982) Psychological concomitants of cancer: current state of research. Psychol Med 12:563–573

Gruen W (1975) Effect of brief psychotherapy during the hospitalization period on the recovery process in heart attacks. J Consult Clin Psychol 43:223–232

Guth W, Werner W, Müller V, Volkmer E (1978) Zur Psychopathologie der Herzoperierten. Med Klin 73:1812–1814

Hackett TP, Weisman AD (1962) The treatment of the dying. Curr Psychiatr Ther 2:121–126

Hackett TP, Cassam NH, Wishnie HA (1968) The coronary-care unit. An appraisal of its psychologic hazards. N Engl J Med 279:1365–1370

Hamburg DA, Adams JE (1967) A perspective on coping behavior. Seeking and utilizing information in major transitions. Arch Gen Psychiatry 17:277–284

Hannich HJ, Wendt M, Bertlich P (1984) Streßerleben und seelische Anpassungsprozesse bei traumatologischen und postoperativen Intensivpatienten. In: Tewes U (Hrsg) Angewandte Medizinpsychologie. Fachbuchhandlung für Psychologie, Verlagsabteilung, Frankfurt am Main, S 184–191

Hay D, Oken D (1972) The psychological stresses of intensive care unit nursing. Psychosom Med 34:109–118

Heesen H, Kolecki S (1982) Persönliche und psychosoziale Probleme nach Brustamputation wegen eines Mammakarzinoms und die Möglichkeit ihrer Bewältigung. Onkologie [Suppl] 5:56–62

Heim E (1979) Coping oder Anpassungsvorgänge in der psychosomatischen Medizin. Z Psychom Med Psychoanal 25:251–262

Heinecker R (1980) Erfahrungen als Patient einer Intensivstation und Vorschläge zur Humanisierung einer solchen Station. Dtsch Med Wochenschr 105:417–418

Heinze V (1985) Dialysesettings, ihre Indikation und ihre Probleme. In: Balck F, Koch U, Speidel H (Hrsg) Psychonephrologie. Psychische Probleme bei Niereninsuffizienz. Springer, Berlin Heidelberg New York Tokyo

Heller SS, Frank KA, Malm JR, Bowmann FA Jr, Harris PD, Charlton MH, Kornfeld DS (1970) Psychiatric complications of open-heart surgery: A reexamination. N Engl J Med 283:1015–1020

Howe J, Ochsmann R (1984) Tod-Sterben-Trauer. 1. Tgg. zur Thanato-Psychologie 1982, Fachbuchhandlung für Psychologie. Verlagsabteilung, Frankfurt am Main

Huber W, Kettner A, Muth U (1985) Klinische Probleme des Hämodialysepatienten. In: Balck F, Koch U, Speidel H (Hrsg) Psychonephrologie. Psychische Probleme bei Niereninsuffizienz. Springer, Berlin Heidelberg New York Tokyo

Hürny C, Adler R (1981) Psychoonkologische Forschung. In: Meerwein F (Hrsg) Einführung in die Psycho-Onkologie, Huber, Bern Stuttgart Wien, S 13–63

Huse-Kleinstoll G (1980) Preoperative somatic factors predisposing to psychic dysfunction after open-heart surgery. In: Speidel H, Rodewald G (eds) Psychic and neurological dysfunction after open-heart surgery. Thieme, Stuttgart New York, pp 117–130

Huse-Kleinstoll G, Flemming B, Götze P, Meffert HJ, Polonis MJ, Reimer CH, Speidel H, Wiese G (1982) Early psychic disturbances after open-heart surgery and their relationship to the postoperative clinical course. In: Becker R, Katz J, Polonius MJ, Speidel H (eds) Psychopathological and neurological dysfunctions following open-heart surgery. Springer, Berlin Heidelberg New York, pp 107–118

Huse-Kleinstoll G, Boll A, Götze P (1984) Angst und Angstbewältigung vor und nach operativen Eingriffen. In: Götze P (Hrsg) Leitsymptom Angst. Springer, Berlin Heidelberg New York Tokyo, S 76–78

Jäger RS, Wienkamp H (1983) Kritik einer Untersuchung von J. M. Wenderlein: Klinischer Verlauf nach Brustkrebs-Therapie durch Persönlichkeitsfaktoren mitbestimmt? Prax Psychother Psychosom 28:198–200

Jakob A (1909, 1910) Zur Symptomatologie, Pathogenese und Pathologischen Anatomie der „Kreislaufpsychosen". Journal für Psychiatrie und Neurologie 14:209–248 und 15:99–132

Kampmann R, Hirvenoja R, Juolasmaa A, Outakoski J, Tienari P (1980) Psychic complications following open-heart surgery. A prospective study. In: Speidel H, Rodewald G (eds) Psychic and neurological dysfunctions after open-heart surgery. Thieme, Stuttgart New York, pp 143–156

Kaplan De-Nour A (1981) A prediction of adjustment to chronic hemodialysis. In: Levy NB (ed) Psychonephrology 1. Psychological factors in hemodialysis and transplantation. Plenum, New York

Kaplan De-Nour A, Czaczkes JW (1976) The influence of patients personality on adjustment to chronic dialysis. J Nerv Ment Dis 162:323–333

Kastenbaum R (1967) The mental life of dying geriatric patients. Gerontologist 7:97–100

Kennell JH, Slijter H, Klaus MH (1970) The mourning response of parents to the death of a newborn infant. N Engl J Med 283:344–349

Kerr TA, Schapira K, Roth M (1969) The relationship between premature death and affective disorders. Br J Psychiatry 115:1277–1282

Kimball CP (1969) A predictive study of adjustment to cardiac surgery. J Thorac Cardiovasc Surg 88:891–896
Kimball CP (1976) The experience of cardiac surgery and cardiac transplant. In: Howells JG (ed) Modern perspektives in the psychiatric aspects of surgery. Brunner and Mazel, New York
Kimball CP (1980) The experience of open-heart surgery. VI. Research and Consultation – Liaison Psychiatry. In: Speidel H, Rodewald G (eds) Psychic and neurological dysfunctions after open-heart surgery. Thieme, Stuttgart New York, pp 215–228
Kimball CP, Quinlain D, Osborne F, Woodward B (1973) The experience of cardiac surgery V. Psychological patterns and prediction of outcome. Psychother Psychosomat 22:310–319
Klagsbrun SC (1970) Cancer, emotions, and nurses. Am J Psychiatry 126:1237–1244
Klapp BF (1985) Psychosoziale Intensivmedizin. Springer, Berlin Heidelberg New York Tokyo
Klein RF, Kliner VA, Zipes DP, Troyer WG, Wallace AG (1968) Transfer from a coronary care unit. Arch Intern Med 122:104–108
Kocher R (1984) The use of psychotropic drugs in the treatment of cancer pain. In: Zimmermann M, Drings P, Wagner G (eds) Pain in the cancer patient. Springer, Berlin Heidelberg New York Tokyo (Recent Results in Cancer Research, vol 89, pp 118–126)
Kolff WJ, Berk JT, ter Wille M, Ley AJW van der, Dijk EC, Norordwigh J van (1943) Een dialysator met groot oppervlak. Geneesk Tids 21:409–412
Kornfeld DS (1980) The intensive care unit in adults: coronary care and general medical/surgical. In: Freyberger H (ed) Psychotherapeutic interventions in life-threatening illnes. Karger, Basel (Adv Psychosom Med, vol 10, pp 1–29)
Koumans AJR (1965) Psychiatric consultation in an intensive care unit. JAMA 194:633–637
Krause WH (1976) Die internistische Intensivstation: Grenzstation und Grenzsituation für Patient und Arzt. Beitr Gerichtl Med 34:27–33
Kübler-Ross E (1973) Interviews mit Sterbenden. Gütersloher Taschenbücher
Ladurner G, Holzer H, Wawschinek O, Pogglitsch H, Petek W (1981) Die Bedeutung von Aluminium bei der Dialyseenzephalopathie. Fortschr Neurol Psychiatr 49:211–213
Lansky Sh, Gendel M (1978) Symbiotic regressive behavior patterns in childhood malignancy. Clin Pediatr 17:133–138
Lau EE (1975) Tod im Krankenhaus. Bachem, Köln
Layne OL Jr, Yudofsky SC (1971) Postoperative Psychosis in Cardiotomy Patients: The Role of Organic and Psychiatric Factors. N Engl J Med 284:518–520
Lazarus HR, Hagens JH (1968) Prevention of psychosis following open heart surgery. Am J Psychiatry 124:1190–1195
Lazarus RS, Launier R (1981) Streßbezogene Transaktionen zwischen Person und Umwelt. In: Nitsch JR (Hrsg) Streß. Theorien, Untersuchungen, Maßnahmen. Huber, Bern Stuttgart Wien, S 213–259
Lebovits AH, Croen LG, Goetzel RZ (1984) Attitudes towards cancer. Cancer 54:1124–1129
Lefebvre P, Norbert A, Crombez JC (1972) Psychological and psychopathological reactions in relation to chronic hemodialysis. Can Psychiatr Assoc J 17:9–13
Leiber L, Plumb MM, Gerstenzang ML, Holland J (1976) The communication of affection between cancer patients and their spouses. Psychosom Med 38:379–389
LeShan L (1982) Psychotherapie gegen den Krebs. Über die Bedeutung emotionaler Faktoren bei der Entstehung und Heilung von Krebs. Klett-Cotta, Stuttgart
Levy NB (1979) Psychological problems of the patient on hemodialysis and their treatment. Psychother Psychosom 31:260–266
Levy NB (1985) Sexuelle Probleme. In: Balck F, Koch U, Speidel H (Hrsg) Psychonephrologie. Psychische Probleme bei Niereninsuffizienz. Springer, Berlin Heidelberg New York Tokyo
Lipowski ZJ (1981) Liaison psychiatry, liaison nursing, and behavioral medecine. Compr Psychiatry 22:554–561
Lowry MR (1979) Frequency of depressive disorder in patients enterning home hemodialysis. J Nerv Ment Dis 167:199–204
Lunde DT (1969) Psychiatric complications of heart transplants. Am J Psychiatry 126:369–373
Margolis GJ (1967) Postoperative psychosis on the intensive care unit. Compr Psychiatry 8:227–232
Massie MJ, Holland J, Glass E (1983) Delirium in terminally ill cancer patients. Am J Psychiatry 140:1048–1050

Mayer-Scheu J (1984) Seelsorgerische Begleitung von Sterbenden und ihren Angehörigen im Krankenhaus. In: Wimann R, Rosemeier HP (Hrsg) Tod und Sterben. De Gruyter, Berlin New York
McKee D, Burnett GB, Raft DD, Batten PG, Bain KP (1982) Longitudinal study of neuropsychological functioning in patients on chronic hemodialysis: A preliminary report. J Psychosom Res 26:511–518
Meerwein F, Kauf S, Schneider G (1976) Bemerkungen zur Arzt-Patienten-Beziehung bei Krebskranken. Voraussetzungen, Funktion und Ziel sogenannter „Balintgruppen" an einer internistisch-onkologischen Abteilung. Z Psychosom Med Psychoanal 22:278–300
Meffert HJ, Dahme B, Flemming B, Götze P, Huse-Kleinstoll G, Rodewald G, Speidel H (1978) Psychologische Aspekte der Psychopathologie Herzoperierter. Verh Dtsch Ges Inn Med 84:1560–1562
Meffert HJ, Boll A, Dahme B, Götze P, Huse-Kleinstoll G, Polonius MJ, Prüssmann K, Speidel H, Wessel M (1983) Der relative Anteil somatischer und psychischer Befunde an der Vorhersage psychopathologischer Auffälligkeiten nach Herzoperationen. In: Studt HH (Hrsg) Psychosomatik in Forschung und Praxis. Urban & Schwarzenburg, München Wien Baltimore
Mendelson M, Meyer E (1961) Countertransference problems of the liaison psychiatrist. Psychosom Med 23:115–122
Meyendorf R (1976a) Psychische und neurologische Störungen bei Herzoperationen. Prä- und postoperative Untersuchungen. Fortschr Med 94:315–321
Meyendorf R (1976b) Hirnembolie und Psychose. Unter besonderer Berücksichtigung der Basalganglienapoplexie bei Herzoperationen mit extrakorporaler Zirkulation. J Neurol 213:163–177
Meyer JE (1973) Tod und Neurose. Vandenhoeck & Ruprecht, Göttingen
Meyer JE (1977) Über abnorme Trauerreaktionen. Z Psychosom Med Psychoanalyse 23:303–309
Miller WB, Rosenfeld R (1975) A psychophysiological study of denial following acute myocardial infarction. J Psychosom Res 19:43–54
Moore GL (1976) Psychiatric aspects of chronic renal disease. Postgrad Med J 60:140–146
Morris T (1983) Psychosocial aspects of breast cancer; a review. Eur J Cancer Clin Oncol 19:1725–1733
Morrissey JR (1964) Death anxiety in children with a fatal illness. Am J Psychother 18:606–615
Mulhern RW, Lauer ME, Hoffmann RG (1983) Death of a child at home or in the hospital: subsequent psychological adjustment of the family. Pediatrics 71:743–747
Muthny FA, Koch U (1984) Psychosoziale Situation und Reaktion auf lebensbedrohende Erkrankung – ein Vergleich von Brustkrebs- und Dialyse-Patientinnen. Psychother Med Psychol 34:287–295
Muthny FA, Brada M, Koch U (1985) Psychosoziale Probleme im Umfeld der Nierentransplantation und psychotherapeutische Betreuung. In: Balck F, Koch U, Speidel H (Hrsg) Psychonephrologie. Psychische Probleme bei Niereninsuffizienz. Springer, Berlin Heidelberg New York Tokyo
Nadelson T (1976) I. Postoperative delirium. II. A consideration of staff roles. Arch Surg 111:113–117, 118–119
Nehemkis AM, Gerber KE, Charter RA (1984) The cancer ward: patients perceptions-staff misperceptions. Psychother Psychsom 41:42–47
Nesse RM, Carli T, Curtis GC, Kleinmann PD (1983) Pseudohallucinations in cancer chemotherapy patients. Am J Psychiatry 140:483–485
Norton J (1968) Die Behandlung einer sterbenden Patientin. Psyche (Stuttg) 22:99–117
Novack DH, Plumer R, Smith RL, Ochitill H, Morrow GR, Benett JM (1979) Changes in physicians attitudes toward telling the cancer. Cancer 43:1549–1556
Oken D (1961) What to tell cancer patients. JAMA 175:1120–1128
Oliver H, Blum MH, Roskin G (1976) The psychiatrist as advocate for post surgical "quality of life". Psychosomatics 17:157–159
Osberg JW, Meares CJ, McKee DC, Burnett GB (1982) Intellectual functioning in renal failure and chronic dialysis. J Chronic Dis 35:445–457
Pach J, Schäfer R (1978) Zur sogenannten Dialysedemenz. Med Klin 73:1697–1699

Pach J, Waniek W, Hartmann HG, Jakubowski D (1978) Häufigkeit und syndromatische Ausgestaltung depressiver Zustände unter chronischer Hämodialyse. Med Klin 73:1691–1696
Parker KP (1981) Anxiety and complications in patients on hemodialysis. Nurs Res 30:334–336
Paulsen G, Speidel H (1985) Neurologische und psychiatrische Komplikationen unter der Dialyse. In: Balck F, Koch U, Speidel H (Hrsg) Psychonephrologie. Psychische Probleme bei Niereninsuffizienz. Springer, Berlin Heidelberg New York Tokyo
Pokar H, Huse-Kleinstoll G (1980) Possible intraoperative influence of anesthesia and extracorporal circulation on the postoperative psychopathological phenomena. In: Speidel H, Rodewald G (eds) Psychic and neurological dysfunctions after open-heart surgery. Thieme, Stuttgart New York, pp 130–134
Polonius MJ, Bleese N, Pokar H, Püschel, Rodewald G, Weber K (1980) Influence of postoperative psychosis after heart operations with the help of the heart lung machine on postoperative hemodialysis and metabolism. In: Speidel H, Rodewald G (eds) Psychic and neurological after open-heart surgery. Thieme, Stuttgart New York, pp 135–137
Priestman TJ (1984) Quality of life after cytotoxic chemotherapy: discussion paper. J R Soc Med 77:492–495
Rabiner CJ, Willner AE (1980) Differential psychopathological and organic mental disorder at follow-up, five years after coronary bypass and cardiac valvular surgery. In: Speidel H, Rodewald G (eds) Psychic and neurological dysfunctions after open-heart surgery. Thieme, Stuttgart New York, pp 237–249
Robinson E, Mohlever J, Zidan J, Sapir D (1984) Delay in diagnosis of cancer. Possible effects on the stage of disease and survival. Cancer 54:1454–1460
Rutter M (1966) Children of side parents. Maudsley Mon 17. Oxford Univ Press, London
Schaefer H (1984) Notfallmedizin – eine humane Wissenschaft. Intensivmed 21:1–6
Schors R (1979) Beobachtungen zur Psychodynamik einer Intensivstation. Psyche (Stuttg) 33:343–363
Schwab JJ, Brown J (1968) Uses and abuses of psychiatric consultation. JAMA 205:65–68
Shea EJ, Bogdan DF, Freemann RB, Schreiner GE (1965) Hemodialysis for chronic renal failure. IV. Psychological considerations. Ann Intern Med 62:558–563
Shelp EE, Perl M (1985) Denial in clinical medicine. A reexamination of the concept and its significance. Arch Intern Med 145:697–699
Silberfarb PM, Holland JCB, Anbar D, Bahna G, Maurer LH, Chahinian AP, Comis R (1983) Psychological response of patients receiving two drug regimens for lung carcinoma. Am J Psychiatry 140:110–111
Skelton D (1982) The hospice movement: a human approach to palliative care. Can Psychiatr Assoc J 126:556–558
Smith DK, Nehemkis AM, Charter RA (1983/84) Fear of death, death attitudes, and religious conviction in the terminally ill. Int J Psychiatry Med 13(3):221–232
Spehr W, Götze P (1982) Computerized electroencephalogram in open heart surgery: prediction of post-operative psychical complications. In: Becker R, Katz J, Polonius MJ, Speidel H (eds) Psychopathological and Neurological Dysfunctions Following Open-Heart Surgery. Springer, Berlin Heidelberg New York, pp 119–124
Speidel H (1985) Spezifische psychische Belastungsfaktoren in der Dialysesituation. In: Balck F, Koch U, Speidel H (Hrsg) Psychonephrologie. Psychische Probleme bei Niereninsuffizienz. Springer, Berlin Heidelberg New York Tokyo
Speidel H, Rodewald G (eds) (1980) Psychic and neurological dysfunctions after open-heart surgery. Thieme, Stuttgart New York
Speidel H, Dahme B, Flemming B, Götze P, Huse-Kleinstoll G, Meffert HJ, Rodewald G, Spehr W (1978) Psychosomatische Probleme in der Herzchirurgie. Therapiewoche 28:8191–8210
Speidel H, Boll A, Dahme B, Götze P, Huse-Kleinstoll G, Meffert HJ, Prüssmann K, Reimer C (1982) Der herzchirurgische Patient und seine Familie. In: Angermeyer MC, Freyberger H (Hrsg) Chronisch kranke Erwachsene in der Familie. Enke, Stuttgart, S 63–75
Spitzer WO, Dobson AJ, Hall J, Chesterman E, Levi J, Shepherd R, Battista RN, Catchlove BR (1981) Measuring the quality of life of cancer patients. A concise QL-Index for use by physicians. J Chronic Dis 34:585–597
Stedeford A, Bloch S (1979) The psychiatrist in the terminal care unit. Br J Psychiatry 135:1–6

Steinberg H, Torem M, Saravoy SM (1980) An analysis of physician resistance to psychiatric consultations. Arch Gen Psychiatry 37:1007–1012
Stierlin H (1984) Die Familie des Krebskranken. MMW 126:213–233
Strain JJ, Hamerman D (1978) Ombudsmen (medical-psychiatric) rounds. An approach to meeting patient-staff needs. Ann Intern Med 88:550–555
Strauss A, Fagerhaugh S, Suczek B, Wiener C (1980) Gefühlsarbeit. Ein Beitrag zur Arbeits- und Berufssoziologie. Köln Z Soziol 32:630–651
Teschan PE (1975) Encephalographic and other neurophysiological abnormalities in uremia. Kidney Int [Suppl] 2:210–216
Thoma H, Benzer H, Bunzel B, Hummel G, Mutz N, Pauser G (1979) Organisation zur psychischen Betreuung schwerkranker Patienten durch Studenten. Wien Med Wochenschr 129:508–512
Vernick J (1973) Meaningful communication with the fatally ill child. In: Antony EJ, Koupernik C (eds) The child in his family. Wiley, New York London Sydney Toronto
Vreeland R, Ellis GL (1969) Stresses on the nurse in an intensive-care unit. JAMA 208:332–334
Weisman AD (1979) Coping with cancer. McCraw Hill, New York
Weizman A, Eldar M, Shoenfeld Y, Hirschorn M, Wijsenbeek H, Pinkhas J (1979) Hypercalcaemia-induced psychopathology in malignant diseasis. Br J Psychiatry 135:363–366
Wendland KL, Loock W (1977) Psychodiagnostische Leistungsprüfungen bei Dialysepatienten. Klin Wochenschr 55:43–44
Wendland KL, Susantija T (1983) EEG-Untersuchungen vor und nach Hämodialyse. Klin Wochenschr 61:813–815
Wieck HH (1956) Zur Klinik der sogenannten symptomatischen Psychosen. Dtsch Med Wochenschr 81:1345–1349
Wildbolz A (1982) Konsiliar- und Liaisonpsychiatrie – ein Beitrag zum ganzheitlichen Denken in der Medizin? Schweiz Arch Neurol Neurochir Psychiatr 131:81–88
Willner AE, Rabiner CJ, Wishoff BG, Harstein M, Struwe FA, Klein DF (1976) Analogical reasoning and postoperative outcome. Predictions for patients scheduled for open heart surgery. Arch Gen Psychiatry 33:255–259
Wilms H (1985) Nierentransplantation. In: Balck F, Koch U, Speidel H (Hrsg) Psychonephrologie. Psychische Probleme bei Niereninsuffizienz. Springer, Berlin Heidelberg New York Tokyo
Witzel L (1973) Der Sterbende als Patient. Med Klin 68:1373–1378
Wolk-Wasserman D (1985) The intensive care unit and the suicide attempt patient. Acta Psychiatr Scand 71:581–595
Wolpowitz A, Barnard CN (1978) Impotence after heart transplantation (letter) S Afr Med J 53:693
Ziegler G (1982) Psychosomatische Aspekte der Onkologie. Enke, Stuttgart
Zisook S, Devaul RG, Click MA (1982) Measuring symptoms of grief and bereavement. Am J Psychiatry 139:1590–1593

Psychosomatik der Frauenheilkunde

M. Stauber

INHALTSVEREIZCHNIS

Im Fach Geburtshilfe und Gynäkologie gibt es eine große Zahl von Symptomen, die mit einer eventuellen Psychogenese einhergehen. Es sind zudem Zeitabschnitte im Leben einer Frau zu verstehen, die in sich psychosomatische Ereignisse darstellen, so z. B. die Schwangerschaft, das Wochenbett und das Klimakterium. Der Gynäkologe selbst ist deshalb primär gefordert, psychosomatische Zusammenhänge zu erkennen, um einmal bei der Patientenführung adäquat handeln zu können und zum anderen die Weichen für eine weiterführende psychosomatische Arbeit zu stellen. Der Psychiater wird als Konsiliarius relativ häufig bei Störungen in der Schwangerschaft und im Wochenbett in Anspruch genommen (z. B. bei Ängsten und depressiven Zuständen), hat aber auch einen Schwerpunkt in der Begutachtung gynäkologischer Probleme, wie Schwangerschaftsabbruch, Sterilisation, Kinderwunsch oder klimakterischer Depressionen.

In der folgenden Übersicht werden Aspekte der psychosomatischen Geburtshilfe und Gynäkologie dargestellt, die auch für den psychiatrischen Konsiliarius nützlich sein können.

A. Psychosomatische Aspekte in der Geburtshilfe

I. Zum Schwangerschaftserleben

Während der Schwangerschaft erlebt die Frau eine Reihe von hormonellen, körperlichen und psychischen Veränderungen. Regressive Tendenzen werden im Schwangerschaftserleben besonders deutlich, so daß nach außen hin Hilfs- und Anlehnungsbedürftigkeit signalisiert werden. Die körperliche Wahrnehmung ändert sich durch die physiologischen Prozesse in den verschiedenen Schwangerschaftsphasen und erinnern ständig an die zu erwartende neue Rolle. Der Weg von der Zweier- in die Dreierbeziehung wird in der Phantasie durchlebt und es konstelliert sich ein Bild von der eigenen Mütterlichkeit (Hertz u. Molinski 1980). Dieses Bild bedeutet auch eine Auseinandersetzung mit der eigenen Mutter, was in einigen der später aufgeführten psychosomatischen Störungen in der Schwangerschaft deutlich wird.

Für jede Frau bedeutet die Schwangerschaft – zumindest anfänglich – ein ambivalentes Erlebnis. Wir sehen dies im Extremfall bei Frauen mit jahrelangem Kinderwunsch, die sich plötzlich nach Eintritt der Schwangerschaft mit Gedanken zum Schwangerschaftsabbruch auseinandersetzen. Umgekehrt fällt dies auch bei Frauen nach Schwangerschaftsabbruch auf, die plötzlich den vorgenommenen Eingriff bereuen. Die Gründe für die Ambivalenz im Schwangerschaftserleben können vielfältig sein. Gehäuft auftretende Faktoren sind in Tabelle 1 dargestellt.

Bereits in der Schwangerschaft besteht eine psychosomatische Wechselwirkung zwischen Mutter und Fötus. Untersuchungen haben bestätigt, daß psychisch belastete Schwangerschaften, z. B. durch sozialen Streß, wie er etwa bei ledigen Müttern beobachtet wurde, ein somatisches Risiko für Mutter und Kind darstellen (Davids u. Rosengren 1962; Benedek 1971; Heinrichs 1977, Lukesch 1983; Weingart 1983). Zu diesem Themenkreis gibt es auch eindrucksvolle Tierversuche von Bloch (1970), die zeigen, daß emotionelle Traumata, die stark angstbesetzt sind, negative somatische Einwirkungen auf Schwangerschaft und Geburt haben, z. B. in Form von Nidationsstörungen, Aborten, Mißbildungen und Totgeburten.

Vor allem die Vorstellung von der Geburt selbst geht bei jeder Schwangeren mit Phantasien und Ängsten einher. So beobachtet man gerade in der präpartalen

Tabelle 1. Ambivalenz im Schwangerschaftserleben

Bedingt z. B. durch

1. Äußere Faktoren:
   Neuorientierung im Beruf
   Veränderung in der Partnerbeziehung
   Soziale Probleme
2. Innere Faktoren:
   Überlagerung des bewußten Kinderwunsches durch unbewußte Ablehnung (Ängste!)
   Psychisch unausgewogene Struktur eines oder beider Partner
   Anpassungsschwierigkeiten an die neue Lebensperspektive

Zeit bei vielen Schwangeren verstärkte Ängste, die mit der bevorstehenden Geburt zusammenhängen. Wenn man I. Gravidae nach ihren Ängsten im Zusammenhang mit der Geburt befragt, berichten sie von verschiedenartigsten Ängsten, die teilweise real, teilweise aber auch neurotisch, und damit verzerrt und schwer einfühlbar erscheinen. Ein Überblick über häufig vorkommende Ängste findet sich im Versuch der Erstellung einer „Angsthierarchie", die aus 60 verschiedenen Ängsten von Schwangeren ermittelt wurde (PERREZ et al. 1978). Ein Auszug hieraus ist in Abb. 1 dargestellt.

Es fallen hier Ängste auf, in die man sich gut einfühlen kann, so z. B. allen voran, die Angst vor einer Mißbildung beim Kind, die Angst vor Komplikationen, die Angst vor Schmerzen usw. Man kann diese Ängste als Realängste bezeichnen, wenn sie auch manchmal auf der Basis neurotischer Persönlichkeiten störend empfunden werden. Solche realen Ängste, die teilweise auch auf falschen Vorstellungen beruhen, lassen sich abbauen durch eine fachgerechte Schwangerenberatung sowie durch sicherheitsgebende Untersuchungen. So erscheint es sinnvoll, wenn man die Angst einer älteren Schwangeren vor einem mongoloiden Kind durch eine Amniozentese und einer zytogenetischen Untersuchung beseitigt. Ähnlich kann man einer Frau durch wiederholte echographische Untersuchungen Sicherheit geben, wenn sie befürchtet, daß sich ihr Kind nicht termingerecht entwickelt. Allgemein sollten positive Auskünfte bei Schwangeren überwiegen, da die Frau in dieser Zeit besonders sensibel für Ängste ist.

Die zweite Gruppe von Ängsten sind eher zu den neurotischen Ängsten zu rechnen, so z. B. die Angst vor dem Verlust der Selbstkontrolle, die Angst vor dem Ausgeliefertsein oder die Angst vor dem eigenen Tod. Meist handelt es sich um Patientinnen, bei denen man Schwierigkeiten bei der Anpassung an die Mutterschaft findet. Eine ambivalente Einstellung zur Schwangerschaft zeigt sich oftmals in den beschriebenen neurotischen Ängsten. Mit zunehmendem Fortschreiten der Schwangerschaft und positiver Identifikation mit ihr lassen diese Ängste nach. Ebenso verschwinden mit zunehmender Schwangerschaftsdauer Symptome, die oft dem Stichwort *Impulsneurosen* subsumiert werden. Es handelt sich dabei meist um die Abfuhr oraler Bedürfnisse. Abnorme Gelüste, Hypersalivation, Heißhunger, Fettsucht und Stehlen spiegeln solche nur kurzdauernde Krisen im Erleben der Schwangerschaft wider. Was das Stehlen betrifft, so hat der Gesetzgeber in einigen Ländern bei Schwangeren das Strafmaß dieses oralen Impulses entsprechend gemindert (WEINGART 1983).

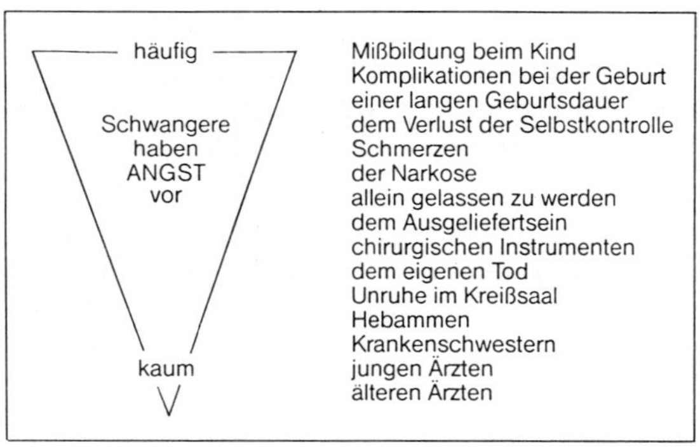

Abb. 1. Angsthierarchie bei Schwangeren

1. Hyperemesis gravidarum

Die Hyperemesis gravidarum ist wohl das bekannteste psychosomatische Symptom in der Schwangerschaft, das vor allem im ersten Trimenon auftritt. Definitionsgemäß erbricht die Schwangere mehr als zehnmal täglich und ist somit der Gefahr der Elektrolytstörung und der Mangelernährung der Frucht ausgesetzt. Der psychodynamische Hintergrund wurde in umfassender Weise von MOLINSKI (1972) beschrieben. Er hat auf die Schwierigkeiten hingewiesen, in die eine Frau geraten kann, wenn sie mit der Rolle der Mutter konfrontiert wird. Er beschreibt vor allem Ängste bei Frauen, die im Bereich des oralen und aggressiven Erlebens gehemmt sind. So können verdrängte orale und aggressive Impulse durch die Schwangerschaft aktualisiert werden und verhindern, daß eine befriedigende Symbiose zwischen Mutter und Kind entsteht. Diese Frauen müssen deshalb den Fötus als oralen Konkurrenten, als Mitesser erleben. Die mobilisierten oralen und aggressiven Impulse können so z. B. als somatisches Korrelat zu einem verstärkten Schwangerschaftserbrechen führen. Ein Hinweis auf eine orale Störung dieser Schwangeren ist auch der immer wieder verblüffende therapeutische Effekt durch die alleinige stationäre Aufnahme. Über 90% der Frauen, die wegen einer Hyperemesis gravidum stationär aufgenommen wurden, haben unmittelbar nach der Aufnahme aufgehört zu erbrechen. Die Last ihres oralen Konkurrenten, „ihres Mitessers" wurde durch die Mutter Klinik – sprich Ärzte und Schwester – deutlich erleichtert – sie dürfen hier selbst wieder Kind sein, das versorgt wird. Das therapeutische Vorgehen zeichnet sich hierdurch bereits ab. Es besteht primär in einer haltenden, unterstützenden Zuwendung, die innerhalb der geburtshilflichen Praxis in der Regel gut geleistet werden kann.

2. Psychogener und habitueller Abort

Das Abortgeschehen hat meist organische Ursachen. Es sollte deshalb besonders hier eine exakte ultraschalldiagnostische, hormonelle und zytogenetische Begleitdiagnostik erfolgen. Trotzdem bleiben eine Reihe von Aborten ungeklärt und korrelieren mit psychischen Auffälligkeiten bei Frauen, die zumindest einen Risikofaktor für die Schwangerschaft darstellen. Wie PRILL (1967), HERTZ u. MOLINSKI (1980) ausführen, handelt es dich bei diesen Frauen meist um eine ambivalente Gefühlseinstellung. Einerseits wünschen sich solche Frauen zur Bestätigung ihrer Weiblichkeit auf der bewußten Ebene ein Kind, andererseits fühlen sie sich dieser Aufgabe nicht gewachsen. Als pathogenetischer Weg werden aufgrund chronifizierter Streßsituationen vegetative Fehlregulationen (Sympathikotonie) angenommen, die zu Uteruskontraktionen und schließlich zu einer Ablösung der Plazenta führen können. Eine vorangegangene Fehlgeburt kann auch eine ängstliche Erwartungshaltung bedingen, die diesen Mechanismus verstärkt. Therapeutisch empfiehlt sich hier – wie meist in der Schwangerschaft – kein aufdeckendes Verfahren, sondern mehr eine unterstützende, ichstärkende Arzt-Patientin-Beziehung in der Schwangerenvorsorge.

3. Eingebildete Schwangerschaft

Die eingebildete Schwangerschaft oder Grosesse nerveuse sehen wir nur noch selten. Der Grund hierfür dürfte in der freizügigeren Handhabung emotional stark verwobener Themen, wie Sexualität, Schwangerschaft und Geburt sein. So fällt es auch auf, daß dieses Phänomen, das in der Regel mit allen objektiven Schwangerschaftszeichen (z. B. Amenorrhoe, Vergrößerung des Leibesumfangs und der Brüste) und auch subjektiven Zeichen (Übelkeit, Erbrechen, Spannen der Brüste) einhergeht, vorwiegend bei Frauen aus Entwicklungsländern beobachtet wird. Es besteht dabei nahezu immer ein überwertiger Kinderwunsch. Bei der Betreuung solcher Patientinnen ist ein einfühlsamer Umgang besonders wichtig. Als Einstieg empfiehlt sich die vorsichtige Konfrontation mit dem Leidensdruck, der durch den frustranen Kinderwunsch hervorgerufen wird. Es sollte angeboten werden, mit beiden Partnern die Möglichkeiten einer gezielten Kinderwunschbehandlung durchzusprechen. Integrativ könnte während einer solchen Behandlung auch die Kinderwunschmotivation bearbeitet und der überwertige Kinderwunsch abgebaut werden (Stauber 1977, 1979). Auch durch die Überlegung einer möglichen Adoption läßt sich der umschriebene Konflikt mildern.

4. EPH-Gestose

Diese schwangerschaftsspezifische Erkrankung geht mit Symptomen der Ödembildung, der Proteinurie und der Hypertonie einher. Als pathogenetischer Mechanismus liegt ein generalisierter Arteriolenspasmus zugrunde. Obwohl man noch wenig über die Ätiologie dieses Symptomenkomplexes weiß, so werden neben psychischen Faktoren in neuesten Arbeiten (Conradt 1984) ein Magnesiummangel als somatische Ursache diskutiert. In der Klinik kommt man therapeutisch in den meisten Fällen gut mit Diät, Antihypertensiva und Sedativa zurecht. Es fällt aber auch hier auf, daß man durch Schaffung einer ausgewogenen emotionalen Situation dieses Leiden positiv beeinflussen kann. Jäger u. Dmoch (1984) haben ermittelt, daß das Selbstwertgefühl der schwangeren Frau mit EPH-Gestose durch die Konfrontation mit der Schwangerschaft in unterschiedlicher Weise in Frage gestellt wird. Diese Erschütterung des Narzißmus mobilisiere eine narzißtische Wut, die entweder auf zwanghafter oder auf depressiver Ebene abgewehrt wird. Der Bluthochdruck ist so im Sinne einer körperlichen Bereitstellung im Zusammenhang mit diesen aggressiven Impulsen zu sehen. Bei inkompletter, dauernd in Gang befindlicher Abwehr wird er eher als ein Korrelat zur Abwehr des Impulses angesehen. Die genannten Autoren haben bei den untersuchten 44 Patientinnen folgende sich wiederholende Konstellation beschrieben: das Spiel zwischen der seelische Kraft verzehrenden Abwehr und dem unvollkommen abgewehrten Impuls von Ärger und Affekten des Gekränktseins. Diese bringe die Gestose-Patientin in eine charakteristische Spannung. Diese „gestotische Beziehung“, also die Konstellation von Affekt und Abwehr, könne sich so über humorale und vasomotorische Veränderungen auf das Kind auswirken. Berger-Oser u. Richter (1984) haben 10 Patientinnen mit EPH-Gestose nach psychoanalytischen Kriterien untersucht. In der Biographie fielen gehäuft Störungen im oralen

Bereich auf (gravierendes Über- und Untergewicht). Bei allen Patientinnen wurde eine „maligne" Symbiose zur Mutter eruiert. Die Mütter, die sich objektiv als eher gefühlskalt und desinteressiert erwiesen, hatten sich ihren Töchtern als „ideal" und aufopfernd dargestellt. Störungen in der Beziehung konnten die Mädchen nur als selbst verursacht ansehen und massive Schuldgefühle entwickeln. Wut auf die tatsächliche Gleichgültigkeit der Mutter mußten die abhängigen Töchter wegen der Gefahr einer unerträglichen Zerreißprobe im Keim ersticken. Zusammen mit dem entstehenden Kind, so hoffe die Schwangere, werde sie nun eine eigene Symbiose aufbauen, die endlich die Loslösung von der Mutter ermöglichen werde. Gleichzeitig treten aber Ängste davor auf, daß das Kind sie ausbeuten könne. In dieser Ambivalenz zwischen dem Wunsch nach Selbstverwirklichung und Angst vor Verlust der Mutter und Bedrohung durch das Kind liegt nach Ansicht der letztgenannten Autoren der Boden dieser wichtigsten schwangerschaftsspezifischen Erkrankung.

5. Vorzeitige Wehen – Frühgeburt

In der geburtshilflichen Klinik gelingt es vermehrt durch wehenhemmende Medikamente, Sedierung und Bettruhe eine drohende Frühgeburt aufzuhalten oder doch zu verzögern. Obwohl diese therapeutischen Maßnahmen einen Fortschritt in der Herabsetzung der perinatalen Mortalität gebracht haben, so ist doch hierdurch das Schwangerschaftserleben und eine günstige Vorbereitung auf die extrauterine Mutter-Kind-Beziehung beeinträchtigt. Psychosomatisch orientierte Geburtshelfer betonen hier immer wieder wehenauslösende emotionale Faktoren. Ching u. Newton (1980) haben die angloamerikanische Literatur zu diesem Thema aufgearbeitet und eine prospektive Studie über psychosoziale Faktoren durchgeführt. Sie haben auch die beschriebenen tiefenpsychologischen Hintergründe, wie innere Ablehnung der Schwangerschaft, Schwierigkeiten mit der weiblichen Rolle oder unreife Persönlichkeitsstrukturen, in ihre Untersuchung einbezogen. Obwohl eine große Zahl von Frauen (n = 335) untersucht wurde, fanden sie keinen signifikanten Hinweis für eine Beteiligung psychosozialer Faktoren an der Ursache der Frühgeburtlichkeit. In Arbeiten von Haldemann et al. (1976), Hoyer u. Thalhammer (1968), Mau u. Netter (1977) wurden allerdings gehäuft soziale Risikofaktoren wie jugendliches Alter, unverheiratet sein und ein niedriger Sozialstatus beschrieben. Auf tiefenpsychologischer Ebene werden unbewältigte Ängste und Ambivalenzen, die bis in das 3. Trimenon der Schwangerschaft persistieren, bei solchen Patientinnen beschrieben (Prill 1983). Herms et al. (1982) konnten in einer prospektiven Studie zeigen, daß Berufstätige, besonders wenn es sich um qualifizierte Berufe handelte, eher zur Frühgeburt neigten als die familienorientierten Frauen. Frauen mit Frühgeburten hatten eine höhere Rate an psychosomatischen Symptomen wie Migräne, gastrointestinalen Beschwerden und Schlaflosigkeit. Dmoch u. Osorio (1984) haben vor allem depressive Persönlichkeitsstrukturen beschrieben. Petersen u. Teichmann (1984, pers. Mitteilung 1985), die eine laufende Studie zu diesem Thema durchführen, haben folgende entscheidenden Punkte hervorgehoben: Die Frühgeburtlichkeit ist eine sehr unspezifische Antwort auf allgemeine Überforderung – es gebe keinen spezifischen seelischen Konflikt. Die Frühgeburtlichkeit trage akzidentellen Charakter, sei also nicht persönlichkeitsspezifisch. Therapeutisch wird von den meisten Autoren als wesentliches Ziel, die Hilfe bei der Anpassung an die Schwangerschaft und deren Bewältigung gesehen. Das einfühlsame Visitengespräch steht dabei an erster Stelle. Je nach Indikationskriterien werden noch Einzelgespräche, Autogenes Training, Hypnose und das respiratorische Biofeedback empfohlen.

Im Rahmen der Schwangerenberatung lassen sich meist alle hier angeführten Symptomgruppen durch eine intensivere Arzt-Patient-Beziehung besser verstehen und in Grenzen halten (Prill 1976, 1977; Clyne 1983; Stauber 1976, 1979, 1983; Richter 1980, 1982).

Die *psychosomatische Geburtsvorbereitung* beschränkt sich deshalb nicht nur auf entspannende und atemtechnische Übungen, sondern beginnt bereits mit einer gelungenen Arzt-Patient-Beziehung in der Sprechstunde für Schwangere (Richter 1983; Prill 1983; Krebs 1983; Perez-Gay 1983; Stauber 1979). Bewährt hat sich auch eine Kreißsaalbegehung. Das Kennenlernen von Hebamme und Räumlichkeiten wirkt angstmindernd, da sich die Patientin später nicht mehr an so eine völlig fremde Situation adaptieren muß. Auch der Besuch eines Säuglingskurses und die Einbeziehung des Partners in die Geburtsvorbereitung sind präventivmedizinische Schritte in Richtung auf eine gelungene Mutter-Kind-Beziehung.

Vorschläge für eine adäquate Geburtsvorbereitung, die auch auf den Tagungen der deutschen Gesellschaft für psychosomatische Geburtshilfe und Gynäkologie diskutiert wurden, sind in Abb. 2, S. 236, zusammengefaßt.

II. Zur Geburt

Die Geburt ist nicht lediglich das physiologische Ende der Schwangerschaft, sondern ein psychosomatisches Ereignis – ein Erlebnis, das die Frau mit Leib und Seele erfaßt. Wohl kaum ein Ereignis im menschlichen Leben ist von so vielen Geheimnissen umgeben und mit einer solchen Vielfalt an Bedeutungsgehalten versehen worden. So spielt auch der Geburtsvorgang im Denken und Fühlen der Völker eine bedeutsame Rolle, die wiederum je nach weltanschaulicher, rassischer, kultureller und soziologischer Struktur verschieden ist.

In tiefenspychologischen Arbeiten zur Geburt wird auf den Objektverlust der Frau hingewiesen, der individuell verschieden verarbeitet wird und *postpartale Depressionen* erklären kann. Die Mutter muß sich schließlich von dem einverleibten Kind trennen, was bei ihr eigene Trennungsängste aktualisieren kann.

Wenn wir uns mehr der geburtshilflichen Praxis zuwenden, so fällt auf, daß man dem Geburtsschmerz unter allen Phänomenen, die mit der Geburt zusammenhängen, von jeher die größte Beachtung schenkte. Zwischen folgenden beiden Extremen lagen die Ansichten:

Einmal – der Schmerz gehöre wesensmäßig zur Geburt, nachdem es bereits in der Genesis heißt: „Du sollst dein Kind unter Schmerzen gebären".

Zum anderen – der Schmerz sei eine sinnlose und deshalb überflüssige Begleiterscheinung der Geburt.

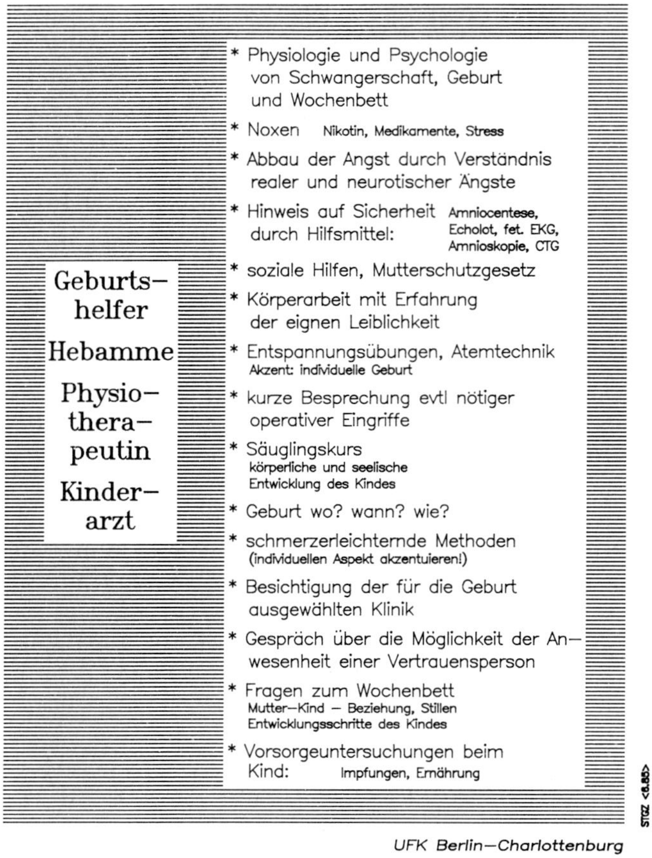
Geburts-helfer
Hebamme
Physio-thera-peutin
Kinder-arzt
* Physiologie und Psychologie von Schwangerschaft, Geburt und Wochenbett
* Noxen Nikotin, Medikamente, Stress
* Abbau der Angst durch Verständnis realer und neurotischer Ängste
* Hinweis auf Sicherheit durch Hilfsmittel: Amniocentese, Echolot, fet. EKG, Amnioskopie, CTG
* soziale Hilfen, Mutterschutzgesetz
* Körperarbeit mit Erfahrung der eignen Leiblichkeit
* Entspannungsübungen, Atemtechnik Akzent: individuelle Geburt
* kurze Besprechung evtl nötiger operativer Eingriffe
* Säuglingskurs körperliche und seelische Entwicklung des Kindes
* Geburt wo? wann? wie?
* schmerzerleichternde Methoden (individuellen Aspekt akzentuieren!)
* Besichtigung der für die Geburt ausgewählten Klinik
* Gespräch über die Möglichkeit der Anwesenheit einer Vertrauensperson
* Fragen zum Wochenbett Mutter-Kind – Beziehung, Stillen Entwicklungsschritte des Kindes
* Vorsorgeuntersuchungen beim Kind: Impfungen, Ernährung
UFK Berlin–Charlottenburg

Abb. 2. Psychosomatische Geburtsvorbereitung. Ziel: Sichere Geburt in emotionaler Ausgewogenheit

Die zweite Ansicht hat sich in der Praxis mehr und mehr durchgesetzt – es haben sich Indikationen für die einzelnen geburtserleichternden Methoden herausgebildet, die sich an dem Risiko für Mutter und Kind orientieren.

1. Geburtsschmerzen und Gebärstörungen

Der Geburtsschmerz, bei dem es sich sowohl um einen Kontraktionsschmerz als auch um einen Dehnungsschmerz handelt, ist in Intensität und Dauer bei den Schwangeren individuell verschieden. Das hängt einmal damit zusammen, daß die Geburt, auch wenn sie spontan beendet wird, in ihrem Ablauf sehr verschieden sein kann. Zum anderen wird die Schmerzreaktion von der emotionellen Verfassung der Gebärenden in starkem Maße mitbestimmt.

Das „Angst-Spannungs-Schmerz-Syndrom", das durch Arbeiten von PLATANOW (1923), READ (1933), LUKAS (1968, 1972), MOLINSKI (1968) u.a. zu größerer Klarheit gekommen ist, dient dabei zur Erklärung psychogener Gebärstörungen.

So werden Wehen oft angstvoll erlebt, was dann mit Spannung verbunden ist. Diese Spannung führt

- auf muskulärem Weg zu einer Verkrampfung,
- auf vegetativem Weg zu Atmungsstörungen und Vasokonstriktion
- und affektiv zu einer Überempfindlichkeit.

Der dadurch verstärkt auftretende Schmerz bedingt eine verzögerte und damit oft komplizierte Geburt.

Zur Verminderung der Geburtsängste und damit der Schmerzen wurden deshalb in den letzten Jahrzehnten vermehrt psychologische Vorbereitungsmethoden angewendet. Im deutschsprachigen Raum hat vor allem die Tübinger Schule um ROEMER (1967) und das Autogene Training von SCHULTZ (1970) – vertreten durch Arbeiten von PRILL (1964, 1967, 1968) und POETTGEN (1971, 1973) – großen Aufschwung erlebt. Zuvor hat die englische Methode nach DICK-READ (1933), die russische Methode durch VELVOLVSKI (1953) und die französische Schule nach LAMAZE u. VELLAY (1952) bereits zahlreiche Anhänger gefunden. Diese Methoden, die je nach Schwerpunkt aufklärende, gymnastische, atemtechnische, lerntheoretische und autosuggestive Hilfen zur Geburtsvorbereitung geben, haben nach einer Sammelstatistik zwischen 75–96% Erfolge zu verzeichnen (vgl. RUPPIN et al. 1977).

Neben dieser ersten großen Gruppe der psychologischen Geburtserleichterung haben die medikamentösen Verfahren vor allem in den 70er Jahren an Bedeutung gewonnen (vgl. LENZ 1973; BECK u.POTTHOFF 1976). Aus psychohygienischer Sicht weist von diesen Verfahren vor allem die noch immer in mehreren Kliniken gehandhabte Allgemeinnarkose – die sog. Durchtrittsnarkose – einen großen Nachteil für die Mutter auf, da sie die Geburt selbst nicht bewußt miterleben kann.

Dazu berichtet bereits DEUTSCH (1954) von Frauen, die nach einer prolongierten Entbindungsnarkose erklärten, daß das ihnen vorgestellte Kind nicht das ihrige sei, sondern vertauscht sei. Sie erklärt dieses Phänomen so, daß die ganze an den Geburtsvorgang geknüpfte, von der Außenwelt zurückgezogene psychische Energie in dem Moment der Entspannung dem Kinde zufließt. Das plötzliche Befreitsein von Schmerz und Angst, das Wissen, es geschafft zu haben, führt zu einem Gefühl des Triumphes und verleiht den ersten Momenten der Mutterschaft den Charakter der Ekstase. Da dieser Prozeß in Vollnarkose beeinträchtigt ist, appelliert Helene DEUTSCH an den Geburtshelfer, die Frau nicht ohne Grund um den „Lohn ihrer Arbeit" (engl. labour) zu bringen, d. h., um das triumphale Gefühl, es geschafft zu haben.

Wenn man die Vor- und Nachteile der psychologischen Vorbereitungsmethoden abwägt, so ist man geneigt, aufgrund der fehlenden Nebenwirkungen für Mutter und Kind sowie der positiven Auswirkungen auf das Geburtserleben und die spätere Mutter-Kind-Beziehung die lange Vorbereitungszeit in Kauf zu nehmen. Die medikamentösen Methoden sollten die psychologische Geburtsvorbereitung folglich nicht ersetzen, beide Methoden können sich jedoch in vielen Fällen sinnvoll ergänzen. Die folgende Tabelle gibt einen kurzen Überblick über die derzeit angewendeten Erleichterungsmethoden. Das Geburtserleben erscheint dabei aus psychosomatischer Sicht besonders wichtig, da es die Mutter-Kind-Beziehung positiv beeinflussen kann.

Tabelle 2

Analgesie in der Geburtshilfe / Kriterien	Medikamentöse Geburtserleichterung					Psychologische Geburts-erleichterung (z. B. nach READ, LAMAZE, AT) Entspannungs-übungen Atemtechnik Gymnastik Vertrauensver-hältnis Arzt-Hebamme-Pat.
	Allge-mein-anästhe-sie i.v./ Inhal.	Regionalanästhesie			Anal-getika Sedativa Opiate Spas-molytika Tran-quilizer	
		Peri-dural-Caudal-	PCB	Puden-dus Damm-infiltr.		
III. *Analgesie*						
Ausdehnung	++	++	+	+	+	+
Wirkungsgrad	++	++	+	+	+	+
II. *Geburtsphase*						
Eröffnung	–	++	+	–	+	+
Austritt	++	++	–	+	–	+
III. *Zeit*						
Zur Vorbereitung	++	+	+	+	+	–
Wirkungsdauer	–	++	+	+	+	+
IV. *Nebenwirkungen*						
Mutter	+	+	+	+	+	++
Kind	+	++	+	++	+	++
V. *Geburtserleben der Mutter*	–	+	+(+)	++	+	++

++ = günstig; + = halbgünstig; – = ungünstig

In der Praxis haben sich in den letzten Jahren einige Neuerungen durchgesetzt, die ihren Ursprung in psychohygienischen Überlegungen haben.

So z. B. „Väter bei der Geburt“:

Sieht man den Ehemann nicht als Aufpasser, sondern als Helfer bei der Geburt, so kann er

- einmal seiner Frau bei der Beibehaltung der richtigen Atemtechnik und zur Verarbeitung der Wehen behilflich sein,
- er kann weiterhin seiner Frau Sicherheit und Geborgenheit geben
- und schließlich kann der Mann als Informationsübermittler zum Personal dienen, vor allem bei gehemmten und ängstlichen Müttern.

Nach Prill (1976) bewirkt das gemeinsame Geburtserlebnis weiterhin eine Festigung des emotionellen Familiengefüges. Der gleiche Autor legt auch dar, daß keine sexuellen Funktionsstörungen nach einem negativen Geburtserlebnis beim Mann eintreten. Die deutsche Gesellschaft für psychosomatische Geburtshilfe und Gynäkologie hat sich in ihrer Tagung in Freiburg (1982) die Frage gestellt: Welche psychosomatischen Forderungen lassen sich an das Geburtsgeschehen stellen? Der Grund für diese Suche nach wissenschaftlich begründeten psychosomatischen Forderungen, waren die zahlreichen, oft ideologischen Ansätze in der perinatalen Medizin über das wie, wo und wann der Geburtsmethoden. In der Diskussion wurde deutlich, daß einseitig in die Waagschale geworfene Namen wie READ, LAMAZE, LEBOYER usw. dem individuellen Geburtserleben nicht gerecht werden. Eine starre Haltung mit reinem Methodendenken ist im psychosomatischen Sinne nicht vertretbar. Es wurden aus diesem Grunde auch nur einige essentielle psychosomatische Forderungen erhoben, die sich auf die Angstreduktion, die Anwesenheit des Partners, die Schmerzerleichterung und den postpartalen Kontakt von Mutter und Kind beziehen.

Einstweilen gibt es auch Belege dafür, daß die Einbeziehung psychosomatischer Verfahrensweisen im Sinne einer individuellen Geburtshilfe kein Sicherheitsrisiko darstellt. KENTENICH (1983) konnte zeigen, daß die perinatale Morbidität und Mortalität durch eine individualisierte Geburtshilfe nicht negativ beeinflußt wird. Im Gegenteil, die Patientinnen beurteilten ihre Geburt hierdurch sehr positiv, was ihnen wieder eine bessere Motivation für eine gelunge Mutter-Kind-Beziehung gab.

III. Das Wochenbett

In psychosomatischer Hinsicht beginnt mit dem Wochenbett ein Prozeß, den der Psychoanalytiker FORNARI (1970) „das zentrale Problem der gesamten Entwicklung des kindlichen psychischen Lebens“ nennt: die Beziehung zwischen Mutter und Kind. Diesen Prozeß der frühen Mutter-Kind-Beziehung zu unterstützen, ist im Rahmen einer integrativen psychosomatischen Geburtshilfe die Aufgabe des Geburtshelfers, Pädiaters und des Pflegepersonals.

Die Erforschung der frühesten psychischen Entwicklung des Kind ist praktisch erst das Werk der letzten Jahrzehnte. Auf der einen Seite haben SPITZ (1957, 1967), AINSWORTH (1972), BOWLBY (1952, 1972), RENGGLI (1974), MUELLER-BRAUNSCHWEIG (1975) u.a. versucht, durch experimentelle Beobachtungen die Entwicklung des Säuglings zu verfolgen. Auf der anderen Seite wurde aus den Psychoanalysen von Kindern und Erwachsenen durch FREUD (1921), KLEIN (1972), WINNICOTT (1973), A. FREUD (1971) u.a. Material und Erkenntnisse zusammengetragen, die einen Einblick in die Genese neurotischer Bilder gaben.

Allen Autoren kommt es bei der Beschreibung der Mutter-Kind-Beziehung darauf an, zu betonen, daß Mutter und Kind nach der Geburt noch eine Einheit bilden. So ist es interessant, daß der Biologe PORTMANN (1963) das erste Lebensjahr des Menschen zur Embryonalzeit rechnet. Er stützt sich auf Untersuchungen von LANGE (1903) und SCAMMON (1922) und belegt, daß der Mensch gemäß seiner Wuchsform im 1. Lebensjahr sowie seiner Gehirngröße ein Jahr zu früh auf die Welt kommt. Im Vergleich zur Tierwelt nennt er den Menschen einen Nesthokker, der noch der extrauterinen Nabelschnur bedarf. Für diesen zweiten postpartalen Uterus gelten beim Menschen in einem nur geringen Maße die erblich gegebenen instinktiven Ordnungen, die eine funktionierende Entwicklung garantieren.

Die Erforschung des besonderen Wahrnehmungsinstrumentes, das die Mutter befähigt, die neonatale Situation ihres Kindes zu verstehen, ist noch in den Anfängen. Die Tatsache, daß dieses Wahrnehmungsinstrument sich kaum in Worte, geschweige denn in verifizierbare Größen fassen läßt, spricht dafür, daß es in den tiefsten vorsprachlichen Schichten des menschlichen Gefühlslebens angesiedelt ist.

Dieses Phänomen der Beziehung der Mutter zu ihrem Säugling kann nur umschrieben werden. Wir sprechen von mütterlicher Intuition, von Empathie oder von einer gesteigerten Sensibilität. Freud (1921) nannte diese frühe Mutter-Kind-Beziehung eine „Masse zu zweit". Spitz (1967) spricht von einer Dyade, die er am besten charakterisiert sieht mit dem Dichterwort: „ein Egoismus zu zweit". Therese Benedek (1971) spricht von der Mutter-Kind-Zwieeinheit". Winnicott (1974) sieht in der Abhängigkeit den Hauptzug des Säuglingsalters. Ein Säugling wird erst zum Säugling, sagt er, wenn er mit der mütterlichen Fürsorge gemeinsam gesehen wird. Säugling und Mutterpflege bilden eine Einheit. Aus den Arbeiten von Klein (1972) dürfen wir folgern, daß der Säugling die Außenwelt, so z. B. die Brust der Mutter, als Teil von sich selbst phantasiert.

Wie funktioniert nun diese Symbiose zwischen Mutter und Kind? Nach Spitz (1967) laufen Mikrointeraktionen zwischen beiden ab. Winnicott (1974) sieht den Säugling als unreifes Wesen, das ständig am Rand unvorstellbarer Angst steht. Er spricht von der "holding function", die die Mutter einnehmen muß, um dem Kind Halt zu geben. Die Mutter sollte daher wie eine Hülle fungieren, die das Kind vor übermäßigen äußeren und damit auch inneren Spannungen beschützt. Die zunächst diffusen Gefühle beim Säugling wie Lust- und Unlust können sich nur entwickeln, wenn die Gefühlsäußerungen jeweils von der Mutter angenommen und wiedergegeben werden. Der Mutter kommt bei diesem Prozeß eine Spiegelfunktion zu, wie Margret Mahler (1972, 1975) es genannt hat. Gelingt es der Mutter nicht, die Signale ihres Kindes zu verstehen, ist der „Dialog" zwischen ihr und dem Kind gestört, und es tritt beim Kind überstarke Unlust und Desorientiertheit auf. Wird das Kind immer wieder diesen negativen irritierenden Eindrücken ausgesetzt, kann es kein Urvertrauen (Erikson 1961) entwickeln, das die notwendige Basis für eine weitere gesunde seelische Entwicklung darstellt. Statt dessen steht am Beginn seiner Entwicklung ein „kumulatives Trauma" (Kahn 1964) mit der Folge oft unbeeinflußbarer neurotischer und psychotischer Krankheitsbilder. Nach Winnicott (1974) bedeutet „die gut genuge mütterliche Fürsorge" für den Säugling eine Ich-Unterstützung. Dadurch wird im Säugling eine Kontinuität des Seins aufgebaut, die die Grundlage der Ichstärke ist, die für eine spätere Bewältigung notwendig ist. Versagt die mütterliche Fürsorge in den ersten Wochen und Monaten, dann kommt es zu einer Störung der Integrationsprozesse, die im Individuum ein Selbst aufbauen. Der Säugling kann diesen Ausfall an mütterlicher Qualität nicht selbst ausgleichen, weil er das Stadium der Ich-Strukturierung, die das ermöglicht, noch nicht erreicht hat.

Nun muß man eingestehen, daß diese frühe Einheit von Mutter und Kind vielen Gefährdungen ausgesetzt ist. Der postpartale Uterus arbeitet nicht mit der gleichen Sicherheit wie der Mutterleib. Dies gilt heute erst recht, wo die ursprünglichen Formen des Familienlebens durch die modernen Arbeitsweisen gelockert oder fast aufgehoben sind.

In diesem Zusammenhang soll noch auf die negativen Folgen hingewiesen werden, die eine Mutterentbehrung in frühester Kindheit haben kann. Bowlby

(1952) hat gezeigt, daß die Folge partieller Deprivation Angst, exzessive Liebesansprüche, starke Haßgefühle und als Folge der letzteren Schuld und Depression sind (EGGERS 1977; E. FREUD 1984). Die totale Deprivation beeinflußt tiefreichend die charakterliche Entwicklung und zerstört die Fähigkeit zum zwischenmenschlichen Kontakt. Einer breiteren Öffentlichkeit wurden diese Folgen der Mutterentbehrung durch die Untersuchungen weiterer genetischer denkender Autoren, wie SPITZ (1957, 1967), GOLDFARB (1945, 1955), RIBBLE (1941, 1944), ANNA FREUD (1971) u.a. bekannt. MUELLER-BRAUNSCHWEIG (1975) hat in einer umfangreichen Studie gezeigt, daß für die früheste Kindheit nur die sicherheitsgebende kontinuierliche Betreuung durch eine Pflegeperson eine gelungene Ich-Entwicklung ermöglicht. Auch die Konstanz der Gruppe, wie sie in der Erziehung in den Kibbuzim gegeben war, hat sich nach BETTELHEIM (1969) als nicht unproblematisch erwiesen. Man sagt den Kibbuzkindern nach, daß sie in ihren zwischenmenschlichen Beziehungen eine emotionale Tiefe vermissen, die als Folge der Zuwendung durch eine Mutter angesehen wird. Derzeit versucht man diese Mutterentbehrung wieder in einigen Kibbuzim rückgängig zu machen. Inzwischen hat der Begriff der "Maternal Deprivation" die Kinderpsychologie und Kinderpsychiatrie stark beeinflußt und zunehmend ergeben sich auch Konsequenzen für die Sozial- und Gesundheitspolitik (z.B. das neue Adoptionsgesetz will unterbinden, daß der Säugling zu lange von einer konstanten Pflegeperson getrennt wird).

Die Erkenntnisse über die Deprivation finden erst in den letzten Jahren mehr Verständnis in den geburtshilflichen Abteilungen – dachte man doch bisher, daß die frühe Wochenbettzeit vorwiegend von somatischen und endokrinologischen Prozessen bestimmt sei. In diesem Zusammenhang ist eine Bestandsaufnahme von MAAS (1973, 1975) an der Deutschen Klinik für Diagnostik interessant. Ausgehend von einer Statistik über die Häufigkeit des Auftretens psychoneurotischer und psychosomatischer Symptome, suchte er nach den Gründen ihrer Entstehung im Hinblick auf präventivmedizinische Maßnahmen. Er zeigte auf, daß bis zu 60% der Patienten in der Deutschen Klinik für Diagnostik über psychoneurotische und psychosomatische Symptome klagen. Hierzu kommt noch, daß über ein Drittel der Patienten Beruhigungsmittel oder Schmerzmittel nimmt und außerdem die Sucht- und Selbstmordrate ständig zunimmt. Der letztgenannte Autor brachte diese Untersuchung in Zusammenhang mit der Frage einer möglichen Psychohygiene in der perinatalen Medizin.

Jetzt ist zu fragen, ob man auf die Qualität der mütterlichen Fürsorge überhaupt Einfluß nehmen kann. Obwohl wir wissen, daß die werdende Mutter aufgeschlossen ist, viel für eine gesunde seelische Entwicklung ihres Kindes zu tun, bleiben bei einigen Frauen diese Hilfen erfolglos. So gibt es neben der Deprivation andere krankmachende Mutter-Kind-Beziehungen, wie z.B. eine liebevolle Einstellung der Mutter, unter der sich eine unbewußt ablehnende verbirgt oder wenn die Mutter selbst ein exzessives Verlangen nach Liebe und Geborgenheit hat.

Es gibt nun aber einen Anhalt dafür, daß es nach der Geburt eine besonders sensitive Phase gibt, die für die emotionale Beziehung zwischen Mutter und Kind von Bedeutung ist (KLAUS u. KENELL 1974). Den Verhaltensforschern ist so eine Phase bei einer Reihe von Tieren bekannt. Bei Trennung von Muttertier und Jungen unmittelbar nach der Geburt reagieren diese mit einem abnormen Brutpflegeverhalten. So nimmt z.B. die Mutter das Junge nach einer postparalen Trennung nicht mehr an. Erfolgt die Trennung jedoch erst am 5. Tag, dann nimmt die Mutter ihr arteigenes, schützendes und pflegendes Verhalten wieder auf.

Marshall et al. (1972) haben zwei Gruppen von Erstgebärenden verglichen. Während die Mütter der 1. Gruppe gleich nach der Geburt ihr Kind für eine Stunde behielten und es während des Klinikaufenthaltes jeweils zusätzlich zu den Stillzeiten 5 Stunden am Nachmittag bekamen, hatten die Mütter der Kontrollgruppe ihr Kind nur jeweils eine halbe Stunde zu den kliniksüblichen Stillzeiten. Bei einer Nachuntersuchung ein Monat später zeigte sich, daß die Mütter mit dem intensiven Kontakt zu ihren Kindern gegenüber den Müttern der Kontrollgruppe deutlich liebevoller und engagierter im Umgang mit ihren Kindern waren. Diese positive Einstellung war auch noch bei einer Nachuntersuchung, ein Jahr später, festzustellen.

Eine weitere Studie mit ähnlichem Ergebnis lieferte Winter (1976). Vor allem in bezug auf das Stillen konnte dieser Autor feststellen, daß die Mütter, die gleich nach der Geburt einen längeren Kontakt zu ihren Kindern hatten, gegenüber einer Kontrollgruppe dem Stillen positiver gegenüberstanden (vgl. Leboyer 1974).

Über die Mutter-Kind-Situation bei Frühgeborenen hat Kenell (1976) eine Untersuchung durchgeführt. Einer Gruppe von Müttern wurde es erlaubt, sofort nach der Geburt in die Frühgeborenenstation zu kommen und so oft wie möglich bei dem Kind zu bleiben. Der anderen Gruppe wurde der erste Kontakt mit dem Kind erst nach 3 Wochen erlaubt. Nur in der ersten Untersuchungsgruppe konnte der Autor später ein besonders inniges Verhältnis zwischen Mutter und Kind beobachten.

Es liegen noch weitere Untersuchungen an Frühgeborenen von Barnett (1970) und Sokoloff et al. (1969) vor. Alle diese Autoren kamen zu dem übereinstimmenden Urteil, daß Kinder in der monotonen Umgebung des Brutkastens zusätzlich emotionelle und taktile Zuwendung brauchen. Sie konnten zeigen, daß Frühgeborene besser gedeihen, wenn man sie gleichzeitig in die Hände der Mutter gibt.

Die Tatsache, daß es nach der Geburt eine sensitive Phase gibt, die auf die Bindung zwischen Mutter und Kind von besonderem Einfluß ist, kann man auch aus Fällen ablesen, bei denen Frauen in der Klinik irrtümlicherweise nicht das eigene Kind versorgt haben. Prill (1976) zitiert hierzu einen Fall, der sich in Israel ereignet hat. Hier klärte sich die Verwechslung der Neugeborenen erst nach 14 Tagen auf. Die Mütter beider Kinder waren nur schwer bereit, das jeweils versorgte Kind gegen ihr eigenes einzutauschen.

Aufgrund der aufgezeigten Erkenntnisse, muß es die Aufgabe des Perinatologen sein, Bedingungen zu schaffen, die die kostbare sensitive Phase zwischen Mutter und Kind günstig erleben lassen. Es ließen sich dann sicher iatrogene Schäden abwenden, die zur Zeit noch häufig aus Unwissenheit oder aufgrund zu großer Abwehr psychosomatischen Gedankengutes entstehen.

Das "Rooming-in-System" – also das ganztägige Zusammenbringen von Mutter und Kind auf der Wochenbettstation – hat sich als Unterstützung beim Aufbau einer gelungenen Mutter-Kind-Beziehung bewährt. Die Einheit von Mutter und Kind wird dadurch erhalten. Zusätzlich bestehen Vorteile, die der Mutter mehr Sicherheit in dieser Zeit geben. So z. B.:

- die Entwicklung einer besseren pflegerischen Fähigkeit,
- die Entängstigung mancher Erstgebärenden gegenüber ihrem Kind und
- das schnellere Erkennen der normalen und individuellen Reaktionen des Kindes.

Selbstverständlich bewirkt das alleinige räumliche Zusammenbringen von Mutter und Kind noch keine gelungene Dyade, es stellt aber einen Nährboden hierfür dar. Deutsch (1954) glaubt, daß sich die Zahl der versagenden Mütter sehr verringern würde, wenn man die freie Entwicklung der mütterlichen Gefühle weniger reglementieren würde. Das trifft vor allem auf die Frage des Stillens zu, von dem Therese Benedek (1971) sagt, daß es gemeinsam mit dem Hautkontakt (vgl. Montagu 1974) die extrauterine Nabelschnur zwischen Mutter und Kind darstelle.

IV. Laktationsstörungen

Die Laktation gehört sicher zu jenen physiologischen Prozessen, die wie Menstruation und alles, was mit Fortpflanzung zusammenhängt – starken psychischen Einflüssen unterliegen. Es war auch S. Freud (1982), der in einer seiner ersten Publikationen einen Fall von psychogener Agalaktie beschrieb, den er mit Hypnose erfolgreich behandelte. Laktationsschwierigkeiten sind im Wochenbett besonders häufig zu beobachten. Aus tiefenpsychologischer Ebene läßt sich dieses Versagen oft als eine Flucht vor den Pflichten einer Mutterschaft erkennen, die der Wöchnerin Angst einflöst. In der heutigen Situation kommt die junge Mutter mit ihrem beruflichen Engagement oft in Konflikt zwischen Ichinteressen und Mutterschaft. Auf endokrinologischem Wege erscheinen hierdurch Funktionsstörungen in der Laktation möglich.

Ein für Mutter und Kind befriedigendes Stillerlebnis gibt nach den Feststellungen vieler Autoren (Nitsch 1975, 1977; Meves 1976, 1977) u.a. ein tragbares Fundament für eine genügend gute emotionelle Beziehung zwischen beiden. Man darf auch annehmen, daß das Stillen der Mutter ein besseres Verstehen der averbalen Signale des Kindes ermöglicht. Nach Winnicott (1974) erfährt die Mutter durch Anerkennung ihrer Leistung leichter eine positive Einstellung zum Muttersein. Es bewahrt sie auch vor der Enttäuschung, in ihren Pflichten als Mutter versagt zu haben und beraubt zu sein von einer glücklichen Erfahrung, was die aggressiven Impulse zum eigenen Kind verstärken kann.

Das Kind erhält durch die Muttermilch nicht nur die optimale Nahrung in ernährungsbiologischer und immunologischer Hinsicht (Nitsch 1975), der gleichzeitig vermittelte weiche Hautkontakt übermittelt ihm zusätzlich das Gefühl der Wärme und Geborgenheit (vgl. Montagu 1974). Daß diese wärmespendende Nähe zu den elementaren Bedürfnissen zählt, konnte Harlow (1959) im Tierversuch zeigen. Er bot kleinen Affen eine stoffbezogene Affensurrogatmutter an und eine andere aus Draht. Die Stoffmutter wurde von den Affen bei weitem vorgezogen, auch dann, wenn nur die Drahtmutter Milch gab.

Wenn man das Stillen als einen Wegbereiter für eine gelungene Mutter-Kind-Beziehung ansieht, hat auch hier der Geburtshelfer eine präventivmedizinische

Aufgabe. Wie eine Untersuchung in Berlin (GOLDSTEIN 1978) ergeben hat, sind 50,3% der Wöchnerinnen mit der Unterstützung beim Stillen und Abpumpen durch das Personal nicht zufrieden. In einigen Kliniken wird dieser Vorwurf sogar von $^{2}/_{3}$ der Mütter vorgetragen. In der zitierten Untersuchung wurde auch der Einfluß des Klinikpersonals auf die Stillfrequenz besonders deutlich. Im Vergleich der Kliniken schwankte die Stillhäufigkeit zwischen 56 und 96%. Bei der Nahrungsverabreichung richteten sich nur 39,7% der Mütter nach dem Nahrungswunsch des Kindes. Dieses sog. "self-demand-feeding" hat somit bei uns noch nicht die Verbreitung gefunden wie es von vielen Autoren gefordert wird. Hier liegt die Vorstellung zugrunde, daß es dem Kind in der stark vulnerablen frühen Wochenbettphase erspart bleiben sollte, Vernichtungsängste durch zu große Spannungen auszuhalten.

MÜLLER (1983) hat versucht, psychosomatische Forderungen für die Wochenbettstationen der geburtshilflichen Kliniken zu erstellen. Es ging ihm dabei vor allem um eine Umstrukturierung von Kinder- und Wochenbettstation durch die routinemäßige Einbeziehung psychosomatischer Aspekte.

Wenn man sich nun abschließend vergegenwärtigt, wie eminent wichtig die Förderung der sensiblen perinatalen Zeit für die spätere Persönlichkeitsentwicklung des Kindes ist, so kann man sich der hieraus erwachsenden präventivmedizinischen Verantwortung kaum entziehen. In Tabelle 3 sind deshalb die wesentlichen psychohygienischen Ansatzpunkte für das Wochenbett zusammengestellt.

Tabelle 3. Psychohygienische Ansatzpunkte im Wochenbett

- Möglichkeit zum "Rooming-In" und "Self-Demand-Feeding"
- Förderung einer gelungenen Mutter-Kind-Beziehung (individuelle Betreuung)
- Ermutigende Unterstützung bei der Einbahnung des Stillens
- Möglichkeit zur frühzeitigen Entlassung (ambulante Klinikgeburt)

3. Psychosomatische Aspekte in der Gynäkologie

Medizingeschichtlich imponieren wiederholt enge Beziehungen zwischen der Psychiatrie und der Gynäkologie. So glaubten die Ärzte im Altertum und im Mittelalter häufig an eine Verbindung geistiger Störungen der Frau mit dem „unruhigen Organ" der Gebärmutter. Sogar noch am Ende des 19. Jahrhundert wurde in gynäkologischen Lehrbüchern eine Hysterektomie bei „hysterischen" Frauen therapeutisch diskutiert. Man hat diese „Psychochirurgie" aber fallengelassen, als es erstmals gelang, hysterische Symptome auf hypnotischem Wege zum Verschwinden zu bringen. In den letzten Jahrzehnten hat sich dann allmählich ein umgrenztes Spezialgebiet im Fach der Frauenheilkunde entwickelt, das den Namen der psychosomatischen Geburtshilfe und Gynäkologie erhalten hat. Seit 1980 wird dieser Arbeitsbereich auch durch eine deutsche Gesellschaft in Forschung, Lehre und Klinik repräsentiert.

Nach ihrer abnehmenden Häufigkeit einer möglichen Psychogenese geordnet, rechnet man folgende Symptome bzw. Symptomgruppen zur gynäkologischen Psychosomatik:

Funktionelle Sexualstörungen,
Symptome im Zusammenhang mit dem Schwangerschaftsabbruch,
Unterbauchschmerzen ohne Organbefund,
Klimakterische Symptome,
Sterilität und Infertilität,
Ausfluß ohne exogene oder endogene Noxe,
Pruritus vulvae ohne Organbefund,
Zyklusstörungen,
Probleme in Zusammenhang mit Operationen am Genitale,
Probleme in Zusammenhang mit der Kontrazeption (Sterilisation),
Probleme in Zusammenhang mit Genital- und Mammakarzinomen,
Blasenentleerungsstörungen.

Den Großteil psychosomatischer Probleme in der Gynäkologie muß der Frauenarzt innerhalb seiner klinischen und praktischen Arbeit bewältigen. Diese Forderung betrifft z. B. die Einschätzung der vorgetragenen Unterbauchschmerzen, die Aufklärung über Operationen am Genitale, psychosomatische Interventionen und Weichenstellungen, die sich nicht von der täglichen Arbeit in einer gynäkologischen Klinik abtrennen lassen. Auf der anderen Seite muß der Gynäkologe seine Grenzen kennen, um in geeigneten Fällen den psychiatrischen Konsiliarius hinzuzuziehen. Im hier vorgegebenen engen Rahmen einer Darstellung wichtiger psychosomatischer Symptome in der Gynäkologie kann auf die Darstellung verschiedener Problemkreise (z. B. Zyklusstörungen, Blasenentleerungsstörungen oder bestimmte Sexualstörungen) verzichtet werden. Als ergänzende Informationsquelle soll aber auf einige Literaturstellen verwiesen werden, die in breiterem Raum das Gebiet der psychosomatischen Gynäkologie abdecken (z. B. PRILL 1964; VON UEXKÜLL 1979; HERTZ u. MOLINSKI 1980; RICHTER u. STAUBER 1982, 1985; PRILL u. LANGEN 1983; FRICK-BRUDER u. PLATZ 1984; JÜRGENSEN u. RICHTER 1985; FERVERS-SCHORRE et al. 1986).

Der psychiatrische Konsiliarius wird vorwiegend zur Krisensituation gerufen. Dazu gehören z. B. Suizidabsichten im Zusammenhang mit dem Schwangerschaftsabbruch, klimakterische Depressionen, psychogene Sterilität oder auch Verarbeitungsstörungen nach emotionell belastenden operativen Eingriffen, wie z. B. der Sterilisation.

An den Anfang sollen zwei entgegengesetzte Problemkreise der psychosomatischen Gynäkologie gestellt werden, da sie im Extremfall massivsten Leidensdruck für betroffene Frauen bedeuten und psychiatrische Interventionen notwendig machen. Es ist einmal die Situation, daß eine Frau sich sehnlichst ein Kind wünscht, aber keines bekommen kann – zum anderen der Konflikt, daß eine Frau schwanger ist und den Embryo oder Feten mit allen Mitteln beseitigen möchte. Eine Erklärung für diese Gegensätzlichkeit finden wir im ambivalenten Erleben einer jeden Schwangerschaft, wobei natürlich die individuelle Situation einer Frau zum Verständnis notwendig ist.

I. Das sterile Paar

Die durchschnittliche Sterilitätspatientin und im geringeren Maße auch ihr Partner erleben sich ängstlich, selbstkritisch und depressiv. Weiterhin sehen sie sich in ihrer Wirkung auf die Umgebung unattraktiv, mißachtet und unbeliebt. Aufgrund einer umfangreichen Studie (STAUBER 1979) ließ sich zeigen, daß der nicht erfüllte Kinderwunsch für viele Paare eine erhebliche Störung im Selbstwertgefühl dieser Patientinnen darstellt und mit dem äußeren Zeichen einer depressiven Stimmungslage einhergeht. Zur Abwehr dieser narzistischen Kränkung beobachtet man häufig die Verleugnung, die diesen Paaren trotz Mitteilung der pathologischen Befunde völlig unrealistische Hoffnungen auf eine Erfüllung ihres Kinderwunsches beläßt und sie von einem Spezialisten zum anderen treibt. Auch die Projektion wird häufig benutzt, um die innere Unzufriedenheit auf die für sie insuffizienten Ärzte oder auf den subfertilen Partner zu verschieben.

Psychiatrisch interessant sind vor allem die Paare mit überwertigem Kinderwunsch. Sie scheuen keinerlei Opfer in der Behandlung ihrer Sterilität und wünschen oft schon vorzeitig invasive Behandlungsmethoden wie Inseminationen und extrakorporale Befruchtung. Zum Arzt bestehen hierbei nicht selten sehr enge Übertragungsreaktionen (z. B. eine erotisierte oder eine idealisierte Übertragung), die die weitere Behandlung erschweren. Wir haben dies bei homologen Inseminationen wiederholt gesehen und HOFFMANN (1974) hat dieses Problem bei einer Patientin mit paranoider Psychose nach heterologer Insemination eindrucksvoll beschrieben. Dem Psychiater kommt hierbei die Funktion zu, den Ursprung des überwertigen Kinderwunsches der Patientin zu verdeutlichen und damit den Circulus vitiosus weiterer frustraner Fertilitätsbehandlungen zu unterbrechen.

Wie sich aus mehreren Untersuchungen zeigte (BENEDEK 1971; GOLDSCHMIDT u. DE BOOR 1976; PETERSEN 1979), ist der bewußte Kinderwunsch nicht selten durch eine innere Ablehnung überlagert. Dies kann zur sog. psychosomatischen Sterilität führen, die oft auch unter dem Namen funktionelle oder psychogene Sterilität beschrieben wird. Der pathogenetische Weg erklärt sich hormonell (z. B. sek. Amenorrhoe, Anovulation) oder auch neurovegetativ (z. B. Tubenspasmen). Auch in Form verschiedener sexueller Funktionsstörungen lassen sich psychische Ursachen für den nicht erfüllten Kinderwunsch aufzeigen.

Besonders informativ ist noch die Tatsache, daß der Großteil der in einer Kinderwunschsprechstunde beobachteten Schwangerschaften ohne Anwendung invasiver Behandlungsmethoden eintritt, häufig nach Behandlungspausen, während der Diagnostik oder nach Mitteilung eines regelrechten laparoskopischen Befundes. Bei der Ermittlung von Sterilitätsursachen aus ca. 2000 betreuten Kinderwunschpaaren (STAUBER 1979) fiel auch ein sehr hoher Anteil psychosomatischer Sterilitäten (28,3%) auf. Eine psychische Führung dieser Paare erlaubt es häufig – ohne organische Hilfsmittel – zu einer Konzeption zu gelangen. Dieser Behandlungsweg, z. B. einer sekundären Amenorrhoe oder einer Anovulation, ist nicht selten der kausale Weg. Die voreilige Gabe von ovulationsstimulierenden Medikamenten setzt nur am Symptom an und vergibt die Chance einer Selbstreflexion des ambivalenten Kinderwunsches.

In der Beziehung steriler Paare spielt die Sexualität eine besondere Rolle. Sie scheint häufig nur auf die Erfüllung des Kinderwunsches abzuzielen. Typisch ist hier z. B. der Wunsch nach Samenübertragung bei den sog. Virigin-wife-Ehen (vgl. Friedman 1975). Die Partner dieser unvollzogenen Ehen blenden ihre sexuellen Triebe aus und wünschen nicht so selten die jungfräuliche Zeugung. Eine psychotherapeutische Intervention ist hier häufig erfolgreich und sollte auf jeden Fall einer organischen Sterilitätsbehandlung vorausgehen.

Es muß auch noch erwähnt werden, daß durch die Mechanisierung der Sexualität während der Kinderwunschbehandlungen (Spermiogramme, Penetrationsteste, Inseminationen, in vitro Fertilisierungen) auch iatrogene Sexualstörungen entstehen. Und auch nach Abschluß einer erfolglosen Kinderwunschbehandlung zeigten Untersuchungen (Schulz-Ruthenberg 1980), daß im Fühlen dieser Paare die Sexualität meist ihren Sinn verloren hat. Eine psychische Führung ist hier besonders wichtig, vor allem wenn die Zeit des Klimakteriums jegliche Hoffnung auf das eigene Kind schwinden läßt.

Um dem wichtigen psychosomatischen Aspekt in der Betreuung steriler Paare gerecht zu werden, wird an der Universitätsfrauenklinik Berlin Charlottenburg ein Behandlungskonzept verwirklicht, das in der folgenden Tabelle zusammengefaßt ist.

Tabelle 4. Fertilitätssprechstunde für beide Partner

	Anamnese	Diagnostik	Therapie
♀	Kinderwunschdauer Prim./sek. Sterilität Vorbehandlungen Zyklus	Genitaler Befund BTK, Cevixfaktor Hormone, Genetik, US Erweiterte Laparoskopie	Entzündungsbehandlung Ovulationsterminierung Insemination, Adoption Mikrochirurgie, IVF
♀/♂	Leidensdruck durch KW Partnerbeziehung (stabil?) KW-Motivation Vita sexualis	Psychosm. Symptome Persönlichkeitsstruktur Partner-Interaktion „Integrierte Psychosomatik“	Psychische Führung (z. B. IVF) Behandlungspausen, Entspannung Psychotherapie (AT, Paartherapie) Kontaktangebot (Cave fix. KW)
♂	Genitalspez. Erkrankungen Vorbehandlungen, OP Noxen (Nikotin, Medikamente)	Genitale Befunde Spermiogramme (Stress?) Hormone, SH, Immunologie Hodenbiopsie	Entzündungsbehandlung Hormontherapie OP, Spermakonservierung für Isemination, Adoption

Durch die in-vitro-Fertilisation ist eine neue schwer überschaubare Dimension in die Medizin gekommen. Erstmals ist es möglich, die unmittelbare Entstehung des Menschen im Labor zu beobachten oder sogar an ihr zu experimentieren. Dabei eröffnen sich Perspektiven, die den meisten Ärzten wegen des möglichen Mißbrauchs großes Unbehagen bereiten. Es geht dabei um die Fragen:

- Wo sind die Grenzen des technisch Machbaren?
- Ist ein Mißbrauch nicht schon vorprogrammiert?

- Sollte man nicht häufiger den überwertigen Kinderwunsch solcher Paare vorher auf tiefenpsychologischer Ebene zu verstehen versuchen?
- Laufen wir nicht Gefahr, daß die technische Entwicklung unserer geistigen Entwicklung davonläuft?

Die Deutsche Gesellschaft für psychosomatische Geburtshilfe und Gynäkologie hat das an der Universitätsfrauenklinik Berlin-Charlottenburg entwickelte Modell von Rahmenbedingungen diskutiert und als Empfehlung herausgebracht. Es handelt sich dabei um folgende 4 Punkte:

1. IVF nur innerhalb der Familienstruktur (keine Ei- und Samenspende, keine Leihmutter, keine Surrogatmutterschaft im Tierreich).
2. IVF nur ohne Manipulation am Embryo.
3. Jeder Embryo geht zurück zur Mutter (möglichst maßvolle Stimulation).
4. Klare Indikationsstellung – auch von psychosomatischer Seite.

Dieses „Berliner Modell" wurde Diskussionspunkt in verschiedenen Kommissionen. Da die Wahrheit konkret ist, sollte dieser Vorschlag mit wenigen Forderungen bei der Suche nach dem „richtigen Gebrauch der in-vitro-Fertilisation" helfen. In den folgenden Jahren sind hier noch zahlreiche interdisziplinäre Diskussionen erforderlich, an denen sich auch Psychiater beteiligen sollten.

II. Der Schwangerschaftsabbruch

Ähnlich wie der unerfüllte Kinderwunsch kann die ungewünschte Schwangerschaft zu einem massiven Leidensdruck führen. Die psychosomatische Literatur zu diesem Thema ist sehr umfangreich. Neuere wichtige Arbeiten können auch dem Psychiater bei speziellen Fragestellungen und Begutachtungsproblemen helfen (vgl. POETTGEN 1982; JÜRGENSEN 1982; MERZ 1979; PETERSEN 1985).

Nach der Reform des Paragraphen 218 aus dem Jahre 1976 ist der Schwangerschaftsabbruch aus medizinischer, eugenischer und aus kriminologischer Indikation sowie aus Gründen einer Notlage erlaubt. Trotz dieses rechtlichen Rahmens bleibt sowohl die Indikation wie auch die Durchführung des Schwangerschaftsabbruchs ein besonders schwer zu handhabendes Gebiet in der Medizin.

Einschließlich der Dunkelziffer rechnen wir in der Bundesrepublik mit z. B. ca. 300 000 Schwangerschaftsabbrüchen jährlich. Der weitaus größte Teil entfällt dabei auf die sog. „Notlagenindikation", die meist mit sozialen Argumenten begründet wird. Und gerade hier setzt die kontroverse Diskussion ein. Gibt es in unserer Gesellschaft überhaupt solche soziale Notsituationen, die die Tötung eines Lebens rechtfertigen? Weltanschauliche Argumente überwiegen in der meist emotionell geführten Diskussion und können nicht zur Lösung eines Schwangerschaftskonfliktes herangezogen werden. Die Entscheidung muß individuell getroffen werden, wobei nicht zu vergessen ist, daß auch bei bewußter völliger Ablehnung eines Kindes durch die Patientin, unbewußte Motive für die Schwangerschaft bei ihr bestehen.

Hier muß die Schwangerschaftskonfliktberatung einsetzen, die zu den schwierigsten Aufgaben des Arztes gehört, nicht zuletzt deswegen, da eine Entscheidung für oder gegen die Schwangerschaft immer unter Zeitdruck erfolgt. Ziel des beratenden Gespräches muß es vor allem sein, die tiefere Motivation für und gegen das Kind bei der Patientin aufzudecken. Sie selbst sollte dabei einen umfassenden Entscheidungsprozeß durchlaufen, der ihr auch im Falle des Austragens der Schwangerschaft oder post abruptionem Sicherheit geben soll. JÜRGENSEN (1982) fand in einem Viertel der tiefenpsychologisch untersuchten Frauen mit dem Wunsch nach Abruptio einen Versuch, Trennungstraumen zu verarbeiten. Der unbewußt bestehende Kinderwunsch wird oft schon durch eine unzuverlässige Kontrazeption bei Abruptio-Patientinnen unterstrichen.

GREVE u. WALDHAUSEN (1983) betonen, daß vor allem bei den Frauen nach der 12. Schwangerschaftswoche die Ambivalenz gegenüber der Schwangerschaft deutlich wird. Die Funktion des psychiatrischen Konsilarius wird deshalb bei den Schwangerschaftsabbrüchen in hohen Monaten besonders problematisch, da der Psychiater auf der einen Seite die Interessen der Patientin verfolgen will, auf der anderen Seite dem operierenden Gynäkologen eine klare Entscheidung liefern muß. Eine flankierende psychiatrische Betreuung dieser Patientengruppe erscheint erforderlich, wobei auch nach dem Eingriff auftretende depressive Reaktionen bearbeitet werden sollten. Eine Schuldentlastung der Patientin durch den Arzt ist dabei ein weiteres Ziel der Begleitbehandlung.

III. Aspekte der Kontrazeption

Der Historiker IMHOF (1981) hat die einzelnen Lebensphasen einer Frau und ihre jeweiligen Verschiebungen während der letzten 300 Jahre genauer untersucht. Er zeichnete bei Frauen vergangener Jahrhunderte den Wechsel von Geburten und Laktationsamenorrhöen eindrucksvoll nach. Eine natürliche, wenn auch nicht sehr sichere Kontrazeptionsmethode bestand in langen Stillperioden, die bei Frauen verschiedener Zivilisationsstufen unterschiedlich eingesetzt wurde.

Durch die Einführung der „Pille“ vor 25 Jahren hat die Frau eine Möglichkeit erhalten, sicher Konzeptionen zu verhüten und außerdem den Zusammenhang von Sexualität und Fertilität aufzulockern. Auch andere Kontrazeptiva, wie Intrauterinpessar, neue mechanische und chemische Verhütungsmittel, einfachere Sterilisationsmethoden bei Frau und Mann haben das reproduktive Verhalten unserer Bevölkerung deutlich verändert. Der sog. „Pillenknick“ zeigt beispielhaft die einschneidende Änderung im Reproduktionsverhalten durch die neue Ära sicherer Kontrazeptiva.

Da die bewußte Ablehnung eines Kindes durch einen unbewußten Kinderwunsch unterlagert sein kann, gibt es verschiedenste Signale, die meist dem Gynäkologen vorgetragen werden. Gut erkennbar wird dies z. B. in Fehlleistungen, wie dem so häufigen Vergessen der Einnahme der Pille. Verschiedenste psychosomatische Zusammenhänge und Fallstudien finden sich hierzu in Arbeiten von ZIOLKO (1969), NIJS (1972), SPRINGER-KREMSER (1984), DMOCH (1985) u.a.

Im Zahlenmaterial von IMHOF (1981) fällt auf, daß in den letzten Jahrzehnten eine zunehmende zeitliche Differenz zwischen der Geburt des letzten Kindes und der Menopause besteht. So lag dieser Zeitraum bei einer verheirateten Frau um 1680 bei ca. 8% ihres gesamten Lebens, während er bei der Frau von heute nahezu 30% ihres Lebens einnimmt. Diesen Zeitraum nennt der obige Autor „die gewonnenen Jahre der Frau“.

Um diese gewonnenen Jahre perfekt kontrazeptiv zu planen, wünschen immer mehr Frauen und auch Männer die Sterilisation. Nach PETERSEN (1981) sind z. Z. mehr als 100 Millionen Frauen und Männer, weltweit gesehen, sterilisiert, in Deutschland rechnet man mit ca. 50000 solcher Eingriffe im Jahr.

Das Wort „Sterilisation" ruft bei manchen Frauen und noch stärker bei Männern eine negative Assoziation hervor, die meist in Richtung Kastration geht. Auch historisch belastende Erinnerungen an die Zwangssterilisation tauchen auf. Deshalb versuchte man auch andere Namen einzuführen, wie z. B. definitive oder operative Familienplanung, die sich aber nicht richtig durchsetzen konnten.

Obwohl aus medizinischen Gründen selten die Indikation zur Sterilisation gestellt werden muß, so wird hierbei bevorzugt der Psychiater zur Begutachtung gebeten. Gemeint sind dabei vor allem junge Frauen mit schweren psychiatrischen und neurologischen Leiden, die durch eine Schwangerschaft und Geburt Schaden erleiden könnten. Hier bedarf es der sehr kritischen Einschätzung auf dem Boden ethischer Grundsätze und Erfahrungen durch den Arzt für Psychiatrie und Neurologie.

Wenig schwierig, aber ebenso wichtig ist die Beratung von Frauen vor der Sterilisation, da nicht selten in der Zeit danach psychische Probleme bis hin zum Refertilisierungswunsch auftreten können (vgl. DMOCH 1984; HAUPT u. STAUBER 1980; STAUBER 1983, 1985).

Folgende Risikofaktoren für vermehrte psychische Verarbeitungsschwierigkeiten wurden dabei wiederholt beobachtet:

- eine kurzfristige Entscheidung zu einer Sterilisation,
- ein zeitlicher Zusammenhang mit Schwangerschaftsabbruch oder Geburt,
- ein noch bestehender versteckter ambivalenter Kinderwunsch,
- eine Neigung zu depressiven Reaktionen (Eingriff wird destruktiv erlebt),
- ein Vorhandensein zahlreicher psychosomatischer Symptome,
- Meinungsverschiedenheiten über Sterilisation in der Partnerschaft,
- äußere Faktoren, wie jugendliches Alter, fehlende eigene Kinder,
- ideologische Motive für eine endgültige Kontrazeption.

Für den Fall einer Begutachtung des späteren Refertilisierungswunsches hat sich eine doch großzügige Indikation bewährt. Bei einer Gruppe von Patientinnen führen äußere Veränderungen zu einem starken Leidensdruck, z. B. der Tod eines Kindes oder ein neuer Partner. Die andere Gruppe von Patientinnen leidet vor allem an der Kränkung, nicht mehr ganz über sich verfügen zu können. Hier empfehlen sich therapeutische Gespräche, die jedoch dann doch häufig zum Refertilisierungsversuch führen. Die Vorstellung einer aufbauenden Operation, einer Wiedergutmachung, erleichtert es dem Gynäkologen, die endgültige Indikation zur mikrochirurgischen Tubenanastomose zu stellen.

IV. Ausfluß und Pruritus vulvae

Patientinnen mit Ausfluß oder Pruritus vulvae machen nicht selten einen langen Leidensweg durch. Obwohl eine organische Abklärung exogener und endogener Noxen am Anfang stehen muß, sollte von Beginn an auch eine psychische Pathogenese ins Auge gefaßt werden. Der Gynäkologe betreibt jedoch häufig bei diesem Krankheitsbild eine Polypragmasie mit Hilfe zahlreicher Medikationen und vergißt hier die so wichtige Integration des psychischen Aspektes. Die vielen Salbenbehandlungen, Sitzbäder usw. bedeuten für diese Frauen eine ständige Beschäftigung mit dem Genitale. Da diese vom Arzt verordnet wurde, wird eine Chronifizierung des Leidens durch ihn sogar unterstützt. Solche Patientinnen zelebrieren nicht selten ihr Dauerleiden so auffällig mit einem sekundären Krankheitsgewinn, daß gelegentlich auch der Psychiater um Rat gefragt wird.

Pathogenetisch imponieren bei diesen Frauen häufig sexuelle Konfliktstoffe. Einmal kann das Symptom einen Abwehraspekt beinhalten, z. B. in Form der Aversion gegen den Partner oder gegen seine perversen Praktiken. Zum anderen ist es aber auch möglich, daß der Wunschaspekt im Vordergrund steht, d. h., daß z. B. unerfüllte Erwartungen an den Partner bestehen, die im Symptom des Fluors oder des Pruritus verschlüsselt sind.

Psychodynamisch stellen sich diese Symptome gelegentlich als masturbatorisches Äquivalent dar, wobei hierin eine Schuldentlastung besteht. Das Krankheitssymptom zwingt ja zur Beschäftigung und Manipulation mit bzw. am Genitale. Es fällt auch auf, daß diese Symptomgruppe oft vergesellschaftet ist mit anderen psychosomatischen Symptomen, vor allem im gynäkologischen Bereich. Diesen zuletzt genannten Hinweis kann man in der Diagnostik nutzen.

Weiterhin fällt immer wieder auf, daß die betroffenen Patientinnen pedantisch ihre Beschwerden schildern. Ein Krankheitsgewinn ist hier oft schon ablesbar. Diese Patientinnen wechseln auch sehr häufig den Arzt und schätzen in der Regel den rein somatisch handelnden Gynäkologen besonders. Der Arzt auf der falschen Fährte erscheint für sie deshalb so geeignet, da sie damit der Kränkung durch den deutenden Arzt aus dem Weg gehen wollen.

Der therapeutische Weg ist durch die meist vorliegende Chronifizierung des Leidens schwierig. Wenn es aber gelingt, die meist bestehende organische Polypragmasie durch psychotherapeutische Interventionen abzulösen, läßt sich die eingeschränkte Lebensperspektive dieser Patientinnen sinnvoll erweitern.

V. Chronische Unterbauchschmerzen ohne Organbefund

Psychiatrisch interessant sind hier vor allem die Patientinnen, die bereits zahlreiche Operationen im Bauchraum hinter sich haben und wegen einer Erwerbsunfähigkeitsrente begutachtet werden müssen. DIEDERICHS (1984) betonte, daß sich diese Patientinnen meist abwehrend, untergründig vorwurfsvoll, konfliktvermeidend und auf einer organischen Ursache ihres Leidens beharrend, verhalten. Anamnestisch imponiert meist auch ein langer Leidensweg mit einem häufigem Arztwechsel. Zahlreiche psychosomatische Symptome in verschiedenen Organsystemen und eine Neigung zur depressiven Stimmungslage sind ebenfalls typische Begleiterscheinungen.

Bei den meist noch präklimakterischen Patientinnen lautet die gynäkologische Diagnose: Massiver Verwachsungsbauch bei Zustand nach Hysterektomie, Adnektomie, Appendektomie, Adhäsiolysis usw. Jetzt ist den meisten Gynäkologen die unklare Aussage eines Adhäsionssitus durchaus bewußt, gibt es doch eine Reihe von Frauen, die keinerlei Beschwerden mit ähnlichen Befunden haben. Weiterhin ist es auffällig, daß es dieses Leiden beim männlichen Geschlecht kaum gibt, obwohl auch bei ihnen abdominelle Operationen vorkommen.

Die Möglichkeit, vor allem ängstlicher und zurückgezogener Frauen, durch Unterbauchschmerzen partnerschaftliche und berufliche Insuffizienzen entschuldigen zu können, scheint durchaus zu einer Aggravierung dieses Leidens anzuregen. Dieser sekundäre Gewinn würde durch die Gewährung einer Rente noch verstärkt und einen therapeutischen Ansatz völlig zunichte zu machen. Ein Modellversuch (Blendinger u. Stauber 1979) mit einem kombinierten organischen und psychotherapeutischen Vorgehen führte zu guter und mäßiger Besserung in mehr als der Hälfte der Fälle. Diese Behandlung beruht in der ersten Phase auf einer somatischen Akzentuierung, in der zweiten Phase in einem psychotherapeutischem Schritt. Über den somatischen Einstieg soll die Abwehr der Patientinnen unterlaufen werden und der Aufbau einer tragfähigen Vertrauensbeziehung geschaffen werden. Dies wird mit physiotherapeutischen Maßnahmen (z. B. Kurzwelle, Massage) zu erreichen versucht. Im Einzelfall werden auch temporäre Sympathikusblockaden zur Schmerzlinderung eingesetzt. Auch Antidepressiva und Analgetika können sinnvoll angewendet werden.

Im zweiten Schritt muß die Komplexität des Schmerzes der Patientin verdeutlicht werden. Hierdurch kann im günstigen Fall die somatische Fixierung abgebaut werden. Mit zunehmender Introspektionsfähigkeit der Patientin wird auch der sekundäre Krankheitsgewinn von der Patientin verstanden werden können. Gelingen diese Schritte, so besteht bei einigen Patientinnen doch die Möglichkeit der Hinwendung zu individuellen Lebenszielen.

Mit dem beschriebenen Behandlungsmodell ließen sich einige Patientinnen von der drohenden Invalidität bewahren. Der Psychiater kann hier durch eine zurückhaltende Begutachtung dieser Patientengruppe eine weitere Chronifizierung vermeiden.

VI. Das klimakterische Syndrom

Erschöpfungszustände, Hitzewallungen, Herzklopfen, Schwindel, Reizbarkeit, Schlaflosigkeit, Passivität, Kolpitiden, depressive Verstimmungen sind nur einige der Symptome, die zwischen dem 45. und 55. Lebensjahr der Frau vermehrt beobachtet werden. Bereits die Vielfalt dieser Symptomatik weist auf psychosomatische Zusammenhänge. Der Psychiater erhält von dem zuweisenden Gynäkologen in der Regel die Diagnose „klimakterische Depression" geliefert, die nach Gabe von Hormonsubstitution zu keiner Besserung geführt habe. In der Tat sind es nur 2 Symptome, die sich als Östrogenentzugszeichen (Hitzewallungen und Kolpitis) in einer Arbeit von Utian (1975) spezifizieren ließen. Jedoch auch hier konnten Plazebos eine gewisse Besserung herbeiführen.

Der transkulturelle Vergleich des klimakterischen Syndroms führt zu einer besonderen Betonung psychosomatischer Zusammenhänge. So berichtete z. B. van Keep (1976) von den Rahjput, einer Bevölkerungsgruppe in Indien, daß die Frau erst nach der Menopause einen höher bewerteten Platz in der Gesellschaft erwerben kann. Die ältere Frau sei hier nicht mehr jeden Monat mit Menstrualblut verunreinigt und es stehen ihr Berufe mit größerem Prestige offen wie z. B. der Beruf der Wahrsagerin. Das Klimakterium würde dort symptomlos verlaufen. Ähnliche Beobachtungen wurden bei Araberinnen in Israel gemacht.

Aus diesen Ergebnissen wurde gefolgert, daß in einer Gesellschaft, die das Klimakterium positiv beurteilt, die Wechseljahre nicht die Konsequenzen für die Frau haben wie in einer Gesellschaft, die dem Alter abschätzig gegenübersteht. In diesem Zusammenhang ist es auch auffällig, daß die Medizingeschichte der Antike und des Mittelalters von klimaterischen Beschwerden kaum berichtet (Diepgen 1963).

Und in der Tat ereignen sich im 5. Lebensjahrzehnt einer Frau in unserer Gesellschaft Veränderungen, die eher einen Abstieg bedeuten. Äußere einschneidende Erlebnisse, wie der Tod der Eltern und das Außerhausgehen der Kinder, fallen häufig in diesen Zeitabschnitt und müssen verarbeitet werden. Die ersten Altersveränderungen machen sich unübersehbar bemerkbar und werden durch das Sistieren der Menstruation verstärkt erlebt. Falten, graues Haar, schlaffe Haut bedeuten oft eine tiefe Kränkung, wo doch in unserer Gesellschaft Jugend und Spannkraft das Reklameideal darstellen. Dies wird auch von vielen Ehemännern negativ bemerkt, was mit eine Ursache für die oft konfliktreiche Ehesituation in dieser Zeit ist.

Deutsch (1954) sieht aufgrund psychoanalytischer Untersuchungen im Sistieren der Menstruation eine schwer korrigierbare narzistische Kränkung für die Frau. Phantasien zu den Phänomenen: Menstruation, Schwangerschaft, Mutterschaft, Sexualität erfahren durch das Klimakterium einen neuen Stellenwert. Das Gefühl, mit dem Verlust der Fertilität einen großen Schritt zum Alter getan zu haben, erschüttert das Selbstwertgefühl dieser Frauen und läßt das Klimakterium als das Erlebnis des partiellen Todes erscheinen. Das häufige Auftreten von Depressionen im Klimakterium kann daher als natürliche Trauerreaktion gedeutet werden.

Diese Trauerreaktion kann auf dem Boden depressiver Strukturanteile besonders deutlich werden und sich verschieden darstellen. So gibt es Frauen, die mit einem massiven Aktivitätsschub reagieren. Andere Frauen wollen noch ein Spätkind, eine „Frostblume", um die versiegende Fertilität ungeschehen zu machen (Mead 1958).

Wiederum andere Frauen verleugnen die klimakterische Kränkung mit Make-up und Idealisierung ihrer Situation. Nach Prill (1974) sind es vor allem 10% der klimakterischen Frauen, die besonders ausgeprägte Symptome entwickeln. Sager u. Kaplan (1973) haben gezeigt, daß die hormonellen Veränderungen im Klimakterium keinen unmittelbaren Einfluß auf das Sexualleben der Frau haben und daß auch die postmenopausale Frau ihre Sexualität bis ins hohe Alter befriedigend erleben kann (vgl. Kinsey 1967).

Therapeutisch sind die Hinweise von Benedek (1971) und Riva (1975) wichtig, daß die schweren klimakterischen Symptome bereits früher existent oder latent vorhanden waren. Vor allem die klimakterischen Depressionen sind Aktualisierungen präformierter Störungen. Die Intensivierung der latenten emotionellen Kräfte im Klimakterium kommt auch in den selteneren „klimakterischen Psychosen" zum Vorschein (Zapatoczky 1977).

Im vorgegebenen Rahmen ist kein Platz für die Erörterung aller gynäkologisch psychosomatischer Symptome. Spezielle Hinweise sind jedoch aus den jährlichen Kongreßbänden der deutschen Gesellschaft für psychosomatische Geburtshilfe und Gynäkologie zu erhalten. Hier werden die Themen von verschiedenen Seiten beleuchtet, so daß auch der Psychiater einen Einblick über den aktuellen Stand auf diesem Gebiet erhalten kann. Das Ziel dieser Publikationen ist es aber primär, schon in der geburtshilflich-gynäkologischen Klinik psychosomatische Kenntnisse anzuwenden. Hierdurch lassen sich zahlreiche sinnlose organische Behandlungsschritte und Chronifizierungen vermeiden und ermöglichen frühzeitig eine psychosomatische oder psychiatrische Weichenstellung. Eine gute Kooperation zwischen Gynäkologen und Psychiater ist dabei die Voraussetzung für die Erfassung schwieriger Krankheitsbilder und für die Wahl der geeigneten Behandlungsmethode.

Literatur

Ainsworth M (1972) Weitere Untersuchungen über die schädlichen Folgen der Mutterentbehrung. In: Bowlby J (Hrsg) Mutterliebe und kindliche Entwicklung. Reinhardt, München Basel

Barnett CR: zit. nach Montagu (1974)

Beck L, Potthoff S (1976) Zusammenfassende Übersicht über die praktische Anwendung der medikamentösen Analgesie bei der Geburt. Der Gynäkologe 9 (4):223–227

Beneck T (1971 a) die Menopause. In: Alexander F (Hrsg) Psychosomatische Medizin. De Gruyter, Berlin New York, S 189–191

Benedek T (1971 b) Die Funktionen des Sexualapparates und ihre Störungen. In: Alexander F (Hrsg) Psychosomatische Medizin. De Gruyter, Berlin New York S 170–218

Berger-Oser R, Richter D (1984) Zur Psychosomatik der EPH-Gestose. Vortrag auf dem XIII. Seminarkongreß für Frauenärzte, Frankfurt 16.–18. 2. 1984

Bettelheim B (1969) Die Kinder der Zukunft. Molden, Wien München Zürich

Blendinger I, Stauber M (1979) Diagnostik und Therapie chronischer Unterbauchschmerzen der Frau. MM 121:1419

Bloch S (1970) Beobachtungen über den Einfluß einiger vor der Gravidität applizierter emotionaler Traumata auf die nachfolgende Trächtigkeit und die postnatale Entwicklung der Jungen der auf das Trauma folgenden Trächtigkeit bei der Laboratoriums-Maus, Zeitschrift für Psychosom. Medizin, XVI: 360–373

Bowlby J (1952) Maternal care and mental health. Genf, World Health Organiz

Bowlby J (1972) Mutterliebe und kindliche Entwicklung. Reinhardt, München Basel

Ching J, Newton N (1980) A Prospective study of psychological and social factors in pregnancy related to preterm and low-birthweight deliveries. Vortrag auf dem 6. Intern. Kongreß für psychosom. Geburtshilfe und Gynäkologie, Berlin, 2.–6. Sept. 1980

Clyne M (1983) Änderung des ärztlichen Umgangs mit Patienten durch Balint-Gruppen. In: Prill HJ, Langen D (Hrsg) Der psychosomatische Weg zur gynäkologischen Praxis, Schattauer, Stuttgart

Conradt A (1984) Neuere Modellvorstellungen zur Pathogenese der Gestose unter besonderer Berücksichtigung eines Magnesium-Mangels, Z Geburtsh Perinat 188:49–58

Davids PD, Rosengren WR (1962) Social stability and psychological adjustment during pregnancy. American psychosomatic Medicine XXIV (6):579–583

Deutsch H (1954) Psychologie der Frau, 2. Band. Huber, Bern Stuttgart, S 88–233, 310

Dick-Read G (1933) Mutterwerden ohne Schmerz, die natürliche Geburt. Hoffmann und Campe, Hamburg 1971

Diederichs P (1984) Psychosomatische Faktoren bei Frauen mit chronischen Unterbauchschmerzen. Vortrag im Rahmen der Habilitation an der Freien Universität Berlin 1984

Diepgen P (1963) Frau und Frauenheilkunde in der Kultur des Mittelalters. Thieme, Stuttgart, S 213

Dmoch W (1985) Wunschangst und Fruchtbarkeit – Beobachtungen zur Psychodynamik anläßlich von Bitten um Refertilisierung. In: Jürgensen O, Richter D (Hrsg) Psychosomatische Probleme in der Gynäkologie und Geburtshilfe. Springer, Berlin Heidelberg New York Tokyo

Dmoch W, Osorio C (1984) Untersuchungen zur Psychodynamik und Persönlichkeitsstruktur bei Frauen mit vorzeitigen Wehen. In: Frick-Bruder V, Platz P (Hrsg) Springer, Berlin Heidelberg New York Tokyo

Eggers CH (1977) Depressive Kleinkinder, welche Rolle spielt die Mutter-Kind-Beziehung? Übersicht, Med Tribune, 16:54

Erikson EH (1961) Kindheit und Gesellschaft. Klett, Stuttgart

Feldmann H (1977) Untersuchungen zum Körpererleben in der Schwangerschaft. Psychosom Psychoanal 4:310–328

Fervers-Schorre B, Poettgen H, Stauber M (1986) Psychosomatische Probleme in der Gynäkologie und Geburtshilfe. Springer Berlin Heidelberg New York Tokyo (i. Druck)

Fornari F (1970) Psychoanalyse des ersten Lebensjahres Fischer, Frankfurt/M.

Freud A (1971) Wege und Irrwege der Kinderentwicklung. Klett, Stuttgart

Freud E (1984) Mutter-Kind-Beziehung bei Frühgeburten. Pers Mitteilung

Freud S (1982) Ein Fall von hypnotischer Heilung. Gesammelte Werke, B 1. Fischer Frankfurt/M. 1964, S 3–17

Freud S (1921) Massenpsychologie und Ich-Analyse, Gesammelte Werke, B 13. Fischer, Frankfurt/M. 1964

Frick Bruder V, Platz P (1984) Psychosomatische Probleme in der Gynäkologie und Geburtshilfe. Springer, Berlin Heidelberg New York Tokyo

Friedman LJ (1975) Viriginität in der Ehe. Kindler, München

Goldfarb W (1945) Psychological privation in infancy and subsequent adjustment. Am J Orthopsychiatr 15:247–255

Goldfarb W (1955) Emotional and intellectual consequences of psychologic deprivation in infancy. In: Hoch PH, Zubin J (eds) Psychopathology of childhood. Grune and Stratton, NY pp 105–119

Goldschmidt O, de Boor C (1976) Psychoanalytische Untersuchung funktionell steriler Ehepaare. Psyche (Stuttg) 61(10):899–923

Goldstein M (1978) Untersuchung über die Häufigkeit und Dauer des Stillens und den Einfluß psychosozialer Faktoren in West-Berlin. Inaugural-Disseratation an der Freien Universität Berlin

Greve W, Waldhausen ML (1983) Psychiatric problems at abortion after the 12th week of pregnancy, Vortrag auf dem 7. internat. Kongreß für psychosomatische Geburtshilfe und Gynäkologie, 11.–15. Sept. 1983

Haldemann R, Gigon U, Baur B, Pusterla E, Sidiropoulos D (1976) Statistische Auswertung bei einem Frühgeburtenkollektiv von 245 Fällen. Zbl Gynäk 98:468

Harlow HF (1959) Basic social capacity of primates. Human Biol 31:40–53

Haupt C, Stauber M (1980) Psychosomatische Aspekte der Sterilisation der Frau. Vortrag auf dem 6. Int Kongr für psychosom. Geburtshilfe und Gynäkologie, Berlin 1980

Heirichs O (1977) Die Relevanz psychosozialer Faktoren für die Schwangerschaft und die perinatale Periode bei ledigen und geschiedenen Müttern. Inaugural-Dissertation, Freie Universität Berlin

Herms V, Gabelmann J, Kubli F (1982) Psychosomatic aspects of premature labor. In: Prill HJ, Stauber M (Hrsg) Advances In Psychosomatic Obstetrics and Gynecology. Springer, Berlin Heidelberg New York

Hertz DG, Molinski H (1980) Psychosomatik der Frau. Springer, Berlin Heidelberg New York

Hoffmann SO (1974) Zur Psychodynamik einer paranoiden Psychose nach heterologer Insemination. Nervenarzt 45:233–237

Hoyer H, Thalhammer O (1968) Geburtshilfliche und sozioökonomische Faktoren in der Genese der Frühgeburt. Geburtsh und Frauenheilk 28:709

Imhof AE (1981) Die gewonnenen Jahre. Beck, München

Jäschke B, Dmoch W (1984) Der psychische Befund bei Frauen mit verschiedenen Formen der EPH-Gestose (noch unveröff.)

Jürgensen O (1982) Schwangerschaftsabbruch unter dem Aspekt unbewältigter Trennungskonflikte. In: Pöttgen H (Hrsg) Die ungewollte Schwangerschaft. Deutscher Ärzteverlag, Köln

Jürgensen O, Richter D (1985) Psychosomatische Probleme in der Gynäkologie und Geburtshilfe. Springer, Berlin Heidelberg New York Tokyo
Kahn MR (1964) Ego distortion, cumulative trauma, and the role of the reconstruction in the analytic Situation. Int J Psychoanal 45:272–279
Kenell JH: zit nach Prill (1976)
Kentenich H (1967) „Natürliche Geburt" in der Klinik, Inauguraldissertation an der Freien Universität Berlin
Kinsey A (1967) Das sexuelle Verhalten der Frau. Fischer, Frankfurt/M.
Klaus HM, Kenell JH (1974) Auswirkungen früher Kontakte zwischen Mutter und Neugeborenem auf die spätere Mutter-Kind-Beziehung. In: Jahrbuch der Psychohygiene. Reinhardt, München Basel
Klein M (1972) Über das Seelenleben des Kleinkindes und andere Beiträge zur Psychoanalyse. rororo-studium, Reinbek, S 144–154
Krebs G (1983) Die Geburtsvorbereitung nach G. Dick-Read und ihre Weiterentwicklung bis in die Gegenwart. In: Prill HJ, Langen D (Hrsg) Der psychosomatische Weg zur gynäkologischen Praxis. Schattauer, Stuttgart New York, S 111
Lamaze F, Vellay P (1952) Lacouchement sans douleur par la methode psychophysique, premiers relutats portant sur 500 cas. Gaz Med Fr 59:1445
Lange (1903): zit. von Protmann (1963)
Leboyer F (1974) Der sanfte Weg ins Leben. Desch, München
Lenz D (1973) Die Bedeutung des Plazentasitzes für das Auftreten einer fetalen Bradycardie nach Paracervikalanästhesie. Inaugural-Dissertation an der Freien Universität Berlin
Lukas KH (1968) Die psychologische Geburtserleichterung, Schattauer, Stuttgart
Lukas KH (1972) Psychologische Aspekte der Geburtshilfe. Dtsch Ärztebl 10:555–558
Lukesch H (1983) Der Einfluß sozialer Beziehungen auf das Schwangerschaftserleben. In: Prill HJ, Langen D (Hrsg) Der psychosomatische Weg zur gynäkologischen Praxis. Schattauer, Stuttgart New York, S 111
Maas G (1973) Praktische Psychohygiene zur Verhütung neurotischer und psychosomatischer Störungen. Diagnostik 6:544–547
Maas G (1975) Perinatale Psychohygiene – Bedeutung und Möglichkeit einer primären Präventivmedizin durch den Frauenarzt. Geburtsh Perinat 179:388–395
Mahler MS (1972) Symbiose und Individuation. Klett, Stuttgart
Mahler MS (1975) Symbiose und Individuation, die psychische Geburt des Menschenkindes. Psyche (Stuttg) 7:609–625
Marshall KH, Jerauld R, Kreger NC, McAlpine W, Steffa M, Kennell J (1972) Maternal attachment, importance of the first post-partum days. The N Engl J Med 286(9):460–463
Mau G, Netter P (1977) Die Bedeutung sozio-ökonomischer Faktoren für den Schwangerschaftsausgang, Gynäkologe 10:41
Mead M (1958) Mann und Weib, das Verhalten der Geschlechter in einer sich wandelnden Welt. Rowohlt, Hamburg
Merz M (1979) Unerwünschte Schwangerschaft in der Adoleszenz. Huber, Bern Stuttgart Wien
Meves C (1976) Die Verantwortung des Arztes im Hinblick auf die frühe Kindheit. Berl Ärztebl 89(11):550–556
Meves C (1977) Der Weg in neurotische Verwahrlosung, Vorschläge zu Heilung und Vorbeugung. Berl Ärztebl 19:874–879
Molinski H (1968) Bilder der eigenen Weiblichkeit, Ärger während der Geburt und Rigidität des Muttermundes, Z Psychosom Med Psychoanal 14(2):90–101
Molinski H (1972) Die unbewußte Angst vor dem Kind. Kindler, München
Molinski H (1972) Archaische Mütterlichkeit, Grundlage psychogener Störungen von Schwangerschaft und Geburt. Sexualmedizin 3:140–144
Montagu A (1974) Körperkontakt, die Bedeutung der Haut für die Entwicklung des Menschen. Klett, Stuttgart
Mueller P (1983) Organisation des Wochenbetts aus psychosomatischer Sicht. In: Richter D, Stauber M (Hrsg) Psychosomatische Probleme in Geburtshilfe und Gynäkologie. Kehrer, Freiburg
Mueller-Braunschweig H (1975) Die Wirkung der frühen Erfahrung, das erste Lebensjahr und seine Bedeutung für die psychische Entwicklung, Ergebnisse und Probleme. Klett, Stuttgart

Nijs P (1972) Psychosomatische Aspekte der oralen Antikonzeption. Enke, Stuttgart
Nitsch K (1975) Babys haben ein Recht auf die Mutterbrust. Pirmasenser Zeitung, 22. 3. 1975
Nitsch K (1977) Die Bedeutung der Deprivation für Entwicklung und Leben des Menschen. Berl Ärztebl 19:883–890
Perez-Gay B (1983) Was bedeutet Schwangerschaftsbetreuung aus psychosomatischer Sicht? In: Richter D, Stauber M (Hrsg) Psychosomatische Probleme in der Geburtshilfe und Gynäkologie. Kehrer, Freiburg
Perrez M, Schenkel H, Stauber M (1978) Eine experimentelle Untersuchung zur psychologischen Geburtsvorbereitung. Z Geburtsh Perinat 182:149–155
Petersen P (1979) Fruchtbarkeit und die Freiheit zum Kinde. Z Familiendyn 4:255–267
Petersen P (1981) Zur Pychologie der Sterilisation in der Familienplanung. Musik Medizin 4:21
Petersen P (1985) Schwangerschaftsabbruch und Todesbewußtsein. In: Jürgensen O, Richter D (Hrsg) Psychosomatische Probleme in der Gynäkologie und Geburtshilfe. Springer, Berlin Heidelberg New York, S 28–38
Platanow KJ (1923) zit. nach Molinski (1968)
Poettgen H (1971) Die Integration des autogenen Trainings in der geburtshilfliche Psychoprophylaxe. Geburtshilfe Frauenheilkd 31(2):150–151
Poettgen H (1973) Geburtsvorbereitung mit autogenem Training und analytisch orientierten Gruppendiskussionen. Vortrag auf dem gynäk.-psychosom. Kongreß in Gießen am 23. 2. 1973
Poettgen H (1982) Die ungewollte Schwangerschaft. Deutscher Ärzteverlag, Köln
Portmann A (1963) Nachwort. In: Flanagan GL (Hrsg) Die ersten neun Monate des Lebens. Rowohlt, Reinbek
Prill HJ (1964) Psychosomatische Gynäkologie, Urban u. Schwarzenberg, München/Berlin
Prill HJ (Hrsg) (1967) Psychologie der Schwangeren, Gebärenden und Wöchnerin. Gynäkologie und Geburtshilfe, Bd. II. Thieme, Stuttgart, S 270
Prill HJ (1968) Geburtsstörungen oft die Folge von diversen psychischen Fehlhaltungen. Medical Tribune, Sondernummer Gynäkologie, Okt. 1968
Prill HJ (1974) Zum Wesensverhältnis klimakterischer Frauen. Therapiewochen 45:5186–5196
Prill HJ (1976) Neuere Erkenntnisse der Mutter-Kind-Beziehung nach der Geburt. Vortrag auf der 41. Tagung der Deutschen Gesellschaft für Gynäkologie und Geburtshilfe, Hamburg, 1. 10. 1976
Prill HJ (1977) Fortschritte der Psychosomatik in der Gynäkologie. Klinik der Frauenheilkunde IV, Ergänzung, S 1–29
Prill HJ (1983) Psychosomatik der vorzeitigen Wehentätigkeit. In: Grospietsch G, Kuhn W (Hrsg) Thieme, Stuttgart New York
Prill HJ, Langen D (1983) Der psychosomatische Weg zur gynäkologischen Praxis. Schattauer, Stuttgart
Read DG (1933) Natural childbirth. Heinemann, London
Renggli F (1974) Angst und Geborgenheit, soziokulturelle Folgen der Mutter-Kind-Beziehung im ersten Lebensjahr. Rowohlt, Reinbek
Ribble MA (1941) Disorganizing factors in infant personality, Am J Psychiatry 98:459–463
Ribble MA (1944) Infantile experience in relation to personality development. In: Hunt JMV (ed) Personality and the behavior disorders. Ronald, N. Y.
Richter D (1980) Geburtsvorbereitung – eine präventiv psychologische Aufgabe familienorientierter Geburtshilfe. Therapiewoche 30:612
Richter D (1982) Was bedeutet Geburtsvorbereitung aus psychosomatischer Sicht? Vortrag auf dem 11. Seminarkongreß für Frauenärzte, 18.–20. 2. 1982
Richter D (1983) Was bedeutet umfangreiche Geburtsvorbereitung? In: Prill HJ, Langen D (Hrsg) Der psychosomatische Weg zur gynäkologischen Praxis. Schattauer, Stuttgart New York, S 123
Richter D, Stauber M (1982) Psychosomatische Probleme in der Gynäkologie und Geburtshilfe. Kehrer, Freiburg/i. Brsg
Richter D, Stauber M (1985) Psychosomatik in Gynäkologie und Geburtshilfe. In: Uexküll T v. (Hrsg) Psychosomatische Medizin. Urban & Schwarzenberg, München
Riva A (1975) Psychological aspects of the Menopause. Minerva psichiat psicol, 16(1):4–16
Roemer H (1967) zit. nach Ruppin et al (1977)

Ruppin E, Bäßmann S, Dreessen C, Ruppin J, Chelius HH, Meier H (1977) Testpsychologische Untersuchungen über den Effekt der Psychoprophylaxe nach Read. Deutscher Kongreß für Perinatale Medizin
Sager CJ, Kaplan HS (Hrsg) (1973) Handbuch der Ehe- und Familien- und Gruppentherapie. Kindler, München, S. 736
Scammon (1922) zit. nach Flanagan (1963)
Schultz IH (1970) Das Autogene Training, Konzentrative Selbstentspannung 13. Auflage, Thieme, Stuttgart
Schulz-Ruhtenberg C (1980) Untersuchung über Auswirkung und Verarbeitung eines nicht erfüllten Kinderwunsches. Inauguraldissertation an der Freien Universität Berlin und an der Univ. Frauenkl. Berlin
Sokoloff N et al. (1969) zit. nach Montagu (1974)
Spitz RA (1957) Die Entstehung der ersten Objektbeziehungen. Klett, Stuttgart
Spitz RA (1967) Nein und Ja. Klett, Stuttgart
Spitz RA (1967) Vom Säugling zum Kleinkind, Naturgeschichte der Mutter-Kind-Beziehungen im ersten Lebensjahr. Klett, Stuttgart
Springer-Kremser M (1984) Emotionale Einflüsse auf die Kontrazeption. In: Frick-Bruder V, Pltz P (Hrsg) Psychosomatische Probleme in der Gynäkologie und Geburtshilfe. Springer, Berlin Heidelberg New York Tokyo
Stauber M (1976) Das Sprechstundengespräch, ein schriftliches Symposion. Geburtshilfe Frauenheilkd 36:461–473
Stauber M (1977) Untersuchungen zur sterilen Ehe unter besonderer Berücksichtigung psychosomatischer Aspekte. Habilitationsschrift an der Freien Universität Berlin
Stauber M (1979) Psychosomatik der sterilen Ehe. Grosse, Berlin
Stauber M (1979) Psychosomatische Aspekte in der Geburtshilfe. Dtsch Ärztebl 76:797–802
Stauber M (1983) Der Wunsch nach Refertilisierung. In: Prill HJ, Langen D (Hrsg) Der psychosomatische Weg zur gynäkologischen Praxis. Schattauer, Stuttgart New York, S 215–220
Stauber M (1983) Psychosomatische Forderungen an das Geburtsgeschehen. In: Richter D, Stauber M (Hrsg) Psychosomatische Probleme in der Geburtshilfe und Gynäkologie. Kehrer, Freiburg
Stauber M (1983) Psychohygienische Forderungen an die heutige Geburtshilfe. In: Hillemanns et al. (Hrsg) Die humane, familienorientierte und sichere Geburt. Thieme, Stuttgart
Stauber M (1983) Die ambulante Klinikgeburt. In: Hillemann et. al (Hrsg) Die humane, familienorientierte und sichere Geburt. Thieme, Stuttgart
Stauber M (1985) Sterilisation der Frau – Risikofaktoren und Entscheidungsmöglichkeiten. Sexualmedizin 14:370–372
Stauber M (1985) Psychosomatische Aspekte der homologen und heterologen Insemination. Vortrag auf den 9. Fortbildungstagen für praktische Sexualmedizin. Heidelberg 13.–17. Juni 1985
Uexküll T v (1979) Lehrbuch der psychosomatischen Medizin. Urban & Schwarzenberg, München Wien Baltimore
Utian WH (1975) Definitive Symptome der Postmenopause.
Van Keep PA (1976) Soziologische Aspekte des Klimakteriums, Vortrag auf der 41. Tagung der Deutschen Gesellschaft für Gynäkologie und Geburtshilfe am 2. Oktober 1976.
Velvolvski IS (1953) Erfahrungen mit der psychoprophylaktischen Methode zur Schmerzausschaltung bei der Geburt auf der Grundlage der Lehre IP Pawlows. In: Schmerzausschaltung bei der Geburt, VEB Volk und Gesundheit, Berlin
Weingart B (1983) Schwangerschaft und Geburt bei inhaftierten Frauen in Berlin (West). Inaugural-Dissertation an der Freien Universität Berlin
Wenderlein JM (1975) Mutter-Kind-Beziehung und Stillen. Geburtshilfe Frauenheilkd 35:779–782
Winnicott DW (1973) Die therapeutische Arbeit mit Kindern. Kindler, München
Winter: zit. nach Prill (1976)
Zapatoczky HG (1977) Psychopathologie der Postmenopause – zur Frage des depressiven Achsensyndroms. Sexualmedizin 6:460–463
Ziolko HU (1969) Psychodynamische Aspekte bei oraler Kontrazeption. Z Psychother Med Psychol 19:164–169

Psychodermatologie

H. Musaph

INHALTSVERZEICHNIS

A. Was ist Psychodermatologie?

Unter Psychodermatologie verstehen wir jenen Bereich der Dermatologie, der die psychischen Einflüsse untersucht, die Entstehung, Verlauf und Heilung von Hautkrankheiten beeinflussen können. Die Psychodermatologie ist ziemlich jung in der Geschichte der Dermatologie. Sie ist hauptsächlich als ein Zweig der psychosomatischen Medizin entstanden. Daran haben nicht nur Psychiater, sondern auch Dermatologen gearbeitet. In den letzten Jahren haben wir starke Impulse von klinischen Psychologen, Soziologen und Ethologen bekommen. Psychodermatologie ist deshalb mehr und mehr Teamarbeit geworden.

Eine Psychodermatose kann also am besten von Facharbeitern verschiedener Disziplinen gleichzeitig behandelt werden. In der Praxis heißt das, daß der Patient gleichzeitig oder abwechselnd vom Dermatologen und dem Psychiater oder Psychologen gesehen wird.

Die Geschichte der Psychodermatologie kann man am besten in den Büchern von Wittkower u. Russell (1953), Obermayer (1955) und Borelli (1967) studieren. Die Entwicklung der Psychodermatologie verläuft parallel zu der Entwicklung der psychosomatischen Medizin.

B. Allgemeine Züge in der Entwicklung der Psychodermatologie

Parallel zu der Entwicklung der psychosomatischen Medizin kann man drei Phasen in der Psychodermatologie unterscheiden:

I. Die anekdotische Phase

Es gibt eine umfangreiche Literatur, meistens aus den Jahren 1930–1960, geschrieben von Psychiatern und Dermatologen, in der an Hand von ausführlichen Krankheitsgeschichten zu beweisen versucht wird, daß psychische Einflüsse bei Entstehung, Verlauf und Heilung von Hautkrankheiten eine Rolle, zum Teil eine Hauptrolle, spielen. Typische Beispiele sind Bartemeier (1938), Ackerman (1939), Wittkower (1947), Miller u. Baruch (1948), Saul (1938), Musaph (1967), Deutsch (1954), Norton u. Hall-Smith (1955). Diese Untersucher waren alle Psychiater. Die Pioniere unter den Dermatologen sind Stokes (1930), Cormia u. Slight (1935), de Graciansky (1951) und Obermayer (1955).

Im Anschluß an die Theorie von Groen (1947) und Alexander u. French (1948) war die damalige Arbeitshypothese, daß es ein Verhältnis zwischen einer bestimmten emotionellen Konfliktsituation, einer bestimmten Persönlichkeitsstruktur und einer Hautkrankheit gibt. Genau so, wie es ein bestimmtes Verhältnis gab zwischen einer spezifischen emotionellen Konfliktsituation, einer Persönlichkeitsstruktur, die diese bestimmte Konfliktsituation nicht bewältigen konnte, und einer Psychosomatose. Groen hatte in Amsterdam versucht, diese Spezifitätshypothese an Patienten mit Ulcus duodeni und an Patienten mit Colitis ulcerosa zu beweisen. Alexander u. French in Chicago versuchten dasselbe anhand von Krankheitsgeschichten von Patienten zu beweisen, die an den neuerdings so benannten „heiligen sieben Krankheiten" litten. Die Hautkrankheit, die sie beschrieben, war die Neurodermatitis (atopische Dermatitis, endogenes Ekzem). Es ist typisch für diese Periode, daß die meisten Psychiater, die sich mit psychosomatischer Medizin beschäftigten, Psychoanalytiker waren, und die genannten Dermatologen waren – zu jener Zeit mindestens – von der Psychoanalyse beeinflußt. Sie brachten die Methode der freien Assoziation in der Untersuchung zur Anwendung und bewiesen so ihre Arbeitshypothese, daß nämlich die Durcharbeitung in der analytischen Situation der meisten unbewußten emotionellen Konfliktsituation die Heilung der Krankheit zur Folge hat. Die Psychiater-Psychoanalytiker versuchten die Persönlichkeitsstruktur der Patienten zu ändern, damit die emotionelle Konfliktsituation nicht mehr inadäquat gelöst werden sollte. Die Psychosomatose wird dann als die inadäquate Lösung gesehen. Der große Sprung vorwärts in dieser Arbeitshypothese war, daß wir von der krankheitszentrierten Medizin zu einer krankenzentrierten Medizin kamen. Wir fragten nicht nur: Hat dieser Mensch atopische Dermatitis?, sondern auch: Was ist das für ein Mensch mit atopischer Dermatitis? Was bedeutet diese Hautkrankheit für ihn? Aber damit sind wir schon 20 Jahre weiter. Die Menschen, die an *atopischer Dermatitis* oder konstitutionellem Ekzem leiden, unterscheiden sich besonders durch folgende Eigenschaften:

1. Es bestehen aggressive Tendenzen, die durch die Hauterkrankung verstärkt werden, und mit denen ein Patient fertig werden muß. Das kann leicht Angst und Schuldgefühle auslösen. Diese Gefühle und das Aussehen der Hautkrankheit geben häufig Veranlassung für Minderwertigkeitsgefühle, die meistens überkompensiert werden in unbewußtem Größenwahn, höchstwahrscheinlich als Reaktion auf das enorme Handicap der Hautkrankheit. Der Ekzemanfall hilft scheinbar dem Strafbedürfnis, bedingt durch die unbewußten aggressiven Wünsche. Das psychoanalytische Denkmodell ist hier evident. Ebenso der Versuch zu wissen, was die Haut bewußt – aber insbesondere unbewußt – für den Kranken bedeutet.
2. Es bestehen wenig Anhaltspunkte für spezifische Konfliktsituationen.
3. Die Mütter von Patienten, die an konstitutionellem Ekzem leiden, zeigen in ihrer Persönlichkeitsstruktur große Übereinstimmung mit den Müttern von Asthmatikern, von GROEN (1951) als liebevoll-tyrannisch beschrieben. Das heißt, sie zeigen ihre Liebe in der Form von Überbesorgtheit und dominieren dabei. Sie können das Kind nicht loslassen, auch wenn das Kind bereits erwachsen ist.
4. Zentral steht oft ein Aktivitäts-Passivitäts-Konflikt, der meistens unauflösbar ist. Die Hautkrankheit macht den Patienten passiv-dependent. Er hat das Gefühl, ekelhaft und geschändet zu sein. Das Ekzem wird dazu benützt, sich von der Gemeinschaft abzuwenden. Die Umwelt provoziert, unterstützt zumindest diese Haltung, wodurch der Ekzempatient wieder in die Passivität gebracht wird. Das kann eine psychische Regression zustandebringen. Die alten, nicht immer gelösten Probleme zwischen Mutter und Kind können reaktiviert werden. Kontaktwunsch und Kontaktangst zugleich können den Patienten in den Passivitäts-Aktivitäts-Konflikt bringen.

Besonders SPITZ (1965) hat sich bemüht die Mutter-Kind-Beziehung bei Kindern mit *infantilem Ekzem*, dem sog. Milchschorf, zu studieren. Es ist interessant zu sehen, wie er diese Beziehung beschrieben hat. Er unterscheidet drei Faktoren, die bei der Entstehung des infantilen Ekzems eine Rolle spielen:

a) eine kongenitale Disposition, die sich bereits in den ersten Lebenstagen in einer erhöhten Reagibilität des Z. N. S. äußert;

b) das Fehlen der von ihm beschriebenen Angst im 8. Lebensmonat, die beim normalen Kind auftritt, weil es dann zwischen seiner Mutter und anderen Liebesobjekten unterscheiden kann. Dies ist eine Störung in der Objektbeziehung;

c) die Mutter hat eine abwehrende Haltung; sie kann das Kind nicht ganz akzeptieren, weil sie sich unbewußt schuldig fühlt an der Tatsache, daß ihr Kind keine gesunde Haut hat. Diese Hauterkrankung hindert sie daran, das Kind wie ein gesundes Kind zu berühren, während gerade dieses Kind ein ganz besonderes Bedürfnis nach Hautkontakt hat. Man nennt dies eine asymptotische Konstellation.

Die Mutter fühlt, daß sie nicht gut genug zu ihrem Kinde ist und Schwierigkeiten hat, es zu versorgen und überläßt dann diese Aufgabe oft anderen. Die genannten Publikationen sind nach tiefgehenden Untersuchungen an wenigen Patienten zustande gekommen. Die Qualität ging über die Quantität und die Untersucher waren meistens Ärzte mit einer psychoanalytischen Ausbildung, wobei die unbewußte Seite des Konflikts und der Persönlichkeitsstruktur nicht vernachlässigt wurde.

Am Ende der 50er und zu Anfang der 60er Jahre kam eine Welle von Kritik gegen diese Methode auf, speziell von seiten der Psychologen, die viel bessere Methodologen waren als die Mediziner. Die Geschichte der psychosomatischen Medizin, also auch der Psychodermatologie, trat in eine neue Phase ein. Psychosomatische Medizin war nicht länger nur ein Zweig der Psychoanalyse.

II. Die methodologische Phase

Die wichtigsten Punkte, die die Psychologen vorbrachten, waren:

1. Psoriasis vulgaris

Das Material, woraus die Folgerung gezogen worden war, ist ungenügend und nicht brauchbar für statistische Bearbeitung, das heißt für statistische Analyse, wissenschaftliche Bearbeitung und Voraussage.

Jetzt berichtet man nicht von 20 Patienten. BAUGHMAN u. SOBEL (1977) untersuchten 252 Psoriasis vulgaris-Patienten mit einer Psychodiagnostik-Test-Batterie. Sie fanden, daß es kein spezifisches Persönlichkeitsprofil in ihrem Material gibt und daß sie keine Spezifität in der emotionellen Konfliktsituation zeigen konnten, die einer Eruption der Psoriasis voranging. Das einzige, das wir daraus schließen können, ist, daß die 200 im Krankenhaus aufgenommenen Patienten intelligenter im kognitiven und im emotionellen Sinne waren als der Durchschnitt. Jetzt sind wir der Meinung, daß Psoriasis vulgaris nicht durch eine emotionelle Konfliktsituation verursacht wird. Wir wissen genau, daß diese Hautkrankheit viele psychische Konsequenzen nicht nur für den Patienten, sondern auch für die ganze Familie, insbesondere für seinen Partner, hat. Aber Psoriasis eine Psychodermatose zu nennen, das können wir, glaube ich, jetzt nicht mehr tun. Wir verlangen dann eine statistisch relevante Bestätigung, die wir am Ende der 80er Jahre nicht haben.

2. Ekzem

Ein zweites Beispiel von psychiatrisch-psychologischen Untersuchungen in großen Zahlen ist die Untersuchung von BROWN (1972). Er studierte 82 Fälle von Ekzema mit Questionnaires und klinische Untersuchungen. Als Kontrollgruppe nahm er 123 Patienten, die die Poliklinik der Zahnheilkunde in demselben Spital in derselben Zeit besuchten. Seine Resultate waren: Bei 21% der Ekzemafälle konnte eine emotionelle Konfliktsituation gezeigt werden, während das bei 7% in der Kontrollgruppe der Fall war. Der Konfliktsituation war typisch, d. h., daß Trennung innerhalb von 12 Monaten vor dem Ausbruch des Ekzems evident war. Die Trennung hatte nichts zu tun mit der Trauer wegen Todes eines geliebten Menschen. Weiterhin erzählten 48% der Ekzemapatienten, daß sie innerhalb von 6 Monaten einen Schock oder ein anstrengendes emotionelles Erlebnis hatten. In der Kontrollgruppe der Zahnheilkundeabteilung waren das nur 15%. BROWN berichtet, daß die Patienten selbst keine Ahnung hatten, daß diese emotionellen Erlebnisse überhaupt etwas mit dem Anfang ihrer Hautkrankheit zu tun haben könnten. Er kam zu der Schlußfolgerung, daß es zwei Arten von Ekzemapatienten gibt: stabile und instabile. Was er beschrieb, war allein in der unstabilen Gruppe zu beobachten.

3. Hospitalisation und Hautkrankheit

Das Material ist zu selektiv und nicht repräsentativ genug für die Krankheit, die man untersuchen will. Wenn man eine Gruppe hospitalisierter Patienten mit einer bestimmten Krankheit untersucht, muß man wissen, was die Hospitalisation an und für sich im Gefühlshaushalt der Patienten bewirkt.

Wir wissen, daß Hospitalisation an sich viele psychische und somatische Symptome hervorrufen kann. LEIGH u. REISER (1980) beschreiben ausführlich, was Hospitalisation für einen Patienten bedeuten kann. Die Krankenhausumwelt ist im allgemeinen angsterregend. Der Patient sieht sich vom Verlust seiner Autonomie und möglicherweise auch seines Lebens bedroht. Er hat große Teile seiner "Privacy" aufgegeben. Er fühlt sich zu dumm, um Fragen zu stellen oder Bemerkungen zu machen. Die gehemmte Beweglichkeit hat sicher auch ihre psychologischen Konsequenzen. Und bei Hautkrankheiten kommt noch dazu, daß die Infantilisierung verstärkt wird durch die Tatsache, daß die Einreibung, ein- oder zweimal am Tag, durch junge Schwestern geschieht. Das heißt, daß nicht nur die Infantilisierung, sondern auch die Erotisierung der Haut und der Krankheitsgewinn eine große Rolle spielen können.

Wenn man also die psychologischen Profile der Hautkranken studieren will, muß man sich fragen, ob die gefundenen Tatsachen der Hautkrankheit dem Hautkranken oder der Hospitalisation zugeschrieben werden. Dazu kommt dann noch, daß das Verhalten des Untersuchers anders ist in der Wohnung der Patienten oder in seinem Sprechzimmer, im Laboratorium oder in der Hautklinik als im Spital. Das Material kann also zu selektiv sein und nicht repräsentativ für die Krankheit, die man untersuchen will.

4. Angst und Kratzreflex

Es gibt entweder keine guten oder gar keine Kontrollgruppen. Die Untersuchungen von JORDAN u. WHITLOCK (1974) sind in dieser Hinsicht noch immer ein gutes Beispiel. Sie untersuchten die Geschwindigkeit, in der sich ein *konditionierter Kratzreflex* (conditioned scratch reflex; C. S. R.) bei Patienten mit atopischer Dermatitis entwickelt. Sie koppelten einen Kratzstimulus mit einem neutralen Stimulus, einem Ton. Die *Angst* wurde gemessen durch einen konditionierten galvanischen Hautrespons, gesehen als ein Maß physiologischer Aktivität in beiden Gruppen. Die Kontrollgruppe zeigte signifikant höhere Werte, niedrigere Werte im Maße der Angst und signifikant niedrigere Werte in dem C. S. R.

Der erste Schluß ist der, daß ein schneller formierter C. S. R. bei Patienten mit atopischer Dermatitis durch die Hautkrankheit verursacht ist. Aber ist diese Schlußfolgerung richtig? Wir wissen aus den Untersuchungen von SPENCE u. TAYLOR (1951) daß Angst positiv mit der Möglichkeit der Konditionierung zusammenhängt. Es besteht also die Möglichkeit, daß die schneller formierte C. S. R. bei Patienten, die an atopischer Dermatitis leiden, nicht durch die Hautkrankheit verursacht wird, sondern durch die Tatsache, daß in dieser Gruppe die Angst größer ist. Was wir nötig haben, ist also eine andere Kontrollgruppe, und zwar eine Gruppe von Patienten, die an Angstzuständen leiden. Das haben JORDAN u. WHITLOCK (1974) getan. Sie untersuchten eine neue Kontrollgruppe von psychiatrischen Patienten, die wegen ernsthafter Angstzustände hospitalisiert wurden. Jetzt waren die Resultate ganz verschieden. Es gab gar keine signifikanten Unterschiede zwischen der Gruppe der Hautkranken und der neuen Kontrollgruppe. Die Schlußfolgerung war jetzt: der schneller formierte C. S. R. bei Patienten mit atopischer Dermatitis im Vergleich zu normalen Menschen wird nicht durch die Hautkrankheit verursacht, sondern durch die Steigerung der Angst.

Die Beziehung zwischen dem Patienten und seiner Umgebung, z. B. die Patient-Arzt-Beziehung, ist zu wenig in die Berechnung einbezogen.

Wir wissen insbesondere seit den letzten Jahrzehnten, daß die Beziehung zwischen Patient und Umwelt von außerordentlicher Bedeutung bei Entstehung, Verlauf und Heilung der Krankheit im allgemeinen ist. Die Hautkrankheiten sind keine Ausnahme in dieser Hinsicht.

5. Dermatitis artefakta

Wir haben in der Universitätsklinik für Hautkrankheiten in Amsterdam speziell diese Schwierigkeit bei Patienten studiert, die an Dermatitis artefakta leiden. Ich meine nicht die Gruppe von Menschen, die sich selbst absichtlich verletzen, um damit einen bewußt gewählten Erfolg zu erzielen. Man könnte hier etwa an Simulanten denken, die nicht zum Militär wollen oder an Menschen, die sich aus religiösen Gründen etwas antun, wie beschrieben in 1. Könige 18 : 28 : „Sie zerfurchten sich nach ihrem Brauch mit den Schwertern und mit den Spießen, bis Blut an ihnen herabströmte". (Übersetzung BUBER u. ROSENZWEIG).

Die Dermatitis artefakta-Patienten beschädigen, meistens ohne zu wissen warum und vielfach während des Schlafes, ihre Haut. Viele solcher Patienten erwachen morgens mit Blut auf dem Bettzeug, dadurch verursacht, daß sie in der Nacht gewisse Teile ihrer Haut blutig kratzten. Wenn die Umgebung das sieht, wird den Patienten erzählt, daß sie das selbst getan und gemacht haben. Sie sind regelmäßig darüber erstaunt und geben zu erkennen, nichts davon zu wissen. Laien in der Psychologie meinen, daß diese Patienten nicht nur Simulanten, sondern auch Lügner sind.

Die Hautverletzungen von Dermatitis artefakta sind leicht von den Dermatologen zu erkennen. Schwerer ist es zu erkennen, ob bestehende dermatologische Hautverletzungen durch Kratzen und Reiben weiter bestehen bleiben. Wenn man erfährt, daß die Behandlung nicht den normalen Effekt hat und man zu dem Schluß kommt, daß der Patient selber Maßnahmen trifft, damit die Hauterkrankung nicht heilt, dann kommen zuerst die normalen menschlichen Protestreaktionen. Der Arzt wird dann zum Polizisten, Kriminalbeamten oder Richter. Der Patient fühlt sich dann in den Anklagestand versetzt. Die Unlustgefühle, die dabei auftreten, lösen sich auf durch neue Artefakte und man erreicht das Gegenteil von dem, was man erreichen will. Eine gute Patient-Arzt-Beziehung wird die Hautkrankheit schneller genesen lassen als eine schlechte. Und das gilt nicht nur für die Dermatitis artefakta.

Psychologisch-psychiatrische Untersuchungen machen deutlich, daß diese Patienten sich im Schlaf verletzen, weil sie starken Juckreiz haben. Eine zweite Gruppe verletzt sich, um starke Unlustgefühle loszuwerden. Diese Gruppe sollte von einem Psychiater gesehen werden, weil sie an starken psychischen Abweichungen leiden. Sie wissen meistens nicht mehr, was sie getan haben, die Tat ist fast ganz oder völlig verdrängt. Die Motivation ist vielfach. Ich habe Leute gesehen, die dadurch unbewußt vorführen, welche unbewußten sexuellen Phantasien, die zu der magischen Phase des prä-oedipalen Jungen oder Mädchen gehören, nicht loswerden können. Weniger tiefgehend ist die Erklärung bei einem 14jährigen Mädchen, das sich das Gesicht abscheulich beschädigt hatte, um dadurch als sexuelles Objekt für den Stiefvater, der sexuelle Annährungsversuche machte, unmöglich zu werden. Man kann dieses Beispiel als einen Übergang zwischen Simulation und Artefakt ansehen. Aber in diesem Falle ist es keine Simulation zu nennen, weil das Mädchen selbst nicht wußte, warum sie zwanghaft das Gesicht beschädigen mußte.

Es gibt noch eine andere Gruppe von Artefaktpatienten. Das sind die Leute, die an einer sexuellen Abweichung leiden: die Sadomasochisten. Sie können meistens nur zu sexueller Befriedigung kommen, wenn sie sich selbst bis aufs Blut verwunden, um durch die erregten Schmerzen Lustgefühle zu bekommen. Diese Gruppe sieht der Dermatologe allerdings selten.

Die m. E. größte Gruppe Patienten in der dermatologischen Poliklinik sind diejenigen, bei denen unbewußte Konflikte vorliegen. Die stärker als normal anwesenden aggressiven Impulse und Tendenzen werden eher auf die eigene Person gerichtet als auf eine Schlüsselperson, zu der man in ambivalenter Beziehung steht. Weiter gibt es Artefaktpatienten, bei denen die Haut stark erotisiert und sexualisiert ist. Selbstbeschädigung ist in diesen Fällen eine Art Masturbation. Einem Teil dieser Patienten kann man helfen, indem man sie lehrt, normal zu masturbieren, so daß sie die abnormalen Formen der Masturbation nicht mehr nötig haben.

Ich glaube nicht, daß dies die spezielle Aufgabe eines Dermatologen ist. Ich muß aber zugeben, daß es Dermatologen gibt, die in der Praxis dabei erfolgreicher sind als manche Psychiater und Psychologen. In der dermatologischen Literatur sind viele Techniken beschrieben, mit denen die Patienten sich Artefakte zufügen können. Die meisten sind Caustica, aber mechanisch wirkende Instrumente sind ebenfalls üblich.

6. Trichotillomanie

Sehr verwandt der Dermatitis artefakta ist die Trichotillomanie. Hierunter verstehen wird das zwanghafte Ausreißen von eigenen Haaren. Die Lokalisation ist verschieden. Ich habe Babys gesehen, die eigene Haupthaare auszogen; Jugendliche in der Pubertät, die sich ihre neu gewachsenen Schamhaare ausreißen mußten; junge Mädchen, die ihre Augenbrauen und Wimpern entfernten. Es gibt eine ganze Reihe von Möglichkeiten, von sehr einfühlbarer Trichotillomanie bei jungen Frauen, die ihre Schnurrbarthaare entfernen, bis zu jungen Mädchen, die keine Augenbrauen und keine Wimpern mehr haben. Dann ergibt sich eine Verunstaltung des Gesichtes, die nicht mehr durch Schönheitsmittel getarnt werden kann.

Immer geht es um Patienten, die ihre emotionellen Konflikte mit diesen Zwangshandlungen zu lösen versuchen. Die Trichotillomanie ist also ein neurotisches Symptom, das eine Heilung durch den Geist notwendig macht. Man beachte, daß Säuglinge mit Trichotillomanie oft Mütter mit Haaren rings um die Areolae Mammae haben. Die Säuglinge versuchen dann, sich das Gefühl von Haaren rund um ihren Mund zu erhalten, indem sie ihre eigenen Haare in den Mund stecken. Der Unterschied zwischen dem mütterlichen und dem eigenen Haar ist noch nicht oder beinahe nicht vorhanden.

Wenn man der Mutter diesen Mechanismus verdeutlicht, ist die Mutter-Kind-Beziehung verbessert. Das Kind hat dann mehr Möglichkeiten weiter zu wachsen, seine Umwelt zu vergrößern, und sich selbst und seine Haare weniger nötig zu haben.

7. Cheilitis

Eine andere Variante von Dermatitis artefakta ist die Cheilitis. Es handelt sich um eine Entzündung der Schleimhaut und der Schleimhautdrüsen an der Lippe. Die Ursache besteht darin, daß der Patient zwanghaft an der Lippe beißen muß, so daß kleine Blasen entstehen. Die Blasen werden von den Patienten ausgedrückt und die Blasenhaut abgezogen. Der Mund wird dann ganz entstellt mit der Möglichkeit einer sekundären Staphylokokkeninfektion. Die Selbstverstümmelung wird bisweilen durch Caustica oder andere Fremdstoffe verstärkt, die auf die Lippe geschmiert werden. Auch hier kann man den Patienten am besten durch eine gemeinsame Therapie helfen: die dermatologische und die psychotherapeutische. Man muß versuchen herauszufinden, wo die Unlustgefühle herkommen und warum der Patient nicht imstande ist, die Unlustgefühle auf normale Weise zu bekämpfen.

Der Halo-Effekt hat zu wenig Beachtung gefunden. Jeder Mensch wird in seiner Betrachtungsweise und Beurteilung durch seine Erscheinung beeinflußt. So ist eine gut gekleidete, junge, intelligente Frau einfacher zu behandeln als eine alte, todkranke und verwahrloste Frau, vorausgesetzt, der Arzt ist erotisch heterosexuell eingestellt.

8. Acne vulgaris

Wenn ein junges Mädchen mit ernsthafter *Acne vulgaris* kommt, denkt man, daß das Mädchen weniger gute Charaktereigenschaften besitzt als ein junges Mädchen mit schönem Gesicht und einer schönen Haut, die Condylomata acuminata hat.

Dieses Phänomen nennen wir den Halo-Effekt. Die jungen Leute, die an Akne leiden, können uns erzählen, daß sie große Schwierigkeiten im Bereich des menschlichen Kontakts haben.

Wir wissen, daß viele Jugendliche in der Pubertät mit Akne das Gefühl haben, daß man ihnen ansehen kann, daß sie masturbieren. Die wirkliche Ursache hat aber nichts mit Masturbieren zu tun. Freie Fettsäuren sind für die perifollikulären Symptome der Entzündung bei Acne vulgaris verantwortlich.

Die psychologische Bedeutung von schöner und häßlicher Haut kann schwer überschätzt werden. Die Beurteilung, ob eine Haut schön oder häßlich ist, ist natürlich an sich schon subjektiv. Selbstverständlich spielen dann noch andere subjektive Faktoren eine Rolle. Eine schöne Haut ist attraktiv, erotisch und provoziert beim Zuschauer das Verlangen, die Haut zu berühren und zu streicheln. Die freundliche visuelle Apperzeption wird dann durch die antizipierte, taktile und olfaktorische Apperzeption verstärkt. Die sozialen Regeln werden bestimmen, ob die Berührung wirklich stattfindet und in welcher Form. In unserer Kultur ist die Berührung meistens nur gestattet, wenn man ein Kind berührt. In primitiven Kulturen wird eine Frau mit schönem Haar oft durch völlig fremde Leute berührt.

Eine häßliche Haut ruft bei sehr vielen Menschen stark negative Gefühle hervor und diese Gefühle bestimmen weitgehend unsere Beurteilung der Persönlichkeit (Halo-Effekt).

Jede Krankheit mit Symptomen an den unbedeckten Teilen der Haut kann unbewußt den Eindruck erwecken, daß wir es mit einer häßlichen Person zu tun haben. Wir selbst können Scham empfinden und diese kann wieder Schamgefühle im Patienten hervorrufen. So können wir konstatieren, daß der Hautkranke schmutzig und schmierig und sexuell nicht attraktiv ist. Eine schöne Haut ist andererseits ein Symbol für anziehende Menschen, sexuell positiv, attraktiv und charmant. Wir nennen diese Symptome antifetischistisch und fetischistisch. Denn es gibt Menschen, die sexuell stark erregt werden können, wenn sie schöne Haare oder eine schöne Haut sehen.

Von einem antifetischistischen Faktor könnte man dann sprechen, wenn der Betrachter gerade durch die Attribute der Haut erotisch abgestoßen wird, was bei einer Akne sicher der Fall ist.

Analoge Überlegungen kann man für den *Geruch der Haut* anstellen. Vermutlich gibt es zwei Typen von Menschen: solche, die vorzugsweise auf visuelle Reize reagieren, und andere, die vor allem für Geruchsreize empfindlich sind.

Die Motivation des Patienten, geheilt zu werden, und der Ernst der emotionellen Störung, unabhängig von der Hautkrankheit, sind oft vernachlässigte Variable bei der Beurteilung des Effekts der Heilung.

Es gibt Leute, die gar nicht von ihrer Hautkrankheit befreit werden wollen, weil die Krankheit einen großen Krankheitsgewinn gibt. Natürlich ist diese Haltung ganz oder größtenteils unbewußt. Die Gesamthaltung ist viel mehr durch die

Struktur der Persönlichkeit als durch die Hautkrankheit bestimmt. Man sehe immer unter die Haut. Jeder Arzt sollte einsehen, daß die Hindernisse, die der Patient oder seine Umgebung der Heilung in den Weg legen, nicht eine Strategie gegen den Arzt persönlich ist, sondern ein neurotisches Agieren gegen Ängste oder andere Unlustgefühle.

9. Mutter- und Vater-Kind-Beziehung in der Psychodermatologie

Die Ängste, die meistens unbewußt sein können, kann man in der Mutter-Kind-Beziehung oder in der Vater-Kind-Beziehung, an der Art, wie das Kind festgehalten wird, erkennen. Bei einer guten Mutter-Kind-Beziehung besteht ein optimaler Kontakt zwischen den mütterlichen Händen und der kindlichen Haut. Die Hände der Mutter sind ganz geöffnet, die Finger leicht gebogen und entspannt. Es ist, als ob eine Geborgenheit symbolisch ausgedrückt wird. Das Kind kann sich geborgen fühlen. Dabei hat die oder der Erwachsene die Neigung, das Kind zu wiegen oder andere rhythmische Bewegungen zu machen. Das Baby sucht den Hautkontakt zur Mutter mit seinem ganzen Körper (Umklammerungsreflex). Bei einer weniger guten Mutter-Kind-Beziehung kann man eine Art des Festhaltens beobachten, bei der in Extremfällen die Abneigung handgreifliche Formen annimmt.

Regelmäßiges Gewärmtwerden durch die Berührung mit der Haut des Erwachsenen muß beim Kinde ein Gefühl der Vertraulichkeit, von Zugehörigkeit, von Anerkennung hervorrufen und erhalten. Wenn man eine Erweiterung des Hautkontakts für erwünscht hält, sollte man jeder jungen Mutter anraten, beim Stillen aber auch beim Reichen der Flasche, das Kind an die entblößte Brust zu nehmen. Die Bedeutung des Anschmiegens für die normale Gefühlsentwicklung unterstreicht den psychologischen Wert der Brusternährung.

Es ist deutlich, daß eine Mutter mit einer guten Mutter-Kind-Beziehung die ärztliche Beratung besser befolgen wird als eine sehr ängstlich-neurotische Mutter, die ihre ungelösten emotionellen Konflikte auf das Kind projiziert (Musaph 1977). Wenn man z. B. den Effekt einer Salbe auf der Haut des ekzematischen Kindes studieren will, kommt man um die Beachtung der Mutter-Kind-Beziehung nicht herum.

III. Die integrative Phase

Die psychiatrisch geschulten Psychosomatiker haben viel von den Methodologen und Soziologen gelernt. Die Psychodermatologen haben zum Beispiel die Spezifität von bestimmten Hautkrankheiten nicht zeigen können. Sie sind aufmerksam geworden für Faktoren, die in der psychoanalytischen Situation nicht immer studiert werden können. Die moderne Psychiatrie ist immer mehr interaktionell geworden und die moderne Psychosomatik ist von einer krankheitszentrierten über eine krankenzentrierte zur relationszentrierten Wissenschaft geworden. Ist damit die anekdotische Phase zu ihrem Ende gekommen? Ich glaube nicht. Wir brauchen immer noch mehr Krankheits- und Krankengeschichten, um unsere Kenntnis zu vergrößern. Dazu kommt, daß die Methodologen und die Behavioristen nicht die Emotionen messen können und auch nicht die Beziehung zwischen dem Kranken und seinen Schlüsselfiguren, z. B. dem Arzt. Sie können die Begleiterscheinungen wie das autonome response Muster messen und den galvanischen Hautwiderstand. Aber das ist nicht die Angst, die Scham oder die Wut selbst, es sind die Begleiterscheinungen der Emotion. Das heißt nicht, daß wir das Kind mit dem Bade ausschütten wollen. Es heißt aber bestimmt, daß wir Augen und Ohren weit offen halten für die immense Diversität der menschlichen Motivation, auch für die unbewußte Motivation, um krank zu werden oder krank zu bleiben. Wir müssen die beiden Annäherungsmethoden integrieren. Dann wird die Gefahr der Quantifizierung und Komputerisierung menschlicher Emotionen bezwungen.

So ist die Psychodermatologie eine multidisziplinäre Wissenschaft geworden.

1. Pruritus psychogenicus

Die unbewußte Motivation kommt zum Ausdruck in den folgenden Krankengeschichten am Beispiel der psychogenen Pruritus.

a) Eine 30jährige Frau war in die psychodermatologische Sprechstunde geschickt worden, weil sie Anfälle von heftigem Jucken über den ganzen Körper hatte, ohne daß der Hautarzt eine Ursache finden konnte. Auch der Internist konnte keine Störungen auf seinem Gebiet finden. Ausführliche Anamnese lehrte uns, daß der erste Anfall heftigen Juckens zu einem bestimmten Zeitpunkt stattfand: nämlich bei dem Besuch ihrer Schwiegereltern vor drei Monaten.

Die Vorgeschichte war, daß sie 2 Jahre davor den einzigen Sohn dieser Leute geheiratet hatte, gegen den großen Widerstand der Schwiegereltern. Sie waren aus Protest der Hochzeit ferngeblieben. Verschiedene Freunde hatten vergeblich versucht, die älteren und die jungen Menschen zusammenzubringen. Als das erste Kind geboren war, gaben die Eltern nach, um ihr erstes Enkelkind sehen zu können. Sie kamen nach 2 Jahren Streit und jeder tat sein möglichstes, um freundlich zueinander zu sein. Das gelang. Als die Patientin die Schwiegereltern am Ende des Abends hinausbegleitete, um die Straßentür zu schließen, bekam sie ihren ersten heftigen Pruritusanfall. Dieser Anfall kehrte jedesmal zurück, wenn sie in eine emotionelle Streßsituation kam. Wenn man die Situation analysiert, begegnet man:

1. Unterdrückter Wut gegen ihre Schwiegereltern während des Besuches.
2. Schuldgefühlen wegen dieser Wut.
3. Intensiver Angst, während des Besuches zu versagen;
4. Unterdrückter Wut, weil jedermann das Schauspiel akzeptierte;
5. Schuldgefühlen wegen dieser Wut;
6. Einem Sich-selbst-Übelnehmen, daß man den Besuch nicht abgelehnt hatte.

Der Pruritus kann als eine Übersprungshandlung angesehen werden, worin die Wut gegen sich selbst gewendet ist, wodurch die verbotenen Gefühle nicht bewußt erlebt werden.

b) Ein 19jähriges Mädchen wurde vom Dermatologen in die Poliklinik geschickt, weil sie schon seit Wochen heftiges Jucken am ganzen Körper hatte, ohne daß eine dermatologische oder internistische Ursache gefunden wurde. Sie hatte vor einem Monat *Scabies* bekommen, die lege artis behandelt worden war. Als sie mit denselben Beschwerden, nämlich heftigem Jucken, zurückkam, dachte der Hautarzt, daß er die Scabies nicht genügend bekämpft hätte. Neue antiscabies-Maßnahmen hatten aber gar keinen Erfolg, auch wurden keinerlei *Sarcoptes* Parasiten gefunden.

Sie war die einzige Tochter einer Familie mit hohen moralischen Wertsetzungen. Sie wollte sich unabhängig von diesen Vorstellungen entwickeln und nahm sich eine eigene Wohnung. In dieser Periode war sie mehrere Male verliebt, hatte dabei auch ein sexuelles Verhältnis, aber alle diese Verhältnisse waren bisher von ihren Freunden abgebrochen worden. Wegen ihrer Erziehung hatte sie immer mehr Schuldgefühle, als sie rational hätte haben sollen. Die *Scabies* hat sie als eine Strafe für das sexuelle Verhalten erlebt. Das Strafbedürfnis ist der Motor für das neurotische Symptom des *sekundären Juckens*.

Das Durcharbeiten des verdrängten emotionellen Konflikts, in der Form des Durchlebens der Emotionen, war die Bedingung für die Heilung des Juckens.

Die beiden Krankengeschichten kann man als Beispiele anekdotischer Art aufführen. Aber wir wissen jetzt, nach der methodologischen Phase in der psychosomatischen Medizin, daß wir nicht mehr die Folgerung ziehen dürfen, daß typisch für psychogenen Pruritus die Verdrängung der Wut ist. Es kann nämlich auch eine Reihe anderer Emotionen geben, die z. B. im Dienste des Strafbedürfnisses stehen können. Wir sind jetzt mehr gewohnt, mit Vorsicht Folgerungen zu ziehen.

Es ist deutlich, daß die integrative Phase nicht ohne Krankengeschichten und nicht ohne Methodologie arbeiten kann.

2. Pruritus anogenitalis

Wir wissen noch zu wenig über die Bedeutung der Lokalisation des psychogenen Juckens. Unseren Patienten, die so sehr unter Pruritus anogenitalis leiden, versuchen wir zu helfen, indem wir eine möglichst genaue Krankheitsgeschichte aufnehmen; aber eine methodologisch fundierte Untersuchung an großen Zahlen mit Kontrollgruppen ist, soweit wir wissen, noch nicht durchgeführt worden. Ich glaube, man kann sagen, daß es viele Ursachen für Pruritus anogenitalis geben kann. Die Dermatologen und die Internisten sollen erst versuchen, eine Ursache auf ihren Gebieten zu finden. In sehr vielen Fällen wird das gelingen. Aber es gibt sicher auch rein psychogene Fälle.

Beispiel: Eine 29jährige Frau wird vom Gynäkologen zu mir geschickt, wegen eines schon 3 Jahre bestehenden heftigen Pruritus ani. Sie hat schon sehr viele Ärzte besucht, viele Salben und Diäten angewendet: ohne Resultat. Das Leiden ist furchtbar, sie weiß sich keinen Rat. Weil die organischen Spezialisten nichts gefunden hatten, fing ich damit an, eine ausführliche Anamnese aufzunehmen. Sie erzählte die folgende Geschichte: vor vier Jahren bekam ihr Mann eine Anstellung, nachdem er lange Zeit arbeitslos gewesen war. Die Eltern unserer Patientin stifteten Unheil, weil sie nicht akzeptieren konnten, daß ihre Tochter mit solch einem Schlappschwanz verheiratet war. Die neue Stelle war außerdem gar nicht das, was sie erwartet hatte. Der Betriebsleiter war ein Sadist, der ihren Mann immer quälte. Die Patientin war besonders emotionell erregt, weil ihr Mann die

Quälereien akzeptierte und nie protestierte. Er war der Knecht, der Sklave. Sie wollte nie die Kritik ihrer Eltern unterstützen und ärgerte sich nach mindestens zwei Seiten. In dieser Periode begann der Pruritus ani.

WITTKOWER u. RUSSELL (1953) hatten schon beschrieben, daß Pruritus anogenitalis psychogenicus drei Abwehrmechanismen als Basis hat:

1. Eine Reaktionsbildung, d. h. ein zu demütiges Verhalten Autoritätsfiguren gegenüber.
2. Projektion eigener Kritik auf andere Leute, sich äußernd in Mißtrauen.
3. Wendung der sadistischen Impulse gegen die eigene Person. Es war nicht schwierig die Abwehrmechanismen in unserer Krankengeschichte zu zeigen.

Die Pioniere der anekdotischen Phase haben uns gelehrt, daß es einen psychogenen Pruritus anogenitalis gibt und daß eine ausführliche biographische Anamnese notwendig ist. Sie haben uns die ungeheure Bedeutung der Abwehr unbewußter und eingeklammerter Affekte gelehrt. Die Methodologen haben darauf hingewiesen, daß man die Befunde einzelner Krankengeschichten nicht generalisieren darf und daß die Gefahr besteht, daß man nur findet, was man von vornherein erwartet hat. Die Untersucher der achtziger Jahre sammeln die Ergebnisse der verschiedenen Disziplinen, akzentuieren die psychosozialen Probleme und versuchen die verschiedenen Methoden zu integrieren.

C. Therapeutische Strategien in der Psychodermatologie

Die verschiedenen Formen der Psychotherapie bei Hautkranken sind immer mit dermatologischen Therapien kombiniert.

Wir können die verschiedenen Strategien einteilen in:

I. Individuelle Psychotherapie
II. Gruppenpsychotherapie.

Diese beiden Formen kann man wieder einteilen in:

1. explorative Formen und
2. symptomatische Formen der Psychotherapie.

I. Individuelle Psychotherapie

In der dermatologischen Klinik kommen heutzutage die individuellen Formen am häufigsten vor. Der Psychiater, der Psychologe oder der psychotherapeutisch geschulte Sozialarbeiter wird den vom Dermatologen geschickten Patienten in der Klinik schneller empfangen. In der Praxis hilft uns noch die Einstellung des Patienten, der die psychotherapeutische Hilfe in der Klinik als Ansatzstücke der Dermatologie sieht. Und wie Freud richtig gesagt hat: „Der Patient hat immer recht“.

1. Explorative Formen

Explorative Formen versuchen eingeklammerte Affekte wieder freizumachen. Die Methode enthält Katharsis und Wiederbelebung der verdrängten Inhalte. Durch die Wiederbelebung bekommt der Patient aufs neue die Gelegenheit, die sehr unangenehmen Affekte durchzuarbeiten. In unserer Erfahrung sind es meistens die Gefühle von Scham und Schuld wegen der Hautkrankheit und in tieferen Schichten des Unbewußten die Aggression gegen geliebte Schlüsselfiguren, die in der Hautkrankheit gegen sich selbst gerichtet werden. Diese Psychotherapie psychoanalytischer Richtung kann nicht bei jedermann angewandt werden. Man muß sich von vornherein vergewissern, daß der Patient die Überwältigung durch Gefühle, die man aufruft, verarbeiten kann. Es besteht die Gefahr, wenn das Ich nicht stark genug ist, einer Flucht in die Psychose, oder daß die Probleme in der Außenwelt abreagiert werden, was zu antisozialen Handlungen führen kann. Man hilft dem Patienten dann vom Regen in die Traufe. Bevor man eine explorative Form von Psychotherapie beginnt, ist es also notwendig, eine gute Indikation zu stellen. Das kann man meistens in drei Gesprächen tun.

Es ist nicht immer wahr, daß explorative Psychotherapie Jahre dauern muß. Man kann nicht selten in ungefähr 10 Gesprächen erreichen, daß die Haut nicht mehr das Schlachtfeld der emotionellen Konflikte bleibt.

2. Symptomatische Formen

Die symptomatischen Formen der Psychotherapie enthalten meistens Verhaltenstherapien sowie die *systematische Desensibilisierung*. Damit kann man sehr leicht die Schwelle des Juckreizes oder der Hyperhydrosis erhöhen. Wir sahen gute Erfolge in der Klinik von *Aversionstherapie* mit schwachen galvanischen Strömen zur Juckreizbekämpfung bei atopischer Dermatitis.

II. Gruppenpsychotherapie

Wir haben in der dermatologischen Universitätsklinik in Amsterdam im Jahre 1974 mit Gruppentherapie bei Psoriasispatienten angefangen. Der Erfolg war derartig, daß wir diese Strategie bis auf den heutigen Tag beibehalten haben.

Natürlich können wir die Psoriasis nicht endgültig heilen. Was wir können, ist, dem Patienten und seiner Umgebung zu helfen, mit der vorgegebenen Erkrankung besser umzugehen. Wir lernten, daß insbesondere beim Patienten die Gefühle von Scham, Angst, Wut und Rache eine große Rolle spielen. Die Gewißheit, im Sommer nicht im Badeanzug an den Strand gehen zu können, nicht von den meisten Frisören bedient werden zu können, im Schwimmbad nicht normal mit anderen Menschen schwimmen zu können, von Bekannten als beinahe aussätzig angesehen zu werden. Das alles wurde in der Gruppe ausführlich und wiederholt erzählt.

Das erste, was am Anfang geäußert wurde, war: „Wir müssen uns organisieren, damit wir stärker werden. Wir müssen Frisöre haben, die nur Hautkranken helfen sollen. Wir müssen ein Stück Strand kaufen oder mieten, worauf wir nackt oder in der Badehose liegen und schwimmen können. Wir müssen bestimmte Stunden haben, wo wir im Schwimmbad allein sein können."

Psychologisch liegt der große Vorteil darin, daß das Selbstbewußtsein gestärkt wird. Schon Anfang 1975 wurde eine Psoriasisvereinigung gestiftet, und dieser Verband funktioniert bis auf den heutigen Tag gut.

Wir haben *Selbsthilfegruppen* dadurch organisiert, daß wir Psoriasispatienten, die wir geeignet fanden, für diese Arbeit als Gruppenführer erzogen. Die Selbsthilfegruppen sind jetzt über ganz Holland verbreitet. Dabei leistet die Psoriasisvereinigung gute Dienste. Es zeigte sich schnell, daß auch die Familien der Patienten Hilfe nötig hatten, besonders die Eheleute, wegen der Abschuppung im Bett und der Behinderung des normalen erotischen Lebens. Die Beschwerden aufgrund sexueller Schwierigkeiten äußerten sich meistens verhüllt: wir können niemals in den Urlaub gehen, da man wegen der Verschuppung der Haut nicht in ein Hotel kann. Bald wurden auch die Sitzungen mit Mitgliedern der Familien organisiert. Auch sie sind anwesend, wenn der Psoriasisverein etwas organisiert.

Jetzt haben wir Gruppen, in denen verschiedene Hautkrankheiten gemischt sind. Die Indikation zur Gruppentherapie ist nicht die Hautkrankheit, sondern die Möglichkeit zur Verbalisierung der emotionellen Konflikte, die Möglichkeit zum affektiven Rapport und die Motivation mitzuarbeiten.

III. Liaison-Gruppen in der dermatologischen Klinik

Der Kontakt der Nicht-Dermatologen im Team mit den Hautärzten brachte uns schnell zur Überzeugung, daß eine regelmäßige Besprechung mit Dermatologen und dem Pflegepersonal notwendig ist.

Die Routinetätigkeiten bestehen aus:

a) wöchentlichen Besprechungen mit Medizinstudenten am Ende ihres Studienganges;

b) zweiwöchentlichen Besprechungen mit dem Pflegepersonal über psychodermatologische Probleme.

c) Sprechstunden innerhalb der Klinik für psychische Probleme Hautkranker, die vom Hautarzt geschickt worden waren. Diese Sprechstunden werden wöchentlich gehalten.

d) Liaison-Besprechungen mit Hautärzten in Ausbildung.

IV. Psychopharmaka

Es ist vielfach notwendig, die psychotherapeutischen Maßnahmen mit Psychopharmaka zu kombinieren. Die Wahl der Psychopharmaka wird nicht durch die Hautkrankheit, sondern durch die psychologische Problematik des Patienten und des Arztes bestimmt. Kann man nur mit Psychotherapie nicht auskommen oder ist der Patient völlig ungeeignet, um als Mitarbeiter seine emotionellen Probleme zu lösen, dann greift man leicht zum Pharmakon.

Im allgemeinen kann man sagen, daß bei starker Angst Anxiolytika indiziert sind. Dazu bieten die Benzodiazepine die erste Wahl. Die Schlafmittel sind mit Recht nicht populär, aber in besonderen Fällen kommt man ohne sie nicht aus. Weil die Hautkrankheit so oft unheilbar ist und die Probleme deshalb chronisch, ist es ratsam, solche Schlafmittel zu verschreiben, die die geringste Gewöhnung zur Folge haben. Hier sind die suggestiven Methoden wie *Hypnose und Relaxations-Übungen* indiziert. *Das autogene Training* von Schultz hat sich als sehr brauchbar erwiesen. Wir kennen leider noch kein gutes *Antipruriginosum.*

Die crotamiton Crème 100 mg/g ist sicher äußerlich effektiv, aber was wir brauchen, ist ein gutes Mittel, einen Tranquillizer mit spezifischer Wirkung auf das Jucken. Wir haben oft Meprobamat 400 mg dreimal täglich vorgeschrieben und auch in schwereren Fällen Oxazepam 10 mg 1–4mal täglich.

Unsere Erfahrung ist, daß die antipruriginösen und auch die anxiolytischen Eigenschaften des Präparats weniger variieren als dieselben Eigenschaften des Individuums. Wir können sagen: das allerbeste Antipruriginosum ist dasselbe wie das allerbeste Anxiolytikum, nämlich der Arzt selber. Man kann den suggestiven Einfluß des Arztes in einer guten Patient-Arzt-Beziehung kaum überschätzen (Musaph 1976).

Es ist also notwendig, daß man sich beim Verschreiben viel Mühe nimmt, empathisch zu arbeiten. Ferner ist es m. E. sehr wichtig, daß man ein gutes Verhältnis zu dem behandelnden Dermatologen und zu der Familie des Patienten hat.

Literatur

Ackerman NA (1939) Personality factors in neurodermatitis – a case study. Psychosom Med 1:366

Alexander F, French TM (1948) Studies in Psychosomatic Medicine. Ronald Press, New York

Bartemeier L (1938) A psychoanalytic study of a case of chronic exudative dermatitis. Psychoanal Q 7:216–231

Baughman D, Sobel R (1971) Psoriasis vulgaris. Arch Dermatol 103:95

Borelli S (1967) Psyche und Haut. In: Gottron HA (ed) Grundlagen und Grenzgebiete der Dermatologie (Handbuch der Haut- und Geschlechtskrankheiten, Bd 8, S 264) Springer, Berlin Heidelberg New York

Brown D (1972) Stress as a precipitant factor in eczema. J Psychosom Res 16:231

Cormia F, Slight D (1935) Psychogenic factors in dermatosis. Can Med Ass J 33:527

Deutsch F (1954) Some psychodynamic considerations concerning psychosomatic dermatology. Psyche (Stuttg) 7:700

Graciansky P de (1951) Dermatologie psychosomatique. Bull Soc Fr Derm 4:412–414

Groen JJ (1951) Emotional Factors in the Etiology of Internal Diseases. J Mt Sinai Hosp 10:71

Groen JJ (1974) Psychogenesis and Psychotherapy of ulcerative colitis. Psychosom Med 9:151

Jordan JM, Whitlock FA (1974) Atopic Dermatitis. Anxiety and conditioned scratch responses. J Psychosom Res 18:297

Leigh H, Reiser MF (1980) The patient. Plenum Press, New York

Miller H, Baruch D (1948) Psychosomatic studies of children with allergic manifestations. Psychosom Med 10:275–278

Musaph H (1967) Psychogenic Pruritus. Dermatologica (Basel) 153:126

Musaph H (1976) Psychodermatology. In: Hill OW (ed) Modern Trends in Psychosomatic Medicine, vol 3 Butterworths, London Boston, pp 347–362

Musaph H (1977) Skin, touch and sex. In: Money J, Musaph H (eds) Handbook of Sexology. Excerpta Medica, Amsterdam New York London, pp 1157–1166

Norton A, Hall-Smith PA (1955) A psychiatric view of skin disorders. In: O'Neill D Modern Trends in Psychosomatic Disorders. Butterworths, London
Obermayer ME (1955) Psychocutaneous medicine. Thomas, Springfield
Panconesi E (1984) Stress and skin diseases. Lippincott, Philadelphia
Saul LJ (1938) Incidental observations on pruritus ani. Psychoanal 7:336–337
Spence KW, Taylor J (1951) Anxiety and strength of U.C.S. as determiners of the amount of eyelid conditioning. J Exp Psychol 42:183
Spitz R (1965) The first year of life. University Press, New York
Stokes JH (1930) The effect on the skin of emotional and nervous states. Masochism and other sex complexes in the background of neurogenous dermatitis. Arch Derm Syph 22:803
Wittkower E (1947) The psychological aspects of skin disease. Bull Menninger Clin 11:148
Wittkower E, Russell B (1953) Emotional Factors in Skin Diseases. Hoeber, New York

Schmerz und Schmerztherapie

H. Merskey

Euch allen, die ihr vorübergeht, sage ich: „Schaut doch und seht, ob irgendein Schmerz ist wie mein Schmerz, der mich getroffen hat; denn der Herr hat Jammer über mich gebracht am Tage seines grimmigen Zorns. Er hat ein Feuer aus der Höhe in meine Gebeine gesandt und läßt es wüten. Er hat meinen Füßen ein Netz gestellt und mich rückwärts fallen lassen; er hat mich zur Wüste gemacht, daß ich für immer siech bin" (Klagelieder Jeremias: 1, 12–13).

Wir fühlen den Schnitt vom Messer eines Chirurgen stärker als zehn Schwerthiebe in der Hitze der Schlacht. Die Schmerzen einer Geburt werden von Ärzten und von Gott für so stark gehalten und andererseits von ganzen Nationen als gering eingeschätzt (Montaigne 1580).

INHALTSVERZEICHNIS

A. Psychologie des Schmerzes

I. Begriffsentwicklung

Einfühlsame Schriftsteller haben schon immer gewußt, daß es eine psychologische Grundlage des Schmerzes gibt. Die beiden oben genannten Zitate weisen auf Aspekte dieses Themas hin, die in heutigen Diskussionen über den Schmerz und seine Behandlung wiederkehren. Die erwähnte Bibelstelle wird dem Jeremias zugeschrieben und bezieht sich auf seine Trauer über die Zerstörung Jerusalems und des Tempels. Der Schmerz wird dabei als eine Gefühlswahrnehmung betrachtet, welche als Folge einer seelischen Belastung mit anderen leiblichen Symptomen im Körper erzeugt wird. Wir könnten sagen, daß sie Teil einer reaktiven Depression mit hypochondrischen Beschwerden ist. Außerdem werden die Vorübergehenden mit Bitterkeit und Groll angesprochen und es wird deutlich, daß ein anderer Mensch oder ein bestimmtes Ereignis für den Zustand des Leidenden verantwortlich gemacht wird. Schmerz wird auch mit einer Bestrafung für Fehlhandlungen gleichgesetzt, und es ist interessant, daß besonders psychoanalytische Autoren das Verhältnis des Schmerzes zu Gefühlen von Schuld und Bestrafung hervorgehoben haben. In dem genannten Bibelzitat besteht sicher auch eine Beziehung zwischen Schmerz und Leiden oder Elend. Tatsächlich steht in einigen englischen Übersetzungen des hebräischen Textes fälschlicherweise das Wort „Sorge“ anstelle von „Schmerz“. Schließlich wird noch eine Metapher benutzt um den Schmerz zu beschreiben, nämlich das Feuer in den Gebeinen.

Im Gegensatz hierzu betont Montaigne die Unterdrückung des Schmerzes durch andere überwältigende Lebensereignisse. Er weist darauf hin, daß abgehärtete Menschen weniger Schmerz empfinden als andere und daß die Umstände, die eine Verletzung hervorrufen, die Schmerzempfindung beeinflussen. Während des 2. Weltkrieges machte BEECHER (1956) die Beobachtung, daß Männer, die in einer Schlacht verwundet wurden, weniger Schmerzen empfanden als Zivilisten, denen im Rahmen eines chirurgischen Eingriffs vergleichbare Verletzungen zugefügt wurden. Allerdings muß diese Beobachtung sicher mit Vorsicht interpretiert werden, da es auch Hinweise dafür gibt, daß schwere Verletzungen anfangs nicht immer unmittelbar zu Schmerzen führen, sondern manchmal erst zu einem späteren Zeitpunkt schmerzhaft erlebt werden (MELZACK et al. 1982). Trotzdem spricht vieles dafür, daß im allgemeinen starke Erregung und intensive Konzentration zu einer Verminderung von Schmerzen führen. Andererseits können leichtere Erregungen, wie z. B. im Rahmen klinischer Angstzustände, und leichtere Grade von Gespanntheit eine Verschlimmerung von Schmerzen zur Folge haben. Interessanterweise gibt es aber auch Situationen, in denen Entspannung, Rückzug und sogenannte Trance-Zustände das Schmerzerleben erheblich vermindern; gute Beispiele hierfür sind jedoch recht selten. Einige Rückschlüsse, die sich aus einer eingehenden Beschäftigung mit diesen Fragen ableiten lassen, sind in dem Bericht einer Dahlem-Konferenz (MERSKEY et al. 1980) zusammengefaßt.

Psychologische Erklärungen der Schmerzentstehung gehen auf die Arbeiten von FREUD zurück, über die an anderer Stelle berichtet wurde (MERSKEY u. SPEAR 1967). Der wesentliche Punkt hierbei ist, daß FREUD in seinen Studien zur Hysterie (Breuer u. Freud 1983–1985) das Konzept der Konversionssymptome entwickelte und daß dabei der Schmerz ein besonders wichtiges Beispiel darstellte. Reik (1914) erörterte die Psychogenese des Schmerzes im Hinblick auf die „Couvade“. Es handelt sich dabei um das Auftreten von wehenartigen Erscheinungen und anderen Symptomen bei dem Ehemann einer Frau während der Niederkunft oder in der Schwangerschaft; dieses Phänomen ist ein gutes Beispiel für einen Schmerztyp, der vermutlich ohne jede organische Grundlage auftritt. Er kann als Schmerz interpretiert werden, der durch gedankliche Vorstellungen oder andere kognitive Prozesse hervorgerufen wird.

Analytische Autoren haben in der Folgezeit das Schmerzerleben im Zusammenhang mit Schuldkonflikten und Feindseligkeit gebracht. Merskey u. Spear (1967) haben 31 solche Arbeiten zusammengefaßt. Schilder (1931) vertrat den Standpunkt, daß häufig spezielle psychologische Faktoren zu besonderen Arten des Schmerzes führen und daß der Schmerz in derartigen Fällen aus Schuldgefühlen ableitbar ist, besonders wenn der Teil des Körpers, an den sich das Schuldgefühl des Patienten knüpft, urspünglich mit angenehmen Gefühlen besetzt war, z. B. sexuelle Erregungen bei einer Frau mit Brustschmerzen. Bei zwei männlichen Patienten wurde das Schmerzerleben von Schilder als Zeichen einer Abwehr gegen die Sexualität und als eine perverse sadomasochistische Befriedigung gedeutet. Engel (1951, 1959) entwickelte die Auffassung, daß Schuld, Ärger oder Konflikt zum Schmerzerleben beitragen. Einige experimentelle Arbeiten wie z. B. die von Eisenbud (1937) zeigten, daß die Induzierung von Gedanken für die Entstehung von Kopfschmerzen oder anderen Schmerzsymptomen verantwortlich sein können. In der damaligen Zeit wurden Schmerzen auch irrtümlicherweise auf bestimmte Persönlichkeitsstrukturen zurückgeführt, z. B. bei der Migräne oder bei anderen vermutlich psychosomatischen Krankheiten. Jüngere Forschungsergebnisse weisen aber darauf hin, daß die emotionalen Charakteristika von Schmerzpatienten um so weniger von denen der Gesamtpopulation abweichen, je mehr die Patientenstichprobe der Normalbevölkerung entnommen wurde. Gerade bei der Migräne konnte dies besonders gut gezeigt werden (z. B. Henriyk-Gutt u. Rees 1973; Crisp et al. 1977). Es gibt deutliche historische Hinweise dafür (z. B. Rosenthal 1870), daß Migräneanfälle häufiger auftreten oder einen größeren Schweregrad zeigen, wenn die betroffenen Personen ängstlich oder depressiv sind. Eine besondere Persönlichkeitsstruktur wird aber heute nicht mehr als charakteristisches Zeichen für solche Patienten angesehen, die an sogenannten psychosomatischen Krankheiten leiden.

II. Klinische Beiträge

Zwei der bedeutendsten Beiträge zur heutigen Auffassung des Schmerzes stammen von Anästhesisten. Beecher (1959) zeigte sehr deutlich, daß psychologische Faktoren vor allem für das akute Schmerzerleben von Bedeutung sind und daß 35% der postoperativ behandelten Patienten auf Plazebo ansprechen. Bonica (1953) verdanken wir eine geschlossene Darstellung der Physiologie und Anatomie fast aller chronischer Schmerzsyndrome, die bis 1953 bekannt waren. Er gehörte zu den Gründern und zu den erfolgreichsten Verfechtern eines Systems der umfassenden Behandlung von Schmerzpatienten mit einer Kombination von Nervenblockade, medizinischen Maßnahmen und psychologischen Behandlungstechniken. Er entwickelte von sich aus ein klassifikatorisches System der Schmerzkrankheiten, welche später die Grundlage für die Arbeit des Committee on Taxonomy der "International Association for the Study of Pain" wurde, und er war es auch, der diese internationale Gesellschaft gründete. Unter den Psychiatern legte WALTERS (1961) als erster eine größere Analyse chronischer Schmerzzustände bei zahlreichen psychiatrischen Patienten vor.

Allgemein läßt sich auch aus anderen psychiatrischen Arbeiten und psychologischen Untersuchungen der Schluß ziehen, daß Patienten mit chronischen Schmerzzuständen und mit organischen Läsionen in der Regel eine erhöhte Inzidenz von Depressionen aufweisen. Die diesbezüglichen Ziffern bewegen sich zwischen 10% und 100% (ROMANO u. TURNER 1985). Die höheren Ziffern sind wohl meist eine Folge von Selektionsfaktoren; dies gilt beispielsweise für Patienten mit Gesichtsschmerzen, die in eine Studie mit Antidepressiva einbezogen wurden (LASCELLES 1966). In den meisten Schmerzkliniken ist mit Ziffern von etwa 30% oder weniger zu rechnen (PILOWSKY et al. 1977; LARGE 1980; FRANCE et al. 1985; MERSKEY et al. 1985). Psychologische Testergebnisse, vor allem solche mit dem Minnesota Multiphasic Personality Inventory (MMPI) haben zu der Vorstellung beigetragen, daß Patienten mit chronischen Schmerzen hypochondrisch und klagsam sind. Solche Deutungen beruhen aber häufig auf einem Mißverständnis, denn der MMPI kann nur bei solchen Patienten angewandt werden, bei denen keine körperliche Krankheitsursache vorliegt. Im Falle des Vorhandenseins solcher somatischer Erkrankungen ist der MMPI aber kein Beweis für das Vorliegen einer Hypochondrie oder Hysterie, was in erstaunlichem Maße übersehen wurde. Dennoch haben die klinischen Studien den Beweis erbracht, daß emotionalen Faktoren für die Entstehung des Schmerzes eine bedeutende Rolle zukommt.

III. Die Definition des Schmerzes

In der klinischen Erfahrung kann der Schmerz nicht ausschließlich durch unsere Kenntnisse der zugrundeliegenden physikalischen Mechanismen erklärt werden. Dies hat zu begrifflichen Problemen geführt, die auffallend hartnäckig sind. Dennoch kann die Beachtung der einfachen Bedeutung der Sprache unnötige Schwierigkeiten des Leib-Seele-Problems vermeiden helfen. Das Wort „Schmerz" wird in der normalen Umgangssprache und in der technischen Sprache dazu benutzt um eine Erfahrung zu beschreiben, welche ein Mensch einem anderen Menschen mitteilt. Das Wort kann auch von einem Menschen benutzt werden, wenn er sich selbst eine Erfahrung klarmachen will, die er selbst durchmacht oder die nach seiner Meinung einem anderen Menschen widerfährt. In den drei Sprachen, in denen ich mich selbst unmittelbar ausdrücken kann (Englisch, Französisch und Hebräisch) und vermutlich auch in allen anderen europäischen und in einigen orientalischen Sprachen gibt das Wort „Schmerz" oder eine ähnliche Bezeichnung die subjektive Erfahrung einer einzelnen Person wider. Es ist ein Wort, welches psychologische Prozesse beschreibt und einen besonderen semantischen Status aufweist. Es beschreibt nicht die erkennbaren Vorgänge, welche wir mit dem

Schmerz verbinden, seien sie nun so deutlich wie ein gebrochenes Bein oder so schwer zu entdecken wie die Entladung in einem neuronalen Axon. In allen Fällen ist das Wort „Schmerz“ ein Begriff in einem psychologischen System, während die körperlichen Veränderungen, deren Beziehungen zum Schmerzerleben so interessant sind, durch eine Reihe von physikalischen Begriffen gekennzeichnet werden. Schmerz ist immer eine private Erfahrung, während Messungen der Nervenleitung oder anderer neurophysiologischer Zustände allgemeine Erfahrungen sind, welche im wesentlichen wiederholbar sind und von unabhängigen Personen beobachtet werden können. Schmerz kann daher nicht in der Begriffssprache solcher objektiver Zustände definiert werden. Ebensowenig kann man den Schmerz auf der Grundlage des Verhaltens beschreiben, welches ein Mensch mit Schmerzen an den Tag legt, auch wenn wir vernünftigerweise davon ausgehen können, daß dieses Verhalten einen bestätigenden Hinweis für die Aussagen des betreffenden Menschen darstellt, mit denen er seine Erfahrung oder seinen seelischen Zustand schildert. Hieraus ergibt sich, daß jede Definition des Schmerzes sowohl die allgemeinen Kennzeichen der Schmerzbeschreibung als auch die Tatsache berücksichtigen muß, daß es sich jeweils um einen subjektiven Zustand handelt. Es gibt daher zwei gemeinsame Grundlagen für unsere Vorstellungen des Schmerzes, gleichgültig ob dieser Schmerz eine körperliche oder eine psychologische Ursache hat.

Das erste dieser gemeinsamen Kennzeichen ist, daß der Schmerz unmittelbar in unserer Erfahrung verankert ist und daß wir ihn von der Kindheit an mit der Vorstellung einer Gewebsschädigung verbinden. Gleichgültig ob wir hinstürzen, ob wir an eine leibliche Funktionsstörung oder an eine äußere Verletzung denken, so betrachten wir den Schmerz stets als eine Erfahrung, die auf eine Schädigung oder eine Störung unseres Körpergewebes hinweist. Überprüft man daher die Beschreibungen des Schmerzes, so zeigt sich immer wieder, daß hierfür Worte herangezogen werden, die auf eine sensorische Veränderung des Körpers hinweisen. Dies ergibt sich aus vielen Arbeiten, bei denen der McGill Schmerz-Fragebogen angewandt wurde (z.B. MELZACK 1985; READING u. NEWTON 1977). Schmerz kann somit als eine subjektive Erfahrung definiert werden, die unangenehm ist und primär mit einer Gewebsschädigung verbunden wird. Diese Auffassung wurde in die Definition der International Association for the Study of Pain (IASP 1979) aufgenommen. Sie lautet folgendermaßen: „Der Schmerz ist eine unangenehme sensorische und emotionale Erfahrung, die mit einer tatsächlichen oder potentiellen Gewebsschädigung in Verbindung gebracht oder als eine solche Schädigung beschrieben wird“. Das Komitee, welches sich auf diese Definition geeinigt hat, gab hierzu folgende Erläuterungen:

„Der Schmerz ist immer subjektiv. Jeder Mensch lernt die Anwendung dieses Wortes aufgrund von Erfahrungen, die er bei einer Verletzung in seiner Kindheit gewonnen hat. Den Biologen ist bekannt, daß solche Reize, die Schmerzen verursachen, im allgemeinen eine Gewebsschädigung hervorrufen. Infolge dessen ist der Schmerz jene Erfahrung, die wir mit einer tatsächlichen oder potentiellen Gewebsschädigung in Verbindung bringen. Es handelt sich zweifellos um ein Gefühlserlebnis in einem Teil oder in mehreren Teilen des Körpers, aber dieses Erlebnis ist stets unangenehm und deshalb zugleich auch eine emotionale Erfahrung. Erfahrungen von schmerzähnlichem Charakter wie z.B. Brennen sollten nicht als Schmerz bezeichnet werden, wenn sie nicht unangenehm sind. Unangenehme abnorme Erfahrungen (Dysästhesien) können zwar auch als Schmerz bezeichnet werden; dies ist aber nicht notwendigerweise der Fall, da solche Sensationen subjektiv auch ohne die typischen sensorischen Qualitäten des Schmerzes ablaufen können.

Viele Menschen klagen über Schmerzen ohne daß eine Gewebsschädigung oder vermutliche pathophysiologische Ursachen vorhanden wären; derartige Klagen haben meist eine psychologische Grundlage. Aufgrund der subjektiven Äußerungen solcher Menschen lassen sich solche Klagen nicht von den Schmerzzuständen abtrennen, die auf eine Gewebsschädigung zurückzuführen sind. Wenn daher derartige Menschen ihre Erfahrung als Schmerz erfahren und sie in der gleichen Weise beschreiben wie Schmerzzustände auf der Grundlage einer Gewebsschädigung, so sollten diese Klagen auch als Schmerz akzeptiert werden. Diese Definition vermeidet eine enge Beziehung zwischen Schmerz und dem schmerzerzeugenden Reiz. Die Erregung von Schmerzrezeptoren oder von nozizeptiven Bahnen durch einen Schmerzreiz ist nicht das gleiche wie Schmerz. Dieser stellt stets einen psychologischen Zustand dar, auch wenn Schmerzen in der Mehrzahl der Fälle auf eine naheliegende körperliche Ursache hindeuten."

Eine der Konsequenzen dieser Definition ist die Tatsache, daß der Schmerz als eine einheitliche Erfahrung angesehen werden muß, auch wenn er verschiedenartige Ursachen haben kann. Diese Ursachen können körperlicher oder seelischer Art sein. Es ist jedoch eine schlechte Vorstellung, Schmerzzustände als psychogen oder organisch zu beschreiben, je nach der Ursache, die jeweils im konkreten Fall im Vordergrund steht. Durch eine solche Zweiteilung verliert man leicht die Tatsache aus den Augen, daß seelisch bedingte Schmerzen phänomenologisch in vieler Hinsicht gleichartig sind wie körperlich verursachte Schmerzen. Außerdem stellen viele Schmerzzustände eine Mischung beider Ursachen dar. Infolgedessen empfiehlt es sich, die Worte „psychogener Schmerz" und „organischer Schmerz" zu vermeiden und statt dessen Schmerzzustände je nach ihren hauptsächlichen Ursachen als „Schmerz seelischen Ursprungs", „Schmerz auf gemischter Grundlage" oder „Schmerz mit organischer Ursache" zu beschreiben. Andere Gründe, die für eine Vermeidung des Wortes „psychogen" sprechen, sind in einer Arbeit von LEWIS (1972) genannt worden. Dieser Autor wies darauf hin, daß das Wort „psychogen", das von SOMMER (1894) in die Psychiatrie eingeführt wurde, häufig verwandt aber selten klar definiert wird und daß sich die Bezeichnung „Psychogenese" zwischen 1838 und 1900 entweder auf den Ursprung der Psyche oder auf die Evolution der geistigen Entwicklung bei Tieren und Menschen bezogen. SOMMER gab diesem Wort eine neue Bedeutung und verstand darunter Krankheitszustände die auf der Grundlage von Vorstellungen entstehen und durch solche Vorstellungen beeinflußt werden; nach seiner Auffassung war eine gesteigerte Suggestibilität ein unverzichtbares Merkmal jedes psychogenen Zustands. JÖRGENSEN (1956) wies darauf hin, daß „nach der Meinung von einigen Autoren die Bezeichnung ‚psychogen' auf die Verursachung durch eine bestimmte Situation hindeutet, während andere Autoren diese Bezeichnung nur dann anwenden, wenn sich psychische Symptome ohne nachweisbare äußere Ursache entwickeln... Es gibt keine allgemein gültige Definition des Konzeptes ‚Psychogenese'...". Aufgrund solcher Beispiele konnte Lewis unschwer nachweisen, daß die Anwendung dieses Wortes immer wieder zur Verwirrung führt und unbefriedigend ist.

IV. Lerntheoretische Konzepte

FORDYCE (1968, 1976) machte den Vorschlag, Schmerzzustände in zweierlei Hinsicht zu beschreiben. Es kann sich entweder um respondente Zustände handeln, die auf eine körperliche Ursache hinweisen oder um operante Zustände, die sich auf der Grundlage einer operanten Konditionierung und Verstärkung entwickelt haben. FORDYCE vermeidet jedoch von „Schmerz" zu sprechen oder die subjektive Erfahrung des betroffenen Menschen in die Betrachtung einzubeziehen. Statt dessen empfiehlt er, ausschließlich das „Schmerzverhalten" als einziges beobachtbares Phänomen zur Grundlage der Beschreibung zu machen. Selbstschilderungen des Schmerzes durch den Patienten sind in dieses Konzept des Schmerzverhaltens einbezogen.

Die Stärke dieses Ansatzes besteht darin, daß er ein in sich geschlossenes Begriffssystem ermöglicht und daß er mit wirksamen Methoden der Schmerzbeeinflussung verbunden wurde, wenngleich diese Methoden die Schmerzen der Patienten niemals beseitigen können. Einige dieser Methoden sind aber keineswegs streng an verhaltenstheoretische Vorstellungen geknüpft. So gehören beispielsweise verstärkte Übungen oder vermehrte Aktivität zu den wesentlichen Zielen der von FORDYCE und seinen Anhängern durchgeführten Verhaltenstherapie. Tatsächlich gibt es durchaus Perioden, in denen eine Übungsbehandlung günstige Auswirkungen auf die Beeinflussung chronischer Schmerzzustände hat. Dies war aber schon bekannt, bevor die Methoden der operanten Verhaltenstherapie eingeführt wurden, und die Wirkungen eines solchen Vorgehens müssen nicht unbedingt auf eine psychologische Wiederanpassung hinweisen, sondern können auch auf der Grundlage von lokalen physikalischen Veränderungen verstanden werden, die mit einer solchen Übungstherapie verbunden sind. Der Erfolg einer Übungstherapie ist also nicht unbedingt ein Beweis für die Wirksamkeit eines verhaltenstherapeutischen Ansatzes. Auch die Reduktion von analgetischen Medikamenten, die einen weiteren Bestandteil der Verhaltenstherapie darstellt, gehört zu dem üblichen Repertoire der Schmerzbehandlung und wird von allen Ärzten immer wieder gelegentlich vorgenommen. Solche Maßnahmen können mit den Patienten in einer Art und Weise besprochen werden, die wenig mit der Methode des operanten Konditionierens zu tun hat. Auf die Erfolge und Mißerfolge der operanten Konditionierung wird in einem späteren Abschnitt dieses Kapitels eingegangen. Eine ausführliche Erörterung dieses Problems findet sich in dem Band "Pain and Behavior" (RACHLIN et al. 1985).

V. Psychologische Mechanismen des Schmerzes

Die Beziehungen zwischen Schmerz und Psychiatrie haben zu einigen Vorstellungen über die psychologischen Wurzeln des Schmerzes geführt. Zu diesen Mechanismen gehören Wahnvorstellungen. Es muß aber betont werden, daß Fälle, bei denen der Schmerz als Ausdruck eines schizophrenen Wahns gedeutet werden kann, sehr selten sind, wenn man sie mit der großen Zahl solcher Patienten vergleicht, die leibliche Mißempfindungen anderer Art äußern und diese Leibwahrnehmungen auf irrationale Ursachen zurückzuführen. Klagen über Veränderungen in der Gestalt oder Größe des Körpers, Gedankeneingebungen, Veränderungen von körperlichen Funktionen als Folge von Fremdeinwirkungen u. ä. werden bei Patienten mit schizophrenen Psychosen sehr häufig angetroffen. Im Gegensatz hierzu kommt es nur selten zu spezifischen Klagen über Schmerzen, die auf einen wahnhaften Ursprung hindeuten. Eine von WATSON et al. (1981) beschriebene Patientin bezeichnete sich selbst als Christus und glaubte, daß ihre Kopfschmerzen auf eine Dornenkrone zurückzuführen seien. Selbst in diesem Fall war die Diagnose einer Schizophrenie nicht ganz sicher, da bei der Patientin einige Symptome einer bipolaren affektiven Psychose vorhanden waren. Außerdem klagen manche schizophrene Erkrankte offenbar weniger über Schmerz in verschiedenen Abschnitten ihres Körpers als andere Menschen ohne Schizophrenie (WATSON et al. 1981). Hierauf hat schon KRAEPELIN (1913) andeutungsweise hingewiesen. KRAEPELIN hat auch bereits beobachtet, daß manche schizophrene Patienten über Kopfschmerzen klagen; der Typ dieses Schmerzes wurde aber bisher nicht genauer phänomenologisch untersucht und auch seine Ursachen sind nicht bekannt.

Ein zweiter wesentlicher Entstehungsmechanismus seelisch bedingter Schmerzen ist die Hysterie (MERSKEY 1979). Die Hysterie ist schon seit langem als eine mögliche Ursache von Schmerzen bekannt. Patienten mit ausgeprägteren hypochondrischen oder hysterischen Beschwerden und mit multiplen Körpersymptomen wurden wiederholt unter der Bezeichnung „somatization disorder" beschrieben; solche Patienten leiden unter vielfältigen Schmerzzuständen, ohne daß hierbei eine ausreichende körperliche Ursache zu erkennen wäre. Das Vorkommen des Couvade-Syndroms ist ein weiteres Beispiel für das Auftreten von Schmerzzuständen auf der Grundlage einer gedanklichen Vorstellung und nicht auf der Basis irgendeines denkbaren physiologischen oder pathophysiologischen Mechanismus. Weitere Hinweise auf den Zusammenhang von Schmerz und Hysterie ergeben sich aus den bereits erwähnten Studien über Schmerzpatienten. Bei einem erheblichen Teil solcher Patienten konnten die geklagten Schmerzen aufgrund der klinisch-psychiatrischen Untersuchung am ehesten als Ausdruck hysterischer Beschwerden gedeutet werden, sofern eine organische Störung nicht erkennbar war. In dem Krankengut von MERSKEY (1965a, b) bestand ebenfalls ein signifikanter Zusammenhang zwischen chronischen Schmerzzuständen ohne nachweisbare organische Ursache und der klinischen Diagnose einer Hysterie. In der Hälfte dieser Fälle stützte sich die Diagnose auf das Vorhandensein anderer vermutlich hysterischer Symptome in der Vorgeschichte, während in der anderen Hälfte der Fälle die Diagnose bis zu einem gewissen Grade auf dem Nachweis hysterischer Persönlichkeitszüge beruhte. Nur in drei von insgesamt 41 Fällen, die als Hysterie diagnostiziert wurden, konnte aber der eindeutige Nachweis erbracht werden, daß das Schmerzsymptom die Lösung eines seelischen Konfliktes darstellte.

Ergebnisse psychologischer Testverfahren, insbesondere des MMPI, stimmten nach allgemeiner Auffassung meist gut mit dem klinisch-psychiatrischen Eindruck überein und unterstützten die Auffassung, daß die Schmerzzustände bei vielen Patienten als Ausdruck hysterischer Beschwerden zu deuten sind. Es wurde aber bereits darauf hingewiesen, daß der MMPI in dieser Hinsicht nicht zuverlässig ist. Nichtsdestoweniger begegnen die meisten Kliniker immer wieder einer Gruppe von Patienten, bei denen das Vorhandensein einer organischen schmerzverursachenden Erkrankung unwahrscheinlich ist und bei denen sich ausreichende Hinweise dafür ergeben, daß der Schmerz eine symbolische Funktion hat oder der Konfliktbewältigung dient; solche Hinweise sind auch für den Patienten und für andere Beobachter einleuchtend.

Eine dritte bekannte Hypothese für die Erklärung psychologisch bedingter Schmerzzustände ist eine erhöhte Muskelspannung oder Muskelkontraktion. Auch Spannungszustände der Gefäße können eine Rolle spielen. Seit der Arbeit von Lewis et al. (1931) ist bekannt, daß eine Überaktivität der Muskulatur mit unzureichender Blutversorgung zu Schmerzzuständen führen kann. Bei dem Tourniquet-Test zur Untersuchung von Schmerzzuständen wird eine starke Muskeltätigkeit in einer Extremität bei gedrosselter Blutzufuhr durchgeführt (Sternbach et al. 1973). Hierbei entwickelt sich sehr rasch ein Schmerzzustand, der ebenso rasch wieder verschwindet, sobald die Drosselung der Blutzufuhr aufgehoben wird. Diese Untersuchungsergebnisse werden meist dahingehend interpretiert, daß bestimmte Stoffwechselprodukte nicht rasch genug aus der überbeanspruchten Muskulatur fortgeschafft werden und daß die Reizung entsprechender Nervenendigungen zu einem Schmerzzustand führt. Ähnliche Muskelkontraktionsschmerzen können auftreten, wenn ein Mensch eine ungewohnte Körperhaltung einnimmt, z. B. beim Fahren eines Autos, beim Sitzen in einer unbequemen Lage; auch ungewohnte Tätigkeiten mit einer normalerweise wenig beanspruchten Muskulatur, z. B. bei der Einübung neuer manueller Tätigkeiten, können zu Schmerzen in Form einer „Steifigkeit" der Muskulatur führen. Allerdings kann eine solche Theorie nicht ganz die Tatsache erklären, daß solche Schmerzen oder Steifigkeitsbeschwerden nicht zum Zeitpunkt der größten Muskelbeanspruchung, sondern erst danach auftreten.

Die Muskelkontraktionstheorie als Ursache des psychologisch bedingten Kopfschmerzes geht davon aus, daß solche Kopfschmerzen besonders häufig bei Personen auftreten, die gespannt und depressiv sind oder eine starke Muskelspannung aufweisen. Einige Formen des akuten und chronischen Spannungskopfschmerzes scheinen auf dieser Grundlage zu entstehen und können durch geeignete Behandlungsmaßnahmen gebessert werden. Wolff et al. (1948) haben wiederholt eine Beziehung zwischen der Überaktivität bestimmter Muskeln im Bereich des Schädels und der Entwicklung von Kopfschmerzen beobachtet. Dennoch ist diese Theorie mit gewissen Schwierigkeiten verbunden. Erstens reagieren viele Patienten nicht auf entsprechende Behandlungsmaßnahmen wie Entspannung, Psychotherapie, Antidepressiva oder Benzodiazepine. Offensichtlich gibt es eine therapieresistente Gruppe von Patienten, bei denen zwar ein Spannungskopfschmerz besteht, ohne daß aber die entsprechenden Behandlungsmaßnahmen eine Änderung des Schmerzzustandes bewirken. Zweitens steht der Nachweis, daß Patienten mit Spannungskopfschmerzen eine vermehrte Spannung in den entsprechenden Bereichen ihrer Muskulatur aufweisen, auf relativ schwachen Füßen. Zwischen Muskelspannung und Angst oder zwischen Angst und Schmerz konnten nur geringe Korrelationen nachgewiesen werden (z. B. Sainsbury u. Gibson 1954; Harper u. Steger 1978). Patienten mit Migräne weisen eine höhere Muskelspannung auf als Patienten mit einem typischen Spannungskopfschmerz (Pozniak-Patewicz 1976; Bakal u. Kaganov 1977), und die Beziehung zwischen Spannung des Musculus frontalis und dem Vorhandensein von Kopfschmerz erklärt lediglich 5% der Varianz (Martin u. Mathews 1978; Epstein et al. 1978). Somit gibt es Gründe für die Annahme, daß nicht jeder Spannungskopfschmerz auf eine vermehrte Muskelkontraktion zurückzuführen ist. Man kann einem Patienten viel leichter klarmachen, daß er eine „Spannung" hat, als daß er an einer „Hysterie“ leidet. Damit mag es wohl zusammenhängen, daß die Diagnose eines Spannungskopfschmerzes sehr oft gestellt wird, während man sich nur ungerne zur Annahme einer Hysterie entschließt und diese Diagnose deshalb lieber vermeidet.

Die Diagnose eines hysterischen Kopfschmerzes ist aber auch deshalb schwierig, weil sensorische Symptome hysterischen Charakters sich im allgemeinen nicht so leicht positiv nachweisen lassen wie hysterische Symptome motorischer Art. Der Beweis, daß eine motorische Lähmungserscheinung hysterischen Ursprungs ist, kann dadurch erbracht werden, daß der Patient zur Ausführung von Bewegungsabläufen in der Lage ist, die er selbst für unmöglich hält. Ein solcher Nachweis kann oft durch eine neurologische Spezialuntersuchung erbracht werden und die hierbei zutagetretenden Befunde entsprechen den sogenannten positiven Hysteriezeichen von HEAD (1922). Dagegen läßt sich der hysterische Charakter von Schmerzzuständen nicht ohne weiteres positiv diagnostizieren, auch wenn der Schmerz wiederholt in einem Kontext auftritt, der an die typischen Kennzeichen hysterischer Symptome denken läßt. Hieran sollte stets bei der Untersuchung von Schmerzpatienten gedacht werden, worauf an späterer Stelle dieses Kapitels noch näher eingegangen wird.

Vielleicht sollte bei der Klassifikation von Schmerzzuständen auch berücksichtigt werden, daß Schmerzen durch Vorstellungen hervorgerufen werden können, ohne daß dabei unbedingt hysterische Mechanismen, Muskelspannungen oder Wahnideen eine Rolle spielen müssen. Manche Autoren sprechen in diesem Zusammenhang von „depressiven Äquivalenten“ oder von Symptomen einer „larvierten Depressionen“. Da solche Bezeichnungen nicht scharf definiert und nicht allgemein anerkannt sind und da sie zu leicht als Entschuldigung für das Fehlen einer spezifischen Diagnose herhalten müssen, sind derartige Bezeichnungen wohl besser zu vermeiden. Dennoch sollte es eine Kategorie „vorstellungsbedingter Schmerzzustände“ geben, bei denen der Schmerz das Ergebnis von Gedanken oder Vorstellungen darstellt, die nicht unbedingt hysterischer Natur sind und bei denen auch einer der anderen erwähnten psychologischen Entstehungsmechanismen nicht in Betracht kommt. So hat z. B. FREUD über einen Mann berichtet, der dabei anwesend war, als seinem Bruder unter Narkose ein versteiftes Hüftgelenk gestreckt wurde. In dem Augenblick, als das Gelenk wieder beweglich wurde, war ein lautes Knacken hörbar und im gleichen Moment spürte der Bruder eine scharfen Schmerz im Bein. Es ist unwahrscheinlich, daß es sich hierbei um einen Muskelschmerz gehandelt hat, und es muß auch nicht unbedingt an einen hysterischen Schmerz gedacht werden, während eine Wahnvorstellung mit Sicherheit ausscheidet. Der Schmerz könnte also in diesem Fall auf eine Art und Weise zustande gekommen sei, die wir noch nicht ganz verstehen, die aber sicher etwas mit der gefühlsmäßigen Identifikation mit dem Bruder zu tun hatte. Ohne sich hier in hypothetische Erklärungen zu verlieren, genügt wohl die einfache Feststellung, daß Schmerzzustände durch Gedanken entstehen können, ohne damit bereits den Weg zu präjudizieren, auf dem sich Gedanken oder Vorstellungen in Schmerzzustände umsetzen können.

Eine letzte Art der Schmerzentstehung und ihre Beziehung zu psychologischen Faktoren sollte heutzutage erwogen werden. MOLDOFSKY et al. (1975) haben gezeigt, daß Patienten mit Schmerzen, Steifigkeit und Schlafstörungen das gleichzeitige Auftreten von Alpha-Rhythmen mit Delta-Wellen in den non-Rem-Schlafstadien aufweisen. Ähnliche Schmerzzustände und Versteifungen konnten auch bei normalen Kontrollpersonen erzeugt werden, wenn sie wiederholt nachts aufgeweckt wurden. Die Art des Schmerzes und der Muskelsteife ähnelt dem "fibrositis syndrome" mit spezifischen Triggerpunkten an bekannten Stellen (SMYTHE 1979). MOLDOFSKY nahm an, daß sowohl die Schlafstörung als auch das Fibrositis-Syndrom auf einer Veränderung des Serotonin-Stoffwechsels beruht. Es bestand eine negative Korrelation zwischen dem freien Tryptophan im Plasma und dem subjektiven Grad des Schmerzzustandes bei den Patienten, die dieses Syndrom aufwiesen (MOLDOFSKI u. WARSH 1978). Dies deutet auf eine neurophysiologische oder neurochemische Störung hin, die der Entstehung von Schmerzzuständen bei Patienten in seelischen Krisenzuständen zugrunde liegen könnte. Allerdings ist es noch nicht bewiesen, daß seelische Störungen stets für die Entstehung eines ausgeprägten Fibrositis-Syndroms verantwortlich sind.

VI. Selektionsfaktoren

Auf Selektionsprobleme bei Schmerzpatienten wurde bereits eingegangen. In zahlreichen Arbeiten sind diese Probleme ungenügend berücksichtigt worden. CROOK et al. (1984) haben eine Erhebung bei sämtlichen Personen durchgeführt, die in der ärztlichen Praxis einer kanadischen Stadt registriert waren. Dabei ergab sich, daß 11% der erwachsenen Bevölkerung Schmerzzustände von mehr als zweiwöchiger Dauer durchgemacht hatte, die zum Zeitpunkt der Erhebung noch vorhanden waren. Bei weiteren 5% der Bevölkerung war es zu vorübergehenden akuten Schmerzzuständen gekommen. Es gibt also eine größere Menge von Personen in der Bevölkerung, die unter Schmerzzuständen leiden, und offensichtlich werden nicht alle diese Menschen in ärztlichen Praxen, Polikliniken oder Kliniken gesehen. Außerdem ist es bekannt, daß sich Patienten beim Auftreten von Schmerzen nicht immer an einen Arzt wenden. BANKS et al. (1975) führten eine Untersuchung in einer Allgemeinpraxis durch und veranlaßten alle Patienten, ein Tagebuch über ihre Krankheiten zu führen und dabei alle Krankheitssymptome oder Mißbefindlichkeiten aufzuzeichen. Darunter befanden sich Heiserkeit, erhöhte Körpertemperatur, Schwindelzustände, Kopfschmerzen, gastrointestinale Störungen, Knöchelödeme und viele andere Erscheinungen. Nur 3% der Symptome oder Krankheitsergebnisse führten tatsächlich zu einer ärztlichen Konsultation. Am häufigsten wurden Infektionen der oberen Luftwege ernstgenommen, aber viele Kopfschmerzen traten auf, ohne daß dies dem Arzt berichtet wurde. Solche Kopfschmerzen könnten verschiedene körperliche Ursachen gehabt haben, wurden aber dem Arzt vielleicht nur dann berichtet, wenn der betreffende Patient hierdurch emotional beunruhigt war oder wenn der Patient Grund zu der Annahme hatte, daß der Schmerz mit einer wesentlichen Gefahr für ihn verbunden war.

Ähnliche Hinweise ergaben sich aus Untersuchungen von POND u. BIDWELL (1959). Sie untersuchten epileptische Patienten in einer Allgemeinpraxis und machten dabei die Feststellung, daß der Hausarzt die Patienten doppelt so häufig zu einem Neurologen überwies, wenn die Epilepsie mit seelischen Störungen einherging als wenn solche psychologischen Aspekte nicht erkennbar waren. Der Neurologe wurde also zwar anscheinend wegen einer organischen Krankheit zugezogen, in Wirklichkeit aber zur Behandlung einer seelischen Störung konsultiert. Die beiden genannten Studien zeigen, daß sowohl der Allgemeinarzt wie der Facharzt sogar bei der Untersuchung und Behandlung körperlicher Krankheiten mit Selektionsprozessen konfrontiert ist, die entweder von dem Patienten, von dem überweisenden Kollegen oder von beiden vorgenommen werden.

Es wurde schon darauf hingewiesen, wie sehr sich das Patientengut klinischer und poliklinischer Einrichtungen mit dem Spezialisierungsgrad solcher Institutionen ändert. Dies hat zur Folge, daß Patienten, die häufiger in bekannteren Schmerzkliniken angetroffen werden, eher an therapieresistenten Zuständen leiden, die organisch bedingt sein können, von den betroffenen Patienten aber weniger gut toleriert werden als von manchen anderen Menschen. Dies kann damit zusammenhängen, daß diese Patienten sich schon in gesunden Tagen stärker mit ihrem körperlichen Zustand beschäftigen, was bei Schmerzpatienten eine geläufige klinische Erfahrung ist. Vielleicht sind aber diese Patienten hartnäckiger oder ausdauernder und wissen besser, wie sie an solche Fachleute herankommen, die auf dem betreffenden Gebiet das höchste fachliche Ansehen genießen. Wahrscheinlich bestimmten solche Faktoren weitgehend die speziellen psychologischen Merkmale, die für chronische Schmerzpatienten charakteristisch sein sollen. Man sollte sich daher stets darüber klar sein, daß schon das bloße Aufsuchen des Krankenhauses durch einen Patienten mit chronischen Beschwerden Züge seiner Persönlichkeit widerspiegeln kann.

VII. Wer sind die Patienten, die über Schmerzen klagen?

Unter Berücksichtigung dieser Selektionsfaktoren kann nun die Frage erörtert werden, welche Art von Patienten unter Schmerzzuständen leiden. In den meisten psychiatrischen Krankenhäusern oder Abteilungen werden etwa $^2/_3$ aller Patienten irgendwelche Klagen in bezug auf Schmerzzustände äußern. Aber nur in einer Minderzahl dieser Patienten werden Beschwerden, wie z. B. Kopfschmerzen, häufig sein und als besonders störend empfunden werden. Die niedrigste Rate von Schmerzen irgendwelcher Art (gleichgültig ob organischer oder psychologischer Art) in einer psychiatrischen Population lag bei 38% der Patienten (DELAPLAINE et al. 1978). Unter solchen psychiatrischen Patienten, bei denen hartnäckige Schmerzen ein wesentliches Problem darstellen, leiden etwa $^1/_3$ unter einer Depression, die aufgrund der üblichen diagnostischen Kriterien erkennbar ist und nicht selbst durch den Schmerzzustand hervorgerufen wird. Nahezu alle übrigen $^2/_3$ der Patienten werden Probleme in Form von Angst, reaktiver Depression, hysterischen Persönlichkeitszügen oder Hypochondrie aufweisen (MERSKEY 1965a, b). Wenn ein Psychiater in einer Schmerzklinik mitarbeitet, die primär von Anästhesisten geleitet wird und die Möglichkeit zur Durchführung von Nervenblockaden bietet (LARGE 1980) oder auch wenn er in einer Spezialeinrichtung für Kopfschmerzpatienten tätig ist, die von einem Neurologen gleitet wird (MERSKEY et al. 1985), wird man ihm in der Regel nur eine Minderheit aller Patienten vorstellen, während seine Kollegen bei den übrigen Patienten nicht unbedingt von dem Vorhandensein seelischer Probleme ausgehen. Sofern er spezifische Testuntersuchungen anwendet, wird er zu dem Ergebnis kommen, daß ungefähr 50% der zu ihm überwiesenen Patienten Zeichen einer psychiatrischen Erkrankung aufweisen (MERSKEY et al. 1985). Etwas kleinere Zahlen wurden in einer Schmerzklinik gefunden, die auf Schmerzen im Zahn- und Gesichtsbereich spezialisiert war (SALTER et al. 1983). Somit gibt es viele Schmerzpatienten – in den meisten Schmerzkliniken wahrscheinlich die Mehrzahl – die bei strikter Anwendung psychiatrischer Kriterien nicht an einer seelischen Erkrankung leiden und keine psychiatrische oder psychologische Betreuung benötigen. Der Rest der Patienten kann meist gut in die Kategorien eingeordnet werden, welche WALTERS (1961) aufgestellt hat. Die folgende Liste wurde aus der von WALTERS entwickelt:

1. Schmerzen, die ausschließlich auf seelische Ursachen zurückzuführen sind: Im allgemeinen Beziehungen zu Depression, Angstzustände oder hysterischen Phänomenen.
2. Schmerzzustände, bei denen eine geringfügige organische Ursache mit verhältnismäßig starken Schmerzzuständen verbunden ist, da gleichzeitig seelische Störungen bestehen.
3. Schwere Schmerzzustände, fortdauernde Behinderung oder beides mit der Folge von sekundären psychologischen Störungen.

Auf die Bedeutung dieser dritten meist wenig beachteten Kategorie wird gleich noch zurückgekommen. Eine genauere Schätzung über den relativen Anteil der Patienten in den drei genannten Kategorien liegt bisher nicht vor. Der Autor dieses Kapitels ist der Meinung, daß in Schmerzkliniken, die von Anästhesisten oder anderen nichtpsychiatrischen Fachärzten geleitet werden, die Größenordnung ausgeprägter psychiatrischer Erkrankungen relativ gering ist. Unter dieser Minderheit von Patienten spielen sekundäre seelische Störungen als Folge einer körperlichen Krankheit die größte Rolle.

VIII. Die Folgen länger dauernder Schmerzzustände auf organischer Grundlage

Bei Patienten, deren Schmerzzustand auf einer körperlichen Ursache beruht, sind die psychischen Störungen von etwas anderer Art als bei solchen Kranken ohne organischen Befund. Die ersteren weisen im allgemeinen keine hysterischen Symptome auf. Es gibt bei ihnen weniger Hinweise für neurotische Symptome in der Vorgeschichte, während zum Zeitpunkt der Untersuchung emotionale Störungen in Form von Angst oder Depression vorliegen. Groll sowie außerordentlich fordernde Einstellungen sind auch für viele dieser Patienten kennzeichnend, die dem Autor überwiesen werden. Viele dieser Störungen sind die Folge des Fortbestehens einer ungeklärten, unangenehmen Krankheit, für die keine ausreichende Hilfe gefunden werden konnte. MITCHELL (1872) beobachtete Veränderungen der Stimmung nach Nervenverletzungen und BONICA (1967) vertritt die Auffassung, daß bei fast jedermann, der an chronischen Schmerzen leidet, mit emotionalen Veränderungen zu rechnen ist. WOODFORDE u. MERSKEY (1972) führten eine Untersuchung am National Hospital for Nervous Diseases in London durch. Sie fanden bei einer Gruppe von Patienten mit organisch bedingten Schmerzzuständen höhere Skalenwerte für Angst und Zwangssymptome in einigen psychologischen Tests (Middlesex Hospital Questionnaire) als bei Patienten, deren Schmerzsymptome ausschließlich seelisch verursacht waren. Diese Patienten hatten auch oft hohe Werte auf der „L"-Skala. Früher hat man ein solches Testergebnis als Versuch des jeweiligen Probanden gewertet, sein Leben oder seine Persönlichkeit in einem übertrieben günstigen Licht erscheinen zu lassen und deshalb von der „Lügen-Skala" gesprochen. Inzwischen haben sich aber Hinweise dafür ergeben, daß hohe L-Werte mit körperlicher Behinderung einhergehen (MORGENSTERN 1967; BOND 1971). Aufgrund dieser Beobachtungen vertreten WOODFORDE u. MERSKEY die Auffassung, daß hohe L-Werte bei Patienten mit organisch bedingten Schmerzzuständen in Zusammenhang mit erhöhtem Neurotizismus-Werten anders interpretiert werden können. Es handelt sich hier um eine kompensatorische günstige Einschätzung der eigenen Persönlichkeit bei solchen Menschen, die als Folge ihres organischen Leidens und der hiermit verbundenen starken Angst und Depression darum bemüht sind, ihr beschädigtes Selbstvertrauen auszugleichen und eine gewisse innere Stabilität aufrechtzuerhalten. Weitere Untersuchungen von STERNBACH et al. (1973) haben gezeigt, daß Patienten mit chronischen Kopfschmerzen im Gegensatz zu solchen mit einem akuten Schmerz erhöhte Scores auf den ersten drei MMPI-Skalen aufweisen. Dies läßt daran denken, daß das Fortbestehen einer unangenehmen körperlichen Krankheit zu emotionalen Störungen führen kann, wenngleich die erhobenen Befunde natürlich keinen Beweis für eine derartige Deutung darstellen. CROWN und CROWN (1973) haben Patienten mit einem Gelenkrheumatismus untersucht und dabei festgestellt, daß besondere neurotische Störungen in den Frühfällen dieser Erkrankung nicht vorhanden waren, wohl aber bei Patienten mit chronischem Krankheitsverlauf; dies spricht dafür, daß die psychischen Störungen bei diesem Leiden eine sekundäre Folge der körperlichen Erkrankung darstellen.

Außerdem wurde ein Rückgang von neurotischen Symptomen bei solchen Patienten beobachtet, deren Schmerzen aufgrund einer Wirbelsäulenoperation gebessert werden konnten (STERNBACH u. TIMMERMANS 1975). Bei Personen mit organisch bedingten chronischen Schmerzzuständen nehmen aber nicht nur Angst, Depression und andere körperliche Beschwerden zu; gleichzeitig kommt es auch zu vermehrtem Ärger und erhöhter Reizbarkeit. Bei einigen Schmerzpatienten, die der Autor untersucht hat, war im Vergleich mit einer ähnlichen zusammengesetzten Gruppe von psychisch Kranken ohne Schmerzzustände ein stärkerer Grad an Groll und Verbitterung festzustellen. Bekanntlich treten bei Tieren als Folge von Verletzungen Aggression und Reizbarkeit auf. O'KELLY u. STECKLEY (1939) haben gezeigt, daß sich Ratten gegenseitig beißen, wenn ein elektrischer Strom durch die Stangen des Käfigbodens geleitet wird. ULRICH et al. (1965) und ULRICH (1966) fanden deutliche Hinweise dafür, daß aggressives Verhalten eine wesentliche Reaktion auf stärkere Verletzungen oder Schmerzreize darstellt. Aggression als Schmerzantwort stellt vermutlich einen Teil des Kampf- und Fluchtmechanismus dar, wobei auch der Rückzug eine sehr geeignete Verhaltensweise für solche Menschen sein kann, die an einem Tiefenschmerz leiden. Es gibt keine Untersuchungen über die interessante Frage, ob der Hautschmerz häufiger mit Reizbarkeit einhergeht, der Tiefenschmerz dagegen eher mit Rückzug und Inaktivität beantwortet wird. Ein solcher Unterschied könnte aus biologischen Gründen vorhergesagt werden.

Jedenfalls leidet ein erheblicher Anteil von Patienten in Schmerzkliniken an seelischen Störungen, die Folge der organischen Grundkrankheit sind. In jüngster Zeit (MERSKEY et al. 1985) hat sich gezeigt, daß bei Patienten in Schmerzkliniken mit Hilfe besonderer Testverfahren ein verhältnismäßig konstantes seelisches Störungsmuster nachweisbar ist. Die angewandten Testverfahren waren der General Health Questionnaire (Version GHQ-28) und der Irritability/Depression und Anxiety Questionnaire von SNAITH et al. (1978). Wenn mit diesen Testverfahren bei Schmerzpatienten seelische Störungen nachgewiesen werden können, so bestehen sie meist in erhöhter Depression und gestörter Sozialfunktion, nicht aber in vermehrter Angst. Die Patienten in diesen Schmerzkliniken und die in der ärztlichen Praxis des Autors, unter denen sich eine größere Zahl von psychiatrischen Fällen befanden, hatten alle etwa das gleiche Ausmaß von körperlichen Beschwerden und den gleichen Grad von Ängstlichkeit, wobei in letzterer Hinsicht höchstens ein geringfügiger Unterschied im Vergleich mit der Klientel einer Allgemeinpraxis bestand. Außerdem war bei diesen Patienten ein erhöhtes Ausmaß von sozialen Funktionseinbußen und depressiven Störungen vorhanden. Die Depressivität überschritt aber nicht die bereits früher erwähnten Grenzen und bezog sich mehr auf Gefühle des Mißbehagens, der Sorge und der Schlaflosigkeit, ohne daß es dabei zu Schuldgefühlen oder Suizidgedanken kam. Fälle von wahnhafter Depression fehlten sowohl in den Schmerzkliniken als auch in der eigenen Praxis nahezu völlig. Bei den Patienten mit depressiven Symptomen ergab die Untersuchung der Persönlichkeit, daß es sich oft um introvertierte oder zurückgezogene Menschen handelte, die – aufgrund des Ergebnisses im Parental Bonding Instrument von PARKER et al. (1979) – offenbar in der Kindheit wenig elterliche Zuwendung erfahren hatten. Die genannten Assoziationen waren aber nicht sehr deutlich und erklärten allenfalls 5% der Varianz. Der wichtigste quantitative Faktor war das Vorhandensein eines organisch bedingten Schmerzzustandes und das Auftreten von lebensverändernden Ereignissen, die allerdings nicht gemessen wurden.

B. Untersuchung und Therapie

I. Untersuchung

Die psychiatrische Untersuchung von Schmerzpatienten erfordert eine gründliche körperliche Befunderhebung sowie eine psychiatrische Diagnose. Es ist weder nötig noch möglich, daß der Psychiater gleichzeitig ein Fachmann für jedes Gebiet der organischen Medizin ist. Bevor er jedoch die psychiatrische Behandlung eines chronischen Schmerzpatienten übernimmt, sollte er sich ein sehr gründliches Bild von den Beschwerden des Patienten machen und sich fragen, welche Diagnosen von anderen Fachärzten gestellt wurden und worauf sich diese gründen. Dies kann eine Beiziehung früherer ärztlicher Unterlagen, ein Gespräch mit anderen Ärzten und eine Aufstellung aller Behandlungsverfahren bedeuten, die bisher bei dem Patienten durchgeführt wurden und nach deren Ergebnis sich der Arzt erkundigen muß. Er sollte möglichst eine weitere invasive Diagnostik vermeiden, keine Tests wiederholen, die erst in jüngster Zeit durchgeführt wurden, keine Zweifel an den Bemühungen seiner eigenen Kollegen zum Ausdruck bringen und nicht die Berechtigung bisher durchgeführter Untersuchungsverfahren in Frage stellen. Andererseits können aber organische Erkrankungen leicht übersehen werden, und Patienten, die wiederholte Klagen äußern, werden manchmal weniger ernst genommen als sie dies verdienten; außerdem gibt es organische Zustände, die noch nicht bekannt sind. Jedenfalls sollte der Überblick über die Krankheitsvorgeschichte und die bisherigen körperlichen Untersuchungen sehr sorgfältig vorgenommen werden und im Anschluß daran müssen dem Patienten eindeutige Schlußfolgerungen aus dieser Übersicht vermittelt werden.

Der Psychiater muß nach Anhaltspunkten für eine psychiatrische Erkrankung fahnden. Er sollte die übliche Anamnese und psychiatrische Untersuchung durchführen und zusätzlich den körperlichen Befund erheben, soweit dies im jeweiligen Fall erforderlich ist. Auch wenn der Psychiater die somatischen Untersuchungsergebnisse seiner Kollegen übernimmt und Hinweise für das zusätzliche Vorliegen psychischer Störungen findet, tut er gut daran, wenn er den Patienten selbst körperlich untersucht, zumindest in einem gewissen Umfang. Auf diese Weise kann er eine eigene Auffassung über die bisherigen körperlichen Befunde gewinnen, sich davon überzeugen, ob sie gleich geblieben sind, sich gebessert oder verschlimmert haben und ob das Ansprechen auf diese bisherigen Therapieversuche aufgrund seiner eigenen Kenntnisse und der von ihm selbst erhobenen Befunde als ausreichend zu erachten ist. Führt man eine solche körperliche Untersuchung durch und erklärt man ihre Notwendigkeit in vernünftiger Weise, so wird der Patient Vertrauen darauf haben, daß der Psychiater seine Schmerzzustände ernst nimmt.

Die Untersuchung sollte sich stets auf eine sorgfältige Klärung einiger weiterer Fragen erstrecken: Die Lokalisation des Schmerzes, seinen Schweregrad, seine Ausdehnung, die Zeiten seines Auftretens, seine Art, besondere Kennzeichen, Begleitsymptome sowie das Ansprechen auf verschiedene Behandlungsmaßnahmen. Diese Fragen werden in der Regel bei der ersten Untersuchung gestellt und tragen dazu bei, den Patienten und seine Probleme genauer kennenzulernen. Ich selbst nehme auch stets eine vollständige psychiatrische Anamnese auf und informiere mich dabei über Lebensgeschichte, Familienverhältnisse, Arbeitssituation sowie über die persönlichen und sozialen Beziehungen des Patienten. Alle diese Untersuchungen zusammen dauern normalerweise mindestens zwei Stunden, wobei dieser Zeitaufwand natürlich auch auf mehrere Untersuchungstermine verteilt werden kann. Am Ende einer derartigen Untersuchung sollte der Patient über die Meinung des Arztes informiert werden. Sie kann darauf hinauslaufen, daß die Krankheit eine wesentliche organische Ursache hat und der Patient hierdurch in eine seelische Krise geraten ist oder daß seelische Faktoren die Krankheit verschlimmert oder sogar hervorgerufen haben und deshalb behandelt werden müssen oder daß mehrere dieser Aspekte gleichzeitig zu berücksichtigen sind. Bei etwa 10% der Fälle, die mir überwiesen werden, kann ich mich aufgrund des Untersuchungsergebnisses zunächst noch nicht zu einer Entscheidung durchringen und weder das Vorliegen einer seelischen Erkrankung feststellen noch einen Hinweis für eine organische Ursache des Schmerzzustandes finden. In solchen Fällen erörtere ich diese Situation ganz offen mit dem Patienten und schlage in der Regel einen Behandlungsversuch mit einem Psychopharmakon vor, das sowohl eine analgetische als auch eine psychotrope Potenz aufweist (z. B. Amitriptylin oder ein Phenothiazin-Präparat) oder sage dem Patienten, daß ich noch einmal mit den überweisenden Ärzten sprechen möchte. Auf der Grundlage einer solchen eingehenden und verständnisvollen Untersuchung kann meist ein gutes Vertrauensverhältnis zu dem Patienten hergestellt und ein vernünftiger Behandlungsvorschlag gemacht werden.

II. Allgemeine Behandlungsgrundsätze

Wenn eine spezifische Diagnose erstellt wurde und hierfür geeignete Behandlungsmaßnahmen zur Verfügung stehen, wird der Psychiater natürlich einen entsprechenden Therapievorschlag machen. Die Behandlung von Depressionen, bei denen gelegentlich Schmerzzustände auftreten können oder von Schizophrenien sowie von Angstneurosen, bei denen Schmerzen im Vordergrund stehen, richtet sich nach der Grundkrankheit und wird durch das Vorhandensein des Schmerzzustandes nicht wesentlich beeinflußt. Das Gleiche trifft in gewissem Sinne auch dann zu, wenn bei dem Patienten eine hysterische Störung zu vermuten ist. Ich stelle jedoch bei chronischen Schmerzpatienten selten die offene Diagnose einer Hysterie. Obwohl ich der Auffassung bin, daß hysterische Mechanismen stark zum Auftreten von Schmerzzuständen und ihrer Verschlimmerung beitragen, ist die Art einer solchen Diagnose in Ermangelung von positiven Symptomen doch ungewiß und kann dem Patienten nur schwer in einer für ihn befriedigenden Form erklärt werden. Ich sage dem Patienten daher lieber, daß die seelischen Faktoren noch weiter geklärt werden müßten. So erklärte ich beispielsweise dem Patienten, daß bei ihm offenbar seelische Probleme vorliegen, die vermutlich mit verschiedenen Schwierigkeiten seines Lebens zusammenhängen und noch näher betrachtet und erkundet werden müssen. Aus diesem Grunde seien weitere Gespräche angebracht und es sollte auch eine Unterhaltung mit der Ehefrau oder einer anderen Bezugsperson geführt werden. Die Weiterbehandlung des Falls vollzieht sich dann im Rahmen eines psychologischen Vorgehens im Sinne einer kurzen tiefenpsychologisch orientierten Psychotherapie oder im Rahmen einer stützenden Psychotherapie, bei der auch Kontakt mit Bezugspersonen des Patienten aufgenommen wird. Vor allem Gespräche mit dem Partner können oft sehr wichtig sein.

Bei Patienten mit ungeklärten Versicherungsansprüchen gibt es besondere Probleme, die bei der Behandlung zu berücksichtigen sind. Es wird oft behauptet, daß die Prognose bei Patienten mit Ansprüchen aus der berufsgenossenschaftlichen Versicherung, Unfall- oder Rentenversicherung aus psychologischen Gründen schlechter ist als bei Personen, bei denen derartige versicherungsrechtliche Aspekte keine Rolle spielen. Es hat sich aber unlängst gezeigt, daß solche versicherungsrechtlichen Probleme einen geringeren Einfluß auf die Prognose unfallverletzter Patienten ausüben als dies früher angenommen wurde (MENDELSON 1982; MERSKEY 1984; KATZ u. MELZACK 1985). Viele Patienten haben Syndrome, die wahrscheinlich eine organische Grundlage aufweisen und die auch nach der Regelung der Versicherungsansprüche nicht abklingen. Andererseits gibt es Fälle, bei denen eine Besserung eintritt, bevor die Versicherungsansprüche geregelt sind. Infolgedessen gehe ich nicht davon aus, daß die Behandlung versicherter Patienten von vorneherein weniger erfolgversprechend ist. Mit einer solchen Einstellung wird man weder dem Patienten gerecht noch entspricht sie den praktischen Erfahrungen. Es trifft zwar zu, daß bei manchen Patienten die Beschwerden nicht abklingen, solange sie keine ausreichende finanzielle Entschädigung erhalten haben und wieder im normalen Leben Fuß fassen können und daß sie sich über die Regelung ihrer versicherungsrechtlichen Probleme Sorgen machen. Es ist nicht verwunderlich, daß sich Patienten im Zusammenhang mit der Regelung ihrer versicherungsrechtlichen Ansprüche unwohl fühlen, wenn sie sich aus solchen Gründen zahlreichen wiederholten Untersuchungen unterziehen müssen, sich nicht immer klar genug ausdrücken können und sich auch darüber klar sind, daß ihr Genesungswille unter Umständen in Frage gestellt wird; sind die versicherungsrechtlichen Probleme erst einmal geklärt, so fühlen sich solche Patienten meist besser. Dies gilt auch dann, wenn die ärztlichen Gutachten nicht so ausfallen, wie dies von ihnen erhofft wurde. Somit ist es zwar richtig, daß sich die Beschwerden der Patienten nach der Regelung ihrer versicherungsrechtlichen Ansprüche im allgemeinen bessern. Diese Regel gilt aber nicht ohne Ausnahmen, und die Annahme ist jedenfalls nicht gerechtfertigt, daß bei allen Patienten automatisch eine Besserung eintritt, sobald das versicherungsrechtliche Problem gelöst ist.

III. Spezifische Behandlungsverfahren

1. Verhaltenstherapie

Auf einige Probleme der Verhaltenstherapie wurde bereits eingegangen. Diese Therapieform wurde vermutlich zur Behandlung therapieresistenterer Fälle entwickelt und hat auch zu gewissen Erfolgen geführt. Bei einigen Patienten bestehen verdeckte Motive, die von STERNBACH (1974) erörtert wurden, und Motive ähnlicher Art können auch bei Ärzten oder Psychologen eine Rolle spielen, die mit dem Patienten umgehen. Beide Behandlungspartner sind der Gefahr ausgesetzt, eine zweckgerichtete Manipulation der Krankheitssymptome vorzunehmen, ohne daß dies dem ausschließlichen Wohl des Patienten dient. Ein solcher zweckgerichteter Umgang mit den Krankheitssymptomen wurzelt oft in dem Bedürfnis des Patienten, seine Krankheitsrolle beizubehalten, sei es aus finanziellen Gründen oder aus partnerschaftlichen Erwägungen. Aber auch der Arzt unternimmt zuweilen den Versuch, die Krankheitssymptome in einseitiger Weise zu interpretieren und in den Griff zu bekommen, weil er das Bedürfnis hat, den Patienten aus der Rolle des Kranken herauszubringen. Dagegen ist so lange nichts einzuwenden, als der Patient tatsächlich die Motive hat, die ihm zugeschrieben werden. Täuscht sich aber der Arzt über diese Motive, so führt ein solcher therapeutischer Ansatz auf beiden Seiten zu erheblichen emotionalen Problemen. Diese Schwierigkeit kann vermieden werden, wenn es gelingt, den Patienten von der Notwendigkeit seiner Verhaltensänderung zu überzeugen. Der Verhaltenstherapeut wird sich daher bemühen, mit dem Patienten eine „vertragliche" Regelung zu treffen, wonach das unerwünschte Verhalten nach Möglichkeit gelöscht werden soll und wird ihm die hierfür erforderlichen Maßnahmen erläutern. Zu diesem unerwünschten Verhalten gehört das Sprechen über den Schmerzzustand und der Ausdruck des Schmerzerlebens in der Körperhaltung und den Bewegungen. Wie bereits erwähnt liegen die Vorteile eines solchen Behandlungsansatzes in der Ermutigung zu eigenen Übungen. Wie STERNBACH (1983) hervorgehoben hat, gibt es keinen Beweis dafür, daß solche Behandlungsmethoden in ausschließlicher Form erfolgreich sind. Sie stellen stets den Bestandteil eines umfassenden Behandlungsprogramms dar und es hat sich als unmöglich erwiesen, die einzelnen Wirkungen der verhaltenstherapeutischen Maßnahmen auseinanderzuhalten und getrennt zu beurteilen (ARONOFF et al. 1983).

Auf den ersten Blick erscheinen die Konditionierungsaspekte dieses Ansatzes mechanisch und wenig einfühlsam. Dennoch bewähren sich solche therapeutischen Strategien im Sinne der Rehabilitation, der verstärkten körperlichen Aktivität, der Reduzierung von Medikamenten und der begleitenden Gespräche über die soziale Anpassung, die von dem Therapeuten im allgemeinen durchgeführt werden. Die Patienten, mit denen Verhaltenstherapeuten zu tun haben, sind im allgemeinen Behandlungsmaßnahmen gegenüber schwer zugänglich, und die verhaltenstherapeutischen Ansätze können den Patienten zu einem alternativen Repertoire an Bewältigungsmechanismen verhelfen. Es gibt jedoch keine Hinweise dafür, daß solche Strategien wirksamer sind als umfassende Behandlungsprogramme, welche zwar implizit auf den gleichen Prinzipien beruhen, sich aber nicht völlig auf verhaltenstherapeutische Maßnahmen beschränken. Solche Behandlungsprogramme ermutigen die Patienten dazu, sich neuen Interessen zuzuwenden, fördern jede Form von Aktivität und sind darauf ausgerichtet, das Brüten über Krankheitssymptomen und die Wünsche nach zusätzlichen Betäubungs- und Beruhigungsmitteln zu unterdrücken sowie gleichzeitig alle Bemühungen im Sinne einer beruflichen Wiedereingliederung zu fördern.

2. Biofeedback und Entspannung

Die Methode des Biofeedbacks setzt voraus, daß der Patient Rückmeldungen über die Veränderungen seiner Körperfunktionen erhält, die durch ihn selbst herbeigeführt werden können. Dieses Konzept war schon Thorndike bekannt und ist stets von erfahrenen Klinikern eingesetzt worden (MILLER 1974). Die Anwendung solcher Verfahren bei Zuständen erhöhter Muskelspannung erfordert die Benutzung von Apparaten, die heute leicht erhältlich sind und den Patienten in die Lage versetzen, selbst zu merken, wenn eine bestimmte Muskelgruppe kontrahiert oder entspannt wird. Die Muskelentspannung wurde vor fast 60 Jahren von JACOBSON (1929) als eine Methode zur Erleichterung von Spannungskopfschmerzen empfohlen. Im allgemeinen haben sich Entspannungsbehandlungen günstiger erwiesen als Methoden der Selbstkontrolle. Biofeedbackverfahren führen nicht zu besseren therapeutischen Ergebnissen als Entspannungsübungen. Zu dieser Erkenntnis sind verschiedene Autoren unabhängig voneinander in mehreren Übersichten zu diesem Thema gelangt (z. B. JESSUP et al. 1979; TURK et al. 1979; NEUCHTER-

LEIN u. HOLROYD 1980). Der tatsächliche Erfolg dieses Behandlungsverfahrens könnte aber in diesen Studien deshalb nicht genügend zutage getreten sein, weil sich unter den Patienten eine große Zahl amorpher Fälle oder unspezifischer Situationen befand, bei denen ein Ansprechen auf diese Form der Behandlung von vorneherein unwahrscheinlich war. STERNBACH (1980) vertritt entschieden eine solche Auffassung. Dennoch muß wohl zum gegenwärtigen Zeitpunkt davon ausgegangen werden, daß Biofeedbackmethoden ebenso erfolgreich sind wie intensive Suggestionsverfahren, daß sie aber keine wesentlichen Vorteile bieten.

3. Hypnosebehandlung

Bei chronischen Schmerzzuständen wird zwar oft an eine Hypnosebehandlung gedacht; sie wird aber viel seltener angewandt. Nach meiner eigenen Auffassung ist dieses Verfahren nicht besonders wirksam, und aufgrund des vorhandenen Schrifttums muß davon ausgegangen werden, daß eine Hypnosebehandlung nicht mehr bewirkt als Sympathie, Suggestion oder eine stützende Psychotherapie. BARBER (1963) hat gezeigt, daß so gut wie alle psychologischen Wirkungen einer Hypnosetherapie auch mit anderen Behandlungsverfahren oder mit Suggestion erzielt werden können. Die entscheidende Frage in psychologischer Hinsicht ist, ob mit einer Hypnose ein tranceähnlicher Zustand hervorgerufen werden kann. Was die körperlichen Folgeerscheinungen der Hypnosebehandlung betrifft, so unterscheiden sich die peripheren Veränderungen der Körperfunktionen (Tachykardie, Bradykardie, Immunreaktionen etc.) nach einer Hypnosebehandlung nicht von den Reaktionen, die bei vergleichbaren Kontrollgruppen nach einer Suggestionstherapie auftreten. Auch die physiologischen Hinweise in bezug auf die Hirnfunktionen während einer Hypnose sprechen nicht dafür, daß die Aufmerksamkeit hierbei herabgesetzt wird oder daß es zu irgendwelchen besonderen Erscheinungen kommt, die die Annahme eines veränderten Bewußtseinszustandes erlaubten. Aufgrund solcher Beobachtungen hat der Autor die Hypnose folgendermaßen beschrieben: „Die Hypnose ist ein Verfahren, bei dem der Patient und der Therapeut davon ausgehen, daß die Instruktionen des Therapeuten während oder nach der Behandlung zu bestimmten Zuständen (z. B. Lähmung, Halluzinationen, Amnesien) führen. Beide Behandlungspartner bemühen sich darum, diese Vorstellung zu verwirklichen und wenden dabei bestimmte Verhaltensregeln an; der Patient setzt Mechanismen der Verleugnung ein, um entsprechend der Übereinkunft mit dem Therapeuten über derartige Zustände zu berichten. Diese Situation wird von seiten beider Behandlungspartner zur Erreichung verschiedener therapeutischer oder anderer Zielsetzungen benutzt. Sie führt weder zu einem Trancezustand noch zu erkennbaren physiologischen Hirnveränderungen und die hierbei eintretenden peripheren physiologischen Reaktionen können ebenso gut durch eine nicht-hypnotische Suggestion oder durch andere emotionale Veränderungen herbeigeführt werden“ (MERSKEY 1971). Zumindest in der englischsprachigen Literatur sind seither keine wesentlich neuen Gesichtspunkte bekannt geworden, die zu einer Änderung dieses Standpunktes führen könnten. Die Hypnose kann bestenfalls als ein wirkungsvolles Suggestionsverfahren aufgefaßt werden, welches von manchen Patienten gerne aufgegriffen wird und bei der Beseitigung funktionswidriger Symptome eine Lösung darstellen kann, die es dem Patienten leicht macht, sein Gesicht zu wahren. Die Hypnosetherapie kann auch ein vertrauensvolles Verhältnis zwischen dem Patienten und einem offensichtlich um ihn besorgten Arzt herstellen und aus einem solchen Grund von Vorteil sein. Die höchste Erfolgsrate, die im Vergleich mit einer chirurgischen Anästhesie jemals erzielt wurde, liegt bei 10% (HILGARD u. HILGARD 1975). Andere Berichte über den Anwendungsbereich der Hypnose können in dem Buch von BARBER u. ADRIAN (1983) nachgelesen werden, das eine günstigere Auffassung von der Hypnosebehandlung vermittelt, als sie hier gegeben wurde.

4. Kognitive Therapie

Kognitive Methoden der Schmerzbehandlung erfreuen sich zunehmender Beliebtheit. Dieser Therapieansatz wurde von BECK (1976) auf einer ähnlichen Grundlage eingeführt wie die rationale Motivationstherapie von ELLIS (1962). Die kognitive Therapie hat sich als ein nützliches Verfahren bei der Behandlung depressiver Zustände erwiesen und verschiedene Hinweise sprechen dafür, daß sie bei der Behandlung leichter oder mittelgradiger Depressionszustände ebenso wirksam ist wie die Behandlung mit antidepressiven Psychopharmaka (RUSH et al. 1977; BLACKBURN et al. 1981). Zahlreiche Studien beziehen sich auf die kognitive Behandlung von Schmerzzuständen. CHAVES u. BARBER (1974) und TURK et al. (1983) geben einen Überblick über die theoretische Grundlage dieses Behandlungsansatzes. Die Ergebnisse der kognitiven Therapie wurden von TAN (1982) zusammengefaßt. RYBSTEIN-BLINCHIK (1979) und HOLROYD et al. (1977) berichten über kontrollierte Studien bei der kognitiven Behandlung von Schmerzpatienten. Beide Arbeiten sprechen für ein günstiges Ergebnis dieses Behandlungsverfahrens. Es ist damit zu rechnen, daß weitere Untersuchungen über die Ergebnisse der kognitiven Therapie bei Schmerzpatienten publiziert werden. Vermutlich werden sich solche Arbeiten nicht nur auf die kontrollierte Evaluation des Behandlungsverfahrens beziehen, sondern sich auch stärker mit bestimmten Komponenten dieses therapeutischen Ansatzes beschäftigen, wie z. B. Aufmerksamkeit, Ablenkung, Distanzierung gegenüber dem Schmerzerleben und anderen Bewältigungsmechanismen. Allgemein betont die kognitive Therapie verschiedene Möglichkeiten des Umgangs mit der subjektiven Erfahrung und strebt die Vermittlung entsprechender kognitiver Strategien an.

Es ist schon seit langem bekannt, daß sowohl Aufmerksamkeit als auch Ablenkung einen Einfluß auf das Schmerzerleben ausübt. Dies ist beispielsweise von MORGENSTERN (1967) gezeigt worden. Nach MELZACK et al. (1963) reagierten Patienten mit leichten oder mittelgradigen Schmerzzuständen am besten, wenn der Versuch gemacht wurde, den Schmerz durch Klangreize zu erleichtern. Patienten, bei denen seelische Faktoren von ausschlaggebender Bedeutung sind, reagieren möglicherweise nur auf dem Niveau einer Plazebobehandlung. Bei Patienten mit organisch bedingten Schmerzzuständen ist die Wirkung vielleicht am deutlichsten ausgeprägt. Der Verfasser vermutet jedoch, daß Patienten mit schweren Schmerzzuständen weniger gut auf kognitive Behandlungsmaßnahmen ansprechen als andere.

5. Psychotherapeutische Verfahren

Die Form der Psychotherapie, die bei der Behandlung von Schmerzzuständen am häufigsten empfohlen wird, ist die stützende Psychotherapie. Mir sind nur zwei Arbeiten hierüber bekannt (PILOWSKY u. BASSETT 1982; BELLISSIMO u. TUNKS 1984). Diesbezügliche Bemerkungen sind aber in verschiedenen Diskussionen enthalten, die sich mit allgemeinen Behandlungsmaßnahmen für Schmerzpatienten beschäftigen. Einige andere Aspekte zur Psychotherapie werden im folgenden erörtert.

Die analytische Psychotherapie wurde von Autoren wie ENGEL (1951, 1959) auf der Grundlage vieler früherer Studien empfohlen. Im ganzen sind die Ergebnisse enttäuschend. Offensichtlich sprechen nur wenige Patienten mit schwereren Schmerzzuständen auf eine analytische Psychotherapie an, und es gibt hierüber nur wenige Veröffentlichungen. Nach meiner eigenen Auffassung ist eine tiefenpsychologisch orientierte Kurztherapie unter den analytischen Behandlungsformen am besten geeignet. MALAN (1963) gehört zu den Autoren, welche die Möglichkeit aufgezeigt haben, sich im Rahmen einer Kurztherapie auf bestimmte Probleme der Patienten zu konzentrieren und sie in weniger als neun Sitzungen zu behandeln. Vermutlich kann bei der analytischen Psychotherapie von Schmerzzuständen ähnlich verfahren werden. PILOWSKY (1978) erörtert die Rolle der analytischen Psychotherapie.

PILOWSKY u. BASSETT (1982) setzen sich besonders für eine stützende Psychotherapie ein. Nach der Auffassung dieser Autoren „zielt (sie) darauf ab, die eigenen Bewältigungsmechanismen des Patienten zu unterstützen und zu verstärken... ohne einen Versuch, Abwehrvorgänge in Frage zu stellen. Der Therapeut verhält sich im allgemeinen aktiv und verstärkend und ermutigt den Patienten zu einer größtmöglichen Realitätskontrolle... Bei der Behandlung von Schmerzpatienten ist eine stützende Psychotherapie oft die für den Patienten wichtigste Behandlungsmaßnahme." Wenngleich diese Auffassung nicht durch Publikationen empirisch untermauert ist, stimme ich ihr aufgrund meiner eigenen Erfahrungen zu. Auch die Gruppenpsychotherapie wird für sinnvoll gehalten. PINSKY et al. (1979) und CATCHLOVE u. COHEN (1982) haben Ergebnisse einer dynamisch orientierten Gruppentherapie beschrieben und hierbei gezeigt, daß ein solcher therapeutischer Ansatz in Verbindung mit anderen Behandlungsformen zu ausgezeichneten Ergebnissen führen kann, die mit denen der Verhaltenstherapie vergleichbar sind.

6. Familien- und Gruppenbehandlung

Abgesehen von der erwähnten Arbeit von PINSKY ist darauf hinzuweisen, daß viele Psychiater und Psychologen die Einbeziehung der Familie befürworten. SWANSON et al. (1979) haben gezeigt, daß die Hinzuziehung von Angehörigen bei der Diskussion und Behandlung einen normalen Bestandteil der Arbeit in einer guten Schmerzklinik darstellt. GREENHOOT u. STERNBACH (1974) und NEWMAN et al. (1978) schildern die Gruppenbehandlung von Patienten in einer Schmerzklinik, wobei sich die Therapieform in diesem Fall eher an einem verhaltenstherapeutischen Modell orientiert. Herman u. Baptiste (1981) beschreiben einen einfühlsamen gruppentherapeutischen Ansatz bei der Behandlung von Patienten in einer Schmerzklinik, dessen Orientierung nicht spezifisch verhaltenstherapeutisch ist. Die Gruppenbehandlung scheint am besten als Bestandteil eines umfassenden Programms einer Schmerzbehandlung geeignet zu sein.

7. Psychopharmakologische Behandlung

Französische und deutsche Autoren gehörten zu den ersten, die die Anwendung von Psychopharmaka für analgetische Zwecke empfahlen. In der deutschen Literatur hat Kocher (1982) zahlreiche Berichte über die Wirksamkeit von trizyklischen Antidepressiva und Phenothiazinen zusammengefaßt. Man kann allgemein davon ausgehen, daß Antidepressiva für Schmerzpatienten geeignet sind und daß bestimmte serotonerge Antidepressiva besser wirksam sind als antidepressive Psychopharmaka vom noradrenergen Typ. Dennoch ist es zweifelhaft, ob das serotonerge Wirkungsspektrum den größten Einfluß auf die analgetische Wirkung eines Psychopharmakons ausübt. So hat sich beispielsweise das Zimeldin, ein potenter Serotoninantagonist als wirksam bei der Behandlung psychologisch bedingter Schmerzzustände erwiesen; in der kurzen Zeit, in der dieses Präparat verfügbar war, wurde aber nie der Nachweis erbracht, daß die Substanz auch bei organisch bedingten Schmerzzuständen und bei Patienten ohne Depression wirksam ist, während die Substanz für Patienten mit einer Herpes-Neuralgie wenig geeignet war und das Amitriptylin bei solchen Patienten eine erheblich bessere Wirksamkeit zeigte (Watson et al. 1982). Experimentelle Untersuchungen mit einigen aber nicht mit allen Analgesie-Tests haben gezeigt, daß Antidepressiva wirksam sind. Der Tail-flick-Test bei der Ratte zeigt normalerweise nicht, daß die Antidepressiva analgetische Effekte haben. Im Gegensatz dazu läßt sich beim "mouse writhing test" ein günstiger Effekt des Amitriptylins nachweisen (Spiegel et al. 1983). Außerdem konnte der experimentelle Nachweis erbracht werden, daß Imipramin, Doxepin und Amitriptylin neben anderen Psychopharmaka die Wirkung des Kodeins bei pharmakologischen Analgesie-Testen stark potenzieren. Es gibt verschiedene günstige Berichte in der Literatur, wonach Amitriptylin und Doxepin zur Besserung von Kopfschmerzen und von anderen Schmerzzuständen beitragen, bei denen seelische Probleme eine Rolle spielen. Nur für eines dieser Antidepressiva gibt es aber eine Untersuchung, bei der ein analgetischer Effekt auch in solchen Fällen bewiesen wurde, bei denen depressive Symptome offensichtlich nicht vorhanden sind. Diese Studie (Watson et al. 1982) hat gezeigt, daß mittlere Dosen von Amitriptylin in einem Doppelblindvergleich mit Plazebo bei Patienten mit einer Herpes-Neuralgie wirksam waren, auch wenn die betroffenen Patienten aufgrund der Depressions-Skala von Beck keine depressiven Erscheinungen aufwiesen. In die gleiche Richtung weisen auch klinische Erfahrungen sowie die Tatsache, daß Amitriptylin unter kontrollierten Untersuchungsbedingungen bei verschiedenen Zuständen wie der Migräne wirksam ist, obwohl derartige Erkrankungen nicht immer mit eine Depression einhergehen. Allerdings gibt es zahlreiche Hinweise für Veränderungen des Serotonin-Stoffwechsels bei Migräne-Patienten, so daß eine analgetische Wirkung des Amitriptylins bei anderen Schmerzzuständen nicht ohne weiteres vorausgesetzt werden kann.

Neben dem erwähnten Artikel von Kocher (1982) gibt es auch eine ausführliche Darstellung von Monks u. Merskey (1984), die sich mit der Wirksamkeit von Antidepressiva, Phenothiazinen und anderen Psychopharmaka bei der Behandlung von Schmerzzuständen auseinandersetzt.

Es wird allgemein angenommen, daß auch die Phenothiazine für die Behandlung von Schmerzzuständen geeignet sind. Es gibt aber keine gute kontrollierte Studie, in der die Wirksamkeit einer oralen Phenothiazin-Behandlung bei Schmerzpatienten nachgewiesen wurde. Dennoch zeigen einzelne Patienten ein gutes Ansprechen auf Phenothiazine auch beim Fehlen von psychischen Störungen, und es kommt bei solchen Kranken zu Rückfällen, wenn die Phenothiazine abgesetzt werden (s. z. B. Merskey u. Hester 1972). Eine Injektion von Laevomepromazin erweist sich bei akuten Schmerzzuständen als ebenso wirksam wie eine Standarddosis von Morphin (Lasagna u. De Kornfeld 1961). Verschiedene Phenothiazine, wie z. B. Laevomepromazin und Periciazin, sind zur oralen Anwendung geeignet, aber auch Chlorpromazin, Perphenazin und Fluphenazin sind mit guten Gründen empfohlen worden. Allerdings können Phenothiazine eher zu einer Dysphorie führen als Antidepressiva. Außerdem besteht bei längerer Verabreichung in verhältnismäßig hohen Dosen auch die Gefahr einer Dyskinesie. Daher wende ich selbst im allgemeinen Amitriptylin als das Pharmakon der ersten Wahl bei der Schmerzbehandlung an, unabhängig davon, ob der Schmerzzustand auf einer Depression oder einer organischen Ursache beruht. Sofern dies notwendig ist, ergänze ich dann die Therapie durch ein Phenothiazin.

Es muß darauf hingewiesen werden, daß Benzodiazepine und andere Psychopharmaka mit ausschließlich sedierender Wirkung und ohne neuroleptische oder antidepressive Effekte im allgemeinen nicht zur Schmerzbehandlung geeignet sind, sofern nicht eine deutliche Muskelspannung oder ein Angstzustand vorliegt. Außerdem sind aufgrund meiner eigenen Erfahrung noradrenerge Substanzen wie beispielsweise Maprotilin ebenfalls bei der Schmerzbehandlung nicht wirksam, sofern ein Patient nicht gleichzeitig depressiv ist. Einige Autoren haben Trazodon als geeignete analgetische Medikation empfohlen; die Wirksamkeit dieser Substanz muß aber noch durch weitere kontrollierte Untersuchungen geklärt werden.

8. Andere analgetische Medikamente

Als Psychiater wende ich Betäubungsmittel bei der Schmerzbehandlung selten oder überhaupt nicht an. Meistens wurde ein derartige Medikation von anderen Ärzten verordnet, und ich verschreibe solche Substanzen nie direkt, sondern überlasse dies stets und ausschließlich dem Hausarzt. Hierdurch kann der Entwicklung eines Mißbrauchs vorgebeugt werden. Im allgemeinen erscheint es wünschenswert, die Anwendung von Betäubungsmitteln bei Patienten zu vermeiden, die sich nicht bereits in den Endstadien einer schweren Krankheit befinden oder an einem Neoplasma leiden. Dennoch gibt es einige Patienten, die ihren Schmerzzustand durch eine regelmäßige Einnahme von Kodein innerhalb des üblichen

Dosisbereiches beherrschen können, ohne daß es dabei zu einer Dosiserhöhung kommt.

Man kann bei der Schmerzbehandlung auch entzündungshemmende Medikamente ohne Steroidkomponente einsetzen, wie z. B. Diclofenac oder Indomethazine. Die letztere Substanz kann bei einigen Schmerzsyndromen, wie z. B. dem chronischen paroxysmalen Halbseitenkopfschmerz, besonders wirksam sein (Sjaastad u. Dale 1974). Wenn aber der Psychiater solche Patienten sieht und diese an einer körperlichen Krankheit leiden, ist die Frage der Wirksamkeit derartiger Medikamente im allgemeinen schon vorher geklärt. Unter den Patienten, die dem Psychiater von Allgemeinärzten und anderen Fachärzten überwiesen werden, befinden sich allerdings einige, die solche Medikamente im Übermaß einnehmen, oft in Form von Kombinationspräparaten, welche Kodein und Azetylsalizylsäure oder Kodein und Paracetamol (Acetaminophen) enthalten. Patienten, die solche Analgetika zur Schmerzbekämpfung einnehmen, klagen oft zusätzlich über Magenschmerzen.

Im Rahmen dieses Beitrags kann nicht auf die Probleme eingegangen werden, die mit der Behandlung von Sterbenden oder mit der Schmerztherapie bei Krebskranken verbunden sind. Dennoch sei der Hinweis erlaubt, daß ein einfühlsamer psychotherapeutischer Umgang mit den Problemen von Schwerstkranken, das Eingehen auf die Ängste von Karzinom-Patienten und die Beeinflussung von Depressionen und Angstzuständen, die mit solchen Erkrankungen verbunden sind, erheblich zur Schmerzlinderung beitragen kann (Twycross u. Lack 1983). Außerdem ist eine gezielte Beeinflussung bestimmter Symptome einschließlich von Schmerzzuständen oft außerordentlich wirkungsvoll. Wenn notwendig, kann die orale Verabreichung von Morphinpräparaten erfolgen; wie Twycross gezeigt hat, kann die Dosis aber oft reduziert werden, wenn andere geeignete Behandlungsmaßnahmen zur Anwendung kommen. Ist allerdings die Erhöhung der Morphindosis bei Patienten in den Endstadien eines Karzinoms notwendig, so sollte dies nicht als ein besonderes Problem angesehen oder unter allen Umständen vermieden werden. Heroin, das in Großbritannien und in einigen europäischen Ländern erhältlich ist, hat gegenüber dem Morphin keine besonderen Vorteile; die Injektionen können aber in kleineren Volumeneinheiten verabreicht werden, was bei kachektischen Patienten oft von Vorteil ist. Der gleiche Vorteil ist auch mit der Anwendung von Dilaudid verbunden.

IV. Unspezifische Methoden der Schmerzbehandlung

Wall u. Sweet (1976) haben die transkutane elektrische Nervenreizung eingeführt, die sich bei manchen Patienten als außerordentlich wirksam erweist. Sie ist praktisch harmlos und kann allenfalls eine Überempfindlichkeit der Haut hervorrufen. Theoretisch besteht die Möglichkeit, daß der elektrische Strom am vorderen Thorax oder an den Armen auch die Herzachse berührt und dadurch eine Störung des Herzrhythmus hervorgerufen werden kann; diese Gefahr sollte daher vermieden werden. Abgesehen davon sind aber keine anderen Risiken der transkutanen elektrischen Reizung bekannt. Das Behandlungsverfahren ist nicht wirksam, wenn seelische Faktoren im Vordergrund stehen.

Physiotherapeutische Maßnahmen können außerordentlich nützlich sein, müssen aber von einer Spezialkraft mit besonderen Kenntnissen und Fähigkeiten durchgeführt werden. So ist es vermutlich nicht besonders sinnvoll, ein Zervikalsyndrom ein paar Stunden lang mit Massagen, Entspannungsübungen oder Bädern zu behandeln. Eine längere Physiotherapie, bei der sowohl der Gesichtspunkt der Massage als auch die Mobilisierung der jeweiligen Muskulatur berücksichtigt wird, kann dagegen sehr erfolgreich sein.

Bei einigen chronischen Schmerzzuständen ist auch die Akupunktur hilfreich. Obwohl ihr Wirkungsmechanismus unzureichend geklärt ist, stellt sie nicht nur eine Plazebomaßnahme dar.

C. Allgemeine Gesichtspunkte der psychiatrischen Schmerzbehandlung

Aufgrund meiner eigenen Auffassung kommt es bei der Behandlung chronischer Schmerzzustände durch den Arzt in erster Linie auf das Bemühen an, die Gesamtsituation des Patienten richtig zu erfassen und die organischen, seelischen und sozialen Aspekte der Erkrankung gemeinsam zu berücksichtigen. Nur eine solche Art der Betrachtung und Zuwendung kann erfolgversprechend sein, wenn der Schmerzzustand und die berechtigte Überzeugung vom Vorhandensein einer Krankheit oder einer Behinderung sich erst einmal festgesetzt haben. Der Prozeß der Untersuchung, Befunderhebung und Kommunikation ist der erste Schritt eines solchen allgemeinen Vorgehens. Im Anschluß daran können dann die einzelnen Maßnahmen erprobt werden, von denen in diesem Kapitel die Rede war. Der Leser wird bemerkt haben, daß es nach Auffassung des Autors in dem ganzen Untersuchungs- und Behandlungsprozeß von entscheidender Bedeutung ist, eine vertrauensvolle Beziehung zum Patienten herzustellen und das Hilfsangebot deutlich zu machen. Darüber hinaus ist die Anwendung von nicht betäubungsmittelhaltigen Analgestika, Amitriptylin oder Neuroleptika angezeigt, und – sofern erforderlich – kann eine transkutane elektrische Nervenreizung oder eine Physyiotherapie in Betracht gezogen werden. Unter den psychologischen Behandlungsmaßnahmen sind Gespräche mit dem Patienten und die Einbeziehung von Angehörigen von besonderem Wert. Kommt es durch diese Maßnahmen nicht zu einer ausreichenden Besserung, so kann es notwendig sein, den Patienten in ein umfassendes Programm zur Untersuchung und Behandlung von Schmerzzuständen einzubeziehen. Derartige Programme zeichen sich dadurch aus, daß sie über die bereits erwähnten Maßnahmen hinausgehen und im allgemeinen von verhaltenstherapeutischen Techniken oder kognitiven Behandlungsstrategien Gebrauch machen, auf die in diesem Kapitel hingewiesen wurde. Der gruppentherapeutische Ansatz, die Verfügbarkeit zahlreicher verschiedenartiger Behandlungsmethoden, die allgemeine Atmosphäre eines günstigen therapeutischen Milieus können erheblich dazu beitragen, eine Besserung von chronischen Schmerzzuständen zu ermöglichen und die Rehabilitation der betroffenen Patienten zu fördern. Allerdings ist die wissenschaftliche Evaluation dieser kombinierten Behandlungsansätze und der einzelnen therapeutischen Strategien – wie z. B. der Verhaltenstherapie – noch ungenügend. Daran wird sich aber vermutlich auch in Zukunft nichts ändern. Eine solche wissenschaftliche Auswertung würde ja in der Regel voraussetzen, daß ein bestimmter Therapieansatz – wie beispielsweise die operante Konditionierung – isoliert betrachtet und mit einem anderen Behandlungskonzept – wie beispielsweise der Gruppentherapie – verglichen werden müßte, wobei alle anderen Maßnahmen konstant zu halten wären. Ein solches Vorgehen erscheint aber ethisch nicht vertretbar.

Literatur

Aronoff GM, Evans WO, Enders PL (1983) A review of follow-up studies of multidisciplinary pain units. Pain 16:1–11

Bakal DA, Kaganov JA (1977) Muscle contraction and migraine headache: Psychophysiological comparison. Headache 17:208–215

Banks MH, Beresford SHA, Morrell DC, Waller JJ, Watkins CJ (1975) Factors influencing demand for primary medical care in women aged 20–40 years; a preliminary report. Int J Epidemiol 4:189–255

Barber J, Adrian C (1983) Psychological approaches to the management of pain. Brunner/Mazel, New York

Barber TX (1963) The effects of "hypnosis" on pain. Psychosom Med 25:303–333

Beck AT (1976) Cognitive therapy and the emotional disorders. International Universities Press, New York

Beecher HK (1966) Limiting factors in experimental pain. J Chron Dis 4:11–21

Beecher HK (1959) Measurement of subjective responses. Quantitative effects of drugs. Oxford University Press, New York

Bellissimo A, Tunks E (1984) Chronic pain. The psychotherapeutic spectrum. Praeger Publishers, New York

Blackburn IM, Bishop S, Glen AIM, Whalley LJ, Christie JE (1981) The efficacy of cognitive therapy in depression: A treatment trial using cognitive therapy and pharmacotherapy, each alone and in combination. Br J Psychiat 139:181–189

Bond MR (1971) The relation of pain to the Eysenck personality inventory. Cornell Medical Index and Whiteley Index of Hypochondriasis. Br J Psychiat 119:671–678

Bonica JJ (1953) The management of pain. Lea & Febiger, Philadelphia

Bonica JJ (1967) Management of intractable pain. In: Way EL (ed) New concepts in pain and its clinical management. Davis, Philadelphia

Breuer J, Freud S (1893–1895) (1955) Studies on hysteria. Complete psychological works of Freud. Standard edn, vol 2. Hogarth Press, London

Catchlove R, Cohen K (1982) Effects of a directive return to work approach in the treatment of workman's compensation patients with chronic pain. Pain 14:181–191

Chaves JF, Barber TX (1974) Cognitive strategies, experimenter modelling and expectation in the attenuation of pain. J Abnorm Psychol 4:356–363

Crisp AH, Gaynor Jones M, Slater P (1977) The Middlesex Hospital Questionnaire. Br J Med Psychol 51:269–280

Crook J, Rideout E, Browne G (1984) The prevalence of pain complaints in a general population. Pain 18:299–314

Crown S, Crown JM (1973) Personality in early rheumatic disease. J Psychosom Res 17:189–196

Delaplaine R, Ifabumuyi OI, Merskey H, Zarfas J (1978) Significance of pain in psychiatric hospital patients. Pain 4:361–366

Eisenbud J (1973) The psychology of headache. Psychiatr Q II:592–619

Ellis A (1962) Reason and emotion in psychotherapy. Lyle Stuart, New York

Engel GL (1951) Primary atypical facial neuralgia. An hysterical conversion symptom. Psychosom Med 13:375–396

Engel GL (1959) "Psychogenic" pain and the pain prone patient. Am J Med 26:899–918

Epstein LH, Abel GG, Colline F, Parker L, Cinciripini PM (1978) The relationship between frontalis muscle activity and self-reports of headache pain. Behav Res Ther 16:153–160
Fordyce WE (1976) Behavioral methods in chronic pain and illness. Mosby, St. Louis, p 236
Fordyce WE, Fowler RS, Lehmann JE, DeLateur BJ (1968) Some implications of learning in problems of chronic pain. J Chron Dis 21:179–190
France RD, Krishnan KRR (1985) The dexamethasone suppression test as a biologic marker of depression in chronic pain. Pain 21:49–55
Gooddy W (1957) On the nature of pain. Brain 80:118–138
Greenhoot JH, Sternbach RA (1974) Conjoint treatment of chronic pain. Advances in neurology. 4:595
Harper RC, Steger JC (1978) Psychological correlates of frontalis EMG and pain in tension headache. Headache 18:215–218
Head H (1922) An address on the diagnosis of hysteria. Br Med J I:827–829
Henryk-Gutt R, Rees WL (1973) Psychological aspects of migraine. J Psychosom Res 17:141–153
Herman E, Baptiste S (1981) Pain control: Masterly through group experience. Pain 10:79–86
Hilgard ER, Hilgard JR (1975) Hypnosis in the relief of pain. William Kaufman Inc, Los Altos, California
Holroyd KA, Andrasik F, Westbrook T (1977) Cognitive control of tension headache. Cogn Ther Res 2:121–133
International Association for the Study of Pain (Subcommittee on Taxonomy) (1979) Pain terms: A list with definitions and notes on usage. Pain 6:249–252
Jacobsen E (1929) Progressive relaxation. University of Chicago Press, Chicaco, Ill.
Janzen R, Keidel WD, Herz A, Steichele C (Hrsg) (1972) Schmerz. Grundlagen – Pharmakologie – Therapie. Stuttgart
Jessup BA, Neufeld RWJ, Merskey H (1979) Biofeedback therapy for headache and other pain: An evaluative review. Pain 7:255–270
Jörgensen EG (1956) On the concepts psychogenesis and psychosomatics. Acta Psychiat Scand [Suppl] 108:135–144
Katz J, Melzack R (1985) Pain (in press)
Keele KD (1957) Anatomies of pain. Blackwell Scientific Publications, Oxford, pp 175–197
Kocher R (1982) Psychopharmaka bei chronischem Schmerzen. Schweiz Rundsch Med (Praxis) 71(45):1790–1794
Kraeplin E (Hrsg) (1913) Psychiatrie, 8. Aufl., Bd III: Klinische Psychiatrie, 2. Teil. Barth, Leipzig
Large RG (1980) The psychiatrist and the chronic pain patient: 172 anecdotes. Pain 9:253–263
Lasagna L, Kornfeld TJ de (1961) Methotrimeprazine: A new phenothiazine derivative with analgesic properties. J Am Med Assoc 178:887–890
Lascelles RG (1966) Atypical facial pain and depression. Br J Psychiatry 112:651–659
Lele PP, Weddell AGM (1956) The relationship between neurohistology and corneal sensitivity. Brain 79:119–154
Lewis A (1972) "Psychogenic": a word and its mutations. Psychol Med 2:209–215
Lewis T, Pickering GW, Rothschild P (1931) Observations upon muscular pain in intermittent claudication. Heart 15:359–383
Livingston WK (1943) Pain mechanisms: A physiologic interpretation of causalgia and its related states. Macmillan, London
Lynn B (1984) The detection of injury and tissue damage. In: Wall PD, Melzack R (eds) Textbook of pain. Churchill-Livingstone, Edinburgh, pp 19–33
Malan DH (1963) A study of brief psychotherapy. Tavistock Publications, London
Martin PR, Mathews AM (1978) Tension headaches: Psychophysiological investigation and treatment. J Psychosom Res 22:389–399
Melzack R (1975) The McGill Pain Questionnaire: Major properties and scoring methods. Pain 1:277–299
Melzack R, Wall PD (1965) Pain mechanisms: A new theory. Science 150:971
Melzack R, Weisz AZ, Sprague LT (1963) Stratagems for controlling pain: Contributions of auditory stimulation and suggestion. Exp Neurol 8:239–247

Melzack R, Wall PD, Ty TC (1982) Acute pain in an emergency clinic: Latency of onset and descriptor patterns related to different injuries. Pain 14:33–43
Mendelson G (1982) Not "cured by a verdict". Effect of legal settlement on compensation claimants. Med J Aust 2:132–134
Merskey H (1965a) The effect of chronic pain upon the response to noxious stimuli by psychiatric patients. J Psychosom Res 8:405–419
Merskey H (1965b) The characteristics of persistent pain in psychological illness. J Psychosom Res 9:291–298
Merskey H (1971) An appraisal of hypnosis. Postgrad Med J 47:572–580
Merskey H (1979) The role of the psychiatrist in the investigation and treatment of pain. Pain 58:249–260
Merskey H (1984) Psychiatry and the cervical sprain syndrome. Can Med Ass J 130:1119–1121
Merskey H, Hester RN (1972) The treatment of chronic pain with psychotropic drugs. Postgrad Med J 48:594–598
Merskey H, Spear FG (1967) Pain: Psychological and psychiatric aspects. Bailliere, Tindall & Cassell, London
Merskey H, Engelhardt HT, Jr, Eriksson MBE et al. (1980) The principles of pain management. Group Report 4. In: Kosterlitz HW, Terenius LY (eds) Pain and Society. Dahlem Konferenzen, Verlag Chemie, Basel, pp 483–499
Merskey H, Brown A, Brown J, Malhotra L, Morrison D, Ripley C (1985) Psychological normality and abnormality in persistent headache patients. Pain 23 (1):35–47
Miller N (1974) Applications of learning and biofeedback to psychiatry and medicine. In: Freedman AM, Kaplan MI, Sadock BT (eds) Comprehensive textbook of psychiatry, 2nd edn. Williams & Wilkins, Baltimore
Mitchell SW (1872) Injuries of nerves and their consequences (1965 edn) Dover, New York
Moldofsky H, Warsh JJ (1978) Plasma tryptophan and musculoskeletal pain in nonarticular rheumatism. Pain 5:65–71
Moldofsky H, Scarisbrick P, England R, Smythe H (1975) Musculoskeletal symptoms and non-REM sleep disturbance in patients with "fibrositis syndrome" and healthy subjects. Psychosom Med 37:341–351
Monks R, Merskey H (1984) Treatment with psychotropic drugs. In: Wall PD, Melzack R (eds) Textbook of pain. Churchill Livingstone, Sec 3.A.3, pp 526–537
Morgenstern FS (1967) Chronic pain. DM Thesis, Oxford
Naunyn B (1889) Über die Auslösung von Schmerzempfindung durch Summation sich zeitlich folgender sensibler Erregungen. Arch Exp Pathol Pharm 25:272–305
Neuchterlein KM, Holroyd JC (1980) Biofeedback in the treatment of tension headache – current status. Arch Gen Psychiatry 37:866–873
Newman RI, Serus JL, Yospe LP, Garlington B (1978) Multidisciplinary treatment of chronic pain: Long-term followup of low-back pain patients. Pain 4:283–292
Noordenbos W (1959) Pain. Elsevier, London
O'Kelly LE, Steckley LC (1939) A note on long enduring emotional responses in the rat. J Psychol 8:125. Zit. bei Ulrich et al. (1955)
Parker G, Tulping H, Brown LB (1979) A Parental bonding instrument. Br J Med Psychol 52:1–10
Pilowsky I (1978) Psychodynamic aspects of the pain experience. In: Sternbach RA (ed) The psychology of pain. Raven Press, New York, pp 203–217
Pilowsky I, Bassett DL (1982) Pain and depression. Br J Psychiat 141:30–36
Pilowsky I, Chapman CR, Bonica JJ (1977) Pain, depression and illness behavior in a pain clinic population. Pain 4:183–192
Pinsky JJ, Griffin SE, Agnew DC, Kamdar MD, Crue BL, Pinsky LH (1979) Aspects of long-term evaluation of pain unit treatment program for patients with chronic intractable benign pain syndrome: Treatment outcome. Bull Los Angeles Neurol Soc 44:53–69
Pond DA, Bidwell BH (1959) A survey of epilepsy in 14 general practices. II. Social and psychological aspects. Epilepsia, Amsterdam, 1:285–299
Pozniak-Patewicz E (1976) "Cephalgic" spasm of head and neck muscles. Headache 15:261–266

Procacci P, Maresca M (1984) Pain concept in Western civilization: A historical review. In: Benedetti C, Chapman CP, Moricca G (eds) Advances in Pain Research and Therapy, vol 7, Raven Press, New York, pp 1–11
Rachlin H et al. (1985) Pain and behavior. The Behav & Brain Sci, vol 8, No 1. Cambridge University Press, New York, pp 43–83
Reading AE, Newton JR (1977) A comparison of primary dysmenorrhoea and intrauterine device related pain. Pain 3:265–276
Reik T (1914) Ritual: Psychoanalytical studies. Hogarth Press, London
Romano JM, Turner JA (1985) Chronic pain and depression: Does the evidence support a relationship? Psychol Bull 97:18–34
Rosenthal M (Hrsg) (1870) Handbuch der Diagnostik und Therapie der Nervenkrankheiten. Enke, Erlangen
Rush AJ, Beck AT, Kovacs M, Hollon SD (1977) Comparative efficacy of cognitive therapy and pharmacotherapy in the treatment of depressed out-patients. Cogn Ther Res 1:17–37
Rybstein-Blinchik E (1979) Effects of different cognitive strategies on chronic pain experience. J Behav Med 1:93–101
Sainsbury P, Gibson JG (1954) Symptoms of anxiety and tension and the accompanying physiological changes in the muscular system. Psychosom Med 17:216–224
Salter M, Brooke RI, Merskey H, Fichter GF, Kapusianyk DH (1983) Is the temporomandibular pain and dysfunction syndrome a disorder of the mind? Pain 17:151–166
Schilder P (1931) Notes on the psychopathology of pain in neuroses and psychoses. Psychoanal Rev 18:1–22
Sjaastad O, Dale I (1974) Evidence for a new (?) treatable headache entity. Headache 14:105
Smythe HA (1979) "Fibrositis" as a disorder of pain modulation. Clin Rheum Dis 5(3):823–832
Snaith RP, Constantopoulos AA, Jardine MY, McGuffin P (1978) A clinical scale for the self-assessment of irritability. Br J Psychiatry 132:164–171
Sommer R (1894) Diagnostik der Geisteskrankheiten. Urban und Schwarzenberg, Wien und Leipzig
Spiegel K, Kalb R, Pasternak GW (1983) Analgesic activity of tricyclic antidepressants. Ann Neurol 13:462–465
Sternbach RA (1974) Pain patients. Traits and treatment. Academic Press, New York
Sternbach RA (1980) Letter to the editor. Pain 9:111–113
Sternbach RA (1983) Fundamentals of psychological methods in chronic pain. In: Bonica JJ, Lindblom U, Iggo A (eds) Advances in pain research and therapy, vol 5, Raven Press, New York
Sternbach RA, Timmermans G (1975) Personality changes associated with reduction of pain. Pain 1:177–181
Sternbach RA, Wolf SR, Murphy RW, Akeson WH (1973) Traits of pain patients: The low-backer "loser". Psychosomatics 14:226–229
Swanson DW, Maruta T, Swenson WM (1979) Results of behavior modification in the treatment of chronic pain. Psychosom Med 41:55–61
Tan SY (1982) Cognitive and cognitive-behavioural methods for pain control: A selective review. Pain 12:201–228
Turk DC, Meichenbaum DH, Berman WH (1979) Application of biofeedback for the regulation of pain: A critical review. Psych Bull 86(6):1322–1338
Turk DC, Meichenbaum D, Genest M (1983) Pain and behavioral medicine. Guildford Press, New York
Twycross RG, Lack SA (1983) Symptom control in far advanced cancer. Pain relief. Pitman, Great Britain
Ulrich RE (1966) Pain as a cause of aggression. Am Zool 6:643
Ulrich RE, Hutchinson PR, Azrin NH (1965) Pain-elicited aggression. Psychol Rec 15:11
Wall PD, Melzack R (1984) Introduction: Textbook of pain. Churchill-Livingstone, Edinburgh, pp 1–16
Wall PD, Sweet WH (1976) Temporary abolition of pain in man. Science 155:108–109
Walters A (1961) Psychogenic regional pain alias hysterical pain. Brain 84:1
Watson CPN (1983) Chronic pain. Mod Med Canada 38(11):1365–1368

Watson CPN, Evans RJ, Reed K, Merskey H, Goldsmith L, Warsh J (1982) Amitriptyline versus placebo in postherpetic neuralgia. Neurol (NY) 32:671–673
Watson GD, Chandarana PC, Merskey H (1981) Relationships between pain and schizophrenia. Br J Psychiatry 138:33–36
Weddell AGM (1941 a) The pattern of cutaneous pain. J Anat 75:346–367
Weddell AGM (1941 b) The multiple innervation of sensory spots in the skin. J Anat 74:441–446
Weddell AGM (1962) Observations on the anatomy of pain sensibility. In: Keele CA, Smith R (eds) The assessment of pain in man and animals. Livingstone, Edinburgh London, pp 47–59
Wolff HG (1948) Headache and other head pain. Oxford University Press, London
Woodforde JM, Merskey H (1972) Personality traits of patients with chronic pain. J Psychosom Res 16:167–172

IV. Ethische Fragen in der Psychiatrie *

H. HELMCHEN**

INHALTSVERZEICHNIS

---

* HANNS HIPPIUS freundschaftlich zum 18. April 1985 gewidmet.

** Für kritische Kommentare danke ich zahlreichen Kollegen, insbesondere den Professoren W. v. BAYER, M. u. P. BALTES, U. BAUMANN, P. BERNER, H. EHRHARDT, W. MENDE, P. PROPPING, E. SEIDLER, U. VENZLAFF, TH. WEINERT.

A. Umriß

1. Die aktuelle Ethik-Diskussion

Noch nach dem Kriege wurde an den Medizinischen Fakultäten in Deutschland Ethik – wenn überhaupt – vorwiegend als Standesethik, also als Lehre von den Wertnormen ärztlichen und vor allem kollegialen Verhaltens verstanden und in der Regel nur in einer eher schlecht besuchten Vorlesung von Rechtsmedizinern gelehrt. Das heißt natürlich nicht, daß Ärzte, auch Psychiater, sich nicht schon immer mit der besonderen Verantwortung ihres Berufes beschäftigt und Wertnormen für ihr ärztliches Handeln entwickelt haben. Belege sind der Hippokratische Eid (4. Jh. v. Chr.), der chinesische Arzt-Kodex „Tausend goldene Heilmittel" (6. Jh. v. Chr.), der Göttinger Doktoreid von 1831, der Kodex der American Medical Association von 1847, das Genfer Arztgelöbnis des Weltärztebundes von 1948. Aber in den letzten zwei Jahrzehnten haben sich Akzente verschoben, Begründungsbedarf für die tradierten Normen ist entstanden, die Diskussion ist breit und vielfältig geworden und hat sich besonders auch an psychiatrischen Problemen entfaltet.

Als exemplarisch dafür mag die Tatsache dieses Beitrages selbst angesehen werden. Denn in den vorangegangenen Auflagen der Psychiatrie der Gegenwart aus den 60er und 70er Jahren wurde dem Thema ein eigener Beitrag nicht gewidmet, das Stichwort Ethik erschien nicht einmal im Sachregister. Auf den gleichen Sachverhalt verweist das führende amerikanische "Comprehensive Textbook of Psychiatry" von KAPLAN, FREEDMAN und SADOCK, das allerdings schon in seiner 2. Auflage von 1975 das Thema erstmals in einem eigenen Abschnitt gesondert behandelt hat (BERNAL Y DEL RIO 1975). In diesen Jahren wurde, zunächst in den angloamerikanischen Ländern, damit begonnen, ethischen Fragen in der Psychiatrie eigene Symposien zu widmen, spezifische Monographien zu publizieren und Zeitschriften zu gründen (s. Literatur A). Ihre Zahl hat in den letzten Jahren sprunghaft zugenommen und ist immer noch im Steigen begriffen.

Offenbar hat sich das geistige Klima geändert. Als ein Indiz dafür kann gelten, daß die Auseinandersetzung mit der als Euthanasie begründeten Ermordung von psychisch Kranken trotz der frühen Reflexion v. WEIZSÄCKERS 1947 und Information durch MITSCHERLICH und MIELKE 1949 sowie der klaren und deutlichen Publikationen von EHRHARDT und von SCHMIDT 1965 weitgehend ausblieb und erst jetzt in Gang gekommen ist (DÖRNER et al. 1980; LAUTER u. MEYER 1982; KLEE 1983; FINZEN 1984a). Wenn diese Bewegung auch aus psychiatriekritischen Quellen gespeist wird, so ist doch bemerkenswert, daß zur gleichen Zeit eine heftige Diskussion über Sterbehilfe aufgekommen ist, über das Sterbenlassen schwerbehinderter Kinder – mit der Konsequenz des "Baby Jane-Doe"-Gesetzes von 1984 in den USA, über den Wert des Lebens – von „Lebensqualität" bis zu „lebensunwertem Leben" (MIKETTA 1984). Unmittelbar faßbar wird dabei der Zeitgeist aus den Antworten auf Fragen wie: Wer entscheidet? Wer kann, wer darf entscheiden? Und nach welchen Kriterien, auf welches Menschenbild hin? Die in den letzten Jahren ganz in den Vordergrund gerückte Frage ist die nach der Autonomie der Beteiligten, in erster Linie die nach der Selbstverfügbarkeit des betroffenen Kranken und Behinderten. Sie hat wesentliche Bedeutung jedoch nicht nur bei Eingriffen in das Leben gewonnen, wozu im weiteren Sinne auch Schwangerschaftsabbruch, Sterilisation und genetische Bratung zu zählen sind, sondern vor allem im psychiatrischen Alltag, wo dem Psychiater das Problem oft weniger offenkundig, dafür aber weitaus häufiger begegnet, wie denn eine Einschränkung der Selbstverfügbarkeit des Patienten – sei es durch die Krankheit, sei es durch seine Umgebung, wozu auch als erforderlich angesehene Maßnahmen des Arztes gehören können – zu erkennen und zu beurteilen sei. Der Psychiater hat damit zu tun bei – um nur einige Beispiele zu nennen – Aufklärung und Einwilligung, Anwendung von Zwang, forensischer Begutachtung von psychisch Kranken. Darüber hinaus ist die Autonomie des Kranken aber auch in allgemeiner Hinsicht zum Thema geworden, so in der psychiatrischen Forschung und Lehre, man denke nur an die Aporie klinischer Demenzforschung, oder an Veränderungen der Krankenversorgung, wenn deren gelegentlich negative Konsequenzen für ganze Patientenpopulationen offenbar werden. Nicht zuletzt die auch in breiterer Öffentlichkeit geführte Diskussion um das psychiatrische Krankheitsmodell hat den zeitgenössischen Psychiater dafür sensibilisiert, die sein Denken und Handeln bestimmenden Konzepte und Werte differenzierter zu bedenken, und höchstrichterliche Entscheidungen, wonach der Wille des Patienten Vorrang vor dem Wohl des Patienten hat, berühren sein noch hippokratisch orientiertes Selbstverständnis. Die grundlegende Reflektion dieses Spannungsverhältnisses sei die wesentliche ethische Aufgabe der zeitgenössischen Psychiatrie, stellte RÖSSLER jüngst fest (RÖSSLER 1984, Lit. A).

Fragt man nach den Gründen dieser Wandlung des Zeitgeistes, dann stößt man vor allem auf die prononcierte Entwicklung jener aus der Aufklärung stammenden ethischen Leitidee der westlich-nordatlantischen Welt, die sich im „mündigen Bürger“ artikuliert: Die Idee einer rational begründeten Autonomie des Individuums. Sie drückt sich aus in verstärkter Forderung nach Selbstverfügbarkeit. Gründe dafür mögen darin liegen, daß die Möglichkeiten des modernen Menschen, Informationen zu erhalten und zu verarbeiten, ebenso schnell zugenommen haben, wie die Notwendigkeit, dies auch leisten zu müssen, um die heutige hochkomplexe Welt zu verstehen und damit ihren Anforderungen noch gerecht werden zu können. Daraus wiederum ist Selbstbewußtsein gewachsen, aber auch Angst vor unkontrollierbarer Fremdbestimmung. Und wird mit der Forderung nach uneingeschränkter individueller Autonomie nicht auch der Determinismus einer verabsolutierten Soziogenese psychischer Existenz abgewehrt? Neben diesen allgemeinen Determinanten sind auch spezielle Gründe dafür zu nennen, daß die Einwilligung nach Aufklärung (“informed consent”) vor allem in der Medizin zunehmende Bedeutung erlangt hat, etwa in: Fragen nach Alternativen zu sehr wirksamen, aber auch sehr belastenden und risikoreichen Behandlungsverfahren bis hin zu den Umständen, die es verhindern, in Würde untergebracht zu werden oder zu sterben; Ent-Individualisierung und damit Vertrauensverlust im Patienten-Arzt-Verhältnis, weil immer häufiger die freie Arztwahl wegfällt und die eine Arzt-Persönlichkeit sich in mehrere Spezialisten auflöst, zumal im Krankenhaus und vor allem bei hochdifferenzierten und technisch anspruchsvollen Maßnahmen; es mögen aber auch dadurch, daß die Zahl der Ärzte sowie der nichtärztlichen Helfer – gerade in der Psychiatrie – stark gestiegen ist, Erfahrungen mit Inkompetenz oder auch mit Enttäuschung von Vertrauen zugenommen haben.

2. Ethik und Psychiatrie: Beziehungen, Begründungen, Begrenzungen

Das Verhältnis von Ethik und Psychiatrie ist betimmt durch die Frage, welche Wertvorstellungen den Psychiater bei Entscheidungen für seinen Patienten leiten, vor allem dann, wenn eine Entscheidung mit fachlichen Argumenten allein nicht ausreichend zu begründen ist und wenn verschiedene Wertvorstellungen oder Normen Gültigkeit beanspruchen oder gar miteinander in Konflikt geraten. In einem weiteren Sinn ist damit auch das Menschenbild angesprochen, das den Umgang des Psychiaters mit dem psychisch Kranken prägt. Vorab geht es also darum festzustellen, ab wann im konkreten Fall ethisches Fragen erforderlich oder aber auch berechtigt ist. Die Praxis zeigt nämlich, daß das Verhältnis zwischen Fachfragen und ethischen Fragen gelegentlich nicht richtig gewichtet wird. Manchmal werden ethische Fragen – aus welchen Gründen auch immer – von den unmittelbar Beteiligten anscheinend nicht gestellt, obwohl sie sich dem außenstehenden Beobachter aufdrängen. In anderen Fällen jedoch wird aus ethischen Erwägungen bereits entschieden, wo erst noch Fachfragen hätten geklärt werden können und müssen.

Dafür einige Beispiele:

1. Beispiel: Ein Mann in beruflich anspruchsvoller Stellung entwickelt seit dem 30. Lebensjahr eine zunächst schubweise, dann eher chronisch-progredient verlaufende Multiple Sklerose, seit dem 40. Lebensjahr zusätzlich eine terminale Niereninsuffizienz, die seitdem eine Dauerdialyse-Behandlung erforderlich macht. Nach einem Jahr verweigert der Patient die Dialyse-Behandlung sowie die Einnahme von Medikamenten und Einhaltung der notwendigen Diät. Der behandelnde Neurologe beurteilt dies offenbar als Verlust des Lebenswillens im Rahmen einer Depression. Erstaunlicherweise wird aber kein Psychiater konsultiert; ein Klinikpfarrer stellt indessen keineswegs eine Depression, sondern einen im Vergleich zu früher frappanten Lebenswillen fest und berichtet, daß auch die Angehörigen den Patienten nie vorher in einem solchen Redefluß erlebt haben. Er bemerkt weiterhin eine Euphorie, in der der Patient seine Krankheit völlig negiert und sich seiner körperlichen Notwendigkeiten in keiner Weise bewußt ist. Ein Psychiater hätte vermutlich die Diagnose eines maniform-wahnhaften Durchgangssyndroms gestellt, also einer im Prinzip reversiblen psychischen Erkrankung bei zerebraler Funktionsstörung, deren Ausmaß vermutlich auch zu einer aktuellen Einschränkung oder Aufhebung der Fähigkeit zur verständigen Einwilligung oder auch Ablehnung einer notwendigen medizinischen Behandlung geführt haben dürfte. Insgesamt entsteht der Eindruck, daß bei einem 40jährigen Mann eine schwerwiegende, aber möglicherweise behandelbare und reversible psychiatrische Erkrankung nicht erkannt, sondern eher als Ausdruck einer existentiell verzweifelten Situation bei zwei chronischen, zu wesentlicher Beeinträchtigung der Lebensqualität und zur Lebensverkürzung führenden Erkrankungen (Multiple Sklerose und terminale Niereninsuffizienz) angesehen wurde. Zweifel daran, daß solche Überlegung berechtigt gewesen wäre, ergeben sich daraus, daß Äußerungen des Lebensüberdrusses vom Patienten nicht berichtet werden, er vielmehr noch vier Monate vor seinem Tode Theater und Konzert besucht hat. Ethische Erwägungen darüber, ob die Beendigung einer lebensverlängernden Behandlung, also eine passive Euthanasie, zulässig sei, wären erst dann angezeigt gewesen, wenn sich die psychiatrische Erkrankung nach fachverständiger Prüfung und Bemühung als unbehandelbar herausgestellt hätte. (Die Frage des vermutlich natürlichen Willens des Kranken bleibt hierbei noch unberücksichtigt.)

2. Beispiel: Ein Chirurg stellt die Behandlung einer Patientin ein, die nach Entweichen aus einer psychiatrischen Klinik einen Suizidversuch durch Sturz von einer Brücke beging, der zu einer lebensgefährlichen Polytraumatisierung (ohne Beteiligung des Kopfes!) führte. Bei den ethischen

Erwägungen des Chirurgen über eine Weiterbehandlung spielte nicht nur eine Rolle, daß die Patientin – wenn überhaupt – wahrscheinlich nur mit einer körperlichen Defektheilung überlebt hätte, sondern auch, daß sie Patientin einer psychiatrischen Klinik war. Die damit unklar implizierte Vorstellung einer auch chronischen seelischen Behinderung der Patientin hätte von dem Chirurgen durch Rückfrage beim Psychiater fachlich dahingehend geklärt werden können, daß bei der Patientin eine wahnhafte Depression mit guter Remissionschance vorgelegen hat. Auch dieses Beispiel verweist darauf, daß ethische Fragen gelegentlich schon angestellt werden, wenn die rein medizinischen Fachfragen bei in der Regel ja sehr schwerkranken Patienten noch nicht ausreichend abgeklärt sind.

Wenn diese Beispiele auch auf hier notwendige, aber in anderen medizinischen Disziplinen mangelnde psychiatrische Fachkenntnis hinweisen, so spielt dieses Problem in der Psychiatrie selbst heutzutage eine möglicherweise viel größere Rolle, insofern als auch der Psychiater sich gelegentlich mangels ausreichender somato-medizinischer Kenntnisse oder auch infolge unzureichender psychiatrischer Erfahrung zu schnell auf allgemein menschliche oder ethische Erwägungen beschränkt. Jeder erfahrene Psychiater kann wohl Beispiele dafür bringen, daß ideologisches Engagement und Glaubensbekenntnisse in der Form von ethischen Forderungen Lücken im Fachwissen mit nachteiligen Folgen für einzelne Patienten füllen können.

Hierin zeigt sich auch, wie notwendig es ist, einen gegebenen Sachverhalt möglichst unabhängig und „wertfrei" zu erkennen und zu analysieren. Wenn auch philosophisch geklärt ist, daß ein voraussetzungsloses Wahrnehmen und Erkennen nicht möglich ist, so sollte doch der untersuchende Psychiater sich von dogmatischen Vorannahmen möglichst freihalten oder, wo es unvermeidlich ist, diese wenigstens reflektieren. Er würde damit den emanzipatorischen Prozeß der modernen Wissenschaftsentwicklung nachvollziehen, deren große Erfolge auch in der Befreiung von kirchlichen und später weltanschaulichen Dogmen begründet sind. Vermutlich nicht zuletzt deswegen hat sich Wertneutralität als notwendige Voraussetzung für eine zutreffende Erkenntnis der Wirklichkeit nun aber auch auf den Bereich des Handelns ausgedehnt. Wertneutrales Handeln kann zudem damit rationalisiert werden, daß die Verbindlichkeit von Wertnormen in unserer Gesellschaft deutlich abgenommen hat und gleichzeitig vielfältige und teilweise einander sogar widersprechende ethische Zielvorstellungen an Einfluß gewonnen haben. Diese Situation verdeckt jedoch nur die Tatsache, daß Handeln, und zumal personenbezogenes Handeln, wie es das des Arztes in der Tat ist, nicht unabhängig von menschlichen Wertvorstellungen geschehen kann. Doch nach welchen Wertvorstellungen soll sich der Arzt richten? Und wie soll er angesichts verschiedener, möglicherweise sogar miteinander unvereinbarer Wertnormen entscheiden? Kann er von der Ethik Hilfe, womöglich von einer psychiatrischen Ethik Antworten oder sogar konkrete Handlungsanweisungen erwarten (wie sie sich in manchen amerikanischen Lehrbüchern bereits finden)? Letzeres wohl kaum, da es eine psychiatrische Ethik nicht gibt. Möglich ist nur eine problem- und damit fach-spezifische Konkretisierung allgemeiner ethischer Probleme. Das bedeutet auch, daß ohne psychiatrische Kenntnisse und Erfahrungen die Rationalität ethisch angemessener Lösungen psychiatrischer Probleme Einbußen erleiden dürfte.

Unter Ethik im engeren Sinne wird seit Aristoteles die Lehre von den sittlichen Werten, genauer: die philosophische und theologische Begründung von Sollens-

Ordnungen, verstanden. Von der Lehre unterschieden werden die inhaltlichen Forderungen zum richtigen Verhalten selbst als Sittlichkeit oder auch als Moral; erstere mit dem Charakter objektiver Verbindlichkeit, letztere allerdings wohl eher mit dem Akzent der subjektiven Einstellung zum Sittengesetz. Persönliche Haltung und Verpflichtung auf wertbestimmte Ziele wurden auch als Ethos bezeichnet. In der zeitgenössischen Diskussion werden die Begriffe jedoch eher unscharf und zunehmend synonym gebraucht.

Die Philosophie hat sich neben und gegen die bis dahin herrschende, beispielsweise durch die christliche Religion im Dekalog und durch die Philosophie der Aufklärung im kategorischen Imperativ begründete Norm der Pflicht seit Beginn dieses Jahrhunderts verstärkt mit der Norm der Verantwortung beschäftigt. Die öffentliche Rezeption dieser Entwicklung spannt sich zwischen Max Webers Unterscheidung von Gesinnungs- und Verantwortungsethik (1919) und dem „Prinzip Verantwortung" von Hans Jonas (1979). Heute scheint die Philosophie jedoch nicht mehr so sehr den Gegensatz beider Prinzipien zu betonen, sondern dahin zu tendieren, das Verhältnis beider Prinzipien zueinander zu erforschen und eine Synthese zu suchen (Patzig 1980). Diesen Ansatz kann der praktisch tätige Psychiater nur begrüßen: Ist ihm doch die Verantwortung bei Erwägungen zu Nützlichkeit (Utilität) und Folgen (Konsequenz) seiner Entscheidung bei kollidierenden moralischen Pflichten vertraut, wie er auch umgekehrt die Gefahr spürt, daß ihn ein ausschließlich an der Situation des Einzelfalles („situationsethisch") orientiertes utilitaristisch-konsequenzialistisches Abwägen aktuell involvierter Werte ohne Bezug auf allgemein verbindliche und den Augenblick überdauernde gültige Werte verführen könnte, zu sehr vom Zeitgeist abhängig zu werden und damit den ersten Schritt auf einem in die Irre führenden Wege zu tun. Damit kann die Philosophie dem Psychiater natürlich keine ethische Entscheidung abnehmen, wohl aber deren rationale Begründung verbessern (Patzig 1980).

Ärztliche Entscheidungen sind solche des einzelnen Menschen. Dementsprechend werden sie sich auch je nach den individuellen Entscheidungsgrundlagen voneinander unterscheiden. Überschreiten sie die Grenzen des gesicherten psychiatrischen Fachwissens und der darin begründeten ärztlichen Handlungsregeln, dann bedürfen sie einer besonderen, z. B. auch ethischen Begründung. Fehlt diese oder kann sie nicht gegeben werden, dann setzt sich der Psychiater dem Verdacht aus, irrtümlich oder fehlerhaft, mit unzureichender Kompetenz oder mangelnder Sorgfalt gehandelt zu haben (auch deshalb übrigens ist es so dringlich, daß der Psychiater sein Handeln auf eine ausreichende rationale Begründung hin bedenkt und sie zudem gut dokumentiert). Nur dann, wenn negative Konsequenzen unzureichend begründeter Entscheidungen für den Patienten offenbar werden, wird die durch rechtliche Vorschriften gesetzte Grenze überschritten. Erweist die dann einsetzende richterliche Prüfung die Schuldhaftigkeit der ärztlichen Fehlentscheidung, dann ist sie von Sanktionen gefolgt, die das Recht vorsieht. Daraus wird verständlich, daß das Recht zum einen als „ethisches Minimum" (Jellinek 1908) bezeichnet wird insofern es aus dem breiten Kontinuum von möglichen und auch fraglichen bis hin zu eindeutigen ärztlichen Fehlentscheidungen nur am letztgenannten Pol einen Teil sanktioniert, und zwar in der Regel denjenigen mit schwerwiegenderen Konsequenzen für den Patienten; zum anderen jedoch wird gerade in den Sanktionen, die das Recht vorschreibt, auch ein „ethisches Maximum" (SCHMOLLER 1982) gesehen, da ethische Verstöße unterhalb der rechtlichen Sanktionierungsschwelle nicht zwangsläufig bestraft werden. Über Ausmaß und Wirksamkeit sozialer, ökonomischer oder beruflicher Sanktionen ethisch bedenklichen oder gar verwerflichen ärztlichen Handelns ist, wenn es überhaupt erkannt wird, wenig bekannt.

Diese skizzenhafte Exposition führt zusammengefaßt zu dem Ergebnis, daß bei psychiatrischem Handeln zunächst der Sachverhalt sowie die Fachfragen einschließlich sachlich möglicher Problemlösungen geklärt werden müssen. Erst danach werden ggf. ethische Erwägungen angestellt, wobei sich der Psychiater auch den standesrechtlichen sowie den allgemein rechtlichen Rahmen seiner Entscheidung zu vergegenwärtigen hat. Dann schließlich wird er die notwendige, auf den individuellen Patienten bezogene und – falls möglich – vom Patienten ebenso wie vom Arzt persönlich verantwortete Entscheidung treffen, und zwar a) idealerweise für die sachlich und zugleich auch ethisch beste Problemlösung, b) normalerweise für die sachlich beste Lösung, die ggf. ethisch noch vertretbar ist, und c) bei mehreren prinzipiell gleichwertigen sachlichen Alternativlösungen für die jeweils ethisch beste Lösung. Der Psychiater wird dabei der Erfahrung nicht entgehen, die BERNAL Y DEL RIO so formuliert hat: „Ethische Probleme bleiben – per definitionem – ungelöst. Durch ihre Eigenschaft des Ungelösten provozieren sie beim praktisch tätigen Psychiater ständig Angst und gleichzeitig das Bedürfnis zu suchen, zu widersprechen, nachzudenken und zu forschen" (1980).

3. Ziel und Form der Darstellung

Es kommt weder auf Vollständigkeit noch auf Endgültigkeit an. Selbst wenn dies möglich wäre, entspräche dies nicht der Zielsetzung dieser Arbeit, durch eine möglichst breitgestreute – jedoch relativ begrenzte – Auswahl von Problemen und deren Darstellung in offener Form den Leser zu sensibilisieren und zu eigener Auseinandersetzung anzuregen. Dementsprechend werden auch häufiger Fragen formuliert als Antworten versucht. Dabei läßt sich nicht immer nur die herrschende Meinung darstellen, sondern auch an manchen Stellen nicht vermeiden, daß die persönliche Auffassung des Autors deutlich wird. Denn wer anders als der einzelne kann bei konkurrierenden ethischen Normen in einem konkreten Fall persönlich entscheiden? Die Relativität von Argumenten infolge ihrer Zeitabhängigkeit wird besonderes Gewicht erhalten – und damit auf die besondere Gefährdung des nur sich selbst verantwortlichen Menschen verweisen. Man bedenke: Der Humanist ERASMUS VON ROTTERDAM empfahl die Verbrennung von Syphilitikern, der Theologe LUTHER erwog das Ertränken eines blödsinnigen Kindes (WALTER 1948). Es geht also nicht um Ergebnisse, sondern darum, den Prozeß ethischen Abwägens und der Entwicklung ethischer Argumente deutlich und anschaulich zu machen. Sie sollen dem einzelnen Arzt zur Klarheit der ethischen Begründung seiner notwendigen Entscheidung im je individuellen Fall verhelfen. Deshalb wird in diesem Beitrag auch immer wieder auf die kasuistische Darstellung zurückgegriffen.

B. Verdeutlichung an Beispielen

I. Eingriffe in das Leben wegen psychischer Krankheit

Psychische Krankheit wirft bei Kranken und Angehörigen Fragen auf, die das Leben selbst betreffen. Antworten des Psychiaters können
- über genetische Beratung oder Sterilisation zum Verzicht auf gefährdeten Nachwuchs führen,
- durch Schwangerschaftsabbruch oder Sterbehilfe beschädigtes Leben beenden oder
- suizidal nicht mehr gewolltes Leben erhalten.

Der Psychiater kann sich dabei prinzipiell auf vier Ebenen bewegen:
- Information über Sachverhalte,
- Beratung über die Konsequenzen von Entscheidungen und ihren Alternativen,
- persönlicher Rat aus der Position des Selbstbetroffenen,
- Maßnahmen ohne Einwilligung des Kranken bzw. Betroffenen.

Ethische Fragen zielen dabei letztlich auf das Menschenbild und konkreter auf die
- Gültigkeit und Verbindlichkeit bestimmter Wertvorstellungen sowie auf die Kriterien, die für
- Erwägung der Folgen (Nutzen-Risiko-Abschätzung), und für
- Entscheidungen bei eingeschränkter oder aufgehobener Einwilligungsfähigkeit der Betroffenen

bedeutsam sind.

1. Genetische Beratung

Eine genetische Disposition für eine Reihe psychiatrischer Krankheiten gilt als gesichert. So ist verständlich, daß Disponierte oder Erkrankte über das Erkrankungsrisiko für sich selbst oder für ihre Nachkommen informiert werden wollen (SCHULZ et al. 1982). Deshalb muß der Psychiater die wesentlichen Ergebnisse der psychiatrischen Genetik kennen, um den Kranken oder Ratsuchenden individuell und möglichst konkret über sein tatsächliches Erkrankungs- bzw. Vererbungsrisiko informieren zu können. Will der Patient nicht nur über Fakten und Risikowahrscheinlichkeiten aufgeklärt, sondern auch beraten werden, dann kommen berufliche Erfahrungen, Wertvorstellungen zur Aufgabe des Menschen und zum Sinn des Lebens sowie vielleicht auch überholte eugenische Erwägungen des Psychiaters ins Spiel.

Zwar ist heute der erste Schritt der genetischen Beratung die Information über wissenschaftlich gesicherte Erkenntnisse. Der Ratsuchende gibt sich damit aber meist nicht zufrieden, so daß ihm der beratende Arzt in einem zweiten Schritt die Konsequenzen verschiedener Entscheidungsalternativen darlegen wird. Spätestens jedoch mit der Frage des Ratsuchenden, wie der Arzt denn entscheiden würde, wenn das konkrete Problem ihn selbst beträfe, sind auch die persönlichen Wertvorstellungen des Arztes angesprochen, ja gefordert – unabhängig davon, ob es der Arzt im Einzelfall als fachlich richtig ansieht, darauf direkt oder indirekt einzugehen oder den Ratsuchenden auf seine Selbstverantwortlichkeit zu verweisen.

Manche Psychiater werden dabei dem Recht jedes Menschen auf eigene Nachkommen [MAUNZ et al. sprechen vom „Grundrecht auf Weitergabe von Leben“ in GROSS (1977)] oder auch den bereits vorhandenen und zukünftigen Behandlungsmöglichkeiten ein hohes Gewicht einräumen. Andere wiederum werden sich vor allem davon leiten lassen, was sie an subjektivem Leid von Kranken mit häufig rezidivierenden oder chronischen psychischen Erkrankungen oder an Belastungen und Schwierigkeiten erfahren haben, denen Kinder dieser Kranken ausgesetzt sind. Neben solchen individualisierenden Erwägungen existieren jedoch auch soziale und immer noch eugenische Argumente wie etwa, daß es zur Verbesserung der Volksgesundheit erforderlich sei, die Fortpflanzung von Menschen zu verhindern, die mit psychischen Krankheiten und Behinderungen erheblich belastet sind.

Letztgenannte Argumente entstammen einer qualitativ orientierten Genetik, die GALTON vor gut 100 Jahren unter dem Begriff der „Eugenik“ einführte (GALTON 1883).Die seit DARWIN (1859) bekannte natürliche Selektion sollte durch genetische Züchtungs-Methoden ersetzt werden, um die menschliche Rasse dadurch zu verbessern, daß die Heirat zwischen Begabten gefördert (positive Eugenik) und die Geburtenquoten von „Minderwertigen“ eingedämmt (negative Eugenik) werden sollten. Diese Gedanken verbreiteten sich bereits Ende des letzten Jahrhunderts schnell und beherrschten im 1. Drittel dieses Jahrhunderts den Zeitgeist (MANN 1973).

Neben eher bekannten philosophischen Quellen, etwa bei HAECKEL oder NIETZSCHE, oder psychiatrischen Vertretern der weitverbreiteten Degenerations- und Entartungstheorie, etwa MOREL oder FOREL, oder besonders folgenreichen Publikationen wie denjenigen von WEISMANN (1895) oder PLOETZ (1895) sei durch zwei vielleicht weniger erwartete Beispiele angedeutet, daß diese Argumente Menschen unterschiedlichsten weltanschaulichen und politischen Hintergrundes beschäftigten: Alfred GROTJAHN, der sich selbst im Untertitel seiner Autobiographie als sozialistischen Arzt bezeichnete und mit seiner 1912 erstmals publizierten „sozialen Pathologie“ ein Begründer der Sozialmedizin wurde, hat 1926 als „Zuchtziel beim Menschen eine dem Nahrungs- und Kulturspielraum angemessene Bevölkerung, in der sich von Generation zu Generation die Belasteten vermindern“, gefordert und bereits 1912 „Fortpflanzungsregeln“ formuliert, deren 4. lautet: „Durch Erbübel schwer Belastete haben kein Recht auf Fortpflanzung, sondern müssen durch freiwillige oder erzwungene Unfruchtbarkeit ausgeschaltet werden.“ Karl BIRNBAUM, der mit seiner Strukturanalyse grundlegende Beiträge zur psychiatrischen Theorie lieferte, 1933 seines Amtes als Direktor der Psychiatrischen Anstalt Berlin-Buch enthoben wurde und nach Amerika emigrierte, schrieb 1935: „So bleibt schließlich nur noch eine bedenkliche Erscheinung, die dem Kulturleben anzuhaften pflegt und deren Bedeutung nun freilich nicht unterschätzt werden darf. Es ist die aufs engste kulturverbundene besondere Fürsorge für alle Art Hilflose und Unzulängliche, insbesondere auch für die psychisch Defekten. Sie wirkt jener Auslese entgegen, mit der die Natur selbst alles Lebensunwerte, biologisch Minderwertige und Kranke aus dem Lebensprozeß auszuschalten pflegt, sie fördert damit eine Gegenauslese, bei der Familien mit seelisch unzulänglichen Mitgliedern den gleichen, wenn nicht gar einen größeren Anteil an der Fortpflanzung behalten können wie die Gesunden und Vollwertigen.“

Vor diesem Hintergrund verwundert es nicht, daß das 1933 von den Nationalsozialisten schließlich eingeführte Sterilisationsgesetz, das auf einem preußischen Gesetzentwurf von 1932 basierte und sich von diesem vor allem durch die Zulassung des Zwanges und die Anzeigenpflicht des Arztes unterschied (BONHOEFFER 1949), nur wegen dieser Zwangskriterien, nicht aber wegen seiner eugenischen Zielsetzung auf Kritik stieß.

So wurde eine Idee zur schrecklichen Praxis, diePLOETZ, der Begründer der „Rassenhygiene“, in seinem Buch „Die Tüchtigkeit unserer Rasse und der Schutz der Schwachen“ (1895) u. a. so kommentierte: „... über deren komisches und grausames Äußere der Leser nicht zu erschrecken braucht, es ist ja eben nur eine Utopie von einem einseitigen, durchaus nicht allein berechtigten Standpunkt aus, welcher nur den Conflikt der bis in ihre Konsequenzen verfolgten Anschauungen gewisser darwinistischer Kreise mit unseren Culturidealen deutlich hervortreten lassen soll" (PLOETZ 1895, zit. n. MANN 1977). Die nachfolgende Entwicklung zeigte, wie sich solche Ideen verselbständigen und ihre Umsetzung in die Wirklichkeit von unkontrollierbaren äußeren Gegebenheiten abhängen können. So wies BONHOEFFER darauf hin, daß das Interesse an der Sterilisations-Frage „nicht ohne Zusammenhang mit der nach dem Kriege bestehenden Verarmung und Arbeitslosigkeit, der Überfüllung der Anstalten und Höhe der Ausgaben für diese" war (BONHOEFFER 1949). Und zwei Generationen später ließ die wissenschaftliche Revolution, die dem „Bruch des genetischen Code" 1961 folgte, Gen-Forscher auf dem CIBA-Symposium "Man and his Future" 1962 fordern, die „Möglichkeiten der Biogenetik aufzugreifen" und „die gewaltigen schöpferischen Möglichkeiten für eine glücklichere und gesündere Welt zu nutzen". Sehr konkrete Spekulationen der Menschenzüchtung wurden aber auch kritisch kommentiert: „Offenbar beginnt eine zweite Periode eugenischer Doktrinen, die von einigen glänzenden, aber irregeleiteten Wissenschaftlern gefördert wird ..." (WOLSTENHOLME 1963).

Die Populationsgenetik, als deren Begründer die englischen Genetiker R. A. FISHER und I.B.S. HALDANE gelten, hat nachgewiesen, daß bei rezessiv vererbten Krankheiten Heterozygotie in unterschiedlichem Umfang, aber insgesamt häufig vorliegt. So manifestiert sich beispielsweise die Phenylketonurie (PKU) bei etwa 1 von 10000 Menschen, aber 1 von 50 Menschen trägt das pathogene Gen. Außerdem ist es wahrscheinlich, daß die meisten Menschen nicht nur hinsichtlich eines, sondern mehrerer oder gar vieler pathogener Gene heterozygot sind, über deren Zusammenwirken und phänotypische Auswirkungen im Einzelfall noch kaum etwas bekannt ist. Immerhin gibt es Anhaltspunkte dafür, daß solche Heterozygoten-Effekte phänotypische Auswirkungen und damit möglicherweise auch klinische Bedeutung haben können. Ein Beispiel in negativer Richtung ist, daß der IQ von PKU-Heterozygoten im Durchschnitt 5–6 IQ Punkte niedriger als bei der nicht belasteten Bevölkerung liegt (THALHAMMER et al. 1977). Als eines der bekanntesten Beispiele in positiver Richtung, dem sogenannten Heterozygoten-Vorteil, kann die Malariaresistenz von Menschen angesehen werden, die heterozygot für Sichelzellanämie sind (VOGEL u. MOTULSKY 1979). Insgesamt haben solche u. a. Erkenntnisse der Genetik der Eugenik den rationalen Boden entzogen (PENROSE 1973).

Gleichwohl gibt es Befürchtungen, daß die eugenischen Ideen noch nicht ganz verschwunden seien oder aber sogar erneut die Wirklichkeit negativ verändern könnten. So hat etwa der Soziologe WEINGART in einer Auseinandersetzung mit der Eugenik darauf hingewiesen, daß die moderne Humangenetik auch wieder soziale Fragen berühre, wenn man sich klar mache, daß das genetische Wissen immer komplexer werde und neue Möglichkeiten der Manipulation eröffne, z. B. im arbeitsmedizinischen Screening auf genetische Dispositionen für Idiosynkrasien gegen definierbare Stoffe am Arbeitsplatz. „Der Rationalisierungseffekt kommt auf leisen Sohlen durch neue Erkenntnisse und neue Technologien" und „die Verwissenschaftlichung des Geschlechtslebens findet bereits statt" (WEINGART 1984).

Auf der individual-ethischen Ebene sind sehr konkrete Fragen zu beantworten, so beispielsweise, ob die sachlichen und zeitlichen Voraussetzungen einer *pränatalen Diagnostik* gegeben sind, ob eine ausreichende Aufklärung über ihre Sicherheit und über mögliche Konsequenzen (artefizieller Abort, Sterilisation) erfolgt ist, ob der zu Beratende tatsächlich über alle Ergebnisse genetischer Diagnostik oder auch eines Neugeborenen-Screenings auf Stoffwechselerkrankungen informiert werden soll oder muß. Vorteile pränataler Diagnostik, nämlich Befürchtungen über kindliche Schäden gegenstandslos zu machen oder aber präventiv durch Abbruch einer Schwangerschaft mit defektem Kind tätig zu werden, müssen gegen die Nachteile abgewogen werden, z. B. den der Stigmatisierung oder der Überforderung des Entscheidungsvermögens der Ratsuchenden (LAPPÉ et al. 1972). Grundsätzlicher macht WÜRMELING 1984 jedoch darauf aufmerksam, daß der präventive Vorteil des selektiven Aborts mit einer „schleichenden Erosion der Humanität" erkauft wird. Dies gelte es zu bedenken, wenn unsere Rechtsprechung Ärzte zunehmend zu einer defensiven Verordnung pränataler Diagnostik verleite. Als ethisch nicht vertretbar wird übrigens angesehen, die pränatale Diagnostik davon abhängig zu machen, daß die Schwangere von vornherein einwillige, ein gegebenenfalls geschädigtes Kind abortieren zu lassen. Ein *Screening bei Neugeborenen* ist indiziert, um eine Stoffwechselkrankheit wie die Phenylketonurie rechtzeitig symptom-präventiv behandeln zu können. Ist hingegen auch ein Screening auf bisher unbehandelbare Krankheiten wie die metachromatische Leukodystrophie zulässig? Denn wie wird die Mutter eines solchen Neugeborenen auf diese Information reagieren? Und könnte ihre dann vielleicht ängstliche Erwartungshaltung die Entwicklung des Kindes nicht noch zusätzlich belasten, stigmatisieren?

Die Anwendung *gentechnologischer Methoden* für die medizinische Diagnostik entwickelt sich sehr schnell. 1982 wurde ein DNA-Marker entdeckt, der eine gewisse Koppelung mit der Duchenneschen Muskeldystrophie aufweist; 1983 sind entsprechende gekoppelte DNA-Marker für die Chorea Huntington, 1984 für die x-chromosomale Retinitis pigmentosa beschrieben worden. Es ist abzusehen, daß die Zahl solcher polymorpher DNA-Marker für Mendelnde Erkrankungen in den nächsten Jahren steil zunehmen und praktisch verfügbar sein wird, so daß die skizzierten Fragen erhebliche Bedeutung gewinnen werden. Mit der Möglichkeit, Huntington-Kranke Jahrzehnte vor Ausbruch der Erkrankung sicher zu diagnostizieren, ist es erstmals in der Medizin möglich, langfristig und zudem mit Sicherheit eine ungünstige Prognose zu stellen, also beispielsweise einem Zwanzigjährigen zu sagen, daß er in 20–30 Jahren an einer Demenz zugrunde gehen wird. Ist es ethisch vertretbar, einem Menschen solche Diagnose und Prognose mitzuteilen und ihm damit die Gnade der Unwissenheit über die eigene Zukunft zu nehmen? Jonas (1982) spricht in diesem Zusammenhang von einem „Grundrecht auf Nichtwissen“. Darf der Arzt aber andererseits einem Patienten solche Information vorenthalten, wenn dieser danach fragt? Offenbar betritt die Medizin hier Neuland, auf dem auch Erfahrungen gesammelt werden müssen. Propping (1984) berichtet aus einer Selbsthilfegruppe von Kranken mit Chorea Huntington und Angehörigen, daß einige der letzteren, denen ihr Erkrankungsrisiko bekannt war, Erleichterung über das Ende ihrer quälenden Unsicherheit zum Ausdruck brachten, nachdem die Krankheit bei ihnen ausgebrochen war.

Auf die pränatale Diagnostik selbst kann hier nicht weiter eingegangen werden. Fragt man jedoch nach ihren Konsequenzen für Kind und Mutter, dann kann auch Beurteilung und Rat des Psychiaters gefragt sein, etwa zum Ausmaß möglicher psychischer Behinderung und zur Prognose eines Kindes mit chromosomalen Anomalien, zu den Entwicklungshilfen und Behandlungsmöglichkeiten bei solchen Störungen, oder zur Motivation und zu den psychischen Folgen eines deshalb erwünschten oder abgelehnten Schwangerschaftsabbruches bei der Mutter (Nielsen u. Videbech 1984).

2. Schwangerschaftsabbruch

Die Voraussetzungen, unter denen für oder gegen diesen Eingriff u. a. entschieden wird, liegen in der Alltagswirklichkeit zwischen dem Ideal einer selbstverantwortlichen und entscheidungsfähigen werdenden Mutter einerseits und einem gesellschaftlich oder gar gesetzlich vermittelten Zwang für (oder auch gegen) solche Eingriffe andererseits.

Auf der einen Seite fordert beispielsweise der mündige Bürger vom Arzt, daß dieser pränatal das Geschlecht des werdenden Kindes diagnostiziere mit dem letztendlichen Ziel auch eines Abortes bei unerwünschtem Geschlecht (Goldmann 1980; Schmickel 1980) oder auch, daß er, obwohl gesund, aus Gründen der eigenen Lebensplanung sterilisiert werde (Beauchamp 1981; Cassell 1981). Am anderen Ende der Möglichkeiten steht ein zumindest gesellschaftlich vermittelter Druck in manchen totalitären Staaten, eine Schwangerschaft etwa bei einem pränatal diagnostizierten M. Down abbrechen zu lassen.

Vor allem aber wird von werdenden Eltern in der Beratung doch deutlich zum Ausdruck gebracht, daß sie jedes Risiko vermeiden wollen und deshalb einen Schwangerschaftsabbruch bereits dann fordern, wenn auch nur der geringste Verdacht auf eine Schädigung des Embryos besteht. Dem entspricht, daß schon bei dem Risiko einer fötalen Fehlbildung von 2% nach einer röntgenologischen Strahlenbelastung von mehr als 20 Rad im ersten Trimenon ein Schwangerschaftsabbruch als zulässig angesehen oder sogar empfohlen wird und in unserer Gesellschaft auch der artefizielle Abort eines gesunden Embryos aus sozialer Indikation mehr oder weniger verbreitet und auch legal akzeptiert ist (wohl ein erheblicher Teil der ca. 200 000 gemeldeten Aborte pro Jahr in der Bundesrepublik). Dem stehen Bemühungen gegenüber, etwa ein lebensunfähiges Neugeborenes (z. B. "Baby Fae") durch Transplantation eines Schimpansenherzens am Leben zu halten (Girstenbrey 1984; Sporken 1984) oder gar durch intrauterinen Eingriff einen pränatal diagnostizierten Hydrozephalus zu behandeln (Hansmann 1984).

In den erstgenannten Beispielen wird mit dem Recht der Mutter auf Abwehr von Gefahren für sie selbst – oder in Ländern mit reiner Fristenlösung mit dem Selbstbestimmungsrecht der Mutter – die Tötung des dagegen praktisch weitgehend rechtlosen Föten gerechtfertigt, während die letztgenannten Maßnahmen damit begründet werden, daß der Fötus ein Recht auf Behandlung wie jeder andere geborene Mensch auch habe (Hansmann 1984).

Die Auffassungen darüber, ab wann der Mensch als „Mensch zu leben beginne und damit alle Rechte desselben einschließlich seiner Nichtverfügbarkeit ebenso wie auch eines Behandlungsanspruches besitze, gehen weit auseinander, von der orthodoxen christlichen Position, daß menschliches Leben mit der Konzeption beginne, bis zu jener Auffassung, die die Grenze am Beginn der extrauterinen Lebensfähigkeit zieht. Diese Grenze ist allerdings im Gegensatz zum Zeitpunkt der Konzeption keine feste, denn mit der technischen Entwicklung der Frühgeborenen-Intensivpflege ist sie immer weiter dem Konzeptionszeitpunkt entgegengewandert und liegt z. Z. schon bei 24 Wochen. Es ist deshalb verständlich, wenn nach unabhängigeren Kriterien gesucht wird, wie es beispielsweise jene biologisch begründeten theologischen Unterscheidungen sein könnten, nach denen allgemeines Leben mit der Konzeption, individuelles Leben mit der Nidation und personales menschliches Leben dann beginne, wenn das EEG und damit ein bestimmter Entwicklungszustand des Gehirns, etwa vom 40. Schwangerschaftstage an, nachweisbar wird (Auer 1984; Fuchs 1984; Müller-Christiansen 1984). Die Auffassung, daß das Personsein des Menschen an ein bestimmtes Funktionsniveau des Gehirns gebunden sei, kommt auch darin zum Ausdruck, daß die Feststellung des Todes an den Nachweis des Hirntodes gebunden ist.

Wenn nun aber der Zeitpunkt der individuellen Menschwerdung so definitionsabhängig, die extrauterine Überlebensfähigkeit so manipulierbar ist, und die Schwelle für Wahrscheinlichkeit und Ausmaß von Schäden des Kindes als Indikation zum Schwangerschaftsabbruch offenbar weithin akzeptiert so niedrig liegt, dann muß auch die Frage beantwortet werden, worin dann der Unterschied zur Euthanasie (s. u.) genannten Tötung mißgebildeter Kinder durch die Nationalsozialisten besteht.

Diese Spannweite der Möglichkeiten verweist auf den Entscheidungsspielraum des Individuums in unserer pluralistischen Gesellschaft, aber auch auf die Gefahr, daß einzelne Menschen in einer als orientierungslos erlebten Welt der Entscheidungslast nicht gewachsen sind. Angesichts dieser Vielfalt dürfte der Arzt, und nicht zuletzt der Psychiater, aufgerufen sein, Betroffenen dabei zu helfen, die eigenen, beispielsweise hedonistischen oder masochistischen, Motivationen und deren möglicherweise psychopathogenen Charakter zu erkennen. Der Psychiater wird in der Regel gefragt, ob die seelische Belastung durch die Schwangerschaft eine mütterliche Indikation zum Abbruch derselben, z. B. infolge Suizidgefahr, begründet oder auch, welche psychopathologischen Folgen ein Abbruch, z. B. eine dekompensierte Schuldthematik, haben könnte (Mende 1968; Bron 1983). Bei der fachlichen Unsicherheit solcher Prognostik sieht sich der Psychiater meist auch ethischen Fragen ausgesetzt, denen er nicht entgehen kann. In jedem Fall sollte sich der Arzt bei welcher dieser Maßnahmen auch immer über seine eigenen Motive und deren Vertretbarkeit Rechenschaft ablegen, denn sein Einfluß dürfte erheblich sein. Dies zeigen die Ergebnisse aus den Konsequenzen pränatal-genetischer Diagnostik in Dänemark. Denn wie anders sollte man sonst erklären, daß es deutliche Unterschiede in den Abortarten zwischen den verschiedenen pränatal diagnostizierten Chromosomen-Anomalien gibt, beispielsweise zwischen 66 bis 100% bei den verschiedenen geschlechts-chromosomalen Anomalien mit durchschnittlich ähnlichem Krankheitswert, aber nur in 13% aller autosomalen Chromosomen-Anomalien (ohne M. Down), mit allerdings jeweils sehr unterschiedlichem Krankheitswert (Nielsen u. Videbech 1984)?

Von welchem Menschenbild aber wird der Arzt geleitet, und auf welche Kriterien bezieht er sich, wenn er berät? Wie sicher muß beispielsweise die pränatale Diagnose einer Mißbildung oder Behinderung sein, etwa einer Alkoholembryopathie? Und von welchem Ausprägungsgrad der Behinderung an, z. B. bei einem M. Down, ist ein Schwangerschaftsabbruch vertretbar oder gar zu empfehlen? Reicht eine voraussichtliche Minderung des IQ um 5–10 Punkte als Kriterium aus?

Der BGH hat 1984 entschieden, daß ein Schadenersatzanspruch gegen einen Arzt wegen schuldhaft unzutreffender Beratung einer werdenden Mutter, die später ein Kind mit M. Down entbindet, dann nicht besteht, wenn das Kind lediglich „leichtere" Behinderungen hat, die rückblickend einen Schwangerschaftsabbruch aus medizinischen Gründen nicht gerechtfertigt hätten (BGH VI, ZR 85/82).

3. Sterilisation

Bei Menschen mit schwerer und dauerhafter psychischer Erkrankung, vor allem, aber bei jungen Menschen mit geistiger Behinderung taucht immer wieder die Frage auf, ob man verhindern darf oder muß, daß sie Kinder bekommen. Als gerade bei diesem Personenkreis sicherste Methode der Empfängnisverhütung gilt die Sterilisation. Eltern von geistig behinderten Jugendlichen drängen Frauenärzte aus Angst vor weiteren Belastungen, ihre Kinder möglichst frühzeitig zu sterilisieren. Jugendpsychiater weisen darauf hin, daß die Sterilisation Behinderten mehr Freiraum zur Gestaltung auch ihrer sexuellen Beziehungen gibt. Für solche Argumente auch den Behinderten zu gewinnen und seine Eltern zu entängstigen, sollte Ziel der ärztlichen Einflußnahme sein, wie die Fachvertreter für Psychiatrie und für Kinder- und Jugendpsychiatrie 1985 feststellten:

„Die Rechtslage zu dieser Problematik ist ungeklärt. Im Interesse der Betroffenen muß darauf hingewirkt werden, daß eine Sterilisation nur erwogen werden sollte,

- wenn die rechtsrelevante Einwilligung des Betroffenen und die Zustimmung des/der Sorgeberechtigten vorliegt,
- wenn durch ein (kinder- und jugend-)psychiatrisches Gutachterverfahren die Indikation zur Sterilisation begründet wird.

Einer Begutachtung sollten folgende Indikationskriterien zugrundegelegt werden:

- Die Schwere der geistigen Behinderung und deren Prognose,
- Die Gefährdung im Hinblick auf sexuellen Mißbrauch.

Dabei sollte überprüft werden, wieweit weniger eingreifende Maßnahmen ohne gesundheitliche Risiken durchgeführt werden können.“

Das Gutachterverfahren dürfte vor allem dann unabweisbar sein, wenn dem ärztlichen Rat nicht gefolgt wird, wenn beispielsweise eine infolge geistiger Behinderung nicht erziehungsfähige, jedoch sexuell aktive oder leicht mißbrauchbare junge Frau der Empfehlung zur Sterilisation nicht folgen kann – und damit der Gefahr eines dann möglicherweise gewollten Schwangerschaftsabbruches oder eines beschädigten Kindes ausgesetzt ist? (KELLY 1977; KESSLER 1979). Es bleiben also – wenn auch wohl selten – Situationen, in denen der Frage nicht ausgewichen werden kann, ob der Behinderte auch ohne seine Einwilligung oder gegen seinen Willen sterilisiert werden soll.

Auf diese Frage nach der Zwangssterilisation ist eine eindeutige und zweifelsfreie Antwort schon deshalb nicht möglich, weil – wie erwähnt – der Rechtsrahmen nicht ganz klar ist, obwohl das Problem seit Jahrzehnten diskutiert wird (ESER 1980). Rechtlich kann eine Sterilisation nur mit Zustimmung des Betroffenen selbst erfolgen, aber auch dann ist sie nur bei bestimmten Indikationen zulässig, die etwa denen des Schwangerschaftsabbruches entsprechen (GROSS 1977). Das Recht auf Einwilligung dazu wird heute überwiegend als auf andere Personen wie Eltern, Pfleger oder Vormund nicht übertragbar angesehen. Das Argument lautet, daß die Sterilisation kein Heileingriff sei und deshalb das höchst persönliche Recht der Einwilligung dazu auch nicht vom gesetzlichen Vertreter wahrgenommen werden könne. Ein Urteil des Landgerichtes Berlin von 1971, das die Rechtmäßigkeit einer Sterilisation nach Zustimmung des Pflegers feststellte, hätte heute wohl kaum Bestand, wie ein Urteil des Oberlandesgerichtes Hamm von 1982 belegt (MENDE 1984).

Die öffentliche Diskussion zur Zwangssterilisation ist verständlicherweise gefühlsbeladen. Greift sie doch in das „Grundrecht auf Weitergabe von Leben“ (MAUNZ et al. nach GROSS 1977) sowie in das Grundrecht der personalen Selbstbestimmung ein und dies vor dem Hintergrunde der geschichtlichen Erfahrung in Deutschland.

Gleichwohl scheint im Vergleich zu Zielen und Verfahren der Familienplanung in anderen Kulturen eine Verabsolutierung des individuellen Selbstbestimmungsrechtes vorzuherrschen, wenn hierzulande manche jede Zwangssterilisation vehement ablehnen – und übrigens ebenso leidenschaftlich für eine Legalisierung jeglichen Schwangerschaftsabbruches eintreten. Darüber hinaus erscheint es den Verfechtern der persönlichen Freiheit wohl auch unkontrollierbar und deshalb zu gefährlich, Zwangssterilisation – wenn auch nur unter strengsten Kautelen, so aber eben doch – prinzipiell zuzulassen, denn die Kriterien könnten aufgeweicht und mißbraucht werden. (Mit dem gleichen Argument, jedoch erfolglos, wandten sich die Verfechter der Unantastbarkeit des menschlichen Lebens gegen den Schwangerschaftsabbruch zu welchem Zeitpunkt und aus welchem Grund auch immer. Zudem wurde darauf verwiesen, daß Sterilisation kein Leben tötet, wie der Schwangerschaftsabbruch, sondern es nur verhindert.) Die Diskussion vermittelt den Eindruck, daß das Recht auf uneingeschränkte Selbstbestimmung in unserer Gesellschaft heute höher eingeschätzt wird als das Recht auf Leben. Die öffentliche Diskussion über Zwangssterilisierung ist aber auch tabuisiert, nicht zuletzt wegen ihrer Folgen für derart Betroffene im Nationalsozialismus. Die historische Betrachtung zeigt, daß die schrecklich realen Konsequenzen ideengeschichtlicher Entwicklungen wohl von kaum einem ihrer Initiatoren so gedacht oder gewollt waren (z. B. Ploetz oder Hoche). Angesichts der vielfältigen, breiten und jahrzehntelangen Ideen-Vorgeschichte der von den Nationalsozialisten Euthanasie genannten Ermordung von psychisch Kranken muß uns die Frage jedoch sehr drängend bewegen, ob manche unserer heutigen Begründungen für Zwangssterilisation, Schwangerschaftsabbruch und Sterbehilfe, die uns im Hinblick auf schwerste Beeinträchtigung menschlichen Lebens und zudem deren Verlängerung oder gar Ermöglichung durch die moderne Medizin rational überzeugend und in der konkreten Situation des Einzelfalles unmittelbar evident erscheinen, nicht wiederum erste Schritte in Richtung auf ein fürchterliches Ende sind. An welchen situationsüberdauernden Kriterien kann der Arzt sich orientieren? Welche Barrieren sichern ihn vor dem Weg in den Abgrund?

4. Euthanasie

3. Beispiel: Ein Nephrologe fragt einen Psychiater, ober er die (Dauer-)Dialyse bei einem 40jährigen chronischen Urämiker ablehnen könne, der wegen einer alkoholischen Demenz seit Jahren in einer psychiatrischen Klinik untergebracht sei. Der Patient müsse jeweils aus der psychiatrischen Klinik in die medizinische Klinik gebracht und während der Dialyse gefesselt werden, da er sich aus unbekannten Gründen gegen die Dialyse wehre. Ohne Dialyse würde der Patient schnell sterben, mit Dialyse könne er noch lange leben. Sei aber der Aufwand: dreimal pro Woche Transport mit Fahrer und zwei Pflegern sowie die schwerwiegende psychische Belastung des Personals der medizinischen Klinik gerechtfertigt bei einem Menschen, der sich gegen die Behandlung wehre, bei dem der Erfolg der Dialyse wegen der mangelhaften Compliance, insbesondere bezüglich der Flüssigkeitsrestriktion, sehr zweifelhaft ist, und bei dem Sinn und Wert des Weiterlebens zumindest fragwürdig sei: Erleben – wenn überhaupt – leidvoll, weitgehende Zerstörung der Persönlichkeit, mit infauster Prognose quoad restitutionem?

Wesentliche Argumente der bereits vor fast 100 Jahren intensiv geführten Euthanasie-Diskussion tauchen hier wieder auf: Das individual-ethische Argument des Mitleids, das das Individuum von seiner Qual erlösen bzw. nicht länger leiden lassen will, sowie das sozial-ethische Argument der finanziellen und psychischen Last für die Gesellschaft. Daß diese Diskussion über die Schrift von Binding und Hoche zur „Freigabe der Vernichtung lebensunwerten Lebens" von 1920 zum Massenmord an psychisch Kranken während des Krieges führte, ist dem Psychiater vielleicht nicht so präsent, wenn ihm die eingangs zitierte Frage nur nebenbei und von einem sympathischen, erfahrenen und anerkannten ärztlichen Kollegen gestellt wird. Gleichwohl erscheint es notwendig, vor dieser Perspektive und im Rahmen von daraus abgeleiteten normativen Grenzen Fragen zum Einzelfall möglichst konkret zu stellen und zunächst einmal psychiatrisch zu klären, z. B.: Liegt wirklich eine irreversible Demenz vor, insbesondere – wie hier – bei einer alkoholischen Demenz und bei einem 40jährigen (Diagnose? Ätiologie?)? Läßt sich mit Sicherheit feststellen, daß dieser Kranke als Subjekt nichts mehr erlebt oder nur noch leidet? Woran im vorliegenden Falle größte Zweifel angebracht sein dürften, da der Kranke sich ja wehrt, also noch zu Intentionen fähig ist – abgesehen von dem Zweifel, ob nicht ein Mensch, der noch leiden kann, nicht auch noch prinzipiell die Möglichkeit zur Freude hat und als Subjekt noch lebt; lassen sich wirklich keine Motive für die Abwehr der Dialyse durch den Kranken erkennen? z. B. zumindest eine Ahnung davon, daß diese Maßnahme ihn aktuell belastet bzw. ihm unangenehm ist und in der Perspektive sein Leiden verlängert? Wenn darin aber tatsächlich eine Selbsterlösungs-Intention des Kranken zum Ausdruck käme, müßte der Psychiater doch auch die Frage nach der Einwilligungsfähigkeit beantworten (s. u. II.1).

Alle diese Fragen müßte der Psychiater anhand persönlicher Untersuchung zunächst einmal mit professioneller Kenntnis und Erfahrung beantworten, um erst dann überhaupt rational fundiert zu der Frage Stellung nehmen zu können, ob bei diesem Kranken durch Beendigung der Dialyse das Leben eines Sterbenden nicht mehr „unnötig" (?) verlängert wird, also passive Euthanasie möglich sei. (Ein Sonderproblem ist dadurch gegeben, daß ein Urämiker ohne Dialyse nur als Sterbender angesehen werden kann, eine Urämie mit Dialyse dagegen keineswegs zum Tode führt und sogar erfülltes menschliches Leben weiterhin möglich ist; die Frage kann also hier nicht unter dem Gesichtspunkt der Sterbeerleichterung beantwortet werden; jedoch auch eine Antwort nach den Maßstäben, nach denen lebenserhaltende Systeme bei Hirntoten abgeschaltet werden, erscheint problematisch). Aber selbst wenn nach solchen Erwägungen eine passive Euthanasie als Hilfe beim Sterben im Rahmen unseres geltenden Rechtes zulässig wäre (was im zitierten Fall eben mehr als fraglich ist), dann stünde der Arzt immer noch und nun eigentlich erst richtig klar vor der ethischen Entscheidung, die lebenserhaltende Dialyse trotz der entgegenstehenden Umstände durchzuführen oder nicht. Diese Entscheidung muß keineswegs nur der Nephrologe treffen, sondern in erster Linie der Psychiater, der der primär behandelnde Arzt des Kranken ist und die Indikation für oder gegen die Dialyse stellt. Dabei wird der Psychiater sich ebensowenig freimachen können von den Implikationen der aktuellen Situation, z. B. daß es heute die Dialyse gibt, die vor 30 Jahren noch nicht zur Verfügung stand, wie von der eingangs erwähnten geschichtlichen Erfahrung dieses Jahrhunderts und zumal in Deutschland.

Auf die Ideengeschichte der Euthanasie i.w.S. kann hier nicht näher eingegangen werden (WALTER 1948; EHRHARDT 1965; DÖRNER 1967; LAUTER u. MEYER 1982; WINAU 1984). Da sie aber wohl nicht zu Ende ist, wie die aktuelle Diskussion zeigt, z. B. um Behilfe zum Suizid, um Tötung auf Verlangen, um Beendigung nur noch künstlich erhaltenen Lebens oder gar spontanen Lebens von Menschen, die zu einer Willensäußerung etwa bei seniler Demenz nicht mehr in der Lage sind, muß ihre schrittweise Entwicklung ins Verbrechen doch wenigstens mit einigen Daten in Erinnerung gerufen werden.

Wenn auch in ärztlichen Schriften zur Euthanasie in der ersten Hälfte des 19. Jahrhunderts Maßnahmen erwähnt werden, mit denen in der Bevölkerung ein schneller Tod herbeigeführt wird, so wird doch bis gegen Ende jenes Jahrhunderts unter Euthanasie ausschließlich die ärztliche Hilfe beim Sterben verstanden (Winau 1984). Dann aber wird der Begriff ausgeweitet, aufklärerisch die Verfügbarkeit des Todes gefordert. Begründet wird „das Recht auf den Tod" (Jost 1895) mit Mitleid und mit Kosten-Nutzen-Erwägungen zum Lebenswert des unheilbar Kranken. Tille (1895) argumentiert sozialdarwinistisch, ebenso wie auch die bedeutenden Naturforscher Haeckel und Ostwald, die Gründer des Deutschen Monistenbundes. Zur Tötung auf Verlangen legt Gerkan 1913 einen Gesetzesentwurf vor. Nicht zuletzt unter dem Eindruck der wirtschaftlichen und sozialen Folgen des Krieges rechtfertigen dann 1920 der Jurist Binding und der Psychiater Hoche „die Freigabe der Vernichtung lebensunwerten Lebens", wozu sie auch die unheilbar Blödsinnigen als „Ballastexistenzen" zählen. Sie bereiten damit – neben den bereits erwähnten Rassehygienikern mit ihren zur Zwangssterilisation führenden Utopien von der Züchtung des „neuen Menschen" (Benz 1961; Mann 1977) – die als „Gnadentod" verschleierte Ermordung von mehr als 100000 überwiegend psychisch Kranken durch die Nationalsozialisten gedanklich vor.

Ein wichtiges Motiv Hoches lag wohl darin, durch rechtliche Regelungen die im ärztlichen Alltag immer wieder quälend erlebte Grauzone zwischen arztethischen Pflichten[1] und einer „höheren Auffassung von Dasein" (Hafner u. Winau 1974) zu verringern.

„Abgesehen von allen grundsätzlichen Bedenken ethischer und rechtlicher Art" zweifelt aber Ehrhardt 1965 entschieden an, „ob eine gesetzliche Regelung entsprechend den angloamerikanischen Vorschlägen (ab 1932) die Situation des Arztes erleichtern, ob sie dem Arzt mehr Schutz und Sicherheit bieten, ob sie sein Vertrauensverhältnis zum Patienten verbessern könnte. Mir scheint" – fährt Ehrhardt fort – „das alles mehr als fragwürdig zu sein, zumal nur eine kleine Zahl der tatsächlich problematischen Fälle erfaßt werden könnte und die Frage der Freiwilligkeit bei uns zu unendlichen Auseinandersetzungen führen würde. Wir haben seit 1945 so viele Erfahrungen sammeln können, daß wir allen Versuchen gesetzlicher Reglementierung ärztlichen Handelns mit großer Skepsis begegnen sollten. Denkt man überhaupt an eine Legalisierung der Sterbehilfe mit Lebensverkürzung, dann kann man die Fälle mit mehr oder weniger deutlicher Entscheidungsunfähigkeit nicht einfach ausklammern. Sie spielen in der ärztlichen Praxis die größere Rolle, sie appellieren in noch höherem Grade an unser menschliches Mitgefühl, sie sind ihrem Arzt ‚ausgeliefert', der für sie und in ihrem Sinn – den er meist nicht genau kennt – handeln soll. Damit stehen wir schon mitten in der Problematik der ‚Vernichtung lebensunwerten Lebens'." Ist diese aber endgültig gebannt? Ebenfalls 1965 weist Schmidt auf die „Unabgrenzbarkeit des Gnadentodes" hin und warnt vor einer „Gnadentoddämmerung", indem sich beispielsweise „aus Überalterung der Gesellschaft ... Versuche zu neuen ‚Endlösungen' herausbilden" könnten. „Mit immer weiterer Verlängerung der Lebensdauer nimmt die Zahl der Alten so enorm zu, daß ihr Prozentsatz an Dementen, eines Tages die Masse der ‚geistig Toten', zu einer sozialen Frage werden dürfte, womöglich mit äußersten Konsequenzen." „Die Medizin, zumal die Psychiatrie, würde zum Ausführungsorgan sozialer und ökonomischer Interessen. Daneben mögen im sanierten Wohlfahrtsstaat ideelle Motive Gehör finden. In Ansehung der Würde des Menschen läge ein Vorschlag nicht so fern, man solle die senil Dementen gerade wegen des verglimmenden geistigen Funkens, wegen des unkenntlich gewordenen Ebenbildes ihrer selbst auf sanfte Weise auslöschen." Die Deutsche Gesellschaft für Soziale Psychiatrie legt zum 1. September 1979, 40 Jahre nach Kriegsausbruch und der auf diesen Tag rückdatierten geheimen und illegalen Ermächtigung durch Hitler zur „Gnadentod" genannten Tötung psychisch Kranker eine Denkschrift zum „Holocaust und die Psychiatrie" mit dem Ziel vor, „das Schweigen in der Bundesrepublik zu brechen". Damit werde der Versuch unternommen, Verleugnen durch Trauerarbeit zu ersetzen, um „allen psychiatrisch Tätigen ... zu einer menschlichen Grundhaltung in ihrer Alltagsarbeit" zu verhelfen. Schweigen, rationalisierende Distanz, Aussonderung werden als Abwehr der Angst gedeutet, die jeder psychiatrisch Tätige erfahre, wenn er sich auf das Schicksal der Betroffenen, der Kranken wie der Helfer, auch gefühlsmäßig wirklich einlasse. „Dazu gehört

[1] (1921 nahm der Deutsche Ärztetag eindeutig gegen die Euthanasie Stellung).

es auch, die damaligen Täter so ernst zu nehmen, daß einfühlbar wird, welche Gewalt- und Vernichtungsanteile auch in meinem gegenwärtigen Handeln wirksam sind. Und es geht darum, um die Unterscheidbarkeit von Menschlichkeit und Unmenschlichkeit zu ringen" (DÖRNER et al. 1980).

Wenn in der letztgenannten Äußerung auch Hilflosigkeit und Betroffenheit darüber ihren Ausdruck finden, daß offenbar idealisierte Überzeugungen von Genese und Behandelbarkeit psychischer Krankheiten der Erfahrung mit der Wirklichkeit nicht immer standhalten und zudem die Tendenz deutlich wird, individuelle Erfahrungen und Teilerkenntnisse realitätsfern zu verallgemeinern und zu verabsolutieren, so ist doch der Versuch bemerkenswert, die geschichtliche Kontinuität der eigenen Erfahrung zu bedenken und daraus Handlungsanweisungen zu gewinnen.

5. Suizid

Die enge Bedeutung des Begriffes Euthanasie als Hilfe beim Sterben wird heute in der öffentlichen Diskussion wieder ausgeweitet. Das Recht auf den eigenen Tod wird erneut gefordert. Aus psychiatrischer Sicht hat J. E. MEYER dazu jüngst überzeugend Stellung genommen (1984). Zur ethischen Dimension des Suizidproblems, soweit der Arzt damit befaßt wird, sollen deshalb hier nur wenige Anmerkungen folgen (zumal das Thema Suizid ausführlich im Teil II dieses Bandes behandelt wird). Angesichts des rechtlichen Rahmens ist lebensrettendes und -bewahrendes Handeln des Psychiaters in fast allen Fällen von Suizidalität so eindeutige Wertnorm, daß sich ethische Probleme nicht ergeben (HELMCHEN 1984a). Dies gilt nicht nur für die akute, sondern auch für chronische Suizidalität. Auch bei der chronischen Suizidalität des neurotisch gestörten Menschen handelt es sich in der Regel primär um ein behandlungstechnisches Problem. Ist doch die dabei mit fluktuierender Deutlichkeit, Intensität und Situationsbezogenheit auftretende Suizidalität gelegentlich geradezu ein Charakteristikum gestörter Interaktion, auch derjenigen zwischen Arzt und Patient, in der die therapeutischen Grenzen des Psychiaters provoziert werden und Bedrohung ärztlicher Omnipotenz zu negativer Gegenübertragung („Gegenübertragungshaß") führen kann, aber auch latente Suizidphantasien des Arztes angeregt werden können. Reflektion solcher Dynamik des Umganges mit chronisch Suizidalen gehört zur professionellen Ausbildung des Psychiaters, der dann die Erfahrung gewinnt, daß der Umgang leichter und erfolgreicher wird, wenn er – dem Patienten erkennbar – Risiken in Kauf nimmt und damit diesem auch ein Stück von Selbstverantwortung zurückgibt. So taucht dann auch, wenn es doch einmal zu einer suizidalen Handlung kommt, immer nur die von Schuldgefühlen begleitete Frage auf, ob der Suizid bei größerer Sorgfalt oder Fachkompetenz hätte vorhergesehen und verhindert werden können.

Einem wirklichen ethischen Problem in dem Sinne, daß seine Fachkompetenz nicht genügt, um sich für den Vorrang einer von zwei im konkreten Fall einander widersprechenden Wertnormen entscheiden zu können, begegnet der Psychiater bei sogenannter Bilanz-Suizidalität. Zunächst muß er natürlich auch bei überzeugend vorgetragenem und bilanzierend begründetem Suizidwunsch fachlich prüfen, ob nicht doch eine psychische Erkrankung vorliegt, die den natürlichen Willen des Kranken, seine Identität mit sich selbst (s. u.), einschränkt. Ist dies nicht der Fall, dann allerdings könne sich der Arzt vor der Entscheidung sehen, ob er seinem Auftrag, Leben zu erhalten oder dem Selbstbestimmungsrecht des Patienten folgen soll. In praxi wird der Arzt sehr selten in solche Situation geraten, da ein ernsthaft zum Suizid entschlossener Mensch diesen auch meist ausführen kann. Wie aber soll sich der Arzt verhalten, wenn ein in dieser Weise suizidaler Patient seiner Obhut „ausgeliefert" ist, beispielsweise in stationärer Behandlung? Unabhängig von der rechtlichen Frage, ob er damit straffreie Beihilfe zum Selbstmord leistet oder seine Garantenpflicht strafbar verletzt, muß er doch entscheiden, ob er den Patienten um des Lebens willen auch gegen dessen Willen weiter auf der geschlossenen Station untergebracht läßt (und ihn dabei für die Änderung seiner Lebensperspektive zu motivieren bzw. seine Abwehr zu stabilisieren sucht) oder ob er dem Selbstbestimmungsrecht des Patienten folgt und ihn zum Suizid entläßt.

4. Beispiel: Ein 50jähriger differenzierter Mann, chronisch bettlägrig in stationärer Behandlung wegen einer progredienten konsumierenden Erkrankung und unter Dauerdialyse wegen Urämie, verlangt vom Arzt in nüchternem und ruhigem Gespräch, daß die Dialyse beendet werde, weil er sterben wolle.

Folgt der Arzt in solchen Fällen dem Selbstbestimmungsrecht des Patienten, womöglich mit dem ärztlichen Zusatzargument des Mitleides und der Erlösung von qualvollem Leiden, dann bedeutet dies jedoch auch, daß er damit zum einen über den „Unwert" eines Menschenlebens befindet – woran sich im Prinzip auch dadurch nichts ändert, daß er sich von der Selbstbeurteilung des Patienten hat überzeugen lassen; zum anderen verstößt er gegen die ärztliche Pflicht Leben zu erhalten. In beiden Fällen werden dem tradierten Selbstverständnis des Arztes entsprechende Grenzen überschritten. Wenn dies auch angesichts des medizinischen Fortschrittes immer wieder bedacht werden muß, so mahnen die Erfahrungen der Vergangenheit dabei doch zu allergrößter Vorsicht und Skepsis. Und zumindest bei Bekanntwerden der Tatsache, daß ein Arzt auch zum Tode verhilft, könnte das Vertrauen anderer Patienten zu diesem Arzt und zum Arzt überhaupt wohl im Kern getroffen werden.

6. Epilog

Die Beschäftigung mit Eingriffen in das Leben wegen psychischer Krankheit hat gezeigt, daß der Psychiater in vielfältiger Hinsicht davon betroffen wird. Deshalb ist es für ihn lehrreich und wichtig, die Ideengeschichte dieser Problematik zu kennen. Insbesondere läßt sie einiges von der Entwicklung und Macht von Ideen, ihrer Inkorporation in den Zeitgeist und ihrer Abhängigkeit von äußeren Gegebenheiten verstehen und macht auch die inhärenten Gefahren deutlich, wenn man sich ihre praktischen Konsequenzen vergegenwärtigt.

So gewannen neben den etwa von GALTON oder PLOETZ humanistisch verstandenen Zielen einer Verbesserung der Menschheit Argumente der seelischen und insbesondere der wirtschaftlichen Entlastung der „Allgemeinheit" in wirtschaftlich schwierigen Zeiten an Gewicht, so vor allem nach dem verlorenen Ersten Weltkrieg oder in der internen Argumentation der Nationalsozialisten, daß ein im

Krieg stehendes Volk seine beschränkten Ressourcen nicht mehr für „Minderwertige" einsetzen dürfe.

Es fällt auch auf, daß die Sprache ein sensibler Indikator für die Wirksamkeit des Zeitgeistes und das Ausmaß ist, in dem ein Autor von ihm abhängt. HOCHE, der von „Ballast-Existenzen" und „leeren Menschenhülsen" sprach, war eine anerkannte Persönlichkeit seiner Zeit, Rektor der Universität Freiburg. Nicht zuletzt ist festzuhalten, daß Ideen auch über ihre Autoren hinweggehen. HOCHE hat den mit seinen Begriffen begründeten und als Euthanasie getarnten Mord durch die Nationalsozialisten „auf das schärfste mißbilligt" (zit. n. KLEE 1983). Und heute? Ist diese Ideengeschichte denn abgeschlossen? Wie weit macht sich der Einzelne schuldig, wenn er dem Zeitgeist folgt, der zu anderen Zeiten oder aus anderen Regionen der Welt als Ungeist beurteilt wird? Gibt es bleibende, die Zeiten überdauernde Wertnormen, die den Einzelnen vor Ver-führung durch den Zeitgeist schützen? Wie müssen sie beschaffen sein?

Ein Grundelement der gesamten Diskussion um Eugenik und Euthanasie („eu"?!) scheint die Überzeugung zu sein, daß der Mensch, sein Wert und Bild, von Menschen beeinflußbar, machbar sei (KOSLOWSKI et al. 1983). Diese Überzeugung von der Möglichkeit und Notwendigkeit, ja Verpflichtung zur Manipulation des Menschen, des Individuums wie der Menschheit schlechthin, mit dem Ziel der Qualitätsverbesserung, steht dem tradierten jüdisch-christlichen Menschenbild als dem allerdings unvollkommenen Ebenbild Gottes – und vor allem ohne dessen Verfügungsgewalt – gegenüber. Diese antithetische Spannung fruchtbar zu machen, scheint ethische Aufgabe der Gegenwart zu sein.

Gehört es nicht auch zur Verantwortung derjenigen, die mit diesen Problemen zu tun haben, nicht nur die Probleme aufzuzeigen, sondern auch Lösungswege und deren praktische Konsequenzen zu bedenken? Immerhin fährt BIRNBAUM in seiner oben zitierten Passage unmittelbar fort: „Doch auch hier darf man die kulturellen Ausgleichskräfte nicht übersehen. Vertiefte Einsicht in die Zusammenhänge und erhöhtes Verantwortungsbewußtsein, diese natürlichen Begleiterscheinungen jedes wirklichen kulturellen Fortschritts, weisen auch hier Ziel und Richtung" (BIRNBAUM 1935).

Davon war jedoch am Ende einer Entwicklung nichts mehr zu bemerken, die ihren Ausgang von einer theoretischen Diskussion über Eugenik und Euthanasie nahm, dann – dem Gedanken der Machbarkeit auch des Menschen selbst zunehmend verfallend und in ihrer Sprache eine wachsende Einengung und Deformierung ihres Bildes vom Menschen verratend – über die Sterilisation, erst freiwillig, dann zwangsweise, bei der Ermordung von zunächst nur unheilbar Erkrankten und Schwerbehinderten, schließlich jedoch von mehr oder weniger willkürlich definierten Menschengruppen endete.

Solche hier nur aphoristisch angedeuteten Überlegungen sollten präsent sein, wenn heute etwa die hohen Kosten für die Pflege eines mißgebildeten oder behinderten Kindes aufgerechnet werden gegen den Hungertod gesunder Kinder in manchen Entwicklungsländern, wenn der Genetiker sich mit der Frage beschäftigen muß, ob er bei einer fötalen Mißbildung zum Schwangerschaftsabbruch raten soll, wenn die Lebensqualität schwerbehinderter Dauerdialysanden in Frage, wenn der Lebenswert von senil dementen Menschen zur Diskussion gestellt wird (s.a. DEGWITZ 1976).

II. Einschränkung der Selbstbestimmung bei psychischer Krankheit

Nachdem die Leitidee der persönlichen Freiheit in den letzten zwei Dekaden stark an Bedeutung gewonnen hat, ist es verständlich, daß sich ethische Probleme der zeitgenössischen Psychiatrie wesentlich daraus ergeben, daß psychische Krankheit diese persönliche Freiheit mehr oder weniger stark einschränken kann. Denn krankheitsbedingter Freiheitsverlust konfrontiert den Psychiater mit dem Problem der Übernahme von Verantwortung für den psychisch Kranken, d. h. auch mit dem Problem des Freiheitsentzuges. Solcher „Freiheitsentzug", d. h. Entzug der „äußeren" Freiheit zum selbstbestimmten Handeln, ist zu verstehen als Schutz vor den Folgen krankheitsbedingten Verlustes der „inneren" Freiheit, der Selbstverfügbarkeit, der Autonomie im Sinne von Authentizität oder auch Identität mit sich selbst (Macklin 1983 b). „Innerer" Freiheitsverlust wird in abnormem Verhalten deutlich. Er ist insofern krankheitsbedingt als der betreffende Mensch sich aus inneren Gründen, eben der psychischen Krankheit, *nicht* anders verhalten *kann*.

Philosophisch, aber auch anthropologisch-klinisch wird das Wesen psychischer Krankheit in einer Beeinträchtigung der Funktionsfähigkeit des Wollens gesehen, d. h. in einer Einschränkung des freien Über-sich-selbst-verfügen-könnens, das sich nicht auf die Ziele des Wollens, sondern auf das Wie des Wollens bezieht (Blankenburg 1978; Kubie 1954; Macklin 1983 b; Tugendhat 1983; Zutt 1970).

Das Problem besteht darin, den Krankheitscharakter innerer Gründe und ihren Anteil am Gesamt der inneren Gründe (Antriebe, Motivationen) eines Menschen zu erkennen. Das ist bei qualitativ abnormer Psychopathologie (Psychosen) eindeutiger möglich als bei nur quantitativ abnormer Psychopathologie (Neurosen). Denn quantitativ abnorme Psychopathologie ist schwerer zu erfassen, und ihre Grenzen zum Normalen sind bei leichterer Ausprägung besonders unscharf. Die aus praktischen Gründen notwendige Grenzziehung enthält etwas Willkürliches. Dieses willkürliche Moment in der Definition von („schon") Krankheit an der Grenze zum („noch") Normalen begründet ein ethisches Problem, wenn es um die Einstellung zu den Folgen der Definition geht. Es besteht darin, daß das medizinische Modell der Krankheit dem Kranken einerseits Schutz gibt: Die Krankenversicherung übernimmt die Kosten und der Arzt die Verantwortung seiner Behandlung und Versorgung, sein abnormes Verhalten wird exkulpiert; gleichzeitig kann es ihm aber auch das Gefühl der Selbstverantwortung (für sein Fehlverhalten, für die Bemühung um dessen Überwindung) nehmen, sowie ihn als psychisch krank (als unheilbar, als störend, als versagend) stigmatisieren. Damit aber ist die Selbstverfügbarkeit des betroffenen Menschen nicht mehr nur durch die als Krankheit aufgefaßten inneren Gründe, sondern auch durch die Folgen der Krankenrolle eingeschränkt. Denn wenn – von eindeutiger Krankheit, vom zweifelsfreien, vollständigen oder dauerhaften inneren Verlust der Selbstverfügbarkeit aus – die Grenze weit ins Normale hineingezogen wird, dann kann tatsächlich vorhandene Selbstverfügbarkeit, Selbstverantwortung und soziale Freiheit abhanden kommen; wird die Grenze aber sehr eng gezogen – bis hin zur Aufgabe des Krankheitsmodells –, dann wird dem betroffenen Menschen (und auch seinen Nächsten) eine Verantwortung angelastet, die zu tragen er nicht imstande ist. Hier also, in der angemessenen Grenzziehung, die das Schaden-Nutzen-Verhältnis im Hinblick auf die Selbstbestimmung des betroffenen Menschen optimiert, liegt die ethische Verantwortung zunächst einmal des Gesundheits-Theoretikers und -Planers und noch mehr die des Gesundheits-Politikers. Die psychiatrische Erfahrung lehrt indessen weiterhin, daß auch innerhalb eines wie eng auch immer definierten Krankheitsbegriffes die Selbstverfügbarkeit in Ausdehnung und Dauer individuell je unterschiedlich eingeschränkt und kaum jemals vollständig und auf Dauer aufgehoben ist. Hier nun ist es die Verantwortung des praktizierenden Psychiaters, Maß und Art der Einschränkung von Selbstidentität und Selbstverfügbarkeit bzw. von *noch* erhaltener Autonomie bei jedem seiner Patienten richtig zu erkennen. Auch er kann dem Problem indessen nicht entgehen: Zieht er die Grenze zu weit, dann verstößt er gegen das Selbstbestimmungsrecht des Patienten, zieht er sie zu eng, verstößt er gegen die ethische Maxime des Arztes, alles zum Wohle des Kranken zu tun und ihm nicht zu schaden bzw. Schaden von ihm abzuwenden. Beide Konsequenzen haben einen fachlichen und einen ethischen Aspekt. In jedem Fall kann eine falsche Grenzziehung dem Patienten schaden: So kann sich im erstgenannten Fall eine regressive Passivierung, ein Hospitalismus, im letztgenannten Fall eine Krankheitsprogression, eine Selbst- oder Fremdbelastung oder gar -gefährdung ergeben. Es ist also zuallererst eine psychiatrische Fachfrage, die Grenze der noch erhaltenen Autonomie hier und jetzt richtig zu erkennen, um die schädlichen Folgen einer Fehleinschätzung zu vermeiden. In dem Maße jedoch, wie das psychiatrische Fachwissen für das anstehende Problem überhaupt noch nicht sicher genug oder ausreichend konkret ist, oder der Psychiater, der handeln muß, vorhandenes Fachwissen nicht parat oder aber Schwierigkeiten hat, es anzuwenden, in dem Maße werden die erforderlichen Entscheidungen des Psychiaters anfällig für außerfachliche Einflüsse, insbesondere für Grundeinstellungen, seien sie empirischer oder ideologischer Herkunft. Beispiele dafür sind Positionen, wie sie als kustodiale Verwahr-Psychiatrie oder als emanzipatorische Anti-Psychiatrie markiert wurden. Der von Szasz formulierten Position, daß Geisteskrankheit ein Mythos, ja ein Produkt der Psychiater sei, steht die Position von Birley gegenüber, daß „der psychisch Kranke ein Recht darauf habe, auch gegen seinen Willen behandelt zu werden" (zit. n. Finzen 1984b).

1. Aufklärung und Einwilligung

Aufklärung und Einwilligung werden heute als zentrale Elemente des Umganges zwischen Arzt und Patienten in einer Medizin, und damit auch einer Psychiatrie, angesehen, die das Selbstbestimmungsrecht und die Würde des Patienten ernst nimmt. Diese gerade auch vom Recht der Medizin dringend nahegebrachte Auffassung geht aus von der Rechtsfigur des aufgeklärten „vernünftigen" Menschen. Aber auch Juristen selbst bezweifeln diese Position (Benda 1985; Hennies 1984). So fragt Benda, „ob es – entgegen der bisherigen Annahme – wirklich der dem Menschen zugemessene, ihn von der unpersönlichen Natur abhebende Geist ist, seine Fähigkeit zu eigenverantwortlicher sittlicher Entscheidung, die sein Wesen im Kern ausmachen, oder nicht vielmehr seine Unvollkommenheit und Unzulänglichkeit".

Daß damit das Arzt-Patienten-Verhältnis jedoch keineswegs ausreichend umschrieben ist, weiß jeder Arzt, der erlebt hat, wie beispielsweise ein Patient, der nach Wahrheit fragt, Hoffnung meint. Dementsprechend bewegt sich die Einwilligung nach Aufklärung (auch „informierte Einwilligung“ oder “informed consent”) zwischen einerseits der normativ geforderten Symmetrie eines Vertragsverhältnisses zwischen Experten und gleichberechtigtem Klienten und andererseits der praktisch nicht zu verleugnenden Asymmetrie des Arzt-Patienten-Verhältnisses, in dem der Kranke Hilfe erwartet und der Arzt Hilfe gibt, die sich zudem nicht im Technischen erschöpfen soll, sondern des personalen Bezuges bedarf. Asymmetrisch bleibt das Verhältnis auch hinsichtlich der Verantwortung, da die verantwortliche Einwilligung des Patienten durch sein Leiden und die Situation mehr oder weniger beeinträchtigt sein kann, der Arzt hingegen mit seiner Fachkenntnis und seiner professionellen Haltung zu voll verantwortlichem Handeln in der Lage sein muß (HAMILTON 1984). Da die Wirklichkeit vielfältig ist, die Sachverhalte oft unklar sind, und nicht zuletzt deswegen Vorwürfe vielleicht häufiger erhoben werden als berechtigt sind, sollen die mit Aufklärung und Einwilligung zusammenhängenden Fragen etwas ausführlicher dargestellt werden (HELMCHEN 1986a, b). Sie stellen sich mit besonderer Schärfe bei psychisch Kranken, bei denen es naheliegt, Störungen der Verständnis- und Einwilligungs-Fähigkeit anzunehmen (STONE 1979). „Der Konflikt zwischen Heilauftrag des Arztes und Selbstbestimmungsrecht des Patienten wird bei der Behandlung psychisch Kranker in besonderem Maße deutlich“ (DEUTSCH 1983).

Einwilligung des Patienten in ärztliche Maßnahmen, in erster Linie in die Einweisung ins Krankenhaus und in die Behandlung, ist juristische Voraussetzung dafür, daß sie dem Arzt nicht als Freiheitsberaubung oder Körperverletzung vorgeworfen werden können. Rechtswirksam ist die Einwilligung jedoch nur, wenn sie nach entsprechender Aufklärung des Patienten gegeben wurde, und wenn der Patient einwilligungsfähig ist; außerdem muß der Patient ohne Zwang freiwillig entscheiden können (GÖPPINGER 1956; MEISEL et al. 1977; SCHÜNEMANN 1981).

Besonders die Aufklärung des Patienten hat in der letzten Zeit erheblich an Bedeutung gewonnen. *Medizinisch* liegen Gründe dafür vor allem in der Entwicklung sehr wirksamer, aber zugleich keineswegs nebenwirkungsfreier Behandlungsverfahren, die zumal bei psychischen Krankheiten als symptomsuppressive oder rezidivprophylaktische Langzeitbehandlungen und zudem in zunehmendem Umfang bei ambulanten Patienten angewandt werden; der Erfolg solcher Behandlungen hängt wesentlich von der Compliance der Patienten und diese wiederum davon ab, daß der Patient die Behandlungsziele versteht, akzeptiert und dafür ggf. auch Nebenwirkungen und Risiken in Kauf nimmt. Dies gilt um so mehr, als der heute üblicherweise „vorinformierte“ Patient nicht selten eher schief oder falsch informiert ist und über notwendige Sachinformationen nicht verfügt; oder auch, wenn der nicht aufgeklärte Patient durch Nebenwirkungen überrascht und erschreckt wird. *Juristisch* basiert die Rechtspflicht zur Aufklärung ganz allgemein auf der grundgesetzlichen Verpflichtung, die Würde des Menschen und sein Selbstbestimmungsrecht zu achten, d.h. ihn nicht zum reinen Objekt ärztlichen Handelns werden zu lassen, sondern ihm durch Aufklärung auch den Stand eines selbstverantwortlich handelnden Subjekts zu ermöglichen. Spezieller hat die Aufklärung des Patienten auch dadurch Gewicht bekommen, daß in Arzthaftungs-

Prozessen oft nicht mehr ein behaupteter Behandlungsfehler, den zu beweisen Pflicht des Patienten ist, sondern die Klage auf unterlassene Aufklärung, für die der Arzt beweispflichtig ist, in den Vordergrund tritt („Beweislastumkehr"). Dies ist auch für den Psychiater bedeutsam, da sich in den letzten Jahren juristische Auseinandersetzungen keineswegs mehr wie früher ausschließlich auf operative Eingriffe konzentrieren, sondern auch auf medikamentöse und sogar auf psychotherapeutische Eingriffe ausdehnen. Dementsprechend ist auch die Diskussion um die Voraussetzungen einer gültigen Einwilligung wieder aufgeblüht. Wesentlichster Grund dafür ist indessen die besonders in den USA entwickelte juristische Lehre vom *"informed consent"* (MEISEL et al. 1977).

Die dadurch in Gang gekommene Entwicklung hat noch keine einheitlichen Ergebnisse gebracht und ist noch keineswegs abgeschlossen. MEISEL et al. charakterisieren 1977 diese Situation für die USA wie folgt: „Was heute zu einer gültigen Einwilligung gehört, braucht nicht bis morgen so zu bleiben; was in einer Rechtsprechung als gültige Einwilligung angesehen wird, braucht der Auslegung des Rechts in einer benachbarten Rechtsprechung nicht genau zu entsprechen; und was eine gültige Einwilligung in einem medizinischen Fachgebiet konstituiert, braucht keine genaue Anleitung zu einer gültigen Einwilligung in einem anderen medizinischen Fachgebiet zu sein."

Aus dieser Feststellung ist zu entnehmen, daß die Kriterien der Einwilligungsfähigkeit offenbar unterschiedlich, veränderlich und unklar sind; aber auch ihre Beurteilung kann im Einzelfall praktisch sehr schwierig sein: Zu einer erheblichen Kriteriumsvarianz kann also noch eine bedeutende Beobachtungsvarianz hinzukommen! Ähnliches gilt für Umfang und Formen der Aufklärung.

APPELBAUM et al. fanden in einer systematischen Untersuchung bei mindestens der Hälfte von psychisch Kranken, die mit der freiwilligen Aufnahme in eine psychiatrische Klinik einverstanden waren, schwerwiegende Einschränkungen der Einwilligungsfähigkeit. Sie schlossen daraus, daß das rechtliche Modell des "informed consent" bei psychisch Kranken nur begrenzt angewandt werden könne, und schlugen vor, die Schwelle (s. u.) zur Annahme von Einwilligungsfähigkeit zu senken und dafür mit einem klinikinternen Review-Verfahren zu kombinieren (1981). Wird die Schwelle nur weit genug gesenkt, kann schließlich fast jeder psychisch Kranke als einwilligungsfähig angesehen werden (DABROWSKI et al. 1978). Gerade darin aber ist ein ethisches Problem für den Psychiater begründet (s. u.). LIDZ et al. haben 1984 die Praxis des informed consent in drei verschiedenartigen Einrichtungen einer psychiatrischen Universitätsklinik in Pennsylvania, einer prästationären Diagnostik-Einrichtung, einer klinischen Forschungsstation und einer ambulanten Nachsorge-Einrichtung für chronisch Kranke, sorgfältig untersucht. Sie schließen aus ihren umfangreichen Befunden, daß informed consent in seiner reinen Form in praxi kaum existiert, am wenigsten in der Poliklinik – obwohl etwa die Entscheidung über die stationäre Aufnahme schwerwiegende Folgen für den Patienten haben kann. Interessant ist, daß anscheinend auch in Gruppen und über mehrere Sitzungen hinweg – wie auf der Forschungsstation – wirksam aufgeklärt werden kann. Offen bleibt dabei indessen die Frage, inwieweit Gruppendruck oder – bei chronischen Patienten in der Nachsorgeeinrichtung – Abhängigkeit vom behandelnden Arzt die Entscheidungsfreiheit des Patienten beeinträchtigen. LIDZ et al. machen die Vielfalt des Problembereiches "informed consent" und dessen differentielle Abhängigkeit deutlich, können jedoch kaum etwas Definitives über die Wirkungen der Lehre auf das Verhalten von Ärzten und Patienten aussagen.

Aufklärung des Patienten ist ein Element der Behandlung und damit des Arzt-Patienten-Verhältnisses. Sie obliegt somit dem behandelnden Arzt. Er sollte die Aufklärung ausdrücklich bejahen, weil er damit Vertrauen bildet, die Selbstverantwortlichkeit des Patienten verdeutlicht und ihn damit auch zur Mitarbeit an der Behandlung motiviert. Sie wird aber nur gelingen, wenn sie das Grundverhältnis zwischen Krankem und Arzt realisiert, das weder ein mythologisch begründetes Unterwerfungsverhältnis (KG Berlin 1981) noch ein rein juristisch definierbares Vertragsverhältnis ist. Der Arzt muß die individuelle Situation des Patienten berücksichtigen, sein Auffassungs- und Einsichts-Vermögen ebenso wie seine Belastbarkeit, und er muß sich überzeugen, daß die Aufklärung verstanden wurde. Aufklärung ist in der Regel, zumal in der Psychiatrie, kein einmaliger Akt, sondern muß in den therapeutischen Prozeß eingebettet sein und kann oft nur inhaltlich und zeitlich abgestuft vermittelt werden. So wurde beispielsweise vorgeschlagen, den Patienten über das Risiko einer Späthyperkinese spätestens zum Zeitpunkt ihrer beginnenden Manifestation und dann zu informieren, wenn die Weiterführung der neuroleptischen Behandlung erforderlich ist, oder aber in jedem Fall drei Monate oder – nach einem anderen Vorschlag – ein Jahr nach Beginn der neuroleptischen Behandlung. Je risikoreicher oder je weniger dringlich eine Maßnahme ist, um so umfangreicher soll aufgeklärt werden. Die angemessenste Form der Aufklärung ist das Gespräch.

Aufklärung ist schon bei psychisch Gesunden oft nur begrenzt möglich (Appelbaum et al. 1981). Noch eher kann sie gerade bei psychisch Kranken nur eingeschränkt möglich oder gar undurchführbar sein, wenn deren Verständnisfähigkeit gestört ist oder wenn sie vermindert belastbar sind. Praktisch am wichtigsten ist, daß der Patient versteht, was der Arzt ihm an Maßnahmen vorschlägt. Die hier erforderliche Verständnisfähigkeit braucht also nur eine umgrenzte zu sein. Ist sie gestört, z. B. infolge von Denkstörungen oder wahnhaft begründetem Fehlen der Krankheitseinsicht, dann entfällt eine Voraussetzung für die rechtswirksame Einwilligung des Patienten. Eine trotzdem erforderliche ärztliche Maßnahme, z. B. eine Behandlung, ist dann nur mit Einwilligung des gesetzlichen Vertreters des Patienten möglich. Eine Einschränkung der Aufklärung wegen verminderter Belastbarkeit des Patienten wird juristisch nur als seltene und eng begrenzte Ausnahme insofern zugelassen, als „auf eine Diagnose-Aufklärung nur dort verzichtet werden kann, wo die Offenbarung der wahren Natur der Krankheit zu einer ernsten und nicht behebbaren Gesundheitsschädigung des Patienten führen würde“ (BGH 1958). Bei dieser in mißverständlicher Weise auch als „therapeutisches Privileg“ bezeichneten Ausnahme handelt es sich nicht um ein – wie manche Juristen meinen – „zur Entlastung der Ärzteschaft erfundenes Sonderrecht des Arztes“ (Giesen 1983), sondern um ein nach ärztlichem Verständnis durch den Behandlungsvertrag begründetes Recht des Patienten, vor antitherapeutischen und schädlichen Einflüssen geschützt zu werden, also vor Einflüssen, die das Erreichen der Behandlungsziele gefährden, nämlich das Leben des Kranken zu retten, seine Gesundheit wieder herzustellen, sein Leiden zu erleichtern.

Schwierigkeiten ergeben sich in praxi daraus, daß die wahre Natur der Erkrankung für den Kranken nicht nur aus der Diagnose, sondern auch aus der für ihn und seine Entscheidung über die vorgeschlagene Therapie in der Regel viel bedeutsameren Prognose oder aus den Risiken der vorgeschlagenen Therapie erkennbar werden kann, d. h. daß die Einschränkung der Aufklärung keineswegs nur auf die Diagnose begrenzt werden kann. Aber auch die Wahrscheinlichkeit sowie die Behebbarkeit einer aufklärungsbedingten Gesundheitsschädigung sind schwer vorauszusagen und überdies ist ihr Ernst bzw. ihre Schwere nicht immer leicht zu definieren. So wird kaum ein Psychiater seinen Patienten darüber aufklären, daß Suizidalität als ein zwar schwerwiegendes, aber seltenes Risiko einer aktivierenden Pharmakotherapie oder infolge eines bestimmten Rehabilitationsdruckes oder auch im Verlauf einer aufdeckenden Psychotherapie auftreten kann; denn er kann nicht ausschließen, daß der Kranke dies als Hinweis auf Hoffnungslosigkeit seiner Erkrankung mißverstehen könnte oder aber, daß solche Aufklärung im Sinne einer sich-selbst-erfüllenden Prophezeihung wirken könnte. Aber auch der ausdrückliche Verzicht des Patienten auf Aufklärung ist im psychiatrischen Alltag nicht immer so eindeutig. Verzichtet ein Kranker, der hilfesuchend und hoffnungsvoll zum Arzt kommt, wirklich verständig und aus eigenem Willen auf Aufklärung? Ist er frei in seiner Entscheidung, wenn er die Krankheit tabuisiert, wenn er aus Angst vor schlechten Nachrichten nichts hören will, wenn er befürchtet, durch Fragen das Vertrauen des Arztes zu irritieren oder gar zu verlieren? Ist schließlich das vertrauensvolle Verhältnis zum Arzt, aus dem heraus der Patient auf Aufklärung verzichtet hat, oder die geschilderte Situation, die der Arzt als Verzicht glaubte interpretieren zu sollen, später – nach womöglich erfolgloser Behandlung und in foro – noch nachvollziehbar und zu belegen?

Wegen solcher Schwierigkeiten wird heute das „therapeutische Privileg" nicht mehr nur dann als vertretbar angesehen, wenn die strengen Kriterien des zitierten BGH-Urteils gegeben sind, sondern auch, wenn der Patient mehr Schaden als Nutzen von der Aufklärung hätte (SCHÜNEMANN 1981) und wenn die Aufklärung den Patienten so erregen würde, daß eine vernünftige Entscheidung dadurch ausgeschlossen würde (MEISEL et al. 1977). Grundsätzlich muß der Arzt also nicht nur Vorteile und Risiken seiner diagnostischen und therapeutischen Maßnahmen gegenüber dem Kranken abwägen, sondern auch die Vorteile bzw. juristischen Erfordernisse sowie die Risiken der Aufklärung selbst bedenken.

In einem Prozeß, den ein Patient unter Berufung auf das Recht auf Aufklärung um das Recht auf Einsicht in seine Krankengeschichte führte, hat das KG Berlin 1981 ausgeführt, daß „ebenso wie der Patient die Behandlung trotz Hinweises auf die Folgen einer Nichtbehandlung ablehnen darf, also die Freiheit hat, sich insoweit selbst zu schädigen, muß ihm auch die Freiheit und das Recht zustehen, sich durch Kenntnisnahme von der Wahrheit zu schädigen, wenn er das will". Dieser Vergleich ist jedoch unzutreffend, denn: „Bei der Verweigerung der Behandlung entscheidet der Patient frei aufgrund seines Selbstbestimmungsrechts in klarer Erkenntnis des zu erwartenden Schadens, bei der Aufklärung hingegen muß von dem Arzt im Regelfall auf Verlangen des Kranken volle Information gegeben werden, selbst wenn er fürchtet, der Patient werde die Wahrheit nicht verkraften" (WACHSMUTH 1982). Dabei geht es also nicht nur um das reine Selbstbestimmungsrecht des Kranken, sondern um eine ärztliche Handlung, die mit dem Gewissen des Arztes nicht vereinbart werden kann.

(Der BGH ist übrigens 1982 dem KG insofern nicht gefolgt, als er das Recht des Patienten auf Aufklärung deutlich von dem Recht auf Einsicht in die Krankenunterlagen unterschieden hat und letzteres nur in einer differenzierten und – besonders bei psychisch Kranken – eingeschränkten Form anerkannt hat (DGPN 1983).

Schließlich kann die Aufklärung auch dann insoweit eingeschränkt werden, wenn „die Diagnose und der Verlauf auf einzelne Geschehnisse gestützt werden müssen, deren Mitteilung ausschließlich von bestimmten Personen oder etwa Familienangehörigen herrührt und die Gefahr der Verletzung dieser Informanten durch den aufgebrachten oder verstörten Patienten besteht" (DEUTSCH 1983).

Ethische Fragen entstehen vor allem dann, wenn der Arzt in seinem tradierten, am Wohl des Patienten orientierten Selbstverständnis Forderungen nach Aufklärung nicht in jenem Maß glaubt nachkommen zu können, wie es normativ notwendig erscheint, damit der Patient sein heute sehr betontes Selbstbestimmungsrecht wahrnehmen kann. Daß hier auch ein ärztlicher Rollenkonflikt vorliegen kann, wird besonders dann deutlich, wenn der Arzt seinen Patienten darüber aufklären muß, daß, warum und wie dieser in eine Forschungsuntersuchung einbezogen werden soll.

Der Patient muß dabei in Analogie zu den Vorschriften des Arzneimittelgesetzes, § 40 Absatz 2, über Wesen, Bedeutung und Tragweite der klinischen Forschungsuntersuchung sowie auch darüber genau aufgeklärt werden, daß er die Teilnahme jederzeit beenden kann. Spezielle Schwierigkeiten ergeben sich dabei aus der Aufklärung über die Zufallszuteilung (Randomisierung) und über Placeboanwendung in der klinischen Therapieforschung.

Üblicherweise vermittelt der Arzt dem Patienten die Sicherheit, daß er diesem die bestmögliche Therapie vorschlägt, wohingegen er den Vorschlag einer randomisierten Zuteilung des Patienten im Rahmen eines Heilversuches gerade damit begründen muß, daß die Standardtherapie verbesserungsbedürftig sei. Wenn dies im Kern auch der juristischen Forderung nach Aufklärung über Risiken und Alternativen vor jeder Therapie entspricht, so kann mit solcher Aufklärung doch die Placebokomponente in der Wirksamkeit der Standardtherapie zerstört und damit deren Gesamtwirksamkeit vermindert werden. Es wurden deshalb für Vergleiche von Standardtherapien mit Versuchstherapien Versuchspläne vorgeschlagen, nach denen die Patienten erst nach Randomisierung und nur dann aufgeklärt werden, wenn sie zur Gruppe mit der Versuchstherapie gehören (ZELEN 1979). Allerdings wurden auch gegen diese Vorschläge sowohl methodologische wie ethische Einwände erhoben (PECKHAM et al. 1983; Editorial: Lancet 1984).

Auch die Aufklärung des Patienten über Details einer Versuchsanordnung in Blind- oder Placebo-Technik kann sowohl sein subjektives Leiden vermehren wie auch dem Zweck der Untersuchung entgegen laufen. Sie kann nicht nur eine hohe Ausfallsrate bewirken, sondern auch als wissenschaftlich absurd betrachtet werden, weil die Voraussetzung für den Ausschluß subjektiver Voreingenommenheit gerade darin besteht, den Patienten (und den Arzt) über die Anwendung solcher Techniken in Unkenntnis zu lassen. So wurde die Ansicht vertreten, daß solche Aufklärung in der psychiatrischen Forschung im Gegensatz zur für die Forschung notwendigen Neutralität steht und unkontrollierbare Placebo- oder Nocebo-Effekte induziert. Andere Autoren haben dagegen argumentiert, daß es das Vertrauensverhältnis zwischen Patient und Arzt zerstört, wenn der Patient über die Anwendung von Blind- oder Placebo-Techniken nicht aufgeklärt und somit getäuscht wird. Heute wird der Patient vor kontrollierten klinischen Versuchen mit Placebo in der Regel darüber aufgeklärt, wie groß sein Risiko bzw. seine Chance ist, ein Placebo zu erhalten.

Anzumerken ist, daß ausreichende und wissenschaftlich begründete empirische Kenntnisse über die Folgen von Aufklärung, z. B. für die Behandlungszuverlässigkeit oder das Behandlungsergebnis (einschließlich unerwünschter Wirkungen) oder die Repräsentativität von Patienten-Stichproben, weitgehend fehlen. Das erklärt auch, warum es so schwierig ist, Risiken der Aufklärung abzuschätzen (s. o.). Hier besteht ein Forschungsbedarf.

Übrigens wird nach den Richtlinien der WHO für Prüfungen von Psychopharmaka die Einwilligungsfähigkeit zur Teilnahme an solchen Prüfungen als gegeben angesehen, wenn der Patient die Fähigkeit hat, in eine reine Therapie einzuwilligen. Weil jedoch diese Einwilligungsfähigkeit vielfältigen Schattierungen unterliegt und zudem bei Forschungsbehandlungen die Maßnahmen über das Behandlungsbedürfnis des individuellen Patienten hinausgehen, sollte dessen Einwilligungsfähigkeit auch im Falle einer Zustimmung nicht unbesehen angenommen werden (s. a. Abschn. B. III.2.).

Eine ausreichende Aufklärung ist eine notwendige, aber noch keine hinreichende Bedingung einer gültigen *Einwilligung*. Natürlich muß der Patient auch einwilligungsfähig sein. Da Einwilligungsfähigkeit bei jedem Patienten bis zum Beleg des Gegenteils unterstellt wird (oder zumindest sollte) (BERG u. HAMMITT 1980), ergeben sich Zweifel an ihr am häufigsten dann, wenn der Kranke Maßnahmen ablehnt, die vom Arzt als notwendig angesehen werden. Erscheinen die Gründe für die Ablehnung nicht unmittelbar einleuchtend, dann taucht die Frage auf, ob sie Ausdruck psychischer Krankheit ist. Diese Frage muß übrigens auch bei bereits bekannter psychischer Krankheit jeweils geprüft werden, da diese die Einwilligungsfähigkeit weder in jedem Fall, noch ggf. immer vollständig oder auf Dauer beeinträchtigt und deshalb keineswegs automatisch zur Annahme einer Einwilligungsunfähigkeit führen darf. Hier steht der Psychiater jedoch gelegentlich vor einer kaum lösbaren Aufgabe.

5. Beispiel: Eine Studentin mußte wegen einer destruktiv-progredienten Schizophrenie viele Monate klinisch behandelt werden. Die Patientin selbst wollte in der chronischen Abteilung des psychiatrischen Landeskrankenhauses dauer-asyliert werden, wohingegen ein hochengagiertes Team von Mitarbeitern der psychiatrischen Klinik sie rehabilitieren wollte. Es ist nicht auszuschließen, daß die Patientin diesem Druck durch den Suizid auswich, den sie schließlich beging.

Es gehört zur bisher eher an die persönliche Erfahrung als an wissenschaftlich gesicherte Erkenntnis gebundenen therapeutischen Kunst, hier die Grenze zwischen den folgenden beiden Möglichkeiten richtig zu ziehen: einerseits einer krankheitsbedingten passivierenden Ich-Schwäche, deren regressiven Tendenzen zur Unterstimulation therapeutisch-rehabilitativ – also gegen den eben „krankhaften“ Willen der Patientin – entgegengewirkt werden sollte, andererseits einer „normalen“ Rückzugsreaktion auf die krankheitsbedingte Erschöpfung, die wohl hätte akzeptiert werden müssen. Mangels valider Kriterien wurde diese Grenzziehung von allgemeinen Vorannahmen und persönlicher Erfahrung bestimmt. Das weitere, rechtliche Problem der Einwilligung hatte sich gar nicht konkret gestellt, da diese – wie wohl häufiger bei sozial-rehabilitativen oder gar bei psychotherapeutischen Maßnahmen – implizit unterstellt wurde. Der Widerstand der Patientin gegen die Therapie wurde gerade als zu therapierende Tendenz des Rückzuges in die Passivität gedeutet. Wäre die Therapie selbst von der Patientin jedoch explizit abgelehnt worden, hätte sich die Frage nach ihrer Einwilligungsfähigkeit gestellt. Wie aber wäre sie beantwortet worden?

Die Einwilligungsfähigkeit ist nicht als globale Eigenschaft des Menschen anzusehen. Sie ist weder mit der Geschäftsfähigkeit noch mit der Zurechnungs- bzw. Schuldfähigkeit identisch. Denn nur die Einwilligungsfähigkeit berührt den Kern der Persönlichkeit. Sie ist also höchst persönlich. Sie braucht nur vorübergehend und nur selektiv gestört zu sein. Im angloamerikanischen Recht und der Medizin tendiert die Entwicklung zunehmend auf die Erfassung einer differenzierten Einwilligungsfähigkeit, d. h. man bemüht sich um situationsspezifische Kriterien für die Beurteilung der Einwilligungsfähigkeit (MACKLIN 1983b). Grundsätzlich kann die Prüfung einem objektiven und/oder einem subjektiven Modell folgen: Nach dem objektiven Modell wird das *Verhalten* des Patienten mit dem eines „vernünftigen" Menschen verglichen, ohne daß berücksichtigt wird, ob der Patient aufklärende Informationen auch verstanden hat. Das subjektive Modell ist hingegen daran orientiert, ob der Patient die gegebene Aufklärung tatsächlich *versteht,* ohne Rücksicht auf das Verhalten des Patienten – und sei es noch so psychotisch oder bizarr (MEISEL et al. 1977). Ausschließlich dem letztgenannten Modell folgen die Kriterien der kanadischen psychiatrischen Vereinigung: Danach soll sich der Psychiater vor Feststellung einer Einwilligungsunfähigkeit vergewissert haben, daß der Patient den Zustand, auf den die vorgeschlagene Maßnahme zielt, und/oder die Art und den Zweck der Maßnahme, und/oder deren Vorteile und Risiken, und/oder die Vorteile und Risiken, wenn er sich der Maßnahme nicht unterzieht, nicht versteht (CAHN 1980). Elemente des subjektiven wie des objektiven Modells finden sich in einer umfänglichen Liste von Kriterien, nach denen Zweifel an der Einwilligungsfähigkeit begründet sind, wenn 1. der Patient sich so verhält, als könne er eine *Wahlmöglichkeit nicht nutzen,* also z. B. bei katotonem oder depressivem Stupor, bei psychotischer Ambivalenz, katatoner (oder auch manischer) Erregung, bei schweren Zwangszuständen; wenn 2. der Patient die gegebene *Information nicht wirklich versteht,* also sie etwa nicht richtig wiedergeben kann, z. B. bei erheblicher geistiger Behinderung oder dementiellen Zuständen, bei Störungen der Orientierung, der Aufmerksamkeit, der Merkfähigkeit im Rahmen psychotischer Episoden; wenn 3. der Patient verstandene *Information* für realitätsbezogene vernünftige und angemessene Entscheidungen *nicht nutzen kann,* z. B. bei Wahn, Halluzinationen, schweren formalen Denkstörungen, ausgeprägten Affektstörungen, exzessiver Abhängigkeit; wenn 4. der Patient *keine wirkliche Einsicht* in die Natur seiner Situation und seiner Krankheit hat, also etwa in das Faktum seiner Erkrankung oder deren Schwere oder seiner Hilfs- bzw. Behandlungsbedürftigkeit, z. B. bei Einschränkung abstrakten Denkens oder bei wahnhaften Realitätsverzerrungen im Rahmen psychotischer Erkrankungen; wenn 5. der Patient sich *nicht authentisch,* d. h. nicht mehr in Übereinstimmung mit seinen eigenen, „charaktergebundenen" Werten, Zielen, Haltungen, entscheidet, z. B. bei Manien, wahnhaften Depressionen oder Schizophrenien. Die Feststellung dieser Kriterien bedarf bei dem ersten Kriterium nur der Verhaltensbeobachtung, bei dem zweiten bis vierten Kriterium der Exploration des aktuellen psychopathologischen Befundes, bei dem fünften Kriterium überdies der Exploration der (biographischen) Anamnese. Insofern steigen in dieser Reihenfolge die Prüfungsanforderungen und gleichzeitig jeweils die Schwelle für die Annahme der Einwilligungsfähigkeit (ROTH et al. 1977; APPELBAUM et al. 1982). Doch wer legt mit welchen Argumenten die Schwelle fest? APPELBAUM u. ROTH (1982) sind der Auffassung, daß diese Festlegung nicht psychiatrisch begründet werden kann, sondern Ergebnis einer Erwägung der anzustrebenden Ziele sein soll.

6. Beispiel: Eine wegen eines 5. Rezidivs einer paranoiden Schizophrenie in die Klinik aufgenommene Patientin sagt mehrfach, daß sie nicht krank sei, deshalb keine Auskunft gebe und sofort entlassen werden wolle. Wegen ihrer Abwehr kann die Patientin psychopathologisch nicht vollständig untersucht werden. Aus Anamnese, ähnlichem psychopathologischen Bild der Vorerkrankungen und jeweils guten Remissionen unter klinisch-medikamentöser Therapie sowie dem

Eindruck von Ehemann und ambulant behandelnder Nervenärztin über ein jetzt seit einer Woche laufendes Rezidiv wird aber eine medikamentöse Behandlung für aussichtsreich und dringend erforderlich gehalten, um die Symptomatik zu mildern, abzukürzen und einer Chronifizierung vorzubeugen. Die Behandlung soll zudem stationär durchgeführt werden, da bei fehlender Krankheitseinsicht die Compliance unsicher ist und krankheitsbegründete Fehlhandlungen nicht auszuschließen sind.

Da die Patientin in die ärztlich für erforderlich gehaltene stationäre Behandlung nicht einwilligt, stellt sich die Frage nach den Gründen der Nichteinwilligung. Weil die Patientin nun aber über Gründe zu sprechen nicht bereit ist, muß weiter nach ihrer Einwilligungsfähigkeit gefragt werden. Einschränkung oder gar Verlust der Einwilligungsfähigkeit wird angenommen, weil die Patientin ambivalente Entscheidungsunfähigkeit und Hinweise auf eine doppelte Buchführung zeigt: Auf den Wunsch der Patientin, sich nur in einer anderen Klinik behandeln lassen zu wollen, wird ein Krankenwagen bestellt, den sie dann aber doch nicht besteigt. Zweimal geht sie unentschieden und mit ratlosem Ausdruck zwischen Station und Krankenwagen hin und her, um schlußendlich doch in der hiesigen Klinik zu bleiben. Eine Möglichkeit, auf dem Wege zwischen Station und Krankenwagen zu entweichen, nutzt sie nicht. Auf die Erläuterung, daß es notwendig sei, eine Pflegschaft mit richterlicher Überprüfung der Rechtmäßigkeit ihres ärztlich für erforderlich gehaltenen klinischen Aufenthaltes zu beantragen, unterzeichnet sie die Freiwilligkeitserklärung für Aufenthalt und Behandlung. Sie nimmt die verordneten 600 mg Perazin, obwohl sie sich weiterhin für gesund erklärt, und sie bleibt in der Klinik, obwohl sie inzwischen die Station zum Gartenbesuch allein verlassen darf.

Ist diese durch das Verhalten der Patientin ausgedrückte Defakto-Einwilligung in Klinikaufenthalt und Behandlung nun ein Beweis für (inzwischen wiedergewonnene Krankheitseinsicht und) Einwilligungsfähigkeit, oder für eine aus resignierender Einsicht in ihre Zwangssituation begründete und damit fremdbestimmte, also manipulierte Einwilligung oder gar für eine auf doppelter Buchführung basierende krankheitsbestimmte Einwilligung, die dem natürlichen Willen der Patientin nicht entspricht?

Ohne diese Fragen zum Zeitpunkt, als sie gestellt wurden, klar beantworten zu können, wird hier doch deutlich, daß bei Nichteinwilligung die Frage nach der Einwilligungsfähigkeit gestellt und nach Prüfung negativ beantwortet, die bald darauf gegebene Einwilligung jedoch akzeptiert wird, obwohl die Frage nach der Einwilligungsfähigkeit nicht eindeutig – zumindest nicht sicher positiv – beantwortet werden kann.

In solchen Fällen muß sich der Arzt gelegentlich mit dem Vorwurf auseinander setzen, er habe eine Einwilligung des Patienten unterstellt, nur weil dieser die Maßnahme nicht abgelehnt hat. Diese Annahme sei aber möglicherweise unzutreffend, da er die Einwilligungsfähigkeit des Patienten nicht geprüft habe. Dem kann aber entgegengehalten werden, daß nach dem ersten der o. g. Kriterien eine Einwilligungsfähigkeit schon dann angenommen werden kann, wenn das *Verhalten* des Patienten nicht offensichtlich dagegen spricht. Die eingangs beschriebene Realität jedoch, daß bei Ablehnung in der Regel weitere, auch am *Verständnis* des Patienten orientierte Kriterien zur Prüfung der Einwilligungsfähigkeit angewandt werden, ist Ausdruck einer Asymmetrie, die darin besteht, daß die Schwelle zur Prüfung und dann zur Annahme einer krankheitsbedingten Einwilligungsunfähigkeit bei Nichteinwilligung niedriger liegt als bei Einwilligung (Macklin 1983 a). „Da die Prüfung (der Einwilligungsfähigkeit) letztlich auf der Übereinstimmung zwischen der Entscheidung des Patienten und der einer vernünftigen Person oder der des Arztes beruht, ist sie zu Gunsten der Akzeptanz von Behandlung beeinflußt, auch wenn solche Entscheidungen von Menschen getroffen werden, die unfähig sind, Risiken und Nutzen der Behandlung abzuwägen. Mit anderen Worten: Wenn die Patienten sich nicht für den ‚falschen' Weg entscheiden, wird das Thema der Einwilligungsfähigkeit wahrscheinlich gar nicht auftauchen" (Roth et al. 1977).

Für dieses Defakto-Verhalten des Psychiaters gibt es auch gute Gründe: Zum einen die Alltagserfahrung, daß Patienten nach Remission rückblickend die Beurteilung des Arztes oft für richtig halten; zum anderen und vor allem, daß in der Risiko-Abwägung, die der Arzt vorzunehmen hat, die psychologischen, sozialen und rechtlichen Risiken einer Pflegschaft oft (und zumal dann, wenn die nicht auszuschließende Einschränkung der Einwilligungsfähigkeit voraussichtlich vorübergehender Natur ist) höher einzuschätzen sind (Göppinger 1956) als das Risiko, eine ärztlich für notwendig, richtig und verhältnismäßig gehaltene Maßnahme ohne eindeutige Einwilligung durchzuführen. Ist aber die Einwilligungsfähigkeit bei fehlender Ablehnung bzw. konkludent gegebener Einwilligung krankheitsbedingt eingeschränkt, dann ist auch die Autonomie des Patienten aus den gleichen Krankheitsgründen, nicht aber durch die ärztlichen Maßnahmen eingeschränkt. Man denke nur daran, wie sehr ein depressiv gehemmter Patient Schuldgefühle entwickeln oder in zweifelndes Grübeln verfallen kann, nachdem er seine Einwilligung gegeben hat. Das bedeutet, daß hier der Psychiater im besten Interesse des Patienten handelt. Das Wohl des Patienten ist ihm oberstes Gesetz, nicht der Wille des Patienten, der in solchem Falle entweder krankheitsbedingt eingeschränkt oder für den Arzt nicht eindeutig erkennbar ist. Das bedeutet auch, daß sich der Psychiater der damit übernommenen Verantwortung im besonderen Maße bewußt sein muß (Hamilton 1983, 1984).

Der klinisch-pragmatische Versuch einer gleichsam externen Validierung der Einwilligungsfähigkeit wird durch den Versuch ihrer auch internen Validierung komplettiert. Er orientiert sich vor allem an dem letzten der erwähnten Prüfkriterien der Einwilligungsfähigkeit: Sie ist dann als eingeschränkt oder aufgehoben anzunehmen, wenn der Patient Selbstidentität und Selbstverfügbarkeit verliert, d.h. sich nicht mehr in Übereinstimmung mit seiner für ihn charakteristischen, früheren, „prämorbiden" Persönlichkeit befindet, der Sinnzusammenhang seines Lebens zerreißt, z.B. in der Manie, oder er sich nicht mehr anders, nicht mehr realitätsbezogen flexibel verhalten kann, z.B. in der Zwangskrankheit.

Abschließend sei darauf hingewiesen, daß der Arzt unethisch handelt, der die Ablehnung einer notwendigen Maßnahme durch den Patienten akzeptiert, ohne geprüft zu haben, ob der Patient überhaupt einwilligungsfähig ist, oder ob bei einem einwilligungsunfähigen Patienten die Ablehnung seinem mutmaßlichen oder natürlichen Willen entspricht; rechtlich könnte ihm „unterlassene Hilfeleistung" vorgeworfen werden. Cassell schreibt 1978 zu diesem Problem: „Es erscheint mir vernünftig, daß der Arzt da, wo Zweifel existieren, sich immer in der Richtung irren sollte, die Leben erhält: Wenn auch dort nicht immer Hoffnung sein mag, wo Leben ist, so gibt es doch gewöhnlich dort mehr Möglichkeiten." Wer diese Schlußfolgerung Cassells akzeptiert, muß auch mehr ärztlichen Paternalismus hinnehmen, als es sonst angezeigt wäre, und zwar genau deshalb, weil tiefgreifende Zweifel an der Authentizität jenes Patienten bestehen, der eine Behandlung ablehnt (Macklin 1983b). Der Psychiater kann sich gegen negative Auswirkungen dieses ärztlich-fürsorglichen Verhaltens jedoch nur schützen, indem er den Willen und die Einwilligungsfähigkeit des Patienten auf der einen gegen die Dringlichkeit und mögliche negative Folgen der Maßnahmen wie Irreversibilität, Invasivität oder Schmerzen auf der anderen Seite tatsächlich abwägt, die dieser Abwägung zugrunde liegenden ethischen Prinzipien reflektiert und schließlich seine Argumente und sein Vorgehen sorgfältig dokumentiert. MACKLIN weist in ihrer sehr lesenswerten Studie (1983 b) darauf hin, daß Verfechter einer niedrigen Schwelle für Annahme der Einwilligungsfähigkeit höchstwahrscheinlich der individuellen Freiheit und dem Vorrang der Autonomie vor konkurrierenden Werten stark verpflichtet sind. Jene hingegen, die sich für eine strenge Prüfung der Einwilligungsfähigkeit aussprechen, unterstützen höchstwahrscheinlich die Legitimität des ärztlich-fürsorglichen Paternalismus, der die Gesundheit, das Wohlbefinden und das Überleben des Patienten über seine Freiheit und Autonomie stellt. APPELBAUM u. ROTH (1984) belegen, daß psychiatrische Behandlung ohne eindeutige Einwilligung des Patienten nur die Situation der Medizin im Allgemeinen widerspiegelt und weniger Ausdruck von sozialer Kontrolle sei, als vielmehr seine Wurzeln in der ärztlichen Fürsorge habe.

Unter Paternalismus versteht DWORKIN (1972): „Daß die Beeinträchtigung der Handlungsfreiheit eines Menschen gerechtfertigt wird durch Gründe, die sich ausschließlich auf das Wohl, die Güter, das Glück, die Bedürfnisse, die Interessen oder Werte des Menschen beziehen, der einem Zwang ausgesetzt ist.“ Wichtig erscheint der Hinweis, daß es die Wahrnehmung dessen, der Zwangsmaßnahmen durchführt, von dem, was für jenen anderen richtig und gut sei, und nicht die Wahrnehmung des letzteren ist, die paternalistisches Verhalten charakterisiert (MACKLIN 1983 a).

Der Psychiater bewegt sich bei der Aufklärung des Patienten und der Beurteilung seiner Einwilligungsfähigkeit in einem Bereich, in dem seine Äußerungen und Entscheidungen jeweils auf den individuellen Patienten und die jeweils besondere Situation bezogen sein müssen. Er bedarf deshalb eines Ermessensspielraums, der übrigens vom BGH mehrfach ausdrücklich und als wesentliche Voraussetzung ärztlichen Handelns anerkannt wird. Denn verantwortliches Handeln ist ohne Entscheidungsfreiheit nicht möglich. „Gleichzeitig wird aber auch deutlich, daß seine Grenzen von der herrschenden Meinung abhängen. Daraus folgt, daß der Arzt diesen Ermessensspielraum nur erhalten kann, wenn er immer wieder durch ärztlich-verantwortungsvolles Handeln überzeugt“ (DGPN 1983). Nur so kann der Psychiater auch eine weitere Verrechtlichung des Arzt-Patienten-Verhältnisses abwehren.

In welche realitätsfernen Paradoxien eine zu große Regelungsdichte und streng formalistische Problembetrachtung führen kann, mag ein Gedankenspiel schnell verdeutlichen: Um die Einwilligung zur Durchführung einer Untersuchung zu erhalten, müßte zunächst untersucht werden, ob der Patient einwilligungsfähig ist – was aber eben ohne gültige Einwilligung nicht zulässig ist. Aber auch die Empfehlung, in Zweifelsfällen das Urteil eines unabhängigen zweiten Arztes einzuholen, führt zwangsläufig zu der Aporie, daß auch dessen Hinzuziehung der Einwilligung des Patienten bedürfte, deren Gültigkeit aber gerade Gegenstand des Zweifels und damit Grund der Zweitsicht ist.

Ethische Fragen stellen sich dem Psychiater vor allem bei unklaren Befunden, bei leichteren Störungen, in Grenzsituationen. Je deutlicher und schwerwiegender hingegen die Verständnis- und Einwilligungsfähigkeit des Patienten eingeschränkt ist, um so eher gerät der Psychiater in den Bereich rechtlicher Regelungen. Darauf wird hier nicht weiter eingegangen, da sie im Kapitel über Rechtsprobleme bei Einweisung und Behandlung (s. Kap. BAUER in diesem Band) dargestellt werden.

2. Ethische Probleme in der forensischen Psychiatrie

Wesentlichste und häufigste Aufgabe des Psychiaters als sachverständiger Gutachter vor dem Strafgericht ist die Beantwortung der Frage nach der Schuldfähigkeit des Angeklagten bzw. des Täters (§ 20 und 21 StGB). Dem liegt die Auffassung zugrunde, daß ein krankheitsbedingt schuldunfähiger Mensch nicht bestraft werden kann.

Zur Beurteilung, ob eine Krankheit vorliegt, die die Schuldfähigkeit beeinträchtigt, bedarf der Richter des sachverständigen Rates. Ihren dadurch möglichen Einfluß auf das Urteil mögen Psychiater als ungerechte Last oder als Privileg, als innerhalb oder außerhalb ihres Sachverstandes, als ethisch angemessen oder unangemessen ansehen. In jedem Fall bleibt die einfache Frage, ob es besser ist oder nicht, den Richter sachverständig zu beraten, wenn er sein Urteil fällt, das zu fällen er verpflichtet ist (Somerville 1985).

In diesem Prozeß können sich Schwierigkeiten für den Psychiater daraus ergeben, daß er verschiedenen, möglicherweise einander widersprechenden Wertvorstellungen verpflichtet ist. Als Gutachter muß er die Fragen des Gerichtes objektiv und unparteiisch beantworten. Seine Objektivität aber könnte dadurch beeinträchtigt werden, daß er einerseits auch Arzt sowie andererseits auch Bürger ist. Werden solche Einflüsse unbemerkt wirksam, dann leidet die Qualität des Gutachtens. Reflektiert der Gutachter sie, dann kann er in Gewissensnöte geraten. Muß er beispielsweise die Schuldfähigkeit zur Tatzeit begutachten, dann darf er sich dabei durch die möglichen Folgen seiner Beurteilung nicht beeinflussen lassen. Gerade dies aber verlangen die gültigen Wertvorstellungen von ihm als verantwortlich handelndem Arzt wie auch Bürger. Als Arzt ist er dem Kranken verpflichtet, insbesondere dessen angemessener Behandlung mit dem Ziel, seine Prognose zu verbessern. Kann sich der gutachtende Psychiater dieser Verpflichtung indessen völlig entziehen, wenn er die anstehenden Fragen in Kenntnis der Realität des Strafvollzuges sowie der nur sehr begrenzt vorhandenen Behandlungsmöglichkeiten zu beantworten hat? Darf er den Willen des Kranken berücksichtigen, der beispielsweise vielleicht eher eine Strafe statt eine als Makel erlebte Schuldunfähigkeitserklärung auf sich nehmen will, und sei es nur darum, weil er eine zeitlich begrenzte Haftstrafe gegenüber einer zeitlich unbegrenzten Sicherungsmaßregel als das kleinere Übel ansieht? Entgeht er immer der Gefahr, daß sein ärztliches Engagement die argumentative Überzeugungskraft seines Gutachtens vermindert, so daß er sich schlußendlich als notorischer Exkulpateur um seine sachverständigen Wirkungsmöglichkeiten gebracht sehen muß?

Aber auch der Bürger im Gutachter könnte Einfluß nehmen, beispielsweise über sein Straf- oder sein Sicherheitsbedürfnis, oder auch über eine sozialethische, staatstreue oder gar obrigkeitsergebene Gesinnung. Dadurch entsteht dann der Eindruck, daß der Psychiater nicht nur sachverständiger, sondern auch williger Gehilfe des Richters, ja sogar des Staatsanwaltes ist, so daß er schließlich als Büttel des Staates erscheint.

Solche Einflüsse erscheinen zumindest dann nicht ausgeschlossen, wenn der Gutachter auf gesichertes Wissen nicht zurückgreifen kann. Gelegentlich wird der Gutachter schon bei der Schuldfähigkeitsbeurteilung, etwa bei Affektdelikten oder auch blanden psychiatrischen Erkrankungen, auf diesen Mangel stoßen; weit häufiger jedoch wird er Schwierigkeiten haben, die entscheidungsrelevante Rückfallprognose mit der vom Richter gewünschten Genauigkeit zu stellen. Resultieren daraus Unterschiede zwischen den Feststellungen verschiedener Gutachter, dann begründet dies in der Öffentlichkeit entweder Zweifel an der Integrität der Psychiater oder an der wissenschaftlichen Gültigkeit psychiatrischer Urteile (Hallek 1980; Heinz 1982).

Deutlich wurde dies als 1983 in den USA im Verfahren gegen den Präsidenten-Attentäter Hinckley vier Sachverständige krankheitsbedingte Schuldunfähigkeit ("not guilty by reason of insanity") feststellten, vier andere hingegen nicht. Der Verdeutlichung förderlich war dabei wohl auch die Tatsache, daß im amerikanischen Rechtssystem die Sachverständigen nur im Auftrag der Parteien (adversarial system"), nicht aber wie im deutschen Rechtssystem im Auftrag des Richters, tätig werden und daß in diesem Fall neben Psychiatern auch Psychologen als Sachverständige beteiligt waren. Der in diesem Zusammenhang erhobenen Forderung nach „neutralen", vom Gericht anerkannten Sachverständigen wurde oberflächliches Denken bescheinigt, weil damit die tatsächlichen Schwierigkeiten nicht beseitigt, sondern nur verdeckt würden, wie dies die öffentliche Verurteilung solcher nicht als unabhängig angesehener Gerichtssachverständiger in der Sowjetunion belege (Carpenter 1983). Vor diesem Hintergrund forderten Psychiater wie der Präsident der amerikanischen Akademie für Psychiatrie und Recht (AAPL), A. Halpern, die Möglichkeit der psychiatrischen Schuldunfähigkeitsfeststellung aufzuheben, denn ihre Definition sei zu vage, um brauchbar zu sein und bei Delinquenten mit schwerer psychischer Krankheit genüge es, ihre Verhandlungsunfähigkeit ("incompetency to stand trial") festzustellen. Die Vorteile solcher Lösungen lägen darin, daß die Exekutive die Kontrolle über noch gefährliche Täter behalte, daß diese nicht – die Gesundung noch lange überdauernd – stigmatisiert seien („Jagdschein"), und daß vor allem eine wesentliche Quelle für den Verlust des öffentlichen Vertrauens in das Recht ausgeschaltet würde. Insgesamt sei die Beibehaltung der Schuldunfähigkeitsfeststellung aus psychiatrischen Gründen ein Verstoß gegen die medizinische Ethik (Halpern 1983). Anderen Psychiatern hingegen erscheint gerade diese Position als ethisch unzulässiger Rückzug aus der ärztlichen Verantwortung gegenüber jedem Kranken, also auch dem kranken Rechtsbrecher (Carpenter 1983), und möglichen Vorteilen einer Beschränkung auf die psychiatrische Feststellung von Verhandlungsunfähigkeit stehen erhebliche Nachteile für den Angeklagten und Unklarheiten gegenüber (Hallek 1980). Die amerikanische psychiatrische Fachgesellschaft (APA 1984) hat dazu umfassend Stellung genommen und begründet, daß die psychiatrische Schuldunfähigkeitsfeststellung wesentlich für die moralische Integrität des Strafrechts sei, während die diskutierte Alternative „schuldig, aber psychisch krank" abzulehnen sei, da sie die Idee der moralischen Schuld schwäche. Die APA fährt fort, daß die psychiatrischen Standards in der Regel zur Schuldunfähigkeitsfeststellung ausreichten, für die schwierige Aufgabe der Beurteilung und Überwachung von Prognose, Entlassungsfähigkeit und Verlauf jener psychisch kranken Rechtsbrecher im Maßregelvollzug, die den nach Unterbringungsgesetzen zwangsuntergebrachten psychisch Kranken übrigens nicht gleichgestellt werden können, hingegen ein Komitee verantwortlich sein solle, das nicht ausschließlich aus psychiatrischen Sachverständigen zusammengesetzt ist. Dieses würde die Begrenzungen der Psychiatrie realistisch widerspiegeln, würde weiter anerkennen, daß das Verbrechen auch des moralisch Schuldlosen nicht ignoriert werden kann, und würde schließlich das Interesse der Gesellschaft breit repräsentieren, langfristig dem Schutz sowohl der Gesellschaft als auch der Rechte des Betroffenen Rechnung zu tragen (Carpenter 1983).

3. Politischer Mißbrauch der Psychiatrie

Einige Aspekte der bisher nur angedeuteten Verstrickungsmöglichkeiten des Psychiaters wurden in der umfangreichen und vielfältigen Diskussion über politischen Mißbrauch der Psychiatrie besonders deutlich.[2]

Spätestens seit dem V. Weltkongreß für Psychiatrie 1971 in Mexiko wird möglicher politischer Mißbrauch der Psychiatrie öffentlich diskutiert. Ausgangspunkt waren Einzelfallschilderungen, Situationsbeschreibungen und Analysen von Betroffenen (z. B. Tarsis 1964; Bukowski 1971, 1978), menschenrechtlich engagierten Interessierten (z. B. Lader 1977; Koryagin 1982; Bloch u. Reddaway 1984) und Gruppen (z. B. amnesty international, Deutsche Vereinigung gegen politischen Mißbrauch der Psychiatrie). Vorwürfe wurden vor allem gegen die Sowjetunion, Rumänien und Südafrika erhoben. Psychiatrische Fachgesellschaften in erster Linie der angloamerikanischen und skandinavischen Länder haben sich seitdem mehrfach zum Thema geäußert. Auch die Deutsche Gesellschaft für Psychiatrie und Nervenheilkunde (DGPN) hat als eine der ersten psychiatrischen Fachgesellschaften bereits 1972 und seitdem mehrfach dazu Stellung genommen (DGPN 1972, 1977, 1982, 1983). Auf den VI. Weltkongreß für Psychiatrie in Hawaii wurde aufgrund von Anträgen der britischen und australischen psychiatrischen Fachgesellschaften die Sowjetunion mit 90:88 Stimmen wegen systematischen Mißbrauchs der Psychiatrie zu politischen Zwecken verurteilt (s. Ehrhardt 1978a). Außerdem gründete der Weltverband für Psychiatrie in Hawaii ein Ethik-Komitee sowie ein Komitee zur Prüfung des Mißbrauchs der Psychiatrie. Letzteres sollte nach einem recht komplizierten Verfahren von Mitgliedsgesellschaften eingereichte Einzelfall-Vorwürfe zusammen mit der Fachgesellschaft des betroffenen Landes prüfen.[3] Jedoch konnten die Anträge, die alle die Sowjetunion betrafen, durch dieses Komitee nicht bearbeitet werden, da die psychiatrische Fachgesellschaft der Sowjetunion auf die entsprechenden Anfragen seines Vorsitzenden nicht antwortete. Die sowjetischen Psychiater begründeten ihre Ablehnung dieses Komitees des Weltverbandes für Psychiatrie mit der Behauptung, daß dessen Gründung und Auftrag zu Eingriffen in die Souveränität und die inneren Angelegenheiten einzelner Länder führen würde und dementsprechend gegen internationales Recht verstoße. Obwohl die psychiatrische Fachgesellschaft in weiterer Folge die Bereitschaft zu erkennen gab, unter Umgehung des Untersuchungskomitees mit dem Weltverbandsvorstand direkt an der Klärung der eingereichten Fälle zusammenzuarbeiten, erachtete sie die ganze Diskussion als eine gegen die Sowjetunion gerichtete politische Verleumdungskampagne (Morozov et al. 1977). Mit dieser Begründung trat die sowjetische Fachgesellschaft schließlich im Januar 1983 aus dem Weltverband für Psychiatrie aus. Sie kam damit einem drohenden Ausschluß zuvor, den mehrere Mitgliedsgesellschaften auf dem VII. Weltkongreß 1983 in Wien beantragen wollten. Auch die DGPN hatte entsprechend ihrer Stellungnahme vom 1. 10. 1982 beschlossen, den Ausschluß der psychiatrischen Fachgesellschaft der Sowjetunion auf dem VII. Weltkongreß zu beantragen, wenn die sowjetischen Psychiater bis dahin nicht doch noch zu einer Prüfung konkreter Einzelfälle bereit wären (DGPN 1982). Auf der Mitgliederversammlung 1982 der DGPN, auf der diese Resolution gefaßt wurde, wurden die bereits seit langem und in verschiedenen Zusammenhängen intensiv diskutierten teilweise kontroversen Standpunkte noch einmal mit starker emotionaler Beteiligung vorgetragen. Folgende Aspekte des Problems waren und sind dabei bedeutsam:

---

[2] Es geht im folgenden nur um die Darstellung der ethisch relevanten Argumente, nicht aber um historische Details oder um politische Aspekte.

[3] Auf dem VII. Weltkongreß in Wien 1983 wurde eine neue Verfahrensweise dieses Komitees inauguriert, die nun auch Einzelpersonen als Antragsteller zuläßt.

a) Völlige Einigkeit besteht über den allgemeinen Grundsatz, daß jeglicher Mißbrauch der Psychiatrie abzulehnen ist. Dies entspricht der Deklaration von Hawaii 1977, die 1983 in Wien modifiziert wurde. Der relevante Punkt 7 lautet: „Der Psychiater darf seine beruflichen Möglichkeiten niemals zur Mißhandlung von Einzelpersonen oder Gruppen benutzen. Er sollte stets darauf achten, daß weder unangemessene persönliche Wünsche, noch Gefühle oder Vorurteile sein ärztliches Handeln beeinflussen." Persönliche Wünsche des Psychiaters, wie etwa berufliches Fortkommen oder auch nur die Vermeidung von Ärger, sind vermutlich noch relativ leicht – und zudem in einer offenen Gesellschaft wohl eher als in der „drückenden Machtatmosphäre eines totalitären Staates" (VON BAEYER 1985) – von ihm selbst als unangemessen und damit als ethisch unzulässig zu erkennen. Und in der Reflektion sowie Kontrolle eigener Gefühle sollte der Psychiater ausgebildet sein. Was aber heißt „Vorurteil", und wann ist es „unangemessen"?

Der Versuch von EHRHARDT, die auch von den sowjetischen Psychiatern gebilligte Deklaration gerade in diesem Punkte zu präzisieren, scheiterte (EHRHARDT 1978b). Der von ihm vorgeschlagene Zusatz entsprach der DGPN-Stellungnahme von 1972: „Jeder Mißbrauch psychiatrischer Methoden und Institutionen zu ideologisch-politischen Zwecken, wo und wann auch immer er geschehen mag, widerspricht ebenso den fundamentalen Regeln der ärztlichen Berufsethik wie den Prinzipien einer allgemeinverbindlichen Sozialethik (VN-Erklärung der Menschenrechte), unabhängig von der religiösen oder politischen Überzeugung des Einzelnen" (DGPN 1972).

Hier relevante Vorurteile im Sinne ideologisch-politischer Einstellungen sind vielfältig. Offenbar ist es für die betroffenen Psychiater nicht immer einfach, sondern eher schwierig bis unmöglich zu erkennen, wo der Einfluß ideologischer oder politischer Zielsetzungen auf ihr psychiatrisches Handeln unangemessen und dieses damit unethisch wird. Dies belegen zahlreiche Beispiele, von denen nur zwei erörtert werden sollen: der Einfluß anti- und polit-psychiatrischer Ideologie auf die Reform der psychiatrischen Krankenversorgung (s. Abschn. B.III. 1, KISKER 1979) und eben der Einfluß gesellschaftlicher bzw. politischer Leitvorstellungen auf psychiatrische und insbesondere forensisch-psychiatrische Beurteilungen und Maßnahmen.

b) Mit dem eingangs zitierten Material wird der in erster Linie gegen die Sowjetunion erhobene Vorwurf begründet, daß dort psychisch gesunde Menschen wegen von der herrschenden Meinung abweichender, staatskritischer oder regierungsfeindlicher Äußerungen als psychisch krank erklärt und in psychiatrischen (Sonder-) Einrichtungen zwangsuntergebracht sowie zwangsbehandelt werden. Die dabei angewandten Kriterien entsprechen formal den Rechtsvorschriften westlicher Demokratien insofern als eine Zwangsunterbringung ordnungsrechtlich gerechtfertigt ist, wenn ein psychisch Kranker für andere oder sich selbst eine klare Gefahr darstellt oder wenn im Rahmen eines strafrechtlichen Verfahrens Schuldunfähigkeit festgestellt wird (MEE 1971; AI 1975). Der Psychiater muß dabei zu folgenden Fragen Stellung nehmen: 1. Liegt eine psychische Krankheit vor? 2. Wenn ja: In welchem Zusammenhang steht sie mit dem normabweichenden Verhalten, der Gefahr oder dem Delikt? 3. Wenn ein solcher Zusammenhang besteht und psychische Krankheit das normabweichende Verhalten bedingt: Von welcher Grenze ab begründet das Ausmaß des Zusammenhanges Schuldunfähigkeit? Und 4. wird der Psychiater darüber hinaus aber auch, oft nur implizit, zu einer Antwort auf die Frage verleitet, von welcher Grenze ab das in Frage stehende Verhalten tatsächlich eine Gefahr darstellt, die Sanktionen oder Zwangsmaßnahmen begründet? Mit einer Antwort darauf verläßt der Psychiater aber den Bereich seiner fachlichen Kompetenz. Jeder Psychiater weiß, daß er im Einzelfall bei der Beantwortung dieser Fragen auf fachlich unsicheren Grund und in den Bereich des Ermessens geraten kann. Um so größer wird in solchem Falle die Gefahr, daß sein psychiatrisches Fachurteil von der herrschenden Meinung und geltenden Wertnormen beeinflußt wird. Eine besondere Rolle scheint hierbei die von der zeitgenössischen sowjetischen Psychiatrie benutzte Diagnose der schleichenden Schizophrenie zu spielen. Sie vermittelt in diagnostisch nach unseren diagnostischen Kriterien höchstens fraglichen Fällen den Eindruck einer eindeutigen Krankheit und kann im Zusammenhang mit den weiteren Annahmen, daß psychotische Erkrankungen in der Regel zu Schuldunfähigkeit führen und weiterhin auch die inkriminierten abweichenden Verhaltensweisen Ausdruck der Krankheit sind, Zwangsmaßnahmen begründen. Die letztgenannte Annahme wird dem Psychiater in einer Gesellschaft sehr nahegelegt, deren Verfassung den Bürger „verpflichtet, die Interessen des Sowjetstaates zu schützen und zur Stärkung seiner Macht und seiner Autorität beizutragen" (Artikel 62 der Verfassung der Sowjetunion von 1977: Neues Deutschland 1977), und in der folgende Norm herrscht: „Ein Verbrechen ist eine Abweichung von den allgemein anerkannten Standards des Verhaltens, das oft durch psychiatrische Krankheit verursacht wird" (Chrustschew 1959). Der prinzipielle Unterschied zu demokratisch-offenen Gesellschaften wird erst darin ganz deutlich, daß der Weg zur Einlösung dieser verfaßten Verpflichtung nicht frei diskutiert, sondern von Partei und Staat definiert wird. Nur so ist es zu verstehen, daß beispielsweise Forderungen eines sowjetischen Bürgers danach, die UN-Menschenrechtskonvention in die Praxis umzusetzen, um das Vertrauen der Massen in die Partei nicht zu untergraben und die Ehre des Staates nicht zu verspielen, als reformistische Ideen im Rahmen einer paranoiden Entwicklung einer psychopathischen Persönlichkeit angesehen werden. Wenn aber in psychiatrisch sachverständiger Weise das Pathologische nicht einmal so sehr in den Inhalten gesehen wird, sondern darin, daß diese unbeugsam-sthenisch und realitätsfern beibehalten werden und daß dem Betroffenen die Einsicht in den „hinterlistigen, kriminellen Charakter seiner Handlungen" fehlt, dann werden die Schwierigkeiten der Grenzziehung zum Nicht-Pathologischen noch deutlicher (Mee 1971). Dann mag nicht nur staatstreue Gesinnung des Staatsbürgers im Psychiater, sondern auch seine menschliche Alltagserfahrung sein psychiatrisches Urteil beeinflussen, wie sie eindrucksvoll in dem Satz von Grigorenko, einem der bekanntesten „psychiatrisierten" Dissidenten gegenüber einem ebenfalls „psychiatrisierten" Mitgefangenen zum Ausdruck kommt: „Deine Schlußfolgerungen sind so wirklichkeitsfern, daß ich an Deiner Normalität zu zweifeln beginne" (Mee 1971). Aber selbst wenn der Psychiater davon überzeugt ist, das Vorliegen einer psychiatrischen Krankheit und weiterhin auch das abweichende Verhalten als Symptomatik der Krankheit zutreffend begründet zu haben, so sollte er sich doch auch im klaren darüber sein, inwieweit er sich bei der Grenzziehung zwischen noch Verantwortungs- und damit Schuldfähigkeit und schon eingeschränkter oder aufgehobener Schuldfähigkeit und noch viel mehr bei der ihm unberechtigterweise oft abverlangten Grenzziehung zwischen noch tolerierbarem und bereits gefährlichem krankheitsbedingten Fehlverhalten, das dann Zwangsmaßnahmen erfordert, den herrschenden Normen nicht entziehen kann. Obwohl auch in der Sowjetunion formal ähnliche Kriterien wie in westlichen Ländern als Voraussetzung zur Feststellung von Zurechnungsunfähigkeit und Zwangsbehandlungsbedürftigkeit, nämlich Mangel an Einsicht und an Kontrolle der eigenen Handlungen, gelten, sind dort offensichtlich doch die praktizierte Verhaltensnorm enger und damit Normabweichungen sowie deren Deklaration als Krankheit eher möglich als in westlichen Gesellschaften. Außerdem werden Kontroll-Sanktionen dort bei so definierter Krankheit offenbar schneller und strenger eingesetzt, und Widerspruchsmöglichkeiten sind geringer. Wird der Psychiater sich aber dieses normativen Einflusses bewußt, dann können für ihn ethische Probleme aus der Loyalität zu unterschiedlichen Normen entstehen, hier einerseits der dem kranken Individuum verpflichteten, mit dem Namen des Hippokrates verknüpften Norm und andererseits der dem Staat verpflichteten sozialistischen Norm (SPÄTE u. THOM 1984).

c) Nun gibt es aber nicht nur die Möglichkeit des skizzierten ethischen Konfliktes, wenn individual-ethische und sozial-ethische Verpflichtungen im Einzelfall in Widerspruch miteinander geraten, sondern darüber hinaus wurde sowjetischen Psychiatern von einigen ihrer eigenen Kollegen vorgeworfen, daß sie auch offensichtlich gesunde Dissidenten wegen regimekritischer Aktionen, also aus rein politischen Gründen, als psychisch krank und zwangsbehandlungsbedürftig erklären und damit unethisch handeln würden (BLOCH u. REDDAWAY 1984, p. 75ff.). Das hat die skeptische Frage provoziert, warum eine strafrechtliche Verurteilung zur Haft in den als hart bekannten sowjetischen Haftanstalten und Arbeitslagern für den Betroffenen weniger gravierend sein soll als eine Unterbringung in einer psychiatrischen Institution – BUKOWSKI (1978) beschreibt, daß sich diese Situation erst seit Anfang der 60ger Jahre in der Sowjetunion (bemerkenswerterweise aber nicht in der DDR) entwickelt habe, während in der Stalinzeit wohl mancher durch eine psychiatrische Diagnose und Hospitalisierung gerettet worden sei. Darauf antworten diejenigen, die den politischen Mißbrauch der Psychiatrie bekämpfen, daß die „Psychiatrisierung" eines Dissidenten es ermöglicht, diesen ohne öffentliche Erörterung der Anklage in einem Strafverfahren mundtot zu machen, entweder, indem ein Strafverfahren wegen Etikettierung eines Dissidenten als psychisch krank gar nicht erst eingeleitet zu werden braucht oder aber nicht-öffentlich durchgeführt bzw. wegen Schuldunfähigkeitserklärung des Dissidenten nicht weitergeführt wird. Überdies werden Ungewißheit infolge unbefristeter Unterbringung und Zwangsbehandlung mit Neuroleptika von Betroffenen im Vergleich zu befristeter Lagerhaft als schlimmer beschrieben (MEE 1971; AI 1975). Ein Beleg für diesen Mißbrauch der Psychiatrie wird auch in dem Widerspruch gesehen, daß in dieser Weise als „psychisch krank" definierte Menschen keineswegs die positiven Seiten ihrer Krankenrolle erfahren, z. B. die Möglichkeiten der gerade in der Sowjetunion besonders gut entwickelten sozialpsychiatrischen Rehabilitation oder auch den Erhalt ihrer materiellen Lebensgrundlage: GRIGORENKO soll seine Generalspension vorübergehend ganz gestrichen, dann auf ein Drittel gekürzt worden sein (BLOCH u. REDDAWAY 1978).

d) Ein weiteres ethisches Problem vor allem für die nicht unmittelbar betroffenen Psychiater ergibt sich aus der Frage, wie ein festgestellter Mißbrauch der Psychiatrie zu politischen Zwecken am besten beseitigt wird. Die einen halten es fachlich und berufsethisch für unverzichtbar, eine psychiatrische Beurteilung nur nach persönlicher Untersuchung des Betroffenen abzugeben (EHRHARDT 1978 b). Der auf dieser Argumentationslinie liegende Versuch, Einzelfälle über das 1977 vom Weltverband für Psychiatrie eingerichtete Komitee zur Untersuchung des Mißbrauches in der Psychiatrie konkret zu prüfen, ist allerdings bisher gescheitert. Eine weitere Möglichkeit, in diesem Sinne sowjetische Kollegen im direkten Kontakt fallbezogen zu sensibilisieren, ist durch den Austritt der sowjetischen Fachgesellschaft aus dem Weltverband für Psychiatrie zumindest nicht gefördert worden. Deshalb sind andere Psychiater von der moralischen Verpflichtung überzeugt, den als bewiesen angesehenen politischen Mißbrauch der Psychiatrie öffentlich verurteilen zu müssen und nur dadurch sowjetische Psychiater von unärztlichem Verhalten abbringen zu können. Sie berufen sich dabei darauf, daß Opfer dieses Mißbrauches dessen unmißverständliche Verurteilung als hilfreich erbaten und daß nach einigen Informationen die „Psychiatrisierung“ von Dissidenten nach dem Beschluß von Honolulu rückläufig gewesen und sogar eine Reihe von internierten Dissidenten freigekommen sei (WEINBERGER 1978). Dieses Argument gewinnt besonderes Gewicht in unserem Lande, nachdem viele jüngere Psychiater der Meinung sind, daß nationalsozialistische Verbrechen an psychisch Kranken durch früheren und stärkeren öffentlichen Protest der Psychiater hätten vermindert oder verhindert werden können. Dagegen haben führende sowjetische Psychiater argumentiert, daß die Benutzung von psychiatrischen Patienten für politische Zwecke – und als solche sehen sie die öffentliche Diskussion über politischen Mißbrauch der Psychiatrie in ihrem Lande an – ethisch absolut unzulässig sei (MOROZOV et al. 1977).

Aber nicht nur um der durch politischen Mißbrauch der Psychiatrie unmittelbar betroffenen Menschen willen wird seine öffentliche Verurteilung als notwendig angesehen, sondern auch, „weil nur mit ihr die Glaubwürdigkeit der Psychiatrie im eigenen Land auf Dauer aufrechtzuerhalten“ (WEINBERGER 1977) ist bzw. weil die heilenden und helfenden Wirkungsmöglichkeiten einer diskreditierten Psychiatrie wegen der Befürchtungen der behandelten oder potentiellen Patienten eingeschränkt sind (LADER 1977). Allerdings liegen in einer öffentlichen Kampagne auch Gefahren, wenn die inhaltliche Begründung des Mißbrauchsvorwurfes unzureichend bleibt und ihre Form nicht ausschließlich der sachlichen Information dient, worauf die DGPN bereits in ihrer Stallungnahme von 1972 hingewiesen hat.

4. Epilog

Für Gesunde ist der Psychiater nicht zuständig und für psychisch Schwerkranke ist sein Verhalten normativ eindeutig geregelt. Dazwischen jedoch läßt sich die Selbstbestimmbarkeit eines Menschen nicht immer so zweifelsfrei beurteilen. Es unterliegt auch außerpsychiatrischen Einstellungen, soziokulturellen Einflüssen, Ideologien, wo der Psychiater die Grenze zwischen gesund und krank, zwischen den interindividuellen Unterschieden und intraindividuellen Schwankungen der Selbstbestimmbarkeit des Gesunden und der nur vielleicht vorhandenen, vorübergehenden oder teilweisen Einschränkung der Selbstbestimmbarkeit des psychisch leichter Kranken sowie zwischen Einschränkung und Aufhebung der Selbstbestimmbarkeit des psychisch schwerer Kranken zieht. Das zu bedenken, ist Verpflichtung des Psychiaters. Kommt er zu dem Schluß, daß eine psychische Krankheit vorliegt, dann steht er vor der gelegentlich kaum lösbaren Aufgabe, das Selbstbestimmungsrecht des Patienten zu respektieren, auch wenn es krankheitsbedingt eingeschränkt sein sollte, und gleichzeitig volle ärztliche Verantwortung für den Patienten wahrzunehmen – wozu auch gehört, die Selbstbestimmbarkeit des Patienten durch angemessene Behandlung zu fördern. Das bedeutet insbesondere, daß der Psychiater auch bei einer „informierten" Einwilligung oder Ablehnung einer Maßnahme bzw. Behandlung durch den Patienten seine Verantwortung für das, was ärztlich notwendig ist, mit dem Patienten nicht teilen kann.

III. Der einzelne Kranke und die Gesellschaft

So wie der Psychiater mit seinem Heilauftrag für den einzelnen Kranken auf der einen Seite in Widerspruch zum Selbstbestimmungsrecht des Patienten geraten kann, so erwartet ihn auf der anderen Seite ein Dilemma, wenn er mit seinem Sachverstand über den einzelnen Kranken hinaus für die gegenwärtigen oder zukünftigen Kranken in ihrer Gesamtheit als Teil der Gesellschaft etwas tun will oder soll, z. B. durch Planung und Einflußnahme auf Umfang und Struktur psychiatrischer Krankenversorgung, durch Lehre und praktische Unterweisung für die Qualität derselben, durch Forschung für die Verbesserung der Erkennung und Behandlung psychischer Krankheiten.

Der Psychiater kann dabei nicht nur – wie am Beispiel seiner forensischen Aufgaben verdeutlicht wurde – als Agent der Gesellschaft bzw. bestimmter gesellschaftlicher Kräfte und Institutionen politisch mißbraucht werden, sondern sich auch sozialen und politischen ebenso wie wissenschaftlich-methodologischen Zwängen ausgesetzt sehen, die ihn in Konflikt mit seinem individuellen Heilauftrag bringen. Solche Situationen zu bemerken, sich über den Einfluß eigener Wunschvorstellungen und Ideologien, persönlicher Motive und Abhängigkeiten auf sein Verhalten Rechenschaft abzulegen und zu prüfen, ob sie seinen Heilauftrag verletzen, gehört zu den Pflichten des Psychiaters (HEIMANN 1976).

1. Psychiatrische Krankenversorgung

Den Einfluß von Wertentscheidungen und Verhaltensnormen sowie das Gewicht verschiedener Motive für die Ein- bzw. Ausgliederung von psychisch Kranken in der Gesellschaft, für Grenzziehungen zwischen gesund und krank, für Bewertungen von heilbar und unheilbar darzustellen, ist hier nicht der Platz.

Hier ist nicht mehr als ein nur illustrativ gemeinter Hinweis möglich: „Die Versorgung psychisch Kranker und Behinderter hat im Laufe ihrer Geschichte zahlreiche Wandlungen durchgemacht. Diese Entwicklung läßt erkennen, daß Menschen sich störenden und hilflosen Gliedern ihrer Gemeinschaft gegenüber zu allen Zeiten zwiespältig verhalten haben: Einerseits wurden solche Glieder, wenn sie durch ihre wie auch immer entstandene Eigenart die Mitwelt zu sehr belasteten, durch Sondermaßnahmen versorgt. Dies führte zu einer gewissen Ausgliederung der Betreffenden. Andererseits wandte man sich gerade diesen Menschen in besonderer Weise zu, versuchte zu helfen und, wo das nicht möglich war, sie zu akzeptieren und so die Ausgliederung aufzuheben. Das Ineinander und Nebeneinander dieser gegensätzlichen Tendenzen prägt die Geschichte der Versorgung psychisch Kranker und Behinderter und das Verhalten ihnen gegenüber bis heute." (Bericht über die Lage der Psychiatrie in der Bundesrepublik Deutschland 1975) (weitere Hinweise in Griesinger 1868; Bodamer 1953; Dörner 1969; Müller 1981; Ernst 1983; Helmchen 1984a).

Es kann hier nur auf ethische Fragen aufmerksam gemacht werden, denen sich der Psychiater angesichts der vielen Unzulänglichkeiten der psychiatrischen Krankenversorgung und erst recht dann ausgesetzt sieht, wenn er diese Praxis strukturell verbessern will, indem er bestimmte Konzepte (gesundheits-) politisch umzusetzen beabsichtigt. Wieder aktuelle Fragen lauten etwa: Darf sich der Psychiater mit dem Stand der psychiatrischen Krankenversorgung zufriedengeben oder abfinden? Ob überhaupt und bis zu welchem Grad ist der Psychiater berechtigt, um der Verbesserung für die Gesamtheit der psychisch Kranken willen Einschränkungen seines individuellen Heilauftrages, d.h. Nachteile für einzelne Kranke, oder auch eine vorübergehende Verschlechterung für eine definitive Verbesserung in Kauf zu nehmen? Welche Sicherung hat er dagegen, daß Kranke für allgemeine politische Zielsetzungen mißbraucht werden? Wie weit darf oder muß der Psychiater bei Maßnahmen und Veränderungen, die er für notwendig hält, Reaktionen von Angehörigen, Öffentlichkeit, Politikern berücksichtigen? Wie steht es mit der Einwilligung der Betroffenen, zu denen zwar in erster Linie die Kranken, aber auch ihre Angehörigen und schließlich auch die psychiatrisch Tätigen gehören? Zu welchen Ansprüchen an die Qualität eines Konzeptes, z. B. seine Begründung, seine Erfolgswahrscheinlichkeit, seine Nutzen-Kosten-Relation, seine empirische Kontrollierbarkeit, und zu welchen Ergebnis-Kontrollen selbst ist der Psychiater verpflichtet? Angestoßen werden solche Fragen durch manche Ergebnisse, zu denen die Reform der psychiatrischen Krankenversorgung der letzten 30 Jahre in einigen westeuropäischen Ländern und den USA geführt hat.

Ausgangspunkte für die Reformbewegung waren neue therapeutische Möglichkeiten und ein neues Verständnis für den psychisch Kranken. Dies und schließlich Kritik am Status der bürgerlichen Rechte von psychisch Kranken, an der „Ausgrenzung der Unvernunft", begründeten wachsenden Widerstand gegen die „brutale Realität" personell und räumlich schlecht ausgestatteter psychiatrischer Großkrankenhäuser mit ihrer mehr oder weniger anonymen, anregungsarmen, verwahrenden, zwanghaft-geregelten Atmosphäre der „totalen Institution". Ziel der Reform war und ist, dem psychisch Kranken ein der Art und dem Grad seiner krankheitsbedingten Behinderung individuell angemessenes und seinem individuellen Bedürfnis entsprechendes differenziertes Netz therapeutisch-kompensatorischer Einrichtungen möglichst „vor Ort", in seinem Lebensraum, in der Gemeinde anzubieten. Die Umsetzung dieses Konzeptes brachte für viele Kranke Verbesserungen, führte jedoch unter anderem infolge mangelhafter Planung, unzureichender Finanzierung, falschen Zeitmaßes und unrealistischer Einschätzung der Möglichkeiten vieler psychisch Kranker zu selbständigem Leben an manchen Orten und vor allem für schwerbehinderte chronisch Kranke auch zu schwerwiegenden Nachteilen. Der Präsident der amerikanischen Psychiater-Vereinigung klagte 1984, daß die Politik der „Deinstitutionalisierung", in deren Verlauf in den USA die staatlich finanzierten psychiatrischen Betten von 559000 im Jahr 1955 auf 132000 im Jahr 1984 reduziert wurden, zur Folge hatte, daß „mehr als 50% der Pflegeheime mit psychisch Kranken bevölkert sind, tausende gestörter Menschen ohne Wohnung durch die Stadtlandschaften wandern und Legionen in Obdachlosenasylen oder Absteigen wohnen. Die Psychiatrie muß gemeinsam mit Politikern gegen die gegenwärtig verheerende Situation kämpfen und wirtschaftliche, wissenschaftlich begründete und menschliche Alternativen vorschlagen" (Talbott 1984).

Ähnliche Beobachtungen wurden aus Italien berichtet (SARTESCHI et al. 1985). Dort führte das von BASAGLIA initiierte radikale Gesetz 180 (bzw. 833) 1978 zu einer weitreichenden Veränderung der psychiatrischen Krankenversorgung, die im Hinblick auf den beklagenswerten Zustand der psychiatrischen Krankenhäuser und den Stillstand der Gesetzgebung seit 1904 überfällig war. Die Ziele der Reform werden heute überwiegend gutgeheißen, ihre Folgen indessen sehr unterschiedlich beurteilt, Schwierigkeiten von keinem geleugnet, jedoch von einigen eher dem die Lebenswirklichkeit vieler Kranker verkennenden otpimistisch-ideologischen Konzept des Gesetzes, von anderen eher seiner unzureichenden Realisierung infolge fehlender finanzieller Unterstützung zugeschrieben (MASSIGNAN 1984; SARTESCHI et al. 1985). Ein objektiver Überblick ist schwer zu gewinnen, da die antiinstitutionelle und antinosographische Einstellung der „neuen Psychiatrie" der Sammlung von verläßlichen Daten entgegensteht. Unzweifelhaft jedoch ist gerade ein Teil der aus psychiatrischen Krankenhäusern in die Gemeinde entlassenen chronischen Kranken unzureichend, so etwa in privaten Pflegeheimen, weitgehend ohne psychiatrische Behandlung oder gar nicht versorgt, lebt in Bahnhöfen oder öffentlichen Parks und verstärkt damit wieder Gefühle der Ablehnung und Feindseligkeit in der Bevölkerung. 30000 Familien, mit psychisch kranken Angehörigen oft ohne psychiatrische Hilfe alleingelassen und überfordert, haben Vereinigungen gebildet, um eine angemessene ambulant-stationäre Versorgung zu erreichen. „Sicher ist, daß psychisch kranke Familienmitglieder von ihren Angehörigen jetzt ziemlich häufig getötet werden" (SARTESCHI et al. 1985).

Die erwähnten ethischen Fragen stellen sich dem Psychiater aber nicht nur bei empirischer und konzeptueller Begründung sowie bei Akzeptanz und Finanzierung struktureller Voraussetzungen der psychiatrischen Krankenversorgung, sondern auch bei den Maßnahmen selbst. Als Beispiel sei die Elektrokrampfbehandlung (EKT) erwähnt.

In ihrer weiterentwickelten modernen Form der mitigierten EKT stellt sie auch heute noch eine der wirksamsten Formen psychiatrischer Therapie dar, obwohl sich das zugrundeliegende Konzept der antagonistischen Krankheiten als unzutreffend herausgestellt und die Indikation von schizophrenen auf affektive Psychosen verschoben hat. Sowohl für die Praxis wie für die Forschung hat sich hier in den letzten Jahren ein ethisches Problem daraus entwickelt, daß die antipsychiatrisch motivierte Verteufelung der EKT als eine mittelalterliche Bestrafungs- und Foltermethode, die zur Hirnzerstörung führe, ihre praktische Anwendung massiv eingeschränkt hat, weil unzutreffend vor-informierte Patienten diese Behandlung angstvoll ablehnten, manche Träger psychiatrischer Einrichtungen ihre Anwendung verboten und viele Ärzte sie ebenfalls nicht mehr durchführten und deshalb verlernten oder nicht mehr lernen konnten. Es lassen sich durchaus Zweifel daran begründen, daß es ärztlich vertretbar ist, unter dem Einfluß einer irrationalen öffentlichen Kampagne mit dem wissenschaftlich unzureichend geprüften Argument, die bequemere medikamentöse Therapie sei auch die bessere, dem Schwerkranken eine bei ihm indizierte und womöglich sogar von ihm gewünschte Therapie mit nachgewiesener hoher Wirksamkeit und bekanntem niedrigen Nebenwirkungsprofil vorzuenthalten und damit überdies zu einem Klima beizutragen, in dem Forschung zur wissenschaftlich begründeten Optimierung dieser Therapie unmöglich wird, weil weder genügend Patienten in überschaubarem Zeitraum gewonnen werden können, noch Ärzte bereit sind, sich der Gefahr demagogischer Kriminalisierung auszusetzen, wenn sie dieses Thema forschend aufgreifen würden.

2. Psychiatrische Forschung

Seit Beginn dieses Jahrhunderts haben sich der Anspruch an das methodologische Niveau sowie das Bewußtsein für die Notwendigkeit differenzierter ethischer Erwägungen bei patientenbezogener Forschung entschieden entfaltet.

1927 wurde die Entdeckung der Malaria-Therapie der progressiven Paralyse als therapeutischer Durchbruch mit dem Nobelpreis, dem ersten für einen Psychiater, anerkannt. Ihr Entdekker WAGNER-V. JAUREGG räumte seine eigenen Bedenken, seine Malaria-geimpften Paralytiker könnten andere Patienten infizieren, dadurch aus, daß er selbst im Klinikgarten gefangene Mükken als Culex-, nicht aber als Anopheles-Mücken diagnostizierte (WAGNER-V. JAUREGG 1950).

1983 hatte eine Ethik-Kommission zu einem Forschungsprojekt Stellung zu nehmen, das prüfen wollte, *ob* ein Arzneimittel heilsam wirkt und *wie* es wirkt. Obwohl das Arzneimittel schon seit Jahren gegen Multi-Infarkt-Demenz angewandt wurde, gab es bis dahin definitive Antworten weder auf die Frage nach seiner therapeutischen Wirksamkeit noch auf die nach seinem therapeutischen Wirkungsmechanismus. Zur Klärung der Fragen sollten Patienten mit mittelgradiger Multi-Infarkt-Demenz das Arzneimittel placebokontrolliert erhalten, und die Hirndurchblutung sollte gleichzeitig nichtinvasiv mit Xenon 133 untersucht werden. Das Projekt stellte Forscher (und Ethik-Kommission) u. a. vor folgende Fragen: Handelt es sich bei dieser Anwendung eines eingeführten Arzneimittels in anerkannter Indikation nur um reine Behandlung oder um eine Forschungsbehandlung? Ist die Hirndurchblutungsmessung nicht ein reines Humanexperiment? Unterscheiden sich die ethischen Probleme bei diesen verschiedenen Untersuchungstypen? Ist die Anwendung von Placebo nicht unethisch? Können wesensveränderte Patienten überhaupt aufgeklärt werden und einwilligen? Ist eine Einschränkung der Aufklärung ethisch vertretbar? Ist eine zweifelhafte Einwilligung ethisch akzeptabel, wenn eine Schädigung des Patienten nicht zu erwarten ist, wohl aber ein Fortschritt in der Behandlung dieser schweren und bisher kaum behandelbaren Erkrankung?

Wesentliche Gründe für diese Differenzierung lassen sich zum einen im Fortschritt der klinischen Forschung, dem Wissensbedarf und den Wissensmöglichkeiten, zum anderen in der kritischen Reflektion, öffentlichen Diskussion und zunehmenden legislativen, judikativen und administrativen Präzisierung der Normen erkennen, denen klinische Forschung unterliegt.

1901 wies die preußische Unterrichts-Verwaltung „die Vorsteher der Kliniken“ in wenigen Sätzen auf Grundsätze hin, die bei patientenbezogener Forschung zu beachten sind (Deutsch 1979). Zuvor hatte das Reichsgericht erstmals 1894 und erneut 1906 zur Frage der Einwilligung von Patienten in Forschung Stellung genommen (Schünemann 1981). 1931 verordnete das Reichsinnenministerium klare Regeln zur klinischen Forschung (DMW 1931; Mitscherlich u. Mielke 1960). Trotz der eindeutigen Vorschriften zur Freiwilligkeit und zu Nutzen-Schaden-Erwägungen führten Ärzte im Nationalsozialismus verbrecherische Experimente durch, die 1947 in Nürnberg verurteilt wurden. Aus diesem Anlaß wurden Regeln über Experimente mit Menschen formuliert, die als Nürnberger Codex Grundlage der Deklaration des Weltärztebundes in Helsinki 1964 wurden. 1966 veröffentlichte Beecher eine tiefgehende Kritik publizierter Ergebnisse patientenbezogener Forschung. Die Bürgerrechtsbewegung gewann öffentliche Resonanz, klinische Forschung wurde auch in der Psychiatrie differenziert und aufwendig. 1976 regelte das 2. Arzneimittelgesetz (AMG) in der Bundesrepublik Deutschland detailliert die Durchführung kontrollierter klinischer Prüfungen von Arzneimitteln. Die Ausführungsbestimmungen des zuständigen Ministeriums (HHS) der USA zum Schutz „menschlicher Forschungssubjekte“ von 1981 umfaßten bereits 26 eng bedruckte Seiten. Und – ein letztes Beispiel – 1984 legte eine Arbeitsgruppe des National Institute of Aging (NIA) der USA 6 Seiten umfassende Richtlinien allein zur klinischen Erforschung der senilen Demenz vom Alzheimer-Typ vor (Melnick et al. 1984; Mahendra 1984).

Da auf Einzelheiten hier nicht eingegangen werden kann, soll wenigstens auf einige Grundprobleme psychiatrischer Therapieforschung aufmerksam gemacht werden.

Forschung zielt auf Erkenntnisgewinn. Insoweit psychiatrische Forschung Forschung mit Patienten ist, zielt sie über den einzelnen Kranken hinaus und übersteigt auch die primäre ärztliche Verpflichtung für das Wohl desselben. Damit setzt sie die beteiligten Personen dem Einfluß miteinander möglicherweise konkurrierender Wert-Normen aus, die zu Konflikten zwischen individual-ethischen, sozial-ethischen und ärztlich-ethischen Normen führen können. Diese Probleme klinischer Forschung schlechthin erscheinen nun gleichsam fokussiert in der psychiatrischen Therapie-Forschung (Avery 1983; Helmchen 1984b):

a) Rahmenbedingungen

1. Psychiatrische Therapieforschung kann nicht ohne Patienten durchgeführt werden. Der Hauptgrund liegt darin, daß therapeutische Wirksamkeit nur gegen Krankheiten festgestellt werden kann. Adäquate Krankheitsmodelle, etwa bei Tieren, existieren indessen für die höchst humanspezifischen psychiatrischen Krankheiten nicht. Außerdem kann das Wissen, das aus vor- oder extra-klinischen Untersuchungen stammt, nur in sehr begrenztem Umfang auf Patienten mit psychischen, insbesondere mit schweren psychischen Krankheiten angewandt werden. Dies gilt nicht nur für die Ergebnisse der Tier-Pharmakologie, sondern ebenso für Wirkungen psychologischer bzw. psychotherapeutischer Verfahren bei Menschen ohne psychiatrische Krankheiten, z. B. psychoanalytische Erfahrungen bei gesunden Menschen oder die Ergebnisse einer Verhaltensmodifikation bei Rauchern oder übergewichtigen „Klienten". Es gilt schließlich auch für soziologische Hypothesen wie die sogenannte Labeling-Theorie, deren ätiologische Bedeutungslosigkeit zumindest für einige psychiatrische Erkrankungen gezeigt werden konnte.

2. Aber auch die Validität der Ergebnisse von Untersuchungen bei psychiatrischen Patienten selbst ist begrenzt. Ihre Verallgemeinerungsfähigkeit wird um so geringer, je reduktionistischer der Forschungsansatz ist, z. B. durch starke Patientenselektion, durch quasi experimentelle Standardisierung des Settings oder durch kurze Dauer kontrollierter klinischer Versuche. Je geringer aber die Verallgemeinerungsfähigkeit der Ergebnisse ist, um so klarer muß die Frage beantwortet werden, ob solche Versuche ethisch gerechtfertigt sind. Daher ist die Forderung begründet, neue Forschungsmethoden zu entwickeln, die ethisch weniger schwierig und wissenschaftlich doch noch vertretbar sind.

3. Vor allem aber: Nicht nur weil psychiatrische Therapieforschung ohne Patienten nicht möglich ist, sondern weil psychische Krankheiten den Erkrankten besonders in seiner individuellen Einmaligkeit und Autonomie berühren, also gerade in dem, was ihn als Person konstituiert, bedarf die Bedeutung des Patienten als Person dabei eigener Erwägungen.

Die Person des Patienten spielt bei leichten oder beginnenden psychischen Erkrankungen eine besonders große Rolle, da sich der Psychiater dabei vor allem mit der Frage auseinandersetzen muß, ob er die originäre („prämorbide") oder eine mehr oder weniger abgewandelte Individualität vor sich hat. Dabei kann der Psychiater Gefahr laufen, noch als normale Spielbreite menschlicher Individualität zu verstehen, was doch schon krankheitsbedingte Modifikation derselben ist. In die entgegengesetzte Gefahr kann er geraten, wenn der ent-individualisierende Einfluß schwerer oder chronisch fortgeschrittener psychischer Krankheiten wirksam wird und ihm Momente individuellen Erlebens – etwa hinter der nivellierten Persönlichkeit bei typischer Demenz – verbirgt.

Insbesondere können psychische Krankheiten Verständnis- und Entscheidungsfähigkeit des Kranken beeinträchtigen. Voraussetzungen und Konsequenzen der rechtlich und ethisch gebotenen Einwilligung nach Aufklärung bei psychisch Kranken wurden bereits diskutiert. Hinzu kommt, daß die Persönlichkeit des Arztes in der psychiatrischen Therapie einen größeren oder zumindest breiter gestreuten Einfluß auf den Patienten auszuüben vermag als in anderen Arzt-Patienten-Beziehungen. Infolge der ausgeprägten Individualität dieser spezifischen zwischenmenschlichen Beziehung sind das Bild, das sich der Arzt von seinem Patienten als Person macht, ebenso wie auch der methodenbedingte Reduktionismus der Forschung in der psychiatrischen Forschung besonders relevant (HEIMANN 1978). Hier wird deutlich, daß der prinzipiell notwendige reduktionistische Forschungszugang sowohl für den Patienten als auch für den Forscher selbst gefährlich sein kann: Der Patient kann eine Beeinträchtigung personaler Werte erfahren, der Forscher kann einer Verabsolutierung von Partialerkenntnissen erliegen.

b) Forschungstypen

Die klinische Therapie-Forschung unterscheidet drei Untersuchungstypen (Abb. 1):

1. Die Auswertung von Beobachtungen und Erfahrungen, die der Arzt bei der Behandlung seines Patienten gewinnt. Dabei ist die Behandlung ausschließlich am Interesse des einzelnen Patienten orientiert. Dementsprechend handelt es sich in der Regel um eine etablierte Therapie. Die meist unsystematisch erhobenen Daten werden retrospektiv ausgewertet, d. h. die erst ex post entwickelte Fragestellung beeinflußt die Therapie selbst nicht. Dieser älteste Typ ärztlicher Therapie-Forschung ist unzuverlässig und kann nur der Hypothesengenerierung dienen.

Evaluative Forschung ist eine moderne Weiterentwicklung, Systematisierung und epidemiologische Orientierung mit Ausdehnung auf ganze Behandlungssysteme, z. B. das psychiatrische Versorgungssystem. Ein auch ethisches Problem hat sich daraus ergeben, daß diese für eine rationale Planung psychiatrischer Versorgungseinrichtungen unverzichtbare Forschung durch

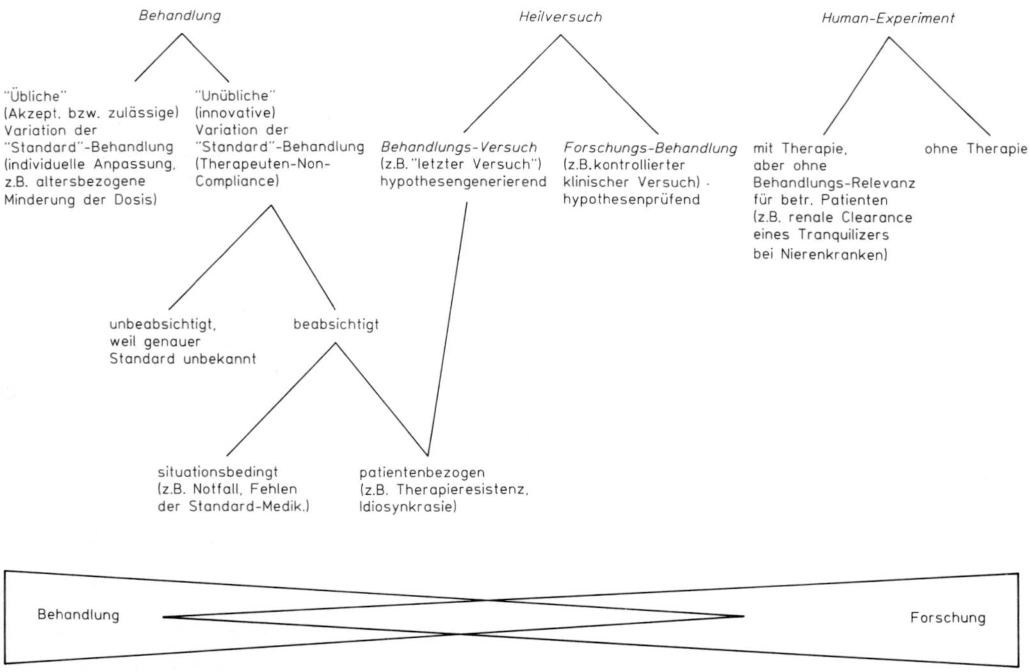

Abb. 1. Differenzierung der drei Haupttypen klinischer Forschung

Forderungen des Datenschutzes in der Bundesrepublik wesentlich eingeschränkt werden mußte und damit der Bedarf an Planungsdaten ungedeckt bleiben muß.

2. Demgegenüber verfolgt das Humanexperiment rein wissenschaftliche Fragestellungen, und der einbezogene Patient selbst hat keinen Vorteil davon, z. B. von der Phase I der klinischen Prüfung, d. h. der erstmaligen Anwendung eines neuen Arzneimittels am Menschen, um bestimmte Charakteristika und die Verträglichkeit desselben kennenzulernen.

3. Dazwischen steht der Heilversuch, der sowohl der Heilung des so behandelten Patienten als auch anderen, zukünftigen Patienten dient. Mit seiner Hilfe sucht der Arzt ein bekanntes Behandlungsverfahren zu verbessern oder ein neues zu entwickeln. Dabei kann der Akzent einmal mehr auf der versuchsweise neuartigen Behandlung eines einzelnen Patienten liegen, so etwa bei einer Neuland-Operation, die – wenn sie glückt – dann auch für viele nachfolgende Patienten zur Verfügung steht. Oder aber Hilfe für viele Patienten ist erklärtes Ziel, wenn etwa die Wirksamkeit und Sicherheit eines neuen Arzneimittels in der heute üblichen Form des hypothesenprüfenden kontrollierten klinischen Versuches, dem wichtigsten Typ klinischer Therapie-Forschung, geprüft wird, ohne daß dabei der an diesem Heilversuch teilnehmende Patient unbehandelt bleibt.

Die Variationsbreite des Heilversuches reicht also von einer „innovativen" Variation einer „Standard"-Behandlung oder einer erstmaligen Anwendung einer neuen Behandlung bis zur systematisch-wissenschaftlichen Überprüfung ihrer Wirksamkeit. Dazwischen gibt es viele Übergänge (– übrigens in ähnlicher Weise wie zwischen der zufälligen oder aus der eigenen Erfahrung begründeten Veränderung psychiatrischer Krankenversorgung und ihrer nach einem theoretisch begründeten Konzept systematisch durchgeführten Umwandlung). Daraus folgt, daß bei so verschiedenen Arten des Heilversuches ärztliche und wissenschaftliche Zielsetzungen beim Arzt jeweils ganz unterschiedliches Gewicht erlangen. Bei einem erstmaligen Behandlungsversuch, etwa im Sinne eines „letzten Versuches" bei einem therapieresistenten oder gar verlorenen Patienten, wird ganz das *ärztliche Helfenwollen* im Vordergrund stehen. Keineswegs immer mag sich der Arzt dabei bewußt sein, daß er – rechtlich gesehen – einen Versuch am Kranken durchführt. Denn die Grenzen des Heilversuches zur reinen Therapie sind nicht immer klar, vor allem, wenn man bedenkt, wie häufig ein Therapeut von einer Standardtherapie abweicht, indem er sich den individuellen Erfordernissen des Einzelfalles anpaßt, oder manchmal auch, ohne daß ihm das recht klar ist („mangelhafte Therapeuten-Compliance").

„... ich merkte aber später, daß ich schon eigene Methoden verwandte noch zur Zeit, als ich glaubte, die übernommenen getreu anzuwenden. Ich fand die meinen besser, bis ich Einsicht in die Tatsache gewann, daß meine Methoden vor allem im Rahmen meiner eigenen Form der Zuwendung besser waren; und schließlich merkte ich, wie sich diese Methoden entwickelten, änderten und wie manche strenge Codifizierung hinter der schöpferischen Phantasie der Gegenwart zurückblieb" (Benedetti 1985).

Unscharf kann die Grenze zwischen reiner Therapie und Heilversuch auch werden, wenn nichts weiter geschieht, als daß eine etablierte und bei jedem der betreffenden Patienten erforderliche Therapie im Hinblick auf eine wissenschaftliche Fragestellung standardisiert wird, denn auch reine Therapien ohne jede wissenschaftliche Fragestellung sind nicht selten standardisiert. *Forschendes Wissen-*

wollen hingegen bestimmt die Durchführung eines Heilversuches als kontrollierten klinischen Versuch. Wird es das einzige Motiv, dann kann auch hier die Grenze des Heilversuches, diesmal zum Humanexperiment, undeutlich werden, zumal sie rechtlich etwa da liegt, wo dem einzelnen Patienten „wenigstens möglicherweise" (DEUTSCH 1983) geholfen wird.

Der Heilversuch umfaßt also sowohl den innovativen Behandlungsversuch als auch die Versuchs- (oder Forschungs-)Behandlung, und seine Grenzen zur reinen Therapie wie auch zur reinen Forschung sind unscharf. Zur Verantwortung des Arztes gehört es nun, diese Grenzen des Heilversuches zu erkennen, denn aus der jeweiligen Zuordnung eines Projektes zu einem der verschiedenen Untersuchungstypen ergeben sich unterschiedliche Konsequenzen. So sollte sich der Arzt prüfen, ob er nicht etwa als reine Therapie deklariert, was auch Forschung ist. Ebenso sollte er sich hüten, sein ärztliches Gewissen mit sozialethischen Erwägungen zu beruhigen, wo er damit in Wirklichkeit persönliche Motive (wissenschaftliche Neugier oder auch karrierebewußten Ehrgeiz) verhüllt. Problematisch ist daran weniger die Existenz persönlicher Motive, sondern deren Verdrängung – übrigens manchmal auch beim Patienten.

c) *Das ethische Paradoxon*

Vor allem beim Heilversuch selbst kann es zu Konflikten zwischen forschendem Wissenwollen und ärztlichem Helfenwollen kommen. Sie können sich aus der Notwendigkeit zur gleichzeitigen Anwendung unterschiedlicher Methoden wie auch aus der gleichzeitigen Gültigkeit verschiedener Normen ergeben. Die *methodische Schwierigkeit* erwächst daraus, daß der Forscher erkennen will, der Arzt aber handeln muß. Der Erkennende muß sich methodisch von unreflektierten Vor-Annahmen befreien, der Handelnde kommt praktisch ohne Vor-Urteile nicht aus. (Auf das unterschiedliche Rollenverständnis zwischen Arzt und Forscher wurde bereits am Beispiel der Aufklärung hingewiesen.) Vom klinisch forschenden Arzt aber wird beides womöglich in einer Person verlangt. Der *Normenkonflikt* wird dadurch bestimmt, daß in der klinischen Forschung neben der jede Arzt-Patienten-Beziehung konstituierenden ärztlich-ethischen Norm des Patientenwohls und der individualethischen Norm des Selbstbestimmungsrechtes des Patienten auch sozialethische Forderungen sowie auch Erwägungen zur Forschungsfreiheit wirksam werden können (HELMCHEN 1984b).

Es ist das Ziel therapeutischer Forschung, das Wissen über die allgemeine wie auch über die differentielle Wirksamkeit und Sicherheit der Therapie zu verbessern. Insoweit heutzutage dieses Wissen ein wissenschaftlich geprüftes Wissen ist, zumindest hinsichtlich seiner Verallgemeinerungsfähigkeit, ist es seiner Natur nach supraindividuell: Es ist von mehr als einem Patienten gewonnen, und es übersteigt die Erfahrung jedes einzelnen Arztes. Zwecks Vergleichbarkeit der individuellen Beobachtungen bedeutet diese Art wissenschaftlich gewonnenen Wissens Stereotypisierung von Beobachtungen und therapeutischen Maßnahmen; und zur Prüfung von Hypothesen ist oft ein experimentelles Vorgehen notwendig wie etwa in kontrollierten klinischen Prüfungen. Alle solche Maßnahmen, die methodologisch unvermeidbar sind, können Unannehmlichkeiten, Nachteile oder

Risiken für den in die Forschung einbezogenen Patienten mit sich bringen – abgesehen von den möglichen Risiken einer noch mehr oder weniger unbekannten neuen Therapie. Dies scheint der ethischen Verpflichtung des Arztes entgegenzustehen, mögliche Nachteile der Therapie im Einzelfall zu minimieren. Folgt er jedoch dieser Verpflichtung, dann kann er in einen Widerspruch zu der ebenfalls ethischen Forderung nach einer wissenschaftlich begründeten Verbesserung der Therapie für alle Kranken geraten. Denn „beim Fehlen jeglicher systematischer Bemühungen wird jeder Patient zu einem Experiment – und nicht Neues wird gelernt!" (Task Force 1982). Es kann demnach in gleicher Weise als unethisch angesehen werden, eine wissenschaftlich ungeprüfte Therapie anzuwenden wie auch, eine Therapie wissenschaftlich zu prüfen.

Dies wurde auch das ethische Paradoxon der klinischen Prüfung genannt (Helmchen u. Müller-Oerlinghausen 1975). Wing (1981) wies jedoch darauf hin, daß dies tatsächlich kein Paradoxon, sondern eher eine Komplikation der täglichen therapeutischen Entscheidung ist, die auf einem Abwägen zwischen Vorteilen und Nachteilen jeder Behandlung basiert. Elemente dieser Komplikation sind: 1. Der Grad der Unsicherheit ist höher: Risiken bei noch in der Erforschung befindlichen Behandlungen sind oft unbekannt oder zumindest unklarer als bei etablierten Standardbehandlungen. 2. Die Belastung des Patienten mit Unannehmlichkeiten oder gar Nachteilen ist vielleicht größer und vielleicht auch umsonst. 3. Die Entscheidungen werden nicht ausschließlich von dem individuellen Patienten hier und jetzt, sondern auch von möglichen anderen Patienten beeinflußt. Zur Lösung dieser Probleme sei auf folgende Überlegungen verwiesen: Einzige Gründe für eine „Forschungsbehandlung" sind, daß für eine bestimmte Erkrankung überhaupt keine wirksame Behandlung existiert oder daß die therapeutische Breite vorhandener Standardbehandlungen verbessert werden muß. Deshalb können in solchen Fällen der höhere Grad von Unsicherheit und vielleicht auch Nachteile einer „Forschungsbehandlung" ausgeglichen werden durch die Chance des Forschungspatienten, eine Behandlung zu erhalten, die besser als die vorhandene ist. Daraus folgt, daß die Abwägung zwischen Vorteilen und Nachteilen einer „Forschungsbehandlung" expliziter zu sein hat als diejenige einer alltäglichen Behandlungsentscheidung. Die Nutzen-Risiko-Abwägung des Arztes muß umfassender und genauer sein als die des Patienten; sie ersetzt letztere jedoch nicht; sie vielmehr zu ermöglichen ist Ziel der Aufklärung. Obgleich es ebenso ethisch ist, einem einzelnen Patienten die bestmögliche Behandlung zu geben, wie auch Behandlung insgesamt durch Forschung zu verbessern, so besteht doch ein Unterschied: Der erste Fall stellte eine unbedingte Verpflichtung, der zweite eine verpflichtende Forderung dar. Aus dieser Wertung ergibt sich zwangsläufig, daß die Anforderungen an Aufklärung und Einwilligung bei „Forschungsbehandlungen" höher sein müssen als bei der alltäglichen therapeutischen Entscheidung. Unter dieser Voraussetzung ist die „innovative" Variation einer Standardbehandlung sowie die Einbeziehung eines Patienten in klinische Forschung dann aber nicht weniger ethisch als seine Standardbehandlung in der klinischen Praxis. Gleichwohl gibt es graduelle Unterschiede im Hinblick auf die Genauigkeit und den Umfang der Abwägung von Vorteilen und Nachteilen sowie auf den Grad der Aufklärung und Einwilligung. Dies entspricht den ethischen Normen, wie sie in der Deklaration von Helsinki/Tokio 1964/1975 festgelegt sind.

Dies sei mit der Frage weiter verdeutlicht, an welchem Punkt die klinische Praxis zur Forschung wird. Die Antwort ist eine dreifache: in *ethischer* Hinsicht gibt es keinen prinzipiellen Unterschied zwischen einer innovativen Variation einer Standardbehandlung oder auch einer neuen Behandlung einerseits sowie einer „Forschungs-Behandlung" im Rahmen eines Forschungsprojektes andererseits. Aber *methodologisch* besteht insofern doch ein Unterschied, als erstere auf individuellen Beobachtungen, Einfällen, Schlußfolgerungen allein oder auf Zufällen beruht, während die letztere eine Frage in einer kontrollierten Weise zu beantworten sucht. Beide Wege schließen sich übrigens keinesfalls wechselseitig aus, sondern verhalten sich vielmehr komplementär zueinander; z. B. können ungewöhnliche Wirkungen der Variation einer Standardbehandlung eine Forschungsfrage provozieren. Und besonders von einem *praktischen* Standpunkt aus scheint ein ziemlich großer Unterschied zu bestehen: In westeuropäischen Ländern ist eine „Forschungs-Behandlung", die eben als Forschung deklariert wird, mehr oder weniger unter der Kontrolle der wissenschaftlichen Gemeinschaft und auch ethischer Komitees, während dies oft nicht der Fall ist bei „innovativen" Behandlungen, die *vor* jeder wissenschaftlichen Prüfung akzeptiert oder gar eingeführt werden, nur aufgrund der Überzeugungskraft persönlicher Erfahrungen oder Ideologien oder auch eines warmherzigen oder engagierten Initiators. Wing stellte dazu fest: „Es wird heute ziemlich allgemein die Ansicht akzeptiert, daß neue Medikamente nicht eingeführt werden sollen, bevor sie geprüft wurden. Eine ähnliche Übereinstimmung besteht hingegen nicht im Hinblick auf soziale Behandlungen, die meist in die Praxis eingeführt werden, bevor sie sorgfältig geprüft wurden. Der Schaden, der aus der Anwendung irriger sozialer Theorien oder der mißbräuchlichen Anwendung sensibler Theorien resultieren kann, ist ebenso groß wie irgendein Schaden, der der Verschreibung eines gefährlichen Medikamentes oder einer unnötigen Psychotherapie folgen kann. Tatsächlich kann es noch wesentlich bedeutsamer sein, da schädliche soziale Verfahren in die Struktur eines vollständigen psychiatrischen Dienstes institutionalisiert werden können" (1981).

Anmerkung zur Placebo-Frage: Die methodologische Schwierigkeit, den Patienten über die Anwendung von Placebos aufzuklären, wurde bereits dargestellt. Darüber hinaus gibt es aber auch noch das Problem, eine Behandlung anzuwenden, der Unwirksamkeit unterstellt wird. Dem liegt allerdings das Mißverständnis zugrunde, daß eine Placebo-Behandlung keine Wirksamkeit habe. Der Prozentsatz von bis zu 50% positiver Placebo-Reaktionen ist ein Argument gegen diese Ansicht. Dabei handelt es sich natürlich um einen unspezifischen, aber gleichwohl therapeutischen Effekt. Deshalb erscheint es ethisch vertretbar, Placebos da anzuwenden, wo sie – wie besonders bei psychiatrischen Fragestellungen – wegen der starken Person-Abhängigkeit von Wirkungen indiziert sind und wo außerdem eine spezifische Behandlung mit überzeugender Wirksamkeit nicht vorhanden ist. Es soll jedoch nicht unerwähnt bleiben, daß es ein ziemlich breites Spektrum von Ansichten über die ethische Vertretbarkeit der Anwendung von Placebos gibt (Brody 1970; Guelfi et al. 1983; Heimann 1982; Miller 1980; Shapiro 1971).

Anmerkung zur Demenz-Forschung: Für Patienten mit Demenz – und einigen anderen schweren psychiatrischen Krankheitszuständen – besteht eine besondere Notwendigkeit und Verpflichtung, die nur begrenzt vorhandenen Behandlungsmöglichkeiten durch Forschung zu verbessern. Der Hinweis darauf, daß in diesen Fällen ein Vormund oder Pfleger des Patienten die Einwilligung übernehmen kann, hilft nicht so recht weiter. Zwar ist dem Argument, daß das Persönlichkeitsrecht der freien Einwilligung unveräußerlich ist und auch von einem Vormund oder Pfleger nicht ausgeübt werden kann, entgegenzuhalten, daß dann die klinische Erforschung gerade der genannten schweren psychischen Krankheiten, die die Autonomie des Kranken zerstören, kaum möglich wäre. Wohl deshalb sieht das AMG diese Möglichkeit der Einwilligung des Pflegers vor. Aber das Instrument der Pflegschaft ist nicht für diesen Zweck gedacht, und auch das Gesetz geht von einer bereits bestehenden und aus anderen Gründen eingerichteten Pflegschaft aus. Der Errichtung einer Pflegschaft nur zum Zwecke der Einwilligung in Forschungsuntersuchungen stehen Ärzte aber vor allem aus Gründen mangelnder Praktikabilität skeptisch-zögernd gegenüber. Übrigens würde kaum ein Arzt auf den Gedanken kommen, eine Pflegschaft etwa bei einem Patienten mit Multiinfarkt-Demenz nur zwecks Einwilligung in eine reine Therapie, z. B. mit Digitalis oder mit Antibiotika, zu beantragen.

d) Nutzen-Risiko-Erwägungen

Die Abwägung von Nutzen und Risiken eines Vorgehens ist zu unterscheiden von der Güterabwägung bei einem Normenkonflikt, wenn beispielsweise arztethische und sozialethische Normen konkurrieren.

Die erstgenannte Nutzen-Risiko-Abwägung wird durch unsicheres und fehlendes Wissen, das ja gerade durch Forschung verbessert werden soll, erschwert. Ist etwa die Differentialindikation zweier grosso modo gleich wirksamer etablierter Behandlungsverfahren unbekannt, dann kann ein Patient das Risiko laufen, die speziell bei ihm unwirksame Behandlung verordnet zu bekommen. Wird diese in der therapeutischen Praxis mehr oder weniger zufällige Zuordnung des jeweiligen Patienten zu einem der beiden Behandlungsverfahren im Rahmen einer wissenschaftlichen Untersuchung als Randomisierung formalisiert, dann wird nicht nur die bereits diskutierte Grenze von der reinen Therapie zum Heilversuch überschritten und damit eine explizitere Nutzen-Risiko-Abwägung erforderlich (s. o.); vielmehr macht letztere auch deutlich, daß hier der Forschungspatient tatsächlich kein größeres Risiko als der reine Behandlungspatient eingeht. Nutzen-Risiko-Abwägungen sollten also im Rahmen einer empirischen Realitätskontrolle angestellt werden.

Beispiel: Antidepressive Medikamente sind bei ca. 70% depressiver Patienten wirksam. Es gibt Anhaltspunkte dafür, daß bestimmte Antidepressiva nur bei bestimmten (biologisch definierbaren) Depressionen wirksam sind. Bewiesen ist das aber ebenso wenig, wie es bereits klinisch praktikable Prädiktoren für den Behandlungserfolg eines bestimmten Antidepressivums gibt.

Eine US-Analyse von 130000 medizinischen Forschungspatienten ergab, daß die Risiken einer Teilnahme an nicht-therapeutischer Forschung nicht größer als die des alltäglichen Lebens und die der therapeutischen Forschung nicht größer als diejenigen anderer Behandlungen waren (CARDON et al. 1976).

Die zweitgenannte Güter-Abwägung ist dadurch erschwert und in den Bereich hoher persönlicher Verantwortung gerückt, daß dazu bisher kaum detaillierte problemspezifische Erwägungen oder Empfehlungen, sondern – wenn überhaupt – meist nur allgemeine Grundsätze vorliegen. [Berichte wie die erwähnten von PECKHAM et al. (1983) oder von MELNICK et al. (1984) weisen in die gewünschte Richtung.] So soll laut Deklaration von Helsinki/Tokio I,4 das „Ziel des Versuchs in einem vernünftigen *Verhältnis* zum Risiko für die Versuchsperson“ stehen, und gleichzeitig wird die Grenze für diese Relation – wenn auch nicht ausreichend eindeutig – darin formuliert, daß nach I,5 „die Sorge um die Belange der Versuchsperson... immer Vorrang vor den Interessen der Wissenschaft und der Gesellschaft haben muß“ und nach I,6 „das Recht der Versuchsperson auf Wahrung ihrer Unversehrtheit... stets geachtet werden muß“. In der anschließenden Formulierung, daß „die Auswirkungen des Versuchs auf die physische und psychische Unversehrtheit sowie die Persönlichkeit der Versuchsperson *so gering wie möglich* zu halten" sind, werden jedoch Gefahren der Relativierung an der unzureichenden Eindeutigkeit ihrer Grenzen erkennbar. Deshalb kann eine pragmatisch-empirisch orientierte, inhaltlich-individualisierende, relativistisch-utilitaristische Ethik, deren Wesen in einer Kosten-Nutzen-Bilanzierung besteht, wohl nur im Rahmen unbedingt und allgemein-gültiger Verbindlichkeiten einer deontologischen Ethik, etwa des kategorischen Imperativs, zu akzeptablen Ergebnissen gelangen.

Rechtlich ist eine Grenze da gegeben und die Einwilligung des Probanden in ein Human-Experiment selbst nach Aufklärung sittenwidrig und nichtig, wenn die Gefahr des Todes oder einer schweren Körperverletzung droht (Deutsch 1983).

3. Ethik im psychiatrischen Unterricht

Ethische Probleme in der Psychiatrie muß man – wie auch die kasuistischen Beispiele zeigen – nicht konstruieren, man muß sie nur wahrnehmen können (Seidler 1985).

Dementsprechend sind als Lernziele eines Unterrichts, der die ethische Kompetenz des Arztes stärken will, empfohlen worden (Seidler 1985):

- ihn für den ethischen Begründungsbedarf seines ärztlichen Handelns zu sensibilisieren;
- ihn zu befähigen, ethische Dilemmata argumentativ zu ertragen.

Als zusätzliche Ziele eines ethischen Tutoriums wurden von englischen Autoren (Bloch 1980; Thompson 1981) noch genannt:

- dem Arzt eine Möglichkeit zu bieten, seine Ängste hinsichtlich ethischer Aspekte seiner ärztlichen Tätigkeit zu diskutieren;
- ihn zu ermutigen, konstruktive Kritik am gegenwärtigen Stand der psychiatrischen Versorgung und Behandlung zu äußern.

Konsequenz daraus für die Form des Unterrichts wäre vornehmlich, Ethik als konstitutiven Bestandteil ärztlichen Handelns integriert in die Alltagsarbeit deutlich zu machen, d. h. von den üblichen Problemen auszugehen und kasuistisch zu unterweisen. Allerdings meint Blomquist 1975, daß „die Zeit lange vorbei sei, als medizinische Ethik allein durch das gute Beispiel älterer Kollegen gelehrt werden konnte. Auch kann sie nicht einfach ein Hobby für viel beschäftigte Kliniker oder ein Amateur-Job für pensiōnierte Ärzte sein. Eine strenge wissenschaftliche Begründung ist zwingend". Als fruchtbarste Unterrichtsform haben sich bisher extra-curriculare Aktivitäten wie die Diskussion ethischer Probleme in Gruppen unter Beteiligung von Theologen, Juristen, Sozialarbeitern usw. erwiesen. Sie haben den Vorteil des Enthusiasmus und der Interdisziplinarität (Duncan 1977). Edukative Wirkungen sind auch von Ethik-Kommissionen zu erwarten, wenn sie als konstruktive Beratungsorgane tätig werden, nicht aber der Gefahr erliegen, als Alibi oder auch als heteronome Kontrollinstanz mißbraucht zu werden. Dieser Gefahr könnte wohl auch die Entwicklung eines eigenen Faches medizinische Ethik infolge seiner spezialistischen „Ausgrenzung" kaum entgehen.

4. Epilog

Reform der psychiatrischen Krankenversorgung und psychiatrische Forschung weisen strukturelle Ähnlichkeiten miteinander auf. Beide Bemühungen zielen über den einzelnen Kranken hinaus und darauf ab, die Hilfe für psychisch Kranke ingesamt zu verbessern. Beide entstehen aus Verbesserungsnotwendigkeit, bedürfen eines Konzeptes, der Abwägung von Vorteilen gegen Risiken, der Einwilligung der Beteiligten, weiterhin eines Durchführungsplanes sowie der Ergebniskontrolle. Selbst Probleme der Repräsentativität von Modelleinrichtungen sind denen von reduktionistisch durchgeführten Forschungsprojekten vergleichbar. Dementsprechend sind auch die ethischen Fragen einander ähnlich. Sie entstehen vor allem aus der Diskrepanz in der Hierarchie der involvierten Werte zwischen unmittelbarer ärztlicher und mittelbarer, gesundheitspolitischer oder forschender Tätigkeit des Psychiaters, aus der Grauzone zwischen erfahrungsgeleiteter alltäglicher Veränderung und konzeptgeleiteter Bemühung um Verbesserung von Krankenversorgung und Behandlung, aus der Qualität der Einwilligung, den Unsicherheiten der Prognose von Risiken, den Kriterien der Ergebnisbeurteilung. Bei der edukativen Aufgabe, Psychiater für die ethische Dimension dieser Probleme zu sensibilisieren und die ethische Begründung ihres Handelns argumentativ zu verbessern, können kasuistisch orientierte, interdisziplinäre Diskussionen, auch in Ethik-Kommissionen, besondere Bedeutung gewinnen.

C. Schlußfolgerung

Ethische Probleme entstehen für den Psychiater, wenn notwendige Entscheidungen nicht allein aus Sachlage, Fachkenntnis und Erfahrung getroffen werden können, sondern nur im Bezug auf Wertvorstellunen, nur im Rückgriff auf Grundhaltungen, auf Überzeugungen, auf ein Menschenbild möglich sind. Das ist wohl häufiger der Fall, als es dem Psychiater bewußt wird.

Ethische Probleme ergeben sich aus der Situation von Not und Hilfe, die die „anthropologische Grundfigur“ der Arzt-Patienten-Beziehung konstelliert. In diesem asymmetrischen Verhältnis schließt der Arzt die Möglichkeit, daß er den Vertrauensvorschuß des Patienten als Ausdruck einer akzeptierten Abhängigkeit ausnutzen könnte, durch eine aus vielen Kulturen bekannte Selbstverpflichtung aus, bestimmte Standards bedingungslos einzuhalten. Diese werden heute weniger als Gesetze oder Normen, sondern eher als Prinzipien oder „Leitkonstanten“ (SEIDLER 1985) aufgefaßt, die Richtung und Maß notwendiger Entscheidungen mehr anregen als unreflektiertes Handeln ermöglichen sollen. Gleichwohl darf die Entlastungsfunktion verbindlicher Standards nicht unterschätzt werden. Fehlende Verbindlichkeit könnte den Arzt auslaugen und handlungsunfähig oder aber zynisch werden lassen. Damit hängt zusammen, „daß ... beim einzelnen Psychiater Schutz- und Sicherheitsfunktionen aus Gründen der eigenen innerseelischen Ökonomie in Funktion treten müssen“, und dies „ist weder zu bedauern, noch zu ändern, sondern als eine Art „condition humaine“ zu akzeptieren und mit in die Bestimmung des Wesens psychosozialer Bezüge einzubeziehen“ (MEERWEIN 1965).

Ethische Probleme entstehen aus der Komplexität der klinischen Lebenswirklichkeit besonders an Grenzflächen in dem Kontinuum zwischen gesund und krank, klar und unklar, bekannt und unbekannt. Sie wirken sich auf zwei Ebenen aus: zum einen als einfach unethisches Verhalten, als Verstoß gegen ethische Standards aus Unkenntnis, Gedankenlosigkeit oder unethischen Motiven, oder weil die Sachverhalte unüberschaubar kompliziert geworden sind, z. B. bei Einhaltung der Schweigepflicht gegenüber der Krankenkasse, gegenüber Familienangehörigen usw.; zum anderen als fragwürdig erscheinendes, jedoch ethisch begründetes Verhalten infolge der Notwendigkeit, sich bei zwei einander entgegenstehenden Prinzipien für eines entscheiden zu müssen, z. B. bei Offenbarung eines Patientengeheimnisses, um eine Gefahr von Dritten abzuwenden.

Es wird dem Leser aufgefallen sein, daß an keiner Stelle Pflichten des Psychiaters explizit und definitiv genannt werden – bis auf das eine Gebot, sich der Abhängigkeit vieler seiner professionellen Entscheidungen von außerfachlichen Gegebenheiten bewußt zu sein. Das mag angesichts der Notwendigkeit von Standards als unbefriedigend erlebt werden, auch etwa im Vergleich zu den von der Amerikanischen Psychiatrischen Vereinigung (APA) kommentierten sieben Prinzipien medizinischer Ethik der amerikanischen Ärzte-Vereinigung (AMA) in den USA (APA 1984) oder zur DDR, wo SPÄTE und THOM einen konkreten Pflichtenkatalog in Form von 12 Verboten für den Psychiater in der sozialistischen Gesellschaft aufgestellt haben (1984). Es entspricht jedoch dem Ziel der vorstehenden Ausführungen, das bei dem vorgegebenen Umfang nur auf Sensibilisierung für ethische Fragen begrenzt sein und nur in Beispielen verdeutlichend, nicht aber systematisch erreicht werden konnte. Eine systematische Analyse wäre nicht ohne Rekurs auf den vielfältigen Wertekanon unserer pluralistischen Gesellschaft möglich gewesen. Und schließlich scheint auch „zu einer systematischen Pflichtenlehre... beim Werdestadium ihrer ‚Dinge‘ noch nicht die Zeit“ zu sein (JONAS 1979).

Literatur A

APA (1984) The principles of medical ethics. With annotations especially applicable of psychiatry. American Psychiatric Association, Washington, DC

Bankowski Z, Corvera Bernardelli J (eds) (1981) Medical ethics and medical education. XIVth CIOMS Round Table Conference, Geneva, p 281

Bankowski Z, Howard-Jones N (eds) (1982) Human experimentation and medical ethics. XVth CIOMS Round Table Conference, Geneva, p 505

Basson MD, Lipson RE, Ganos DL (eds) (1981) Troubling problems in medical ethics. The third volume in a series on ethics, humanism, and medicine. Liss, New York, p 284

Bloch S, Chodoff P (eds) (1981) Psychiatric ethics. Oxford Univ. Press, New York

Busse E (1984) Ethics and psychiatry – old and new issues. Am J Psychiatry 141:410–411

Doerr W, Jacob W, Laufs A (Hrsg) (1982) Recht und Ethik in der Medizin. Springer, Berlin Heidelberg New York, S 197

Edwards RB (ed) (1982) Psychiatry and Ethics. Prometheus Books, Buffalo, NY, p 603

Ehrhardt H (1983) Ethical problems in general hospital psychiatry. In: López-Ibor Jr, Saiz J, López-Ibor JM (eds) General hospital psychiatry. Internat Congr Ser No 621. Excerpta Medica, Amsterdam Oxford Princeton

Eichelman B, Wikler D, Hartwig A (1984) Ethics and psychiatric research: problems and justification. Am J Psychiatry 141:400–405

Eser A, Seidler E (Hrsg) (Reihe seit 1975 bzw. 1983) Medizin in Recht und Ethik. Enke, Stuttgart

Gutheil ThG, Appelbaum PS (1982) Clinical handbook of psychiatry and the law. McGraw-Hill, New York, p 386
Hallek SL (1974) Legal and ethical aspects of behavior control. Am J Psychiatry 131:381–385
Helmchen H, Müller-Oerlinghausen B (Hrsg) (1978) Psychiatrische Therapieforschung. Ethische und juristische Probleme. Springer, Berlin Heidelberg New York, S 180
Howard-Jones N, Bankowski Z (eds) (1979) Medical experimentation and the protection of human rights. XIIth CIOMS Round Table Conference, Geneva, p 249
Journal of Medical Ethics (seit 1975). Tavistock House East, London
Macklin R (1982) Man, mind and morality: the ethics of behavior control. Prentice-Hall, Englewood-Cliffs, N.J.
Medicine and Law (seit 1983) Springer International, Berlin Heidelberg New York
Pfaff DW (ed) (1983) Ethical questions in brain and behavior. Springer, Berlin Heidelberg New York, p 158
The President's Commission for the Study of Ethical Problems in Medicine and Biomedical and Behavioral Research (1983) Final report on the studies of the ethical and legal problems in medicine and biomedical and behavioral research – summary up. Washington DC, US-Government Printing Office
Rauchfleisch U (1982) Nach bestem Wissen und Gewissen. Die ethische Verantwortung in Psychologie und Psychotherapie. Verlag für Medizinische Psychologie im Verl. Vandenhoeck & Ruprecht, Göttingen
Rössler D (1984) Zwischen Selbstbestimmung und Unmündigkeit – ethische Fragen in der Psychiatrie. Spektr Psychiatr Nervenkr 13:275–281
Stone AA (1984) Law, psychiatry and morality. Amer Psychiatr Press, Inc, Washington, DC p 277
Troschke J v, Schmidt H (Hrsg) (1983) Ärztliche Entscheidungskonflikte. Falldiskussionen aus rechtlicher, ethischer und medizinischer Sicht. Enke, Stuttgart, S 281
Veatch R (1981) A theory of medical ethics. Basic Books, New York
Wyss D (1977) Ethische Fragen in der Psychiatrie. In: Vogel Th, Vliegen J (Hrsg) Diagnostische und therapeutische Methoden in der Psychiatrie. Thieme, Stuttgart

Literatur B

Amnesty International (1975) Prisoners of conscience in the USSR: their treatments and conditions. London
APA (1984) on the insanity defense. American Psychiatric Association, Washington, DC
APA (1984) Report on deinstitutionalization, zit. in DÄ 81:2948 (1984)
Appelbaum PS, Roth LH (1982) Competency to consent to research. A psychiatric overview. Arch Gen Psychiatry 39:951–958
Appelbaum PS, Roth LH (1984) Involuntary treatment in medicine and psychiatry. Am J Psychiatry 141:202–205
Appelbaum PS, Mirkin SA, Bateman AL (1982) Empirical assessment of competency to Consent to psychiatric hospitalization. Am J Psychiatry 138:1170–1176
Auer (1984) zit. n. Mende (1984)
Avery D (1938) Ethical issues in research in clinical psychopharmacology. In: Hippius H, Winokur G (eds) Clinical psychopharmacology. Excerpta Medica, Amsterdam Oxford Princeton, pp 436–443
Baeyer W von (1985) Mißbrauch der Psychiatrie. Vortrag im Seminar „Ethische Fragen in der Psychiatrie" in der Psychiatrischen Klinik und Poliklinik der FU Berlin am 16.1.1985
Beauchamp TL (1981) Paternalism and refusals to sterilize. In: Basson MD (ed) Rights and Responsibilities in Modern Medicine. Liss, New York, pp 137–143
Beecher HK (1966) Ethics and clinical research. N Engl J Med 274:1354–1360
Benda E (1985) Erprobung der Menschenwürde am Beispiel der Humangenetik. Aus: Politik und Zeitgeschichte Bd 3:18–36 Beilage zu „Das Parlament" vom 19.1.1985
Benedetti G (1985) Meine Entwicklung in der Schizophrenietherapie, Schweiz Arch Neurol Neurochir Psychiat 136:23–28
Benz E (Hrsg) (1961) Der Übermensch. Eine Diskussion. Stuttgart

Berg A, Hammitt KB (1980) Assessing the psychiatric patient's ability to meet the literacy demands of hospitalisation. Hosp Community Psychiatry 31:266–268
Bericht über die Lage der Psychiatrie in der Bundesrepubklik Deutschland (1975) Zur psychiatrischen und psychotherapeutisch/psychosomatischen Versorgung der Bevölkerung. Deutscher Bundestag, Drucksache 7/4200
Bernal y Del Rio, V (1980) Psychiatric ethics. In: Kaplan HI, Freedman AM, Sadock BJ (eds) Comprehensive textbook of psychiatry, 3rd edn. Williams and Wilkins, Baltimore, pp 3216–3231
BGH (1958) Urteil von 1958, zit. in Baur U (1982): Einsichtnahme des Patienten in psychiatrische Krankenunterlagen. Arztrecht 178:122–125
BGH (1984) Urteil AZ. VI, ZR 85/82, zit. in Dtsch Ärztebl 10
Binding K, Hoche A (1920) Die Freigabe der Vernichtung lebensunwerten Lebens. Ihr Maß und ihre Form. Meiner, Leipzig, S 62
Birnbaum K (1935) Die Welt des Geisteskranken. Springer, Berlin, S 157
Blankenburg W (1978) Grundlagenprobleme der Psychopathologie. Nervenarzt 49:140–146
Bloch S (1980) Teaching psychiatric ethics. Br J Psychiatry 136:300–301
Bloch S, Reddaway P (1978) Dissident oder geisteskrank? Piper, München Zürich
Bloch S, Reddaway P (1984) Soviet Psychiatric Abuse: The shadow over world psychiatry, Gollancz, London, p 288
Blomquist C (1975) The teaching of medical ethics in Sweden. J Med Eth 1:96
Bodamer J (1953) Zur Entstehung der Psychiatrie als Wissenschaft im 19. Jahrhundert. Fortschr Neurol Psychiatr 21:511–536
Bonhoeffer K (1949) Ein Rückblick auf die Auswirkung und die Handhabung des nationalsozialistischen Sterilisationsgesetzes. Nervenarzt 20:1–5
Brody H (1980) Placebos and the philosophy of medicine. The University of Chicago Press, Chicago
Bron B (1983) Psychiatrische und ethische Aspekte des Schwangerschaftsabbruches. Fortschr Neurol Psychiatr 51:342–354
Bukowski W (1971) Opposition. In: Marie JJ (Hrsg) Eine neue Geisteskrankheit in der Sowjetunion? Hanser, München
Bukowski W (1978) Wind vor dem Eisgang. Ullstein, Berlin Frankfurt/M. Wien, S 345
Cahn Ch (1980) Consent in psychiatry. The position of the Canadian Psychiatric Association. Can J Psychiatry 25:78–84
Cardon PV, Dommel FW, Trumble JD, Trumble RR (1976) Injuries to research subjects. N Engl J Med 295:650
Carpenter, WT (1983) Who is culpable? The insanity defense. Biol Psychiatry 18:947–950
Cassell EJ (1978) What is the function of medicine? In: McMullin, E (ed) Death and decision. Westview Press, Boulder, Colorado, pp 35–44
Cassell E (1981) The refusal to sterilize Elizabeth Stanley is not paternalism. In: Basson, MD (ed) Rights and responsibilities in modern medicine. Liss, New York
Chruschtschew (1959) Prawda vom 24.5.1959
Dabrowski S, Gerard K, Walczak S, et al. (1978) Inability of patients to give valid consent to psychiatric hospitalisation. Int J Law Psychiatry 1:437–441
Degkwitz R (1976) Euthanasie – Menschlichkeit des 20. Jahrhunderts? Med Klin 71:1748–1752, 1800–1804
Deutsch E (1979) Das Recht der Klinischen Forschung am Menschen. P. Lang, Frankfurt/M. Bern Las Vegas, S 185
Deutsch E (1983) Arztrecht und Arzneimittelrecht. Springer, Berlin Heidelberg New York, S 352
Deutsche Vereinigung gegen politischen Mißbrauch der Psychiatrie e.V. (DVpMP) (1978) Zum Mißbrauch der Psychiatrie in Südafrika. Spektr Psychiatr Nervenheilk 7:92–94
DGPN Stellungnahmen zum Mißbrauch der Psychiatrie, a) vom 21.1.1972, Nervenarzt 43:224 (1972); b) vom 3.6.1977, Nervenarzt 48:459 (1977); c) vom 4.6.1982, Nervenarzt 53:486 (1982); d) vom1.10.1982, Nervenarzt 54:164 (1983)
DGPN (1983) Resolution der Mitgliederversammlung vom 29.9.1982 in Münster, Nervenarzt 54:164
DGPN (1983) Einsicht des Patienten in Krankenunterlagen. Spektr Psychiatr Nervenheilk 12:56–60

Dörner K (1967) Nationalsozialismus und Lebensvernichtung. Vjschr Zeitgesch 15:123–152
Dörner K (1969) Bürger und Irre. Zur Sozialgeschichte und Wissenschaftssoziologie der Psychiatrie. Europäische Verlagsanstalt, Frankfurt/M., S 410
Dörner K, Härlin Ch, Rau V, Schernus R, Schwendy A (Hrsg) (1980) Der Krieg gegen die psychisch Kranken. Psychiatrie-Verlag, Rehburg-Loccum, S 292
Duncan AS (1977) Teaching of medical ethics. In: Duncan AS, Dunstan GR, Welbourn RB (eds) Dictionary of medical ethics. Darton, Longman and Todd, London, p 319f
Dworkin G (1972) zit. n. Macklin (1983a)
Editorial (1984) Consent: How informed? Lancet 30:1445–1447
Ehrhardt HE (1965) Euthanasie und Vernichtung „lebensunwerten" Lebens. Enke, Stuttgart, S 58
Ehrhardt HE (1978a) Der 6. Weltkongreß für Psychiatrie in Honolulu. Spektr Psychiatr Nervenheilk 7:23–30
Ehrhardt HE (1978b) Antwort auf den offenen Brief von Herrn Prof. Dr. W. v. Baeyer. Spektr Psychiatr Nervenheilk 7:121–124
Ernst K (1983) Geisteskrankheit ohne Institution. Eine Feldstudie im Kanton Fribourg aus dem Jahre 1875. Schweiz Arch Neurol Neurochir Psychiat 139:239–262
Eser A (Hrsg) (1976) Suizid und Euthanasie. Enke, Stuttgart, S 432
Eser A (Hrsg) (1980) Sterilisation und Schwangerschaftsabbruch. Enke, Stuttgart, S 230
Fachvertreter für Psychiatrie und Kinder- und Jugendpsychiatrie (1985) Stellungnahme zur Sterilisation geistig behinderter Jugendlicher. Gemeinsame Konferenz am 25.1.1985
Finzen A (1984a) Auf dem Dienstweg. Psychiatrie-Verlag, Rehburg-Loccum 1
Finzen A (1984b) Psychiatrie –Politik – Ethik. Wende in der Psychiatrie? Spektr Psychiatr Nervenheilk 13:198–210
Fuchs (1984) zit. n. Müller-Christiansen (1984)
Gerkan R (1913) Euthanasie. Monistische Jahrh. 1:169–173
Giesen D (1982) Arzthaftungsrecht im Umbruch (I). Der ärztliche Behandlungsfehler in der Rechtsprechung seit 1974. Juristenzeitung 37:345–356
Girstenbrey W (1984) Was „Baby Fae" uns lehren muß. Fortschr Med 102:12–13
Goldman HS (1980) Amniocentesis for sex selection. In: Basson MD (ed) Ethics, humanism, and medicine. Liss, New York, pp 81–93
Göppinger H (1956) Die Aufklärung und Einwilligung bei der ärztlichen, besonders der psychiatrischen Behandlung. Fortschr Neurol Psychiatr 24:53–107
Griesinger W (1868/69) Über Irrenanstalten und deren Weiterentwicklung in Deutschland. Arch Psychiat 1:8–43
Gross J (1977) Die Persönliche Freiheit des Patienten. Zur öffentlichrechtlichen Normierung des medizinischen Behandlungsverhältnisses. Stämpfli, Bern, S 198
Grotjahn A (1912) Soziale Pathologie. Springer, Berlin Heidelberg New York (Neudruck 1977)
Grotjahn A (1926) Die Hygiene der menschlichen Fortpflanzung. Versuch einer praktischen Eugenik. Urban & Schwarzenberg, Berlin
Guelfi JD, Boyer P, Dreyfus JF (1983) Placebo use in clinical trials an psychotropic drugs in France. Neuropsychobiology 9:20–25
Hafner KH, Winau R (1974) Die Freigabe der Vernichtung lebensunwerten Lebens. Eine Untersuchung zu der Schrift von Karl Binding und Alfred Hoche. Medizinhistor J 9:227–253
Hallek SL (1980) Law in the practice of psychiatry. Plenum Press, New York London, p 294
Halpern A (1983) AAPL President calls for abolition of insanity defense as "only rational path". Psychiatr News 18:27
Hamilton M (1983) On informed consent. Br J Psychiatry 143:416–418
Hamilton M (1984) Informed consent. Br J Psychiatry 145:449
Hansmann M (1984) zit. n. Medical Tribune 21, 6.11.1984
Heimann H (1976) Psychiatrie und Menschlichkeit. Conf Psychiat 19:24–34
Heimann H (1978) Ärztlich-ethische Fragen in der psychiatrischen Forschung. Entwurf einer allgemeinen Grundlegung. In: Helmchen H, Müller-Oerlinghausen B (Hrsg) Psychiatrische Therapie-Forschung. Springer, Berlin Heidelberg New York, S 126–134
Heimann H (1982) Grundbedingungen der therapeutischen Psychopharmakawirkung. In: Langer G, Heimann H (Hrsg) Psychopharmaka. Springer, Wien New York

Heimann H (1984) Wilhelm Griesinger und die moderne Psychiatrie. Spektr Psychiatr Nervenheilk 13:187–197

Heinz G (1982) Fehlerquellen forensisch-psychiatrischer Gutachten. Eine Untersuchung anhand von Wiederaufnahmeverfahren. Kriminalistik-Verlag, Heidelberg

Helmchen H (1984a) Einige aktuelle Rechtsentwicklungen und psychiatrische Praxis. Nervenarzt 55:565–573

Helmchen H (1984b) Ethische Probleme der medizinischen Forschung, erläutert am Beispiel der psychiatrischen Therapie-Forschung. In: MPG (Hrsg) Verantwortung und Ethik in der Wissenschaft. Max-Planck-Gesellschaft, Berichte und Mitteilungen 3:42–63

Helmchen H (1986a) Aufklärung. In: Müller C (Hrsg) Lexikon der Psychiatrie, 2.Aufl., Springer, Berlin Heidelberg New York Tokyo (im Druck)

Helmchen H (1986b) Einwilligung. In: Müller C (Hrsg) Lexikon der Psychiatrie, 2.Aufl., Springer, Berlin Heidelberg New York Tokyo (im Druck)

Helmchen H, Müller-Oerlinghausen B (1975) Ethische und juristische Schwierigkeiten bei der Effizienzprüfung psychiatrischer Therapieverfahren. Nervenarzt 46:397–403

Hennies G (1984) Sozialrechtliche Probleme bei Sanktionen gegen psychisch Kranke. Vortrag im Seminar „Ethische Fragen in der Psychiatrie" in der Psychiatrischen Klinik und Poliklinik der FU Berlin am 19.12.1984

Jellinek G (1908) Die sozialethische Bedeutung von Recht, Unrecht und Strafe. Häring, Berlin

Jonas H (1979) Das Prinzip Verantwortung. Versuch einer Ethik für die technologische Zivilisation. Suhrkamp, Frankfurt/M., S 426

Jonas H (1982) Laßt uns einen Menschen klonieren. Scheidewege 12:462–489

Jost A (1895) Das Recht auf den Tod. Dietrich's Verlag, Göttingen Leipzig

Kelly PT (1977) Dealing with dilemma. A manual for genetic counselors. Springer, Berlin Heidelberg New York

Kessler S (ed) (1979) Genetic counceling. Psychological dimensions. Academic Press, New York

KG Berlin Urteil ZO U 96/81 vom 1.6.1981 NJW (1981), 2521

Kisker KP (1979) Antipsychiatrie. In: Kisker KP, JE Meyer, C Müller, E Strömgren (Hrsg): Psychiatrie der Gegenwart, Bd. I/1, 2.Aufl. Springer, Berlin Heidelberg New York, S 811–826

Klee E (1983) „Euthanasie" im NS-Staat. Die „Vernichtung lebensunwerten Lebens". S. Fischer, Frankfurt/M., S 502

Koryagin A (1982) Unfreiwillige Patienten (Rubrik: Themen der Zeit). Dtsch Ärztebl [Ausg.B] 79; H 48, S 70–80

Koslowski P, Kreuzer P, Löw R (Hrsg) (1983) Die Verführung durch das Machbare. Ethische Konflikte in der modernen Medizin und Biologie. Hirzel, Stuttgart

Kubie LS (1954) The fundamental nature of the distinction between normality and neurosis. Psychoanal Q 23:167–204

Lader M (1977) Psychiatry on trial. Penguin Books, Harmondsworth, Middlesex, p 202

Lappé M, Gustafson JM, Roblin R (1972) Ethical and social issues in screening for genetic disease. N Engl J Med 286:1129–1132

Lauter H, Meyer JE (1982) Mercy killing without consent. Historical comments on a controversial issue. Acta Psychiatr Scand 65:134–141

Lidz ChW, Meisel A, Zerubaval E, Carter M, Sestak RM, Roth LH (1984) Informed consent. A study of decision making in psychiatry. Guilford, New York, p 365

Macklin R (1983a) Problems of informed consent with the cognitively impaired. In: Pfaff DW (ed) Ethical questions in brain and behavior. Springer, Berlin Heidelberg New York Tokyo, pp 23–40

Macklin R (1983b) Treatment refusals: autonomy, paternalism, and the "best interest" of the patient. In: Pfaff DW (ed) Ethical questions in brain and behavior. Springer, Berlin Heidelberg New York Tokyo, pp 41–56

Mahendra B (1984) Some ethical issues in dementia research. J Med Ethics 10:29–31

Mann G (Hrsg) (1973) Biologismus im 19. Jahrhundert. Enke, Stuttgart

Mann G (1977) Biologie und der „Neue Mensch". Denkstufen und Pläne zur Menschenzucht im Zweiten Kaiserreich. In: Mann G, Winau R (Hrsg) Medizin, Naturwissenschaft, Technik und das Zweite Kaiserreich. Vandenhoeck & Ruprecht, Göttingen, S 172–188

Massignan L (1984) Psychiatric reform in the Veneto region of Italy: the state after five years. Acta Psychiat Scand 70:36–43
Mee C (1971) The Internment of soviet dissenters in mental hospitals. John Avliss, Cambridge
Meerwein F (1965) Psychiatrie und Psychoanalye in der psychiatrischen Klinik. Karger, Basel New York
Meisel A, Roth LH, Lidz ChW (1977) Toward a model of the legal doctrine of informed consent. Am J Psychiatry 134:285–289
Melnick VL, Dubler NN, Weisbard A, Butler RN (1984) Clinical research in senile dementia of the Alzheimer Type: Suggested guidelines addressing the ethical and legal issues. J Am Geriatr Soc 32:531–536
Mende W (1968) Schwangerschaftsabbruch und Sterilisation aus nervenärztlicher Sicht. Lehmanns, München
Mende W (1984) Ethische Probleme bei Interruptio und Sterilisation aus psychiatrischer Indikation. Vortrag im Seminar „Ethische Fragen in der Psychiatrie" in der Psychiatrischen Klinik und Poliklinik der FU Berlin am 7. 1. 1984
Meyer JE (1985) Ethische Probleme des Psychiaters im Hinblick auf den Suizid. Vortrag im Seminar „Ethische Fragen in der Psychiatrie" der Psychiatrischen Klinik und Poliklinik der FU Berlin am 28. 11. 1984. Erschienen unter dem Titel: Zur ärztlichen Verantwortung bei der Verhinderung eines Suizides aus psychiatrischer Sicht. Med R 210–214
Miketta G (1984) Leben um jeden Preis? Fortschr Med 102:86–87
Miller BL (1980) Placebo usage in clinical trials of lifesaving drugs. In: Basson MD (ed) Ethics, Humanism, and Medicine. Liss, New York, pp 263–274
Mitscherlich A, Mielke F (1960) Medizin ohne Menschlichkeit. Fischer, Frankfurt/M.
Morozov G et al. (1977) Resolution of the All-Union Society of Neuropathologists and Psychiatrists, vom 14. 12 1977
Müller C (1981) Psychiatrische Institutionen. Ihre Möglichkeiten und Grenzen. Springer, Berlin Heidelberg New York
Müller-Christiansen K (1984) Ethische Fragen in der Medizin: Dogmatik ist nicht angebracht. Ärztezeitung Nr. 189 vom 24. 10. 1984
Nielsen J, Videbech P (1984) Diagnosing of chromosome abnormalities in Denmark. Clin Gen 26:422–428
Patzig G (1980) Der Unterschied zwischen subjektiven und objektiven Interessen und seine Bedeutung für die Ethik. In: Theoria cum praxi. Akten des III. Internationalen Leibnizkongresses, Hannover, 12.–17. 11. 1977. Stuner, Wiesbaden, Bd 1, S 171–189
Peckham MJ et al. (1983) Informed consent: ethical, legal, and medical implications for doctors and patients who participate in randomised clinical trials. Br Med J 286:1117–1121
Penrose LS (1973) Ethik und Eugenik. In: Fuller W (Hrsg) Biologie und Gesellschaft. Piper, München, S 117–124
Pinel P (1801) zit. n. Bericht über die Lage der Psychiatrie in Deutschland
Ploetz A (1895) Grundlinien einer Rassenhygiene, Teil I: Die Tüchtigkeit unserer Rasse und der Schutz der Schwachen. S. Fischer, Berlin
Propping P (1984) Ethische Probleme der genetischen Beratung und Forschung bei psychiatrischen Erkrankungen. Vortrag im Seminar „Ethische Fragen in der Psychiatrie" in der Psychiatrischen Klinik und Poliklinik der FU Berlin am 31. 10. 1984
Reichsministerium des Innern (1931) Richtlinien für neuartige Heilbehandlung und für die Vornahme wissenschaftlicher Versuche am Menschen. Dtsch Med Wochenschr 509
Roth LH, Meisel A, Lidz ChW (1977) Tests of competency to consent to treatment. Am J Psychiatry 134:279–284
Sarteschi P, Cassano GB, Mauri M, Petracca A (1985) Medical and social consequences of the Italian psychiatric care act of 1978. In: Roth M, Bluglass R, (eds) Psychiatry, human rights and the law. Cambridge Univ. Press, Cambridge London New York New Rochelle Melbourne Sydney, pp32–42
Schmickel R (1980) Determination of sex by amniocentesis for the purpose of sex selection. In: Basson MD (ed) Ethics, Humanism, and Medicine. Liss, New York, pp 95–101
Schmidt G (1965) Selektion in der Heilanstalt 1939–1945. Evangelisches Verlagswerk, Stuttgart, S 152
Schmoller zit. n. Schreiber (1982)

Schreiber HL (1982) Recht und Ethik. In: Doerr W, Jacob W, Laufs A (Hrsg) Recht und Ethik in der Medizin. Springer, Berlin Heidelberg New York, S 15–24
Schünemann H (1981) Einwilligung und Aufklärung von psychisch Kranken. VersR 81:306–310
Schulz PM, Schulz SC, Dibble E, Targum SD, Van Kamen DP, Gershon ES (1982) Patient and family attitudes about schizophrenia: Implications für genetic counseling. Schizophrenia Bull 8:504–513
Seidler E (1985) Die Vermittlung ethischer Probleme in der Aus- und Weiterbildung am Beispiel der Psychiatrie. Vortrag im Seminar „Ethische Fragen in der Psychiatrie" in der Psychiatrischen Klinik und Poliklinik der FU Berlin am 6.2.1985
Shapiro AK (1971) Placebo effects in medicine, psychotherapy, an psychoanalysis. In: Bergin AE, Garfield SL (eds) Psychotherapy and behavior change. Wiley, New York
Somerville MA (1985) Changes in mental health legislation as indicators of changing values and policies. In: Roth M, Bluglass R, (eds) Psychiatry, human rights and the law. Cambridge Univ. Press, Cambridge London New York Rochelle Melbourne Sydney, pp 156–214
Späte HF, Thom A (1984) Ethische Prinzipien und moralische Normen des psychiatrischen Handelns in der sozialistischen Gesellschaft. Psychiat Neurol Med Psychol 36:385–394
Sporken P (1984) Transplantation von Tier auf Mensch – Fortschritt oder Verirrung? Ärztezeitung 206 vom 19.11.1984
Stone AA (1979) Informed consent: special problems for psychiatry. Hosp Community Psychiatry 30:231–237
Talbott JA (1984) Psychiatry's Agenda for the 80's. Psychiatr News
Tarsis V (1964) Botschaft aus dem Irrenhaus. Possev, Frankfurt
Task Force on Legal and Ethical Issues (1982) Experimentation with mentally handicapped subjects. In: Edwards RB (ed) Psychiatry and ethics. Prometheus, Buffalo, N. Y., pp 224–229
Thalhammer O, Havelec L, Knoll E, Wehle E (1977) Intellectual level (IQ) in heterozygotes for phenylketonuria (PKU). Is the PKU gene also acting by means other than phenylalanine-blood level elevation? Hum Genet 38:285–288
Thompson IE (1980) Teaching of psychiatric ethics. Br J Psychiatry 136:302
Tille A (1895) Von Darwin bis Nietzsche. Zit. n. Klee (1983)
Tugendhat E (1984) Probleme der Ethik. Reclam, Stuttgart, S 33ff
Venzlaff U (1975) Aktuelle Probleme der forensischen Psychiatrie. In: Kisker KP, JE Meyer, C. Müller, E Strömgren (Hrsg) Psychiatrie der Gegenwart, Bd III, 2.Aufl. Springer, Berlin Heidelberg New York, S 883–932
Verfassung der Sowjetunion vom 7.10.1977. Neues Deutschland vom 15./16.10.1977, S 9–12
Vogel F, Motulsky (1979) Human Genetics. Springer, Berlin Heidelberg New York
Wachsmuth W (1982) Ein falsches Bild vom Patienten und seiner Belastbarkeit. NJW 686–687
Wagner-v. Jauregg J (1950) Lebenserinnerungen. Springer, Wien
Walter F (1948) Die Euthanasie und die Heiligkeit des Lebens. Die Lebensvernichtung im Dienste der Medizin und Eugenik nach christlicher und monistischer Ethik. Max Hueber, München
Weber M (1982) Politik als Beruf, 7.Aufl. Duncker & Humblot, Berlin (Erstveröffentlichung 1919)
Weinberger F (1977) Rede auf der öffentlichen Veranstaltung des Komitees französischer Psychiater gegen die Verwendung der Psychiatrie zu politischen Zwecken (am 31.8.1977 in Honolulu). Spektr Psychiatr Nervenheilk 6:265
Weinberger F (1978) Im Jahre 2 nach Honolulu. Anmerkungen zu Geschichte und Konsequenzen der Entscheidungen von Honolulu. Spektr Psychiatr Nervenheilk 7:206–210
Weingart P (1984) Zur Rationalisierung des Geschlechtslebens – die Institutionalisierung eugenischer Ideen in Deutschland. Vortrag am Wissenschaftskolleg zu Berlin im Juli 1984 (zit. n. Der Tagesspiegel. Juli 1984)
Weismann A (1895) Neue Gedanken zur Vererbungsfrage. G. Fischer, Jena
Weizsäcker V v (1947/8) „Euthanasie" und Menschenversuche. Psyche, Stuttgart, 1:68–102
Weltverband für Psychiatrie (1979) Erklärung von Hawaii. a) deutsch: Spektr Psychiatr Nervenheilk 7:30–34; b) englisch: in Helmchen H, Müller-Oerlinghausen B (Hrsg) Psychiatrische Therapie-Forschung. Springer, Berlin Heidelberg New York, S 162–164

Winau R (1984) Die Freigabe der Vernichtung lebensunwerten Lebens. In: Winau R, Rosemeier HP (Hrsg) Tod und Sterben. De Gruyter, Berlin New York, S 27–50
Wing JK (1981) Ethics and psychiatric research. In: Bloch S, Chodoff P (eds) Psychiatric ethics. Oxford Univ. Press, New York, pp 277–294
Wolstenholme G (ed) (1963) Man and his future. Churchill, London. Deutsche Ausgabe: Das umstrittene Experiment: der Mensch. Desch, München Wien Basel (1966)
Würmeling B (1984) Handlungspflicht zur pränatalen Diagnostik? Münch Med Wochenschr 126:127–136
Zelen M (1979) A new design for randomized clinical trials. N Engl J Med 300:1242–1245
Zutt J (1970) Freiheitsverlust und Freiheitsentziehung. Springer, Heidelberg Berlin New York

Sachverzeichnis